Los 10
temas más preguntados
en el MIR

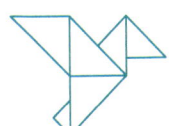

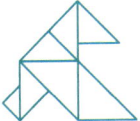

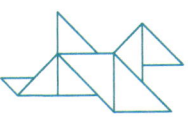

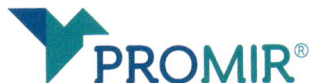

Los 10 temas más preguntados en el MIR

2.ª edición

Directores PROMIR®

Miguel Castillo Orive
Facultativo Especialista de Área, Servicio de Cardiología,
Hospital Universitario Ramón y Cajal, Madrid.

Jesús Corres González
Facultativo Especialista de Área, Servicio de Urgencias,
Hospital Universitario Ramón y Cajal, Madrid.

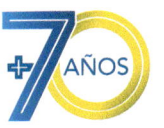 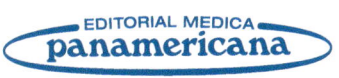

Desde 1953 formando Profesionales de la Salud

Buenos Aires - Bogotá - Madrid - México
www.medicapanamericana.com

1.ª edición, 2019.
2.ª edición, diciembre 2024.

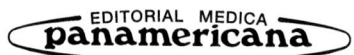

Visite nuestra página web:
http://www.medicapanamericana.com

ARGENTINA
Maipú 1300, piso 3 (C1006ACT)
Ciudad Autónoma de Buenos Aires, Argentina
Tel.: (54-11) 5031-6919
e-mail: cinfo@medicapanamericana.com

COLOMBIA
Carrera 7a A. N.º 69-19 - Bogotá DC - Colombia
Tel.: (57-1) 235-4068
e-mail: infomp@medicapanamericana.com.co

ESPAÑA
Sauceda, 10 - 5ª planta - 28050 Madrid, España
Tel.: (34-91) 131-78-00
e-mail: info@medicapanamericana.es

MÉXICO
Av. Miguel de Cervantes Saavedra, n.º 233, piso 8, oficina 801
Col. Granada, Alcaldía Miguel Hidalgo
CP 11520 Ciudad de México, México
Tel.: (52-55) 5250-0664
e-mail: infomp@medicapanamericana.com.mx

ISBN: 978-84-1106-461-3

© 2025, EDITORIAL MÉDICA PANAMERICANA, S.A.
Sauceda, 10 - 5ª planta - 28050 Madrid - España
Depósito legal: M-27329-2024
Impreso en España

Prefacio

El MIR es un examen que no tiene un temario cerrado. Por tanto, aunque puede haber preguntas de cualquier materia de Medicina, algunos aspectos son preguntados con mucha más frecuencia que otros y es recomendable, por tanto, dedicar un mayor tiempo y esfuerzo en su preparación. Por este motivo, para centrar el foco de estudio de los opositores, desde **PROMIR**® seguimos apostando por publicar esta obra con una selección de los 10 temas más preguntados.

En esta ocasión, al analizar los 10 temas más preguntados a lo largo de los años en los exámenes MIR y compararlo con los más preguntados en los últimos 5 años, hemos observado un cambio muy interesante que nos indica que, aunque varios temas siguen siendo muy preguntados, hay especialidades que irrumpen con fuerza y desaparecen otras asignaturas más clásicas del examen MIR.

Por ello, en esta segunda edición, hemos considerado que es necesario reflejar esta tendencia a la hora de aplicar los criterios de selección de los 10 temas más preguntados. El principal criterio es que el tema haya tenido un elevado número de preguntas en los exámenes MIR de los últimos 5 años. Se sigue observando que los temas de Gastroenterología son fundamentales y así lo refleja que se hayan incluido 3 temas en la selección. La *Cardiología básica*, la *Diabetes mellitus* y la *Neurocirugía* siguen siendo temas muy preguntados no solo en el histórico del MIR sino también en los últimos años. Se observa un cambio de tendencia en el tema más preguntado de Traumatología, pasando el miembro superior a ser más preguntado que el miembro inferior. También es relevante destacar que han desaparecido de este *ranking* algunas materias como la Estadística y la Epidemiología, asignaturas muy preguntadas en el histórico del MIR y que van disminuyendo en estos últimos años. Sin embargo, entran con fuerza temas relacionados con otras asignaturas que no se encontraban entre los 10 temas más preguntados históricamente, como los *Trastornos del estado de ánimo* en Psiquiatría, la *Enfermedad en las personas mayores* en Geriatría, y *Esclerodermia, miopatías inflamatorias y síndrome de Sjögren* en Reumatología. Tres asignaturas que van tomando fuerza en el MIR, quizá como un reflejo también de los problemas de la sociedad actual.

Estamos seguros de que, si domináis estos 10 temas, que juntos representan casi un 20 % de las preguntas MIR en los últimos 5 años, tendréis mucho ganado en vuestros resultados en el examen MIR.

Deseamos que sea de vuestro interés y os esperamos en **PROMIR**®, nuestro método 100 % *online* para preparar el examen MIR, donde con la integración de teoría y práctica, a través de las más de 40.000 preguntas de la base de datos, podréis obtener los mejores resultados en el examen.

Jesús Corres González
Miguel Castillo Orive

Directores de **PROMIR**®

Temas que representan el 50% de las preguntas en los exámenes MIR de los últimos 5 años

Asignatura	Tema	Peso MIR	Preguntas MIR
Psiquiatría	Trastornos del estado de ánimo	2,04%	20
Gastroenterología	Enfermedades del hígado	1,94%	19
Neurología	Neurocirugía	1,94%	19
Cardiología	Cardiología básica	1,84%	18
Endocrinología y Nutrición	Diabetes mellitus	1,84%	18
Gastroenterología	Enfermedades del colon	1,84%	18
Geriatría	La enfermedad en las personas mayores	1,84%	18
Gastroenterología	Enfermedades del intestino delgado	1,73%	17
Reumatología	Esclerodermia, miopatías inflamatorias y síndrome de Sjögren	1,63%	16
Traumatología	Patología del miembro superior	1,43%	14
Dermatología	Enfermedades infecciosas	1,33%	13
Endocrinología y Nutrición	Glándula tiroides	1,33%	13
Radiología-Urgencias	Tomografía computarizada	1,33%	13
Radiología-Urgencias	Síndromes torácicos	1,33%	13
Radiología-Urgencias	Intoxicaciones agudas y patología neuropsiquiátrica en urgencias	1,33%	13
Traumatología	Patología del miembro inferior	1,33%	13
Cuidados Paliativos	Control de síntomas	1,22%	12
Nefrología	Fisiología renal: función renal, alteraciones hidroelectrolíticas y equilibrio ácido-base	1,22%	12
Reumatología	Vasculitis	1,22%	12
Cardiología	Riesgo cardiovascular, prevención de las ECVA a través del control de los FRCV	1,12%	11
ORL	Oído	1,12%	11
Radiología-Urgencias	Paciente politraumatizado	1,12%	11
Cardiología	Insuficiencia cardíaca	1,02%	10
Cardiología	Trastornos del ritmo	1,02%	10
Endocrinología y Nutrición	Hipotálamo e hipófisis	1,02%	10
Enfermedades Infecciosas	Sepsis, infecciones nosocomiales	1,02%	10
Genética	Enfermedades genéticas	1,02%	10
Ginecología y Obstetricia	Patología maligna de la mama, cáncer de mama	1,02%	10
Neurología	Enfermedades cerebrovasculares	1,02%	10
Neurología	Epilepsia	1,02%	10
Pediatría	Patología infecciosa	1,02%	10
Traumatología	Patología de la columna vertebral	1,02%	10

Índice de asignaturas y coordinadores

Alergología

Belén de la Hoz Caballer. Jefa de Servicio de Alergología,
Hospital Universitario Ramón y Cajal, Madrid.

David González de Olano. Facultativo Especialista de Área, Servicio de Alergología,
Hospital Universitario Ramón y Cajal, Madrid.

Anestesiología y Reanimación

Javier Moya Moradas. Facultativo Especialista de Área, Servicio de Anestesiología,
Reanimación y Terapéutica del Dolor, Hospital Universitario Ramón y Cajal, Madrid.

Óscar Ordóñez Recio. Facultativo Especialista de Área, Servicio de Anestesiología,
Reanimación y Terapéutica del Dolor, Hospital Universitario Ramón y Cajal, Madrid.

Cardiología

Miguel Castillo Orive. Facultativo Especialista de Área, Servicio de Cardiología,
Hospital Universitario Ramón y Cajal, Madrid.

Cuidados Paliativos y Geriatría

Lourdes Rexach Cano. Coordinadora de la Unidad de Cuidados Paliativos,
Hospital Universitario Ramón y Cajal, Madrid.

Dermatología

Luis Alfonso Pérez González. Médico Residente, Servicio de Dermatología,
Hospital Universitario Ramón y Cajal, Madrid.

Endocrinología y Nutrición

Andrés Ortiz Flores. Facultativo Especialista de Área,
Servicio de Endocrinología y Nutrición, Hospital Universitario Torrejón de Ardoz,
Madrid.

Elisa Santacruz Cerdá. Facultativo Especialista de Área,
Servicio de Endocrinología y Nutrición, Hospital General Universitario de Alicante.

Enfermedades Infecciosas

Pilar Martín Dávila. Facultativo Especialista de Área,
Servicio de Enfermedades Infecciosas, Hospital Universitario Ramón y Cajal, Madrid.

Epidemiología, Estadística, Planificación y Gestión Sanitaria

Ana Royuela Vicente. Bioestadística, Unidad de Bioestadística, Instituto Investigación
Sanitaria Puerta de Hierro-Segovia de Arana, Majadahonda, Madrid.

Gastroenterología

Javier Martínez González. Facultativo Especialista de Área, Servicio de
Gastroenterología y Hepatología, Hospital Universitario Ramón y Cajal,
Madrid.

Genética e Inmunología

Ana García-Soidán González. Facultativo Especialista de Área, Servicio de Inmunología,
Hospital Universitario de Gran Canaria Doctor Negrín, Las Palmas de Gran Canaria.

Reumatología

Carlos de la Puente Bujidos. Facultativo Especialista de Área,
Servicio de Reumatología, Hospital Universitario Ramón y Cajal, Madrid.

Traumatología

Ignacio Cebreiro Martínez-Val. Facultativo Especialista de Área,
Coordinador de la Sección de Traumatología y Ortopedia Tarde,
Hospital Universitario Ramón y Cajal, Madrid.
Jefe de Unidad de Rodilla, Hospital Universitario HM Sanchinarro, Madrid.

Urología

Sara Álvarez Rodríguez. Facultativo Especialista de Área, Servicio de Urología,
Hospital Universitario Ramón y Cajal, Madrid.

Javier Lorca Álvaro. Facultativo Especialista de Área, Servicio de Urología,
Hospital Universitario Ramón y Cajal, Madrid.

Índice de capítulos

1 Trastornos del estado de ánimo

🖈 Orientación MIR

Será importante conocer los principales síndromes clínicos en la depresión y en la manía, además de los tratamientos, aprendiendo los nombres y efectos secundarios. Es importante también el tema del suicidio. La etiología no es lo más importante (Vídeo 1-1).

1. Síndromes depresivos

Abordaremos este apartado describiendo los principales síntomas depresivos, para luego ilustrar en forma de casos clínicos las distintas entidades patológicas que pueden formar dichos síndromes.

1.1. Síntomas

Los síntomas depresivos (MIR 2021-2022, P099; MIR 2022-2023, P089) se pueden clasificar en:

- ✔ Síntomas principales:
  - ⚕ **Estado de ánimo bajo (tristeza patológica),** con alteraciones circadianas (en depresiones melancólicas existe un empeoramiento matutino y una mejoría vespertina).
  - ⚕ **Irritabilidad:** tendencia a la agresividad verbal de manera desproporcionada. En determinados síndromes depresivos predomina este síntoma sobre la tristeza, como, por ejemplo, en las depresiones en niños y adolescentes.
  - ⚕ **Anhedonia o dishedonia:** pérdida o disminución, respectivamente, en el disfrute de actividades que antes resultaban placenteras (MIR 2003-2004, P161).
  - ⚕ **Ansiedad y angustia:** inquietud, desasosiego, desesperación.
  - ⚕ **Apatía:** estado de indiferencia que invade al paciente.
  - ⚕ **Anestesia afectiva:** incapacidad de sentir nada, algo que los pacientes suelen vivir con sufrimiento.
- ✔ Síntomas cognitivos y del comportamiento:
  - ⚕ **Contenido del pensamiento pesimista, sentimientos de incapacidad, minusvalía, culpa y desesperanza:** en las depresiones psicóticas, estas ideas alcanzan el rango de delirante y se denominan «delirios congruentes o ideas deliroides», siendo ideas irreductibles a la razón y que agravan el cuadro depresivo. Un ejemplo de este tipo de cuadros es el síndrome de Cotard o delirio de negación, en el que el paciente niega que le funcionen los órganos del cuerpo, e incluso llega a convencerse de que está muerto. En ocasiones los delirios pueden no tener que ver con la temática depresiva, denominándose entonces «no congruentes» con el estado de ánimo (delirios de perjuicio y de persecución fundamentalmente), lo que incrementaría la gravedad (MIR 2012-2013, P169).
  - ⚕ **Alucinaciones auditivas** que riñen o increpan al paciente. Son poco frecuentes.
  - ⚕ **Ideas de muerte y de suicidio.**
  - ⚕ **Disminución en la atención, concentración y memoria** (por lo que esencial hacer el diagnóstico diferencial con las demencias).
  - ⚕ **Inhibición o agitación psicomotriz** (en cuadros de depresión melancólica).
  - ⚕ **Descuido de aseo personal y reducción de actividades habituales.**
- ✔ Síntomas somáticos:
  - ⚕ **Alteraciones en el sueño:** la más frecuente es el insomnio (insomnio de despertar precoz en depresiones melancólicas o bien insomnio al inicio de la noche o de conciliación en depresiones leves o de perfil distímico). Puede existir hipersomnia en depresiones atípicas.
  - ⚕ **Alteraciones en el apetito:** la más frecuente es la pérdida de apetito con disminución de peso. Puede existir aumento de apetito en depresiones atípicas.
  - ⚕ **Falta de energía, debilidad, cansancio.**
  - ⚕ **Quejas somáticas** en relación a molestias o dolores físicos (lo que puede dificultar el diagnóstico del cuadro depresivo).
  - ⚕ **Disminución de apetito sexual.**

1.2. Entidades patológicas de los síndromes depresivos

En la Fig. 1-1 se muestra la clasificación de los síndromes depresivos en relación a la intensidad de los síntomas y a la duración del cuadro.

Para realizar el diagnóstico clínico de síndrome depresivo, el episodio deberá tener una duración mínima de 2 semanas (si es de menor duración, se encuadrará dentro de la «depresión breve»).

CASO CLÍNICO 1. Varón de 45 años con ánimo depresivo, de empeoramiento matutino y mejoría vespertina, desde hace 5 semanas. Predominan pensamientos de ruina y culpa, así como importante inhibición psicomotriz. Presenta incapacidad para disfrutar de las cosas agradables que antes sí le proporcionaban placer (anhedonia) y se añade pérdida de impulso vital con apatía. Relata sufrir una disminución importante del apetito, con pérdida de 5 kg de peso. Presenta dificultades para mantener el sueño con despertar precoz. El paciente ha tenido ideas de muerte.

Juicio clínico: trastorno depresivo mayor (MIR 2011-2012, P158; MIR 2022-2023, P090).

 Criterios diagnósticos DSM-5 para trastorno de depresión mayor: de los 9 posibles síntomas principales del trastorno depresivo, son necesarios 5 de ellos para el diagnóstico y al menos uno tiene que ser hipotimia o anhedonia (MIR 2023-2024, P088).

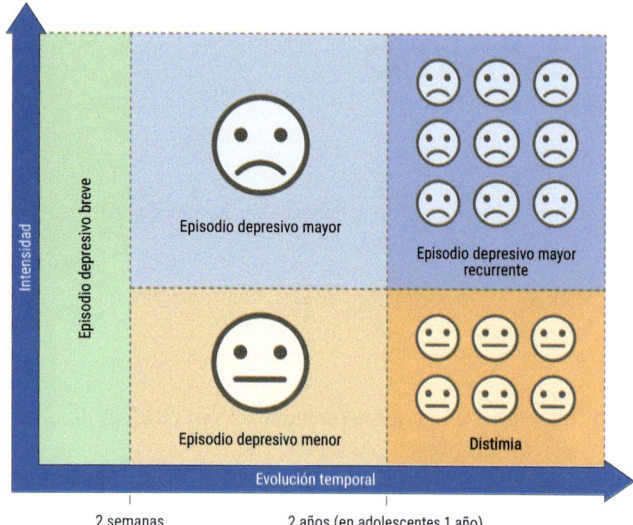

Fig. 1-1 | Clasificación de los síndromes depresivos en relación a la intensidad de los síntomas y duración del cuadro.

Los síntomas son importantes, con repercusión funcional destacada (limitan la vida del paciente). Según la intensidad, la depresión se puede dividir en «leve», «moderada» y «grave» (en este último caso pueden aparecer síntomas psicóticos, y si aparecen, se llamará «depresión mayor con síntomas psicóticos»).

Si los síntomas perduran en el tiempo, sin atenuarse (lo que no es muy habitual) se conocerá como «depresión mayor crónica».

CASO CLÍNICO 2. Mujer de 50 años que acude a consulta refiriendo ánimo depresivo de más de 2 años de evolución con empeoramiento vespertino de los síntomas. No presenta anhedonia ni abulia. Consigue realizar sus actividades habituales, sin observar pérdida del autocuidado. Se añaden preocupaciones y quejas acerca de su salud, a pesar de no tener enfermedades somáticas de interés. Presenta nerviosismo e incluso llega a padecer crisis de ansiedad. Ha sido tratada con antidepresivos, con escasa respuesta.

Juicio clínico: trastorno depresivo persistente o distimia Fig. 1-1 (MIR 2005-2006, P162; MIR 2006-2007, P156).

En la distimia encontramos síntomas depresivos de menor intensidad durante al menos 2 años (si no ha llegado a los 2 años y los síntomas son leves, se denomina «depresión menor»). Suelen asociar más síntomas de ansiedad y trastornos de la personalidad. En niños y adolescentes el humor será irritable en vez de deprimido y la duración será de al menos 1 año.

Es posible que durante el curso de la distimia o del trastorno depresivo persistente se produzcan episodios depresivos mayores, denominándose entonces: «depresión doble» (MIR 2004-2005, P160).

CASO CLÍNICO 3. Varón de 16 años que presenta en los últimos meses una **pérdida del rendimiento académico**, a lo que se añaden **problemas conductuales** en la escuela y en la familia por presentar un **humor más irritable** desde hace algún tiempo. Ha dejado de salir con sus amigos y se encuentra **menos comunicativo**, con **pérdida de interés** por la realización de sus actividades.

Juicio clínico: depresión en el adolescente.

No se debe confundir con «trastorno por disregulación disruptiva del estado de ánimo», en el que el niño o adolescente sufrirá ataques de furia y rabia ante la imposición de límites, además de un humor permanentemente irritable (es decir, en este

caso no se señala un cambio en el paciente, como sí ocurre en el episodio depresivo), habiendo comenzado con estos síntomas antes de los 10 años.

CASO CLÍNICO 4. Mujer de **75 años**, **sin antecedentes somáticos importantes**, que refiere padecer en las últimas 2 semanas un cuadro de **anorexia, anhedonia, insomnio, tendencia a la irritabilidad, olvidos y dificultades para concentrarse en las tareas habituales.** Ha disminuido de manera importante las actividades con las que antes cumplía y manifiesta una tendencia al aislamiento. Se realiza prueba de **Mini-mental y el test del reloj**, que no resultan patológicos.

Juicio clínico: depresión en el anciano (pseudodemencia depresiva).

En estos cuadros es importante realizar el diagnóstico diferencial entre **pseudodemencia depresiva y demencia**. En la pseudodemencia depresiva, la depresión en el anciano merma las facultades cognitivas simulando una demencia pero de base existe un cuadro depresivo. Sin embargo, la demencia cursa con alteraciones cognitivas, el paciente tendrá pérdidas mnésicas, despistes, se desorientará en la calle y tendrá alteraciones en las pruebas cognitivas como son el Mini-Mental y el test del reloj, sin asociarse un cuadro depresivo (MIR 2008-2009, P165).

Es importante explorar al paciente anciano que acude a urgencias verbalizando bajo ánimo, refiriendo que le están haciendo daño o que se siente a disgusto en su domicilio, porque podemos estar ante un caso de **abuso del anciano** (es posible encontrar lesiones, equimosis o úlceras en la exploración física) (MIR 2004-2005, P163).

CASO CLÍNICO 5. Mujer de 40 años que acude a consulta refiriendo decaimiento anímico asociado a **astenia intensa, somnolencia excesiva y aumento de apetito y de peso** en las últimas semanas.

Juicio clínico: depresión atípica.

De manera específica el tratamiento con inhibidores de la monoaminoxidasa (IMAO) ha resultado satisfactorio.

CASO CLÍNICO 6. Varón de 31 años que refiere **preocupación y clínica de ansiedad en relación con una mala situación laboral.** Tiene dificultades para conciliar el sueño y frecuentes síntomas ansiosos cuando llega al trabajo, **no presentando criterios de patología depresiva.**

Juicio clínico: trastorno adaptativo.

CASO CLÍNICO 7. Varón de 40 años, **con antecedentes de alcoholismo crónico,** que acude a la consulta refiriendo **bajo estado anímico, apatía, anergia, disminución de las actividades habituales e ideas de muerte.** Relata haber incrementado su consumo habitual de alcohol por encontrarse más desanimado.

Juicio clínico: depresión secundaria.

El paciente tiene como primer diagnóstico cronológicamente el alcoholismo, de manera que el cuadro depresivo es secundario a otra patología, en este caso psiquiátrica. Los síntomas son los mismos que en cualquier cuadro depresivo pero habrá como antecedente una patología física, psíquica o tratamiento farmacológico (si la causa es física o farmacológica puede llamarse «depresión de causa orgánica»).

2. Síndromes maníacos

Se describen en este apartado los principales síntomas maníacos a través de un caso clínico, para luego abordar las distintas entidades patológicas que pueden formar dichos síndromes.

2.1. Síntomas

CASO CLÍNICO. Varón de 24 años que desde hace 3 semanas dice encontrarse **muy contento** y **más enérgico** que nunca, mostrando un **contacto expansivo**. Presenta una **disminución de horas de sueño** y **ha aumentado su deseo y actividad sexual.** Dice ser una persona muy importante, que trabaja para la realeza, quienes le piden encargos que él realiza, encontrándose últimamente más inspirado para la ejecución de estos encargos[1]. Relata una conducta alimentaria irregular por estar sumido en una actividad frenética. Sus familiares evidencian un **aumento de actividades,** y señalan que el paciente ha llegado a **ponerse en riesgo,** obviando las consecuencias negativas de sus acciones (ha dejado su trabajo, se ha comprado dos coches, etc.). **Gasta grandes cantidades de dinero,** llegando a endeudarse.

Durante la exploración el paciente presenta un discurso **verborreico,** con **aceleración del curso del pensamiento (taquilalia),** llegando a presentar un lenguaje desorganizado por momentos, con **fuga de ideas y presión del habla.** Se observa un **aumento exagerado de la atención (hiperprosexia)** con tendencia a la **distracción** (MIR 2006-2007, P155), lo que le conduce a una dificultad para llevar a cabo de manera eficaz sus tareas en el trabajo.

Sus familiares comentan que además lo encuentran en ocasiones **más irritable,** sobre todo cuando le hablan de la necesidad de acudir al psiquiatra para ajustar el tratamiento, algo a lo que el paciente se niega por **falta de conciencia de enfermedad** (MIR 2003-2004, P159).

Juicio clínico: episodio maníaco.

En función de la intensidad y la duración los síntomas maníacos pueden producir distintos episodios (Tabla 1-1).

2.2. Entidades patológicas de los síndromes maníacos

Son las siguientes:

- Trastorno bipolar de tipo I: precisa de un episodio de manía para realizar el diagnóstico. Puede o no asociar cuadros depresivos.
- Trastorno bipolar de tipo II: episodios depresivos mayores reiterados con uno o más episodios hipomaníacos (MIR 2015-2016, P223).

---

1 Ideación delirante megalomaníaca muy frecuente en la manía, derivada del aumento de autoestima y expansividad, así como un aumento subjetivo de capacidades. De esta manera el delirio sería congruente con el estado de ánimo. En ocasiones los delirios no son congruentes con el estado de ánimo (son entonces de temática persecutoria). En este caso el paciente no presenta síntomas alucinatorios en forma de voces, pero en ocasiones sí pueden existir, aunque con menos frecuencia que en la esquizofrenia. Es importante entender que en los adolescentes los cuadros de manía pueden tener síntomas psicóticos muy floridos y alteraciones de conducta (consumo de tóxicos, intentos autolíticos, agitación) que pueden diagnosticarse erróneamente como esquizofrenia.

- **Ciclotimia:** episodios depresivos leves prolongados (más de 2 años) que se alternan con otros períodos de humor más exaltado pero sin llegar a criterios de manía.

Se sospechará bipolaridad en un paciente depresivo cuando se añada:

- Antecedentes familiares de trastorno bipolar.
- Precocidad en la aparición de la patología depresiva (hasta 20-22 años).
- Aparición de la enfermedad depresiva tras el parto.
- Ánimo expansivo en respuesta a la introducción de antidepresivos.

La coexistencia de otras patologías (comorbilidad) es frecuente en el trastorno bipolar y en los trastornos depresivos. Las patologías más frecuentemente asociadas son el «trastorno por uso de sustancias», concretamente la dependencia al alcohol (MIR 2018-2019, P185) y los «trastornos de personalidad» (MIR 2009-2010, P235).

Existen formas orgánicas de manía, son las llamadas «**manías secundarias**». Ante la aparición de síntomas maníacos en cualquier paciente sin antecedentes psiquiátricos, siempre habrá que descartar un origen orgánico:

- Enfermedades endocrinas: hipertiroidismo, tumores carcinoides.
- Enfermedades neurológicas: esclerosis múltiple, demencia frontotemporal de Pick, encefalitis, neurosífilis, epilepsia.
- Fármacos y tóxicos: corticoides, antiparkinsonianos, anticolinérgicos, isoniazida. Cocaína y otros estimulantes como las anfetaminas.
- Otras: déficit de B_{12}, uremia, hemodiálisis.

CASO CLÍNICO 1. Varón de 22 años que es traído al servicio de urgencias porque la policía lo ha encontrado subido a un árbol en la vía pública. Según cuentan los agentes el paciente **gritaba «todos estamos salvados».** A su llegada el paciente se encuentra **acelerado, hiperalerta** pero con tendencia a la **distracción.** Su habla es **verborreica, taquilálica y saltígrada.** Cuenta, a través de un **contacto expansivo,** que tiene **capacidades especiales** para salvar este mundo y que por ello está escribiendo un **libro** *La revelación hecha carne.* Lo ha escrito **en 2 días.** Dice que desde hace una semana **duerme a penas una hora por día** y que no necesita más, **se siente bien, mejor que nunca.** Sus familiares refieren que lleva más activo unos 15 días, les han llamado del banco porque tiene la **cuenta en números rojos** y eso que tenía bastantes ahorros. Niegan que esto le hubiera pasado en otras ocasiones. En el SU se le realiza un estudio orgánico descartando patología. Tóxicos en orina negativos.

Juicio clínico: episodio de manía. Podemos hacer el diagnóstico de trastorno bipolar tipo I ya que se precisa al menos un episodio de manía, con independencia de la presencia o no de cuadros depresivos. El tratamiento será el ingreso hospitalario, la administración de fármacos antipiscóticos atípicos y se añadirá un estabilizador del ánimo, por ejemplo litio.

Tabla 1-1. Clasificación de los episodios maníacos en función de su intensidad y duración

Episodios hipomaníacos	Los síntomas son más leves, no producen un deterioro funcional y ocurren durante al menos 4 días. Son formas que se diagnostican con dificultad porque los que los padecen no acuden a solicitar ayuda ni el entorno lo demanda por el carácter leve de los síntomas (MIR 2020-2021, P086)
Episodios maníacos	Síntomas maníacos con la intensidad suficiente para causar un deterioro en el funcionamiento del paciente, con una duración de al menos 1 semana. Exigen ingreso hospitalario
Episodios mixtos	Síntomas depresivos y maníacos de manera simultánea. Los pacientes pueden cambiar de un estado a otro en cuestión de horas o días. Irritabilidad marcada. Tienen peor pronóstico porque responden peor a los tratamientos

CASO CLÍNICO 2. Mujer de 35 años con **antecedentes de episodios depresivos mayores** que acude a la consulta de su médico de atención primaria acompañada por su marido. El marido dice que lleva **10 días muy contenta**, más alegre y habladora y **mucho más activada**, con mayor apetito sexual, algo que no es habitual en ella. Hace dos meses había presentado una recaída de su cuadro depresivo. La paciente dice que **se siente bien**, afirma lo que refiere su marido pero dice que lo valora como positivo porque está feliz, negando que sea un problema. Preguntamos a la paciente si se ha sentido así antes y dice que sí, relacionándolo con las salidas de las crisis depresivas «**cuando me pautan medicación... no me ha pasado siempre pero sí a veces...**».

Juicio clínico: episodio de hipomanía. Trastorno bipolar tipo II. Suelen diagnosticarse con una latencia de años y deberemos sospecharlo en pacientes con depresiones mayores y síntomas predictivos de trastorno bipolar (edad de inicio precoz, depresión recidivante de más de 5 episodios, historia familiar de bipolaridad, hipomanía asociada a antidepresivos, estacionalidad en los síntomas, pérdida de eficacia en tratamientos antidepresivos, etc.).

CASO CLÍNICO 3. Mujer de 26 años que acude refiriendo **insomnio, irritabilidad y aumento de energía y sensación de capacidad desde hace 5 días**. Dice que este episodio **ya lo ha vivido con anterioridad** y le suelen **durar 10 días**. Comenta que estos episodios **se alternan con otros** donde se encuentra **más decaída, sin energía y con desesperanza**. Dice que estos episodios los tiene desde hace muchos años y que en general le han dificultado sus relaciones interpersonales que tienden a durar poco. Sólo consume alcohol en situaciones lúdicas.

Juicio clínico: trastorno ciclotímico. Estos pacientes suelen asociar síntomas mixtos (hipomanía y depresión concomitantes) con un aumento de la irritabilidad. Los ciclos suelen ser más cortos que en el trastorno bipolar, de manera que cambian de un estado de ánimo a otro con relativa rapidez, lo que les suele limitar sus relaciones y su desempeño profesional. Lo más importante para su diagnóstico diferencial es que la intensidad tanto de la depresión como del estado maniforme es leve. Es frecuente su asociación con el trastorno límite de la personalidad. Este trastorno suele comenzar en la adolescencia o inicio de edad adulta. En relación al tratamiento los fármacos estabilizadores serán de primera línea.

3. Otros trastornos del estado de ánimo

CASO CLÍNICO 1. Varón de 19 años que presenta **accesos de cólera graves y recurrentes, con agresividad verbal y física hacia los objetos ante mínimas frustraciones**. Estos episodios los padece unas tres o cuatro veces a la semana y **entre los episodios muestra un estado anímico predominantemente irritable**.

Juicio clínico: trastorno de disregulación disruptiva del estado de ánimo.

CASO CLÍNICO 2. Mujer de 22 años que acude a consulta por presentar aumento de la **labilidad emocional, tristeza, irritabilidad y dificultades para mantener la concentración** que aparecen **la semana previa a tener la menstruación** y desaparecen 1 semana después de la misma.

Juicio clínico: trastorno disfórico premenstrual.

4. Epidemiología

Los trastornos afectivos son las patologías psiquiátricas más prevalentes junto con los trastornos de ansiedad. La incidencia anual del trastorno depresivo mayor es del 1,5 %. El trastorno bipolar tiene una prevalencia del 1 %.

Hasta un 20 % de los pacientes atendidos en atención primaria presentan un trastorno afectivo, siendo los trastornos de ansiedad los trastornos psiquiátricos más frecuentemente diagnosticados Sólo un 10 % de los pacientes con trastornos afectivos llegan a ser atendidos por un psiquiatra.

Se consideran **marcadores de riesgo** los siguientes (MIR 2009-2010, P147):

✔ **Historia familiar:** los familiares de primer grado presentan dos a tres veces más riesgo de sufrir un episodio depresivo comparado con la población general.
✔ **Edad:** el trastorno depresivo mayor es más frecuente que aparezca en la adultez (40 años de media), mientras que el trastorno bipolar suele iniciarse más prontamente, en la juventud (a los 20 años de media).
✔ **Sexo:** el trastorno depresivo mayor es dos veces más frecuente en mujeres. La distimia es también más frecuente en el género femenino. El trastorno bipolar y la ciclotimia tienen una prevalencia similar en ambos sexos. Si afinamos en el tipo de clínica dentro del trastorno bipolar, encontramos que en las mujeres hay un predominio de episodios depresivos (por lo que es más frecuente el trastorno bipolar de tipo II), mientras que en los varones existe más prevalencia de episodios maníacos.
✔ **Estado civil:** la depresión es más frecuente en personas sin contacto interpersonal íntimo (solteras, separadas y divorciadas).

✔ **Clase social:** hay mayor frecuencia del trastorno bipolar en clases sociales altas, mientras que en clases sociales bajas existe mayor prevalencia de trastorno depresivo.

✔ **Grupo étnico:** la prevalencia de los trastornos del estado de ánimo no varía entre los distintos grupos étnicos.

5. Etiología

Están implicados diversos factores que a continuación se desarrollan.

5.1. Factores genéticos

Los trastornos afectivos se explican a través de un modelo poligénico multifactorial donde se combinan el efecto de diversos genes y factores ambientales (no sigue una herencia mendeliana).

Tanto en el trastorno bipolar como en el trastorno depresivo mayor existe agregación familiar, aunque se ha descrito que la heredabilidad es mayor en los trastornos bipolares.

5.2. Factores bioquímicos

No se ha podido establecer una teoría uniforme sobre la fisiopatología de la depresión pero existen varias hipótesis:

✔ Hipótesis de **depleción monoaminérgica,** según la cual la depresión se debe a una disminución en la disponibilidad de serotonina, noradrenalina y dopamina. Las evidencias a favor son:
  ⚕ La dopamina está disminuida en los fluidos biológicos de los pacientes depresivos, mientras que la noradrenalina y la dopamina están aumentadas en la manía.
  ⚕ El mecanismo de acción de los principales fármacos antidepresivos actúa a través de estas vías.
✔ Las **alteraciones colinérgicas** pueden producir síntomas afectivos:
  ⚕ Los fármacos parasimpaticomiméticos pueden producir síndromes depresivos.
  ⚕ Los fármacos anticolinérgicos pueden provocar síndromes maníacos.

5.3. Factores neuroendocrinos

Actúan a través de diversos ejes:

✔ Eje **hipotálamo-hipófiso-suprarrenal:** en la depresión se da una hipercortisolemia, secundaria a una disregulación de la secreción neuronal de la hormona hipotalámica liberadora de corticotropina (CRH), debida a una disfunción de los mecanismos de control interno del hipotálamo. La hipersecreción de CRH en el hipotálamo conlleva hipersecreción de la hormona adrenocorticotrópica (ACTH) por la hipófisis, que aumenta la secreción de cortisol por la glándula suprarrenal.. Cuando se realiza la prueba de supresión por dexametasona, en torno a un 45 % de individuos con depresión mayor se muestran no supresores (resultado anormal) (MIR 2008-2009, P162; MIR 2022-2023, P090).

✔ Eje **hipotálamo-hipófiso-tiroideo:** en la prueba de estimulación de la tirotropina (TSH) se observa una respuesta aplanada a la hormona liberadora de tirotropina (TRH) en aproximadamente el 33 % de pacientes con depresión mayor. En estos pacientes existe también una disminución sanguínea de TSH y hormonas tiroideas, pérdida de control circadiano de secreción de TSH y el posible hipotiroidismo subclínico.

✔ **Otros ejes:**
  ⚕ Se ha descrito una respuesta aplanada de la prolactina a su estímulo con agentes serotoninérgicos.
  ⚕ En el trastorno afectivo estacional se encuentran alteraciones en la secreción de la melatonina. Existe un fármaco antidepresivo con acción melatoninérgica, la agomelatina.
  ⚕ Se ha descrito un aplanamiento de la secreción de la hormona de crecimiento al estimular con GRF (factor liberador de hormona de crecimiento) en pacientes con depresión.

5.4. Factores neuroanatómicos

Los estudios realizados no han proporcionado resultados concluyentes. No obstante, los estudios en los que se han aplicado técnicas como la tomografía computarizada y la resonancia magnética arrojan datos interesantes:

✔ Se produce una dilatación de los ventrículos que puede corresponder a un paciente con trastorno bipolar o con depresión mayor, sobre todo si se asocia a síntomas psicóticos **Fig. 1-2.**

✔ Se puede encontrar una disminución en el volumen del hipocampo, lóbulo frontal y núcleo caudado.

✔ En trastornos bipolares se han observado lesiones hiperintensas en la sustancia blanca subcortical.

Otros estudios en los que se han realizado mediciones con tomografía computarizada de emisión de fotón único (SPECT) y tomografía por emisión de positrones (PET), y que se centran en medir el flujo sanguíneo cerebral, han evidenciado una disminución del flujo sanguíneo en el córtex prefrontal, núcleos talámicos y ganglios basales (disminución de la actividad del sistema límbico).

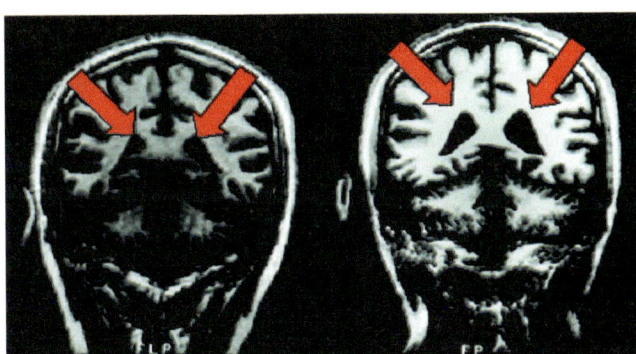

Fig. 1-2 | A la izquierda de la imagen se muestra un cerebro normal. A la derecha se observa la dilatación de los ventrículos, que puede corresponder a un paciente con trastorno bipolar o con depresión mayor (especialmente si se asocian síntomas psicóticos).

5.5. Factores psicosociales

Entre los factores psicosociales se encuentran:

✔ **Sucesos vitales estresantes:** son acontecimientos negativos que implican un cambio en la situación vital y un efecto emocional en la persona (separación, problemas conyugales, pérdida de trabajo, padecimiento de enfermedad, etc.). Es frecuente que a raíz de estas situaciones se produzca un trastorno adaptativo en el que los pacientes tendrán síntomas depresivos leves tras la vivencia adversa, mejorando de estos síntomas cuando dicha circunstancia se resuelve. La clave de este diagnóstico es que los síntomas depresivos son leves y remiten.

✔ **Personalidad previa:** en personalidades dependientes, histriónicas, límites y obsesivas se da un mayor porcentaje de síntomas depresivos.

✔ Existen **factores desencadenantes** de un episodio depresivo:
- ✐ Alteraciones hormonales: síndrome disfórico premenstrual y depresión posparto.
- ✐ Estacionalidad: trastorno afectivo estacional en regiones con climas extremos.

6. Suicidio

(MIR 2006-2007, P159)

 Es un tema muy preguntado, en especial los factores que aumentan el riesgo.

A continuación se muestras los **factores que aumentan el riesgo suicida** (MIR 2021-2022, P096):

✔ Sexo masculino (más frecuente el suicidio consumado). Los intentos autolíticos son más frecuentes en mujeres.

✔ Antecedentes personales de intento autolítico previo y antecedentes familiares de suicidio.

✔ Edad avanzada (> 65 años). En adolescentes es la tercera causa de muerte.

✔ Separados, divorciados y viudos.

✔ Personas no creyentes.

✔ En las clases sociales altas hay mayores tasas de suicidios; en las bajas existen más intentos.

✔ Desempleados y jubilados. Trabajadores con cargos exigentes y acceso a medios letales (médicos, militares, etc.).

✔ Aislamiento social (zonas rurales y zonas urbanas deprimidas).

✔ Patología física incapacitante y dolor crónico.

✔ Existencia de patología psiquiátrica.

Los **trastornos psiquiátricos con mayor riesgo suicida** son:

✔ Trastornos depresivos: 10-15 % de los pacientes con depresión se suicida. Aumenta el riesgo en depresiones bipolares, graves, con síntomas psicóticos y al inicio del tratamiento antidepresivo.

✔ Trastorno por uso de sustancias: alcohol principalmente (con frecuencia se asocia depresión).

✔ Esquizofrenia: 5-10 % de los pacientes se suicida, siendo el riesgo mayor al comienzo de la enfermedad, en jóvenes y en personas con síntomas depresivos).

✔ Trastornos de la personalidad: el trastorno antisocial y el trastorno límite son los que tienen más riesgo.

✔ Anorexia nerviosa: el suicidio es la segunda causa más frecuente de muerte en estos pacientes.

Exploración del riesgo suicida. Se procederá de la siguiente manera:

✔ Preguntaremos por ideas de suicidio a todo paciente con patología psiquiátrica (interrogar al paciente sobre esto no le induce a cometer un gesto autolítico) (MIR 2012-2013, P172; MIR 2007-2008, P158). Es importante tener presente que hasta un 80 % de las personas que se suicidan dan algún tipo de señal previa.

✔ En la valoración indagaremos: método utilizado, posibilidad de rescate, conciencia de letalidad y crítica tras el gesto (si se arrepiente o no).

✔ Son muy frecuentes los gestos parasuicidas en pacientes jóvenes, que con frecuencia asocian un trastorno de la personalidad, y cuya finalidad es llamar la atención, realizando gestos de baja letalidad (ingesta de fármacos ansiolíticos o cortes superficiales en los brazos). No se considera una conducta grave.

Tratamiento:

✔ Si existe riesgo suicida la indicación es ingresar al paciente, algo que se podrá realizar en contra de la voluntad del paciente si no colabora.

✔ Se empleará terapia electroconvulsiva (TEC) en depresiones graves con alto riesgo suicida.

7. Tratamiento

Se abordan a continuación las diferentes opciones terapéuticas disponibles para la depresión y el trastorno bipolar.

7.1. Tratamiento de la depresión

(MIR 2004-2005, P159)

El tratamiento de la depresión se basa en combinar estrategias farmacológicas y psicoterapéuticas que se llevarán a cabo a nivel ambulatorio (médico de atención primaria o psiquiatra), y sólo se indicará ingreso hospitalario si el paciente presenta riesgo autolítico, se añaden síntomas psicóticos o presenta inhibición psicomotriz (catatonía). Si se niega a recibir tratamiento y hay riesgo para su vida o la de las personas próximas, también estará indicado un ingreso.

En las depresiones leves se considerarán las herramientas psicoterapéuticas como primera línea, antes de aplicar un tratamiento farmacológico.

En depresiones moderadas-graves, o en aquellas depresiones leves que asocien comorbilidad somática o antecedentes de episodios depresivos moderados o graves, el tratamiento farmacológico será la primera opción.

En depresiones resistentes, cuadros catatónicos, o cuando los síntomas psicóticos son muy graves, o en pacientes embarazadas, se puede aplicar TEC en las fases agudas y también en la de mantenimiento.

Para que una depresión sea considerada «resistente» hace falta haber aplicado dos antidepresivos de acción diferente en dosis eficaz y tiempo suficiente.

7.1.1. Fármacos antidepresivos

(MIR 2018-2019, P188; MIR 2020-2021, P085)

 De los fármacos antidepresivos suelen preguntar su manejo y sobre todo los efectos adversos.

Hay diferentes tipos según su estructura química y su mecanismo de acción.

El **efecto terapéutico** comenzará a partir de las 3-4 semanas de implantar el fármaco. Por ello hay que tener especial precaución en aquellos pacientes deprimidos muy inhibidos porque en el momento en que mejoran puede incrementarse el riesgo suicida. Se debe mantener el tratamiento entre 6 y 12 meses en todos los casos, ya que si se suspende antes de este tiempo el riesgo de recaída es elevado (MIR 2022-2023, P088).

El tratamiento farmacológico será **indefinido** en pacientes con tres o más episodios depresivos y depresiones graves con intentos de suicidio.

La **eficacia** del tratamiento farmacológico de la depresión mayor en los adultos está bien documentada, aunque existe controversia sobre qué antidepresivo es el más idóneo. En general, cuanto más graves son los síntomas de depresión, más beneficio produce el tratamiento farmacológico. Si el paciente presenta síntomas psicóticos (depresión delirante) se añadirán fármacos antipsicóticos o se asociará TEC.

En pacientes que toman antidepresivos y presentan un trastorno bipolar, estos fármacos pueden producir un viraje a fase maníaca, pero en el resto de pacientes no provocan un efecto euforizante.

Estos fármacos no generan tolerancia ni dependencia.

En la Tabla 1-2 se recogen los principales antidepresivos comercializados en España.

7.1.1.1. Inhibidores de la monoaminooxidasa

Mecanismo de acción. Los IMAO clásicos inhiben la enzima monoaminooxidasa (aumentan los niveles de noradrenalina y serotonina). La inhibición será **irreversible y no selectiva,** de manera que causan muchos efectos secundarios (crisis hipertensivas). Entre los IMAO disponibles se encuentran la fenelzina y la tranilcipromina.

Existen **inhibidores selectivos y reversibles** que tienen menor eficacia pero no producen crisis hipertensivas y no precisan seguir una dieta:

✔ IMAO-A: moclobemida.

✔ IMAO-B: selegilina y rasagilina.

Indicaciones. Están indicados en la depresión atípica. Son fármacos de segunda línea en trastornos de angustia y depresivos resistentes a otros tratamientos y en el trastorno obsesivo-compulsivo (TOC). En cualquier caso, actualmente su uso es anecdótico, debido a las múltiples interacciones farmacológicas y alimentarias, a los efectos secundarios, y la disponibilidad de tratamientos más seguros.

Efectos secundarios:

✔ **Crisis hipertensiva:** ocurre en pacientes que tomando un IMAO ingieren determinados alimentos ricos en tiramina (aminoácido presente en muchos alimentos) como son los embutidos y quesos curados, habas, patés, setas, plátanos, aguacates, conservas y escabeche, vino, cerveza y fármacos simpaticomiméticos. Los pacientes deberán seguir una dieta que no incluya los alimentos referidos, y evitar el consumo de cerveza y vino y determinados fármacos (antigripales, descongestivos nasales, anestésicos locales o antidepresivos serotoninérgicos).

✔ **Otros:** insomnio, inquietud, hipotensión ortostática y disfunción sexual. Están contraindicados en casos de insuficiencia cardíaca, hipertensión arterial, diabetes y hepatopatía avanzada.

Contraindicaciones. Están contraindicados en casos de insuficiencia cardíaca, hipertensión arterial, diabetes y hepatopatía avanzada.

7.1.1.2. Antidepresivos tricíclicos y heterocíclicos

Mecanismo de acción. Los antidepresivos tricíclicos (ATC) inhiben la recaptación de serotonina y noradrenalina, por lo que aumentan los niveles en el espacio sináptico. Además bloquean receptores de otros neurotransmisores (anticolinérgicos, muscarínicos, histaminérgicos, adrenérgicos), lo que produce la mayor parte de los efectos secundarios. Son fármacos con muchos efectos secundarios, por lo que las indicaciones serán limitadas. Dentro de este grupo están imipramina, clomipramina, nortriptilina y amitriptilina. Los **antidepresivos heterocíclicos** inhiben la recaptación de serotonina y noradrenalina sin tener efectos sobre otros receptores. Al contar con menos efectos secundarios son de utilidad en ancianos. En este grupo están la mianserina y la maprotilina (tienen efectos sedantes y pueden aumentar el peso).

Efectos secundarios:

✔ **Efectos anticolinérgicos:** confusión, sedación, pérdida de memoria, visión borrosa, midriasis (por lo que están contraindicados en el glaucoma de ángulo estrecho), sequedad de boca, retención urinaria, estreñimiento, disminución de la motilidad esofágica e inhibición de la eyaculación.

✔ **Bloqueo de receptores α_1-adrenérgicos:** hipotensión ortostática, taquiarritmias y sedación.

✔ **Efecto parecido al de la quinidina:** alteraciones en el electrocardiograma (ECG) (alargamiento del intervalo QT, ensanchamiento de QRS, aumento de P-R, aplanamiento de la onda T).

Tabla 1-2. Principales antidepresivos comercializados en España

Antidepresivos clásicos	Tricíclicos	Imipramina, clomipramina, trimipramina, amitriptilina, nortriptilina, doxepina
	Heterocíclicos	Amoxapina, mianserina, maprotilina
	IMAO selectivo de MAO-A	Moclobemida
	IMAO no selectivos	Tranilcipromina
Antidepresivos modernos	ISRS	Citalopram, escitalopram, fluoxetina, fluvoxamina, paroxetina, sertralina
	IRDN	Bupropión
	IRSN	Venlafaxina, desvenlafaxina, duloxetina
	ASIR	Trazodona
	NaSSA	Mirtazapina
	IRNA	Reboxetina
	Agonista de la melatonina	Agomelatina

ASIR: antagonistas de receptores serotoninérgicos 5-HT$_2$ e inhibidores débiles de la recaptación de 5-HT; IMAO: inhibidores de la monoaminooxidasa; IRDN: inhibidores selectivos de la recaptación de dopamina y noradrenalina; IRNA: inhibidores selectivos de la recaptación de noradrenalina; IRSN: inhibidores selectivos de la recaptación de serotonina y noradrenalina; ISRS: inhibidores selectivos de la recaptación de serotonina; NaSSA: antagonistas selectivos de serotonina y noradrenalina.

✔ **Bloqueo antihistamínico:** sedación, aumento de peso y apetito.
✔ **Efecto serotoninérgico:** trastornos gastrointestinales (náuseas, vómitos) y disfunción sexual.

Contraindicaciones:

✔ Infarto agudo de miocardio reciente.
✔ Embarazo y lactancia (se han observado síndromes de abstinencia en el recién nacido, aunque no efectos teratógenos).
✔ Contraindicaciones relativas: glaucoma de ángulo cerrado, hipertrofia prostática.
✔ Debe evitarse el uso concomitante de otros fármacos antihipertensivos o vasodilatadores por intensificar el efecto hipotensor.

Intoxicación aguda. Son los psicofármacos más letales en sobredosis (MIR 2004-2005, P221); por tanto, pueden utilizarse para intentos autolíticos, siendo el riesgo mayor que con otros psicofármacos. Se exacerban los efectos secundarios relatados en líneas anteriores, llegando a bloqueos cardíacos, arritmias por prolongación de QT con mucho riesgo de fibrilación ventricular y muerte súbita. Disminuye el umbral convulsivo, por lo que existe riesgo de convulsión y coma. El tratamiento consistirá en asegurar la ventilación del paciente, control hemodinámico y lavado gástrico con carbón activado (que al estar el vaciamiento gástrico enlentecido por el efecto anticolinérgico, podrá realizarse pasadas varias horas de la sobreingesta). Está indicado administrar bicarbonato intravenoso para disminuir los efectos cardiotóxicos. Es posible la monitorización de algunos de estos fármacos (imipramina, desipramina o amitriptilina) a través de niveles plasmáticos por la gravedad que tienen las intoxicaciones.

7.1.1.3. Inhibidores de la recaptación de serotonina

En España están comercializados seis fármacos inhibidores de la recaptación de serotonina (ISRS): fluvoxamina, fluoxetina, paroxetina, sertralina, citalopram y escitalopram (MIR 2007-2008, P221).

Mecanismo de acción. Inhiben la recaptación de serotonina por la neurona presináptica, aumentando la serotonina en el espacio sináptico. La escasa presencia de efectos adversos (no producen efectos antihistamínicos, antiadrenérgicos ni anticolinérgicos), la buena tolerancia en general y su inocuidad en las intoxicaciones hacen que sean de los fármacos más usados (MIR 2009-2010, P146).

Indicaciones. Son fármacos muy eficaces y se consideran de primera elección (MIR 2010-2011, P147) en la mayoría de cuadros depresivos y de ansiedad: trastorno ansiedad generalizada, trastorno de pánico, TOC, trastorno del control de los impulsos y bulimia nerviosa. Son de primera elección en pacientes con pluripatología médica por su buena tolerancia (MIR 2009-2010, P146).

Efectos secundarios:

✔ Gatrointestinales (náuseas, vómitos, diarrea).
✔ Ansiedad, insomnio.
✔ Disfunción sexual (disminución de la libido y retraso en la eyaculación).
✔ Síntomas extrapiramidales (temblor, acatisia) en pacientes predispuestos.
✔ Prolongación del intervalo QTc, más marcado con estacilopram y citalopram.

✔ **Síndrome serotoninérgico:** es muy poco frecuente, aunque el riesgo aumenta si se asocian a otros fármacos que actúen sobre la serotonina (ISRS, IMAO, linezolida, tramadol, litio) (MIR 2011-2012, P233; MIR 2007-2008, P223). El cuadro sintomático incluye: alteraciones digestivas, hipertermia, sudoración, temblor, hiperreflexia, agitación y confusión, y puede llegar al coma y a la muerte.

7.1.1.4. Inhibidores de la recaptación de serotonina y noradrenalina

En este grupo se encuentran venlafaxina, duloxetina y desvenlafaxina (de reciente comercialización en España).

Son fármacos que tienen acción serotoninérgica (como los ISRS) y asocian actividad noradrenérgica (aumento de tensión arterial, sudoración), por lo que son fármacos más potentes.

La **desvenlafaxina** es un derivado de la venlafaxina que tiene mejor perfil de tolerancia, precisando dosis menores para el mismo efecto.

La **duloxetina** se recomienda también en el dolor neuropático y en la incontinencia urinaria de esfuerzo en mujeres.

7.1.1.5. Inhibidores selectivos de la recaptación de noradrenalina

En este grupo están disponibles:

✔ **Reboxetina:** se suele utilizar como potenciador de fármacos ISRS, o en aquellos pacientes que no los toleran.
✔ **Atomoxetina:** utilizada en el trastorno por déficit de atención e hiperactividad en la infancia y en el adulto.

7.1.1.6. Antagonistas selectivos de receptores noradrenérgicos y serotoninérgicos: mirtazapina

Actúan sobre receptores presinápticos de noradrenalina y sobre receptores postsinápticos de serotonina aumentando la liberación de noradrenalina de manera directa y de serotonina de manera indirecta. Son muy sedantes y pueden aumentar el peso. Son de utilidad en ancianos.

7.1.1.7. Otros fármacos antidepresivos

Otros fármacos antidepresivos son:

✔ **Bupropión:** inhibe la recaptación de noradrenalina y dopamina. Efecto fundamentalmente activador y útil en cuadros depresivos, es muy utilizado en el tratamiento de la deshabituación tabáquica(MIR 2003-2004, P223; MIR 2019-2020, P088).
✔ **Trazodona:** bloquea los receptores serotoninérgicos e inhibe la recaptación de serotonina, logrando un efecto antidepresivo leve y un efecto hipnótico. Como efecto adverso se encuentra el priapismo.

7.1.1.8. Fármacos de reciente aparición

Son antidepresivos de reciente comercialización los siguientes:

✔ **Tianeptina:** antidepresivo de estructura heterocíclica, cuyo mecanismo de acción se realiza a través de la modulación del sistema glutamatérgico. La pauta habitual es un comprimido cada 8 horas. Además del efecto antidepresivo, tiene efecto ansiolítico y mejora los síntomas somáticos.
✔ **Vortioxetina:** antidepresivo con un mecanismo de acción multimodal a través de la modulación de serotonina fundamentalmente. También modula otros neurotransmisores como noradrenalina, dopamina, acetilcolina, histamina, GABA y glutamato. Esta actividad multimodal es la responsable de los efectos antidepresivos, ansiolíticos y de la mejoría de síntomas cognitivos presente en los cuadros depresivos. El fármaco presenta una buena tolerabilidad, con una disminución de efectos secundarios en relación a otros antidepresivos (no provoca disfunción sexual, no altera el peso corporal, etc.). La dosis habitual son 10 mg/día, pautándose la mitad en ancianos.

 Estos dos últimos fármacos antidepresivos (tianeptina y vortioxetina) son nuevos y por lo tanto susceptibles de ser preguntados.

7.1.2. Otras terapias neurobiológicas

Se incluye la TEC, la **fototerapia** y otras alternativas terapéuticas.

7.1.2.1. Terapia electroconvulsiva

Concepto. Consiste en inducir crisis convulsivas generalizadas mediante descargas eléctricas que logren una despolarización neuronal que active los sistemas de neurotransmisión buscando un efecto terapéutico. La convulsión dura pocos segundos y se realiza colocando un electrodo en cada sien (forma bilateral, más eficaz y más rápida, pero puede causar el mayor deterioro de la memoria). Otras alternativas en la colocación de los electrodos serían la unilateral derecha (menos eficaz pero causa menos efectos cognitivos adversos, como deterioro de la memoria) y la bifrontal, que consiste en colocar cada electrodo en la frente sobre el canto externo de cada ojo (Fig. 1-3). Todo el proceso tiene lugar bajo anestesia general. Las sesiones son en días alternos y el número de sesiones se hará en función de la evolución del paciente, no existiendo un número fijo.

Indicaciones:

✔ Depresión grave, resistente a tratamiento farmacológico y/o con síntomas psicóticos y/o con alto riesgo suicida.
✔ Manía con agitación grave o cuadros esquizofrénicos graves resistentes a tratamiento.
✔ Estado de catatonía (inhibición psicomotriz).

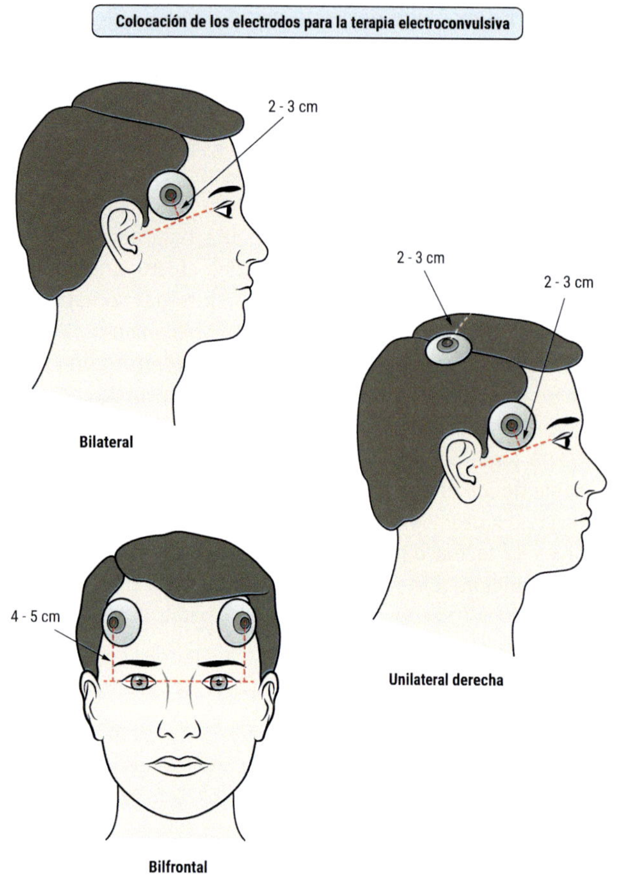

Colocación de los electrodos para la terapia electroconvulsiva

2 - 3 cm

Bilateral

2 - 3 cm

2 - 3 cm

Unilateral derecha

4 - 5 cm

Bilfrontal

Fig. 1-3 | Colocación de los electrodos en la terapia electroconvulsiva. Hay 3 formas de colocar los electrodos: **Bilateral**, también conocida como bitemporal, es la ubicación original y *gold standard*. Se coloca un electrodo en cada sien, con el centro del electrodo colocado de 2 a 3 cm por encima del punto medio de la línea que conecta el canto externo del ojo y el meato auditivo externo en cada lado de la cabeza. La colocación bilateral tiene la mayor eficacia antidepresiva y la velocidad de respuesta más rápida, pero puede causar el mayor deterioro de la memoria. **Unilateral derecho**: la colocación del electrodo unilateral derecho consiste en colocar un electrodo en la sien derecha (igual que en la forma bilateral pero en el lado derecho) y el otro en el cuero cabelludo, de 2 a 3 cm hacia el lado derecho del vértice del cráneo (ubicación d'Elia). Esta técnica evita la estimulación inicial del hemisferio cerebral izquierdo, que suele ser dominante en las funciones del lenguaje. Esta técnica es menos eficaz en cuanto a tasa de remisión pero en general causan menos efectos cognitivos adversos, como deterioro de la memoria. **Bifrontal**, que consiste en colocar cada electrodo en la frente sobre el canto externo de cada ojo. El centro de cada electrodo de estimulación se coloca de 4 a 5 cm por encima del canto externo de cada ojo. Algunos clínicos piensan que el bifrontal es tan efectivo como el bilateral, aunque existe una base de evidencia mucho más pequeña para el bifrontal. El deterioro cognitivo con bifrontal puede ser comparable a unilateral derecho.

✔ Depresiones graves con contraindicaciones de tratamientos farmacológicos: ancianos, embarazadas.
✔ Depresiones graves y recurrentes que han respondido a TEC de forma previa, pudiéndose optar por TEC de mantenimiento.
✔ Cuadros maníacos o esquizofrénicos graves y resistentes al tratamiento.

Efectos secundarios. Amnesia, confusión post-TEC en las primeras horas, cefaleas por lo general leves post-TEC, arritmias durante la aplicación de la TEC.

Contraindicaciones:

✔ Infarto agudo de miocardio reciente.

✔ Hemorragia intracraneal.
✔ Aneurisma cerebral o aórtico.
✔ Infecciones agudas.
✔ Desprendimiento de retina y glaucoma de ángulo estrecho.
✔ Traumatismo craneoencefálico grave o accidente cerebrovascular en los 6 meses anteriores a la TEC.

Se debe recordar que el uso de marcapasos, haber tenido una cirugía cardíaca hace más de 6 meses, la anticoagulación o el padecer valvulopatías no contraindican el uso de la TEC.

Si se aplica TEC puede ser necesario retirar algunos psicofármacos o ajustar la dosis.
Ejemplos:
✔ Litio: puede prolongar la acción de los bloqueantes neuromusculares que se usan durante la aplicación de la TEC. No está contraindicado, pero se recomienda precaución respecto a la función cognitiva, y mantener litemia en niveles no muy altos.
✔ Benzodiazepinas y anticonvulsivantes: aumentan el umbral convulsivo y por tanto disminuyen la eficacia de la TEC. Se recomienda mantener las dosis más bajas posibles y reajustarlas tras finalizar la TEC.
✔ IMAO: valorar suspensión por riesgo de hipertensión, hipotensión, fiebre, hiperreflexia, hepatotoxicidad, etc.

7.1.2.2. Fototerapia

Está indicada en el trastorno afectivo estacional. Consiste en exponer al paciente durante varias horas al día a luz artificial de elevada intensidad. Presenta eficacia escasa si se administra en monoterapia.

7.1.2.3. Estimulación magnética transcraneal repetitiva

(MIR 2021-2022, P098)

Es una técnica neurofisiológica que permite la inducción de una corriente electromagnética en el cerebro, de forma no invasiva y sin precisar anestesia. Se cree que esta técnica produce una despolarización neuronal, que a su vez podría inducir cambios en los sistemas de neurotransmisión (5-HT, DA, glutamato, etc.).

Se ha explorado su uso en multitud de enfermedades psiquiátricas y neurológicas, con resultados, hasta la fecha, inconcluyentes en la mayoría de los casos. Su principal indicación aceptada es la depresión resistente al tratamiento farmacológico. No obstante, su eficacia es inferior a la terapia electroconvulsiva.

Es una técnica segura, con baja probabilidad de presentar efectos adversos graves.

7.1.3. Psicoterapia

Las técnicas de psicoterapia serán de utilidad en todos los

cuadros depresivos. No obstante, en las depresiones mayores será necesario asociar tratamiento farmacológico.

Entre las psicoterapias más eficaces se encuentran la terapia cognitivo-conductual, la terapia interpersonal y la terapia familiar (esta última sobre todo en niños y adolescentes).

7.2. Tratamiento del trastorno bipolar

En el tratamiento del trastorno bipolar es fundamental el tratamiento farmacológico con estabilizadores de ánimo. Se realizará psicoterapia y psicoeducación con el objetivo de concienciar al paciente de su enfermedad y optimizar el cumplimiento terapéutico.

7.2.1. Actuación ante diferentes cuadros

Se aborda a continuación el manejo de diferentes cuadros del trastorno bipolar.

7.2.1.1. Episodio de manía aguda

CASO CLÍNICO 1. Varón de 35 años que ingresa en la Unidad de Hospitalización Breve (UHB) de psiquiatría por un episodio maníaco. Presenta importante expansividad, irritabilidad y dificultad en el manejo. ¿Cuál será el manejo terapéutico en este cuadro de **manía aguda**?

Respuesta: comenzaremos administrando al paciente **antipsicóticos atípicos** (olanzapina, risperidona o quetiapina), pudiendo utilizar la vía intramuscular si el paciente no acepta la medicación oral. No se administrará de primeras un estabilizador del estado de ánimo en monoterapia por el tiempo de latencia de su actividad terapéutica.

Evolución: el paciente, que ha recibido olanzapina durante unos días, se encuentra menos expansivo y más colaborador. ¿Cuál será el siguiente paso?

Respuesta: se realizará, en la medida de lo posible, psicoeducación sobre su enfermedad, señalándole la importancia de **añadir un estabilizador del ánimo (litio o ácido valproico)** que deberá mantener de forma crónica (MIR 2023-2024, P082).

CASO CLÍNICO 2. Mujer de 50 años que ingresa en la UHB de psiquiatría por fase maníaca de su enfermedad bipolar y que presenta un grave estado de agitación. Se le han administrado fármacos antipsicóticos pero **no ha cedido el estado de agitación y descontrol conductual**. ¿Cuál será el siguiente paso?

Respuesta: se administrará **TEC** por tratarse de un cuadro grave, con agitación y resistente al tratamiento.

(MIR 2021-2022, P097)

7.2.1.2. Tratamiento del episodio depresivo agudo

El manejo de este cuadro es controvertido por el riesgo de viraje a manía cuando se asocian fármacos antidepresivos. Se puede intentar aumentar la dosis de litio, lamotrigina o quetiapina si la depresión es leve. Si la depresión es más grave y hay que indicar antidepresivos, serán de elección los ISRS. Una combinación muy utilizada es olanzapina con fluoxetina (ISRS).

7.2.1.3. Tratamiento crónico del trastorno bipolar

Será necesario mantener el tratamiento con litio, ácido valproico, lamotrigina o quetiapina (MIR 2022-2023, P087). En ocasiones es necesario realizar asociaciones de fármacos para intentar lograr la estabilidad y prevenir recaídas.

7.2.1.4. Pacientes cicladores rápidos

Se denomina así a las personas con trastorno bipolar que padecen cuatro o más recaídas en 1 año. Estos pacientes responden mal a la terapia con litio y es frecuente que precisen al menos dos fármacos estabilizadores, siendo de elección el ácido valproico y la carbamazepina asociados entre sí o con el litio. La levotiroxina es otro fármaco utilizado en estos pacientes.

7.2.2. Fármacos para el tratamiento del trastorno bipolar

A continuación se describen los principales fármacos que se emplean en el trastorno bipolar.

7.2.2.1. Litio

(MIR 2004-2005, P156)

 El litio es el fármaco sobre el que más se pregunta en el MIR.

Farmacocinética y farmacodinamia. Administración por vía oral, absorbiéndose por completo en el tracto gastrointestinal. No se une a proteínas plasmáticas ni se metaboliza en el hígado (por ello no produce alteraciones hepáticas). Atraviesa la barrera hematoencefálica y es secretado por la leche materna. Se elimina por vía renal.

Se puede controlar la eficacia y la toxicidad a través de litemias (niveles plasmáticos de litio), que deberán realizarse de manera semanal al comienzo del tratamiento para ajustar la dosis, y luego se podrán espaciar hasta los 4-6 meses. Para que la medición sea adecuada deberán realizarse 10-12 horas tras la última dosis.

Mecanismo de acción. No se conoce con exactitud. Tiene una latencia de acción de entre 7 y 10 días (por ello no es válido para el manejo agudo del episodio maníaco, siendo más útil el uso de antipsicóticos en las crisis maníacas).

Dosis. Al inicio se suele pautar 400 mg/día. La dosis de mantenimiento estará entre 800 y 1.800 mg/día. La ventana terapéutica del litio para que sea eficaz y no tóxico es de **0,6-1,2 mEq/L**.

Indicaciones:

✔ Profilaxis y tratamiento del trastorno bipolar. Es eficaz en la prevención de fases maníacas y depresivas. En los episodios maníacos agudos, generalmente se precisará añadir antipsicóticos, por la latencia de respuesta al litio. En los episodios

depresivos agudos, puede precisarse añadir antidepresivos (pero nunca antidepresivos en monoterapia)
- **Depresiones unipolares con marcadores de riesgo para padecer un trastorno bipolar y depresiones unipolares resistentes** como fármaco potenciador.
- Otros trastornos del espectro bipolar como la **ciclotimia** y el **trastorno esquizoafectivo**.
- **Otras indicaciones** donde se utiliza con menos frecuencia son: trastornos esquizofreniformes, control de la agresividad y conductas impulsivas en trastornos orgánicos cerebrales y en trastornos de la personalidad (MIR 2005-2006, P156).

Contraindicaciones:

- Embarazo y lactancia (MIR 2022-2023, P053).
- Insuficiencia renal grave.
- Enfermedad cardiovascular grave.
- Deshidratación o depleción grave de sodio.

Efectos secundarios:

- **Renales:** poliuria (por interferencia con la ADH a nivel tubular) con polidipsia secundaria: diabetes insípida nefrogénica. La padecen hasta el 25 % de los pacientes. Si precisa tratamiento, este será aumentar la ingesta de líquidos, disminuir la dosis de litio, administrado en una única dosis nocturna y/o añadir un diurético ahorrrador de postasio (amiloride).
  Y, debido al riesgo de hipernatremia de estos pacientes por la pérdida de agua, no se debe restringir la ingesta de líquidos. No está claro que el tratamiento continuado con litio produzca nefrotoxicidad irreversible.
- **Tiroideos:** hipotiroidismo que no requiere la suspensión del tratamiento con litio, sino tratamiento con hormona tiroidea.
- **Neurológicos:**
  - Temblor fino distal (el más frecuente) (MIR 2011-2012, P161). Se pueden asociar β-bloqueantes o benzodiacepinas.
  - Trastornos cognitivos leves.
  - Fatiga y debilidad muscular.
  - Si existe intoxicación por litio: temblor grosero, disartria, visión borrosa, ataxia, trastorno del nivel de consciencia o convulsiones.
- **Cardiovasculares:** alteración en la conducción cardíaca (bloqueos, síncopes, etc.).
- **Hematológicos:** leucocitosis con neutrofilia y linfopenia.
- **Dermatológicos:** alopecia, exacerbación de psoriasis, acné.
- **Aumento de peso:** obesidad.
- **Teratogenia:** anomalía de Ebstein (malformación cardíaca con desplazamiento apical de la válvula tricúspide hacia el ventrículo derecho, lo que origina una atrialización de parte del ventrículo derecho y una insuficiencia tricuspídea.

El hígado y los pulmones son los únicos órganos no afectados por el litio (MIR 2007-2008, P160).
Al iniciar tratamiento con litio se deben estudiar las funciones renal y tiroidea (MIR 2014-2015, P150).
Intoxicación por litio. Se expone a través de un caso clínico.

CASO CLÍNICO. Varón de 40 años, con diagnóstico de trastorno bipolar, que acude al servicio de urgencias por **náuseas, vómitos y diarrea**. En la exploración física se observa **temblor distal**. El paciente niega consumo de alcohol ni otros tóxicos pero refiere mantener **tratamiento crónico con litio**. Comenta que **recientemente ha tenido un proceso diarreico**, con fiebre y mucha sudoración. ¿Qué le sucede al paciente?
Juicio clínico: intoxicación por litio.

Probablemente, si se realiza una litemia a este paciente, presente niveles superiores a 2,5 mEq/L. la causa más frecuente de intoxicación por litio es el fracaso renal agudo, ya que es un fármaco que se elimina por vía renal. La intoxicación grave puede dar lugar a síntomas neurológicos como temblor, hiperreflexia, convulsiones, y finalmente disminución del nivel de consciencia e incluso coma. El tratamiento de la intoxicación será el siguiente:

- Control hemodinámico.
- Hidratación intensa.
- Lavado gástrico (si ha sido intoxicación por sobredosis).
- Diálisis en intoxicaciones graves o niveles superiores a 4 mEq/L, ya que como el litio no se une a proteínas plasmáticas es un fármaco potencialmente dializable.

Precauciones en todo paciente que vaya a comenzar tratamiento con litio:

- Previamente al comienzo del tratamiento se realizará: ECG, analítica con hormonas tiroideas y prueba de gestación. Los niveles de litemia se medirán de manera periódica.
- Debido al riesgo de deshidratación en caso de desarrollarse una diabetes insípida nefrogénica, es importante evitar situaciones que puedan conllevar deshidratación y asegurar una correcta hidratación.
- Precaución con las dietas restrictivas en sal, puesto que la hiponatremia puede aumentar el riesgo de toxicidad de litio, por disminución de su excreción renal.
- Evitar la sudoración excesiva y el uso de diuréticos.

7.2.2.2. Ácido valproico

Fármaco anticonvulsivante que también se utiliza como eutimizante, siendo uno de los fármacos de primera elección junto con el litio.

Efectos secundarios: gastrointestinales, neurológicos, alteración hepática y hematológica (trombopenia). También se describen otros efectos como alopecia y erupciones cutáneas diversas.

Es teratógeno por lo que puede originar malformaciones cardíacas y defectos del tubo neural.

En el seguimiento se medirán los niveles plasmáticos, que deberán encontrarse entre **50-100 µg/mL**.

7.2.2.3. Carbamazepina

Fármaco anticonvulsivante que también se utiliza como eutimizante. Se considera el tratamiento de elección en cicladores rápidos.

Efectos secundarios: hematológicos (agranulocitosis y leucopenia), hiponatremia, alteraciones gastrointestinales y neurológicas (ataxia, visión borrosa y sedación).

Se debe evitar durante el embarazo (MIR 2022-2023, P053) por posibles malformaciones craneofaciales, cardiovasculares, espina bífida, etc.

Al ser inductor enzimático tiene muchas interacciones con otros fármacos. Requiere monitorización a través de niveles plasmáticos (8-12 µg/mL).

La oxcarbamazepina, metabolito de la carbamazepina, tiene mejor tolerancia que ésta.

7.2.2.4. Lamotrigina

Anticonvulsivante que se utiliza de forma eficaz en la prevención y tratamiento de las fases depresivas del trastorno bipolar.

Como efecto adverso frecuente puede producir erupciones exantemáticas.

7.2.2.5. Otros estabilizadores del ánimo

Clonazepam, topiramato y antipsicóticos atípicos (siendo la quetiapina la única que cumple con todas las indicaciones del trastorno bipolar: tratamiento y prevención de fases maníacas y depresivas).

En la tabla Tabla 1-3 se exponen los principales fármacos antidepresivos.

Tabla 1-3. Resumen de los principales fármacos antidepresivos

	Indicaciones	Efectos adversos	Información IMPORTANTE
ISRS: inhibidores selectivos de la recaptación de serotonina (citalopram, escitalopram, fluoxetina, fluvoxamina, paroxetina, sertralina). (La paroxetina tiene ligera actividad anicolinérgica: sequedad bucal, estreñimiento, sedación...)	De elección en cuadros de ansiedad, depresión, TOC, trastorno de control de impulsos, TEPT, pacientes con pluripatología por su buena tolerancia. También indicados en AN y BN	✔ Insominio o sedación, agitación, **malestar gastrointestinal y disfunción sexual** ✔ Pueden **prolongar el QT** (citalopram y escitalopram los que más lo produce) ✔ **Síndrome serotoninérgico** (poco frecuente), produce: diarrea, inquietud, agitación acusada, hiperreflexia, rigidez, temblor, hipertermina, delirium, coma y muerte (sobre todo al asociar ISRS con IMAO, tramadol, linezolid o litio)	✔ Pocos efectos adversos ✔ Buena tolerancia ✔ Baja toxicidad ✔ Fármacos más usados ✔ Fármacos de primera elección en la mayoría de cuadros depresivos y de ansiedad ✔ Indicados en depresión durante el embarazo y puerperio
IRSN: inhibidores selectivos de la recaptación de serotonina y noradrenalina (duloxetina, venlafaxina, desvenlafaxina)	Depresión mayor y trastornos de ansiedad	✔ Similares a los ISRS ✔ En dosis elevadas puede **aumentar la presión arterial**	La duloxetina está indicada además en el dolor neuropático asociado a diabetes e incontinencia urinaria de esfuerzo.
Fármacos tricíclicos y tetracíclicos: inhibición no selectiva de la recaptación de serotonina y noradrenalina (imipramina, amitriptilina, clomipramina, doxepina)	Mismas indicaciones que los ISRS, pero en la práctica clínica se reservan para **pacientes que no han tolerado los ISRS**	Muchos efectos adversos: confusión, sedación, pérdida de memoria, sequedad de boca, retención urinaria, midriasis, estreñimiento, hipotensión, taquiarritmias, alteraciones en ECG, aumento de peso y de apetito, náuseas, vómitos y disfunción sexual	✔ Previo a su administración se recomienda: analítica, ECG ✔ Fármacos más letales en sobredosis ✔ Contraindicados en pacientes con intervalo QTc superior a 450 ms. ✔ Ancianos y niños población más vulnerable (en niños sólo como último recurso) ✔ Puede resultar eficaz a dosis bajas en dolor crónico
IMAO: inhibidores de la monoaminoxidasa (moclobemida, tranilcipromina)	✔ Nunca de primera elección en trastornos de angustia y depresiones resistentes ✔ Eficaces en depresión atípica	**Crisis hipertensivas** cuando se toman alimentos ricos en **tiramina** como: embutidos, quesos curados, paté, habas, bebidas alcohólicas, chucrut	Requieren una dieta especial por lo que no son muy utilizados en la práctica clínica

Tabla 1-3. Resumen de los principales fármacos antidepresivos (Cont.)

	Indicaciones	Efectos adversos	Información IMPORTANTE
IRNA: inhibidores de la recaptación de noradrenalina (reboxetina, atomoxetina)	✔ La atomoxetina se utiliza en el trastorno por déficit de atención ✔ Puede utilizarse para potenciar el tratamiento antidepresivo ✔ Reboxetina: potencia efectos de ISRS o cuando no se toleran	Atomoxetina: malestar abdominal, reducción de apetito con pérdida de peso, disfunción sexual, alteración de la presión arterial y de la frecuencia cardíaca, toxicidad hepática (poco frecuente)	La atomoxetina está contraindicada en glaucoma de ángulo estrecho.
NaSSA: antagonistas selectivos de los receptores noradrenérgicos y serotoninérgicos (mirtazapina)	Depresión	Sedación, aumento de peso, etc.	✔ Muy utilizados en ancianos y en pacientes con cáncer ✔ Se podrían utilizar en depresión y disfunción sexual
Bupropion: inhibidor de la recaptación de dopamina	Depresión, deshabituación tabáquica, trastorno por déficit de atención e hiperactividad, deseo sexual hipoactivo	Cefalea, insomnio, sequedad bucal, temblores, inquietud e irritabilidad, convulsiones (dependiente de dosis)	✔ No prescribirlo en pacientes con ansiedad ✔ Contraindicado en pacientes epilépticos ✔ Se podrá utilizar en depresión y disfunción sexual
Trazodona: bloquea receptores serotoninérgicos e inhibe la recaptación de serotonina	Depresión, insomnio, disfunción eréctil	Priapismo (erección dolorosa de más de 3 h de duración), sedación, etc.	✔ Efecto antidepresivo leve ✔ Se utiliza como potenciador o como hipnótico
OTROS: tianeptina y vortioxetina (de reciente comercialización)	Depresión		✔ Vortioxetina actúa modulando receptores serotoninérgicos y otros ✔ Muy bien tolerado, puede producir prurito

Nota: la Agencia Europea del Medicamento ha aprobado el uso de la esketamina (isómero de la ketamina). El mecanismo de acción es a través del sistema glutamatérgico. La indicación es para depresiones refractarias a otros tratamientos y con elevado riesgo suicida, La forma de presentación es un *spray* nasal y la dispensación es hospitalaria. A diferencia del resto de antidepresivos el efecto es mucho más precoz. Como efectos adversos más frecuentes: la disociación y el potencial adictivo. AN: anorexia nerviosa; BN: bulimia nerviosa; ECG: electrocardiograma; TEPT: trastorno de estrés postraumático; TOC: trastorno obsesivo compulsivo

Puntos clave

✔ Los síntomas más importantes para hacer el diagnóstico de depresión son las alteraciones en el estado de ánimo, en el adulto más específicamente la «tristeza patológica» y en niños/adolescentes la irritabilidad.

✔ La depresión endógena (o melancólica) se caracteriza por tristeza vital, anhedonia, mejoría vespertina el ánimo, alteraciones psicomotoras severas, insomnio de mantenimiento y pérdida de peso. Se asocian a mayor gravedad pero mejor respuesta a los antidepresivos o TEC.

✔ En la depresión atípica predomina el aumento de apetito y de peso, hipersomnolencia, y cansancio severo. El tratamiento de elección son los antidepresivos IMAO.

✔ El síntoma fundamental de la manía es la euforia extrema y en menor grado la irritabilidad o la disforia. Disminuye la necesidad de dormir y aumenta la energía vital, hacen muchos planes, se distraen con facilidad y pueden aparecer delirios megalomaníacos. No suelen tener conciencia de enfermedad.

✔ Todos los antidepresivos son igual de eficaces, tardan unas semanas en empezar a mostrar su efecto y la duración mínima del tratamiento debe ser de seis meses.

✔ Los tricíclicos y los IMAO son los más antiguos y hoy en día apenas se utilizan por su alto potencial de efectos secundarios.

2 Enfermedades del hígado

1. Anatomía y fisiología

 Tema muy poco preguntado, pero merece la pena leerlo para comprenderlo.

1.1. Anatomía

El hígado es un órgano situado en el hipocondrio derecho y está rodeado por la cápsula de Glisson (**Fig. 2-1**). Funcionalmente se divide en dos lóbulos independientes: derecho e izquierdo. Anatómicamente se divide en ocho segmentos (**Fig. 2-2**).

La **vascularización es muy peculiar.** La arteria hepática aporta el 15 % de la sangre pero el 50 % del oxígeno. Por el contrario, la **vena porta,** que recoge todos los nutrientes intestinales, aporta el **85 % de la circulación sanguínea** y el otro 50 % de oxígeno. La sangre arterial y venosa se **mezcla** a nivel de los **sinusoides** hepáticos. Éstos desembocan en las **venas centrolobulillares,** que van confluyendo entre sí hasta formar las **venas suprahepáticas,** las cuales desembocan finalmente en la **vena cava inferior** (**Fig. 2-3**). Los **sinusoides hepáticos** tienen un **endotelio fenestrado** para permitir el paso de los nutrientes al **espacio de Disse,** que es el espacio existente entre el epitelio sinusoidal y los hepatocitos. A nivel de los sinusoides se encuentran las **células de Kupffer** (macrófagos) y las **células estrelladas de Ito** (son fibroblastos e intervienen en la patogenia de la hipertensión portal) (**Fig. 2-4**). La vena porta se localiza por detrás del cuello del páncreas, y se forma por confluencia de la vena mesentérica superior y la vena esplénica. Al contrario que otras venas del organismo, carece de válvulas. Desde su formación la vena porta asciende hacia el hilio hepático donde se localiza detrás de la arteria hepática. Desde ahí entra al hígado donde se divide en la rama portal derecha e izquierda que llevarán la sangre hasta los sinusoides hepáticos donde se juntará con la sangre arterial (**MIR 2017-2018, P036**).

Histológicamente se divide en **lobulillos hepáticos (unidad anatómica):** son hexágonos centrados en los espacios de las venas centrolobulillares y en cuyos vértices se localizan los espacios porta. Sin embargo, la **unidad considerada como funcional es el acino de Rappaport.** Va del espacio porta hasta la vena centrolubulillar. Se divide en tres zonas, siendo la zona 1 la más cercana al espacio porta y la más irrigada, oxigenada y metabólicamente activa. La zona 3, la más alejada del espacio porta y la más cercana a la vena centrolobulillar, tiene mayor metabolismo anaerobio y mayor riesgo de hipoxia-anoxia (**Fig. 2-5**).

1.2. Fisiología

El hígado es el encargado de todo el **metabolismo** del organismo. En él se realiza el metabolismo de los carbohidratos (glucogenogénesis, glucólisis, gluconeogénesis), la captación de los quilomicrones de la dieta, la síntesis y eliminación de colesterol en forma de sales biliares necesarias para la absorción de grasas, la eliminación del ion amonio a través del ciclo de la urea y la síntesis de muchos factores de la coagulación y multitud de proteínas. En el hígado se forma la bilis, que está compuesta de agua, ácidos biliares, colesterol y fosfolípidos (lecitinas). A partir del colesterol y, tras conjugarse con glicina y taurina, el hígado forma los **ácidos biliares primarios** (ácido cólico y quenodesoxicólico). En la luz intestinal los ácidos biliares forman micelas para facilitar la absorción de grasas. Las bacterias intestinales los trasforman posteriormente en **ácidos biliares secundarios** (desoxicólico y litocólico) y, a nivel del íleon, se reabsorbe sobre todo el desoxicólico (circulación enterohepática de los ácidos biliares).

1.3. Pruebas complementarias para el estudio del hígado

Para el estudio del hígado se usan pruebas de función hepática y técnicas de imagen.

1.3.1. Pruebas de función hepática

✔ **Bilirrubina.** La cifra normal de bilirrubina es < 1 mg/dL. Se divide en conjugada o directa, y no conjugada o indirecta. El aumento de la directa se produce en las alteraciones de la secreción hepática u obstrucción del drenaje en la vía biliar (estenosis de colédoco o cáncer de páncreas: ambas cursarían también con aumento de los enzimas de colestasis: GGT y FA. Otras causas de hiperbilirrubinemia directa en las que no aumentan la GGT ni FA serían el síndrome de Dubin-Johnson y el síndrome de Rotor, (ambos son trastornos del metabolismo de la bilirrubina). La indirecta aumenta en casos de trastornos de la conjugación (síndrome de Gilbert o de Crigler-Najar) o si hay un aumento de su producción (hemólisis: cursa con anemia, aumento de LDH, descenso de haptoglobina). La bilirrubina directa es la única fracción que aparece en orina al ser la única hidrosoluble.

✔ **Transaminasas.** Se encuentran **en el interior del hepatocito,** por lo que su elevación en sangre indica destrucción de hepatocitos (citólisis). Son la aspartato-aminotransferasa (AST o GOT), cuyo valor normal es 10-50 UI/L (no es 100 % específica,

A

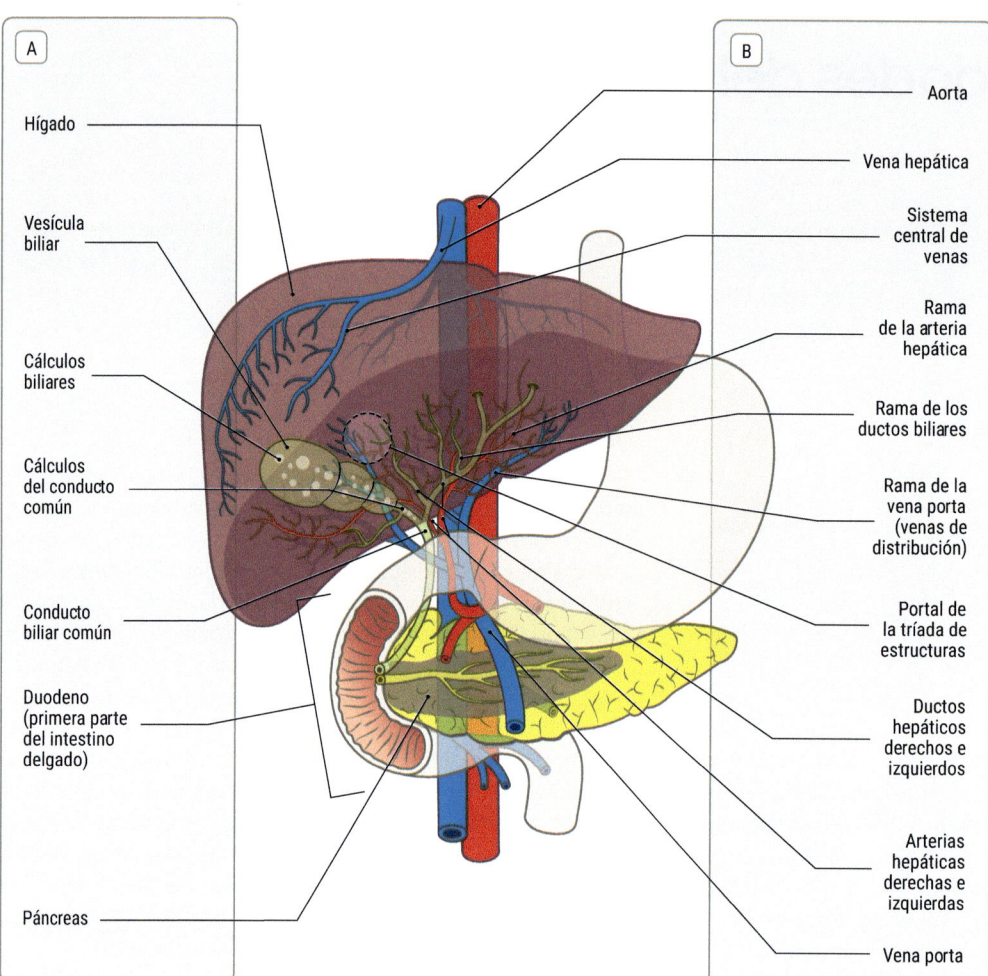

Fig. 2-1 | Anatomía del hígado y vías biliares.

B

Hígado

Vesícula biliar

Cálculos biliares

Cálculos del conducto común

Conducto biliar común

Duodeno (primera parte del intestino delgado)

Páncreas

Aorta

Vena hepática

Sistema central de venas

Rama de la arteria hepática

Rama de los ductos biliares

Rama de la vena porta (venas de distribución)

Portal de la tríada de estructuras

Ductos hepáticos derechos e izquierdos

Arterias hepáticas derechas e izquierdas

Vena porta

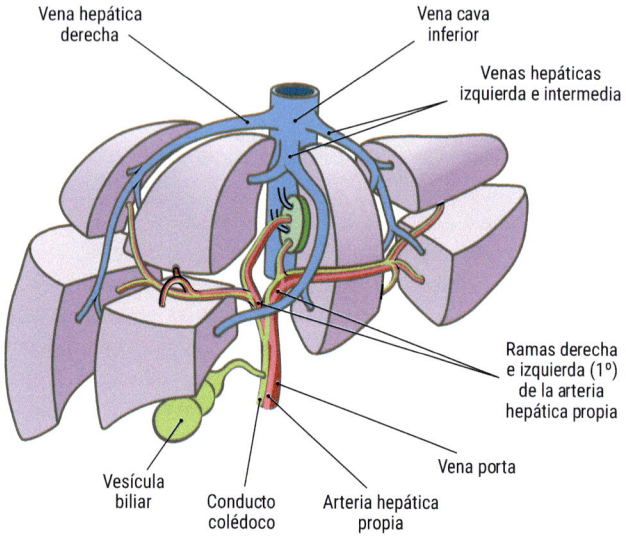

Vena hepática derecha

Vena cava inferior

Venas hepáticas izquierda e intermedia

Ramas derecha e izquierda (1°) de la arteria hepática propia

Vena porta

Vesícula biliar

Conducto colédoco

Arteria hepática propia

> **Enfoque MIR**
> No tienes que aprenderte el número de los segmentos. Es un dibujo paraver cómo entra la sangre portal y arterial y cómo se forman lasvenas suprahepáticas

Fig. 2-2 | Segmentos anatómicos del hígado. Observa cómo por debajo entran juntas la vena porta y la arteria hepática. Al lado de ellas sale la vía biliar. Estos tres elementos forman los espacios porta. Hacia arriba se forman las venas suprahepáticas, cargadas con todos los nutrientes de la sangre venosa portal metabolizados por el hígado, que desembocan en la vena cava inferior.

también se eleva en miopatías), y la alanina-aminotransferasa (ALT o GPT), cuyo valor normal es 10-50 UI/L (más específica del hígado). Por ello, en la mayoría de las hepatopatías se eleva más la ALT y el cociente GOT/GPT es menor de 1.

⟡ Excepción muy preguntada y útil en los casos clínicos: el consumo de alcohol tiene más GOT que GPT (MIR 2003-2004, P011).

💡 alc**O**h**O**l-g**O**t

✔ **Gamma-glutamiltranspeptidasa (GGT) y fosfatasa alcalina (FA).** La GGT (valor normal: 11-50 UI/L) es muy poco específica. La FA (valor normal: 40-128 UI/L) es más específica. Ambas se elevan en la colestasis.

✔ **Albúmina y pruebas de coagulación (tiempo de cefalina, tiempo de protrombina, cociente internacional normalizado o INR).** La albúmina es un muy buen marcador de síntesis hepática pues tiene una vida media larga de 21 días y sus niveles descienden, entre otras causas, en casos de hepatopatía crónica. Otro marcador de síntesis hepática es la coagulación. Por ello en los pacientes con hepatopatía hay alteración de la coagulación observándose aumento del INR (> 1,2-1,3) y aumento de los tiempos de cefalina y de protrombina.

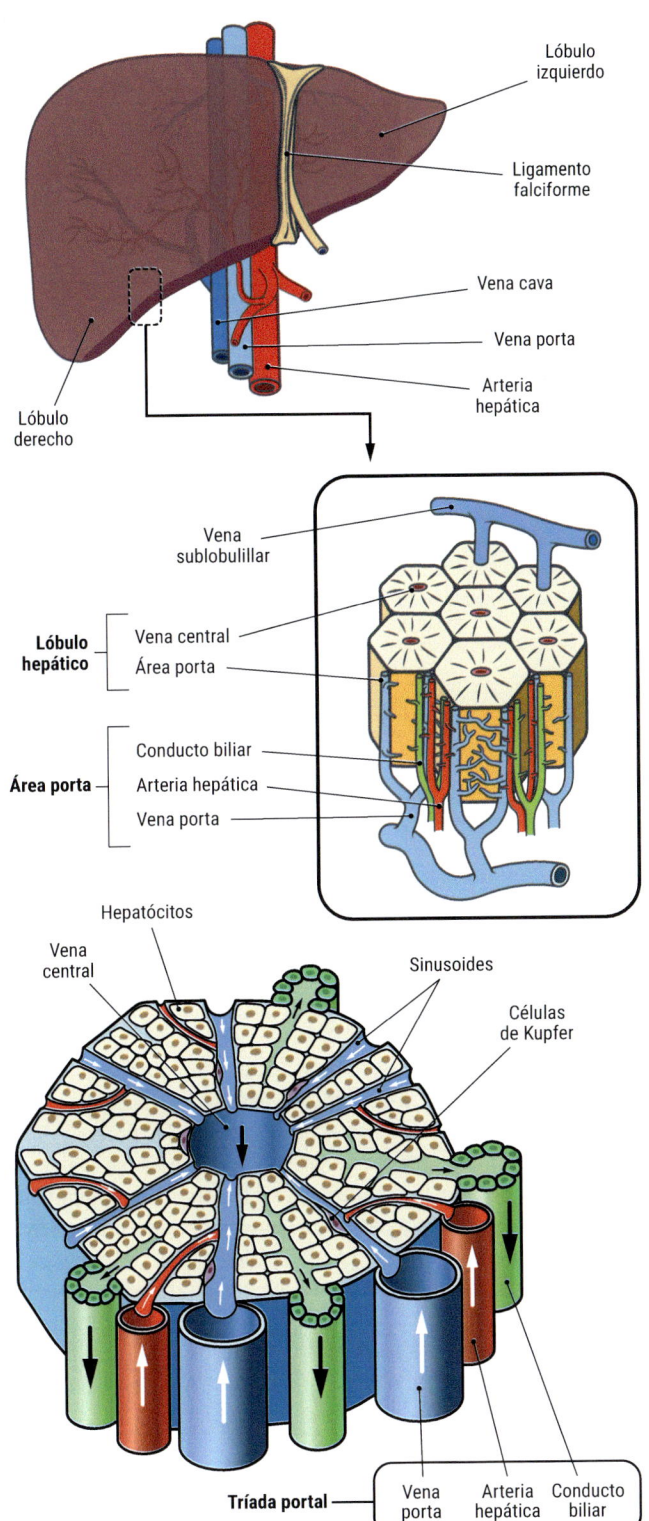

Fig. 2-3 | Vascularización hepática a nivel microscópico.

1.3.2. Técnicas de imagen

✔ **Ecografía abdominal** (Fig. 2-6). Muy útil, barata y accesible. Es la primera prueba a realizar en caso de colestasis (MIR 2013-2014, P094). Permite valorar muy bien la vía biliar y la existencia de colelitiasis.

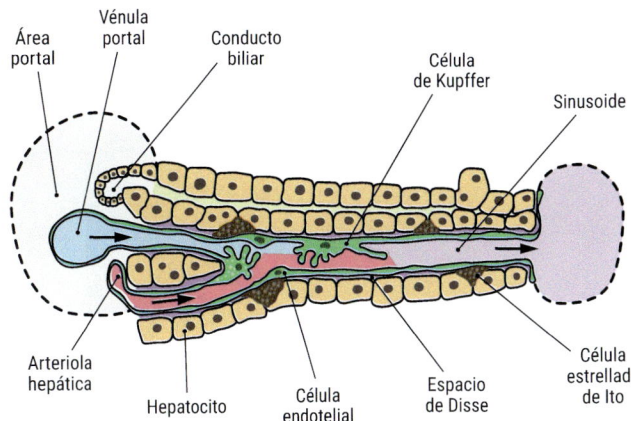

Fig. 2-4 | Esquema del sinusoide hepático.

✔ **Tomografía computarizada (TC) abdominal y resonancia magnética (RM)** (Fig. 2-7). Son útiles en la evaluación del parénquima hepático, lesiones focales o tumores. Para ver la vía biliar es mucho más útil la colangiorresonancia magnética.

✔ **Ecoendoscopia.** Técnica en auge. Muy útil para valorar la encrucijada biliopancreática y la ampolla de Vater. Valoración de tumores digestivos altos y bajos a nivel del recto (muy útil para la estadificación local, pero no vale para ver si hay metástasis) y lesiones submucosas. Permite hacer punciones.

✔ **Colangiografía** (Fig. 2-8). Se basa en la inyección de contraste a través de la vía biliar para analizar su morfología. Está reservada para realizar **manipulación o tratamiento sobre la vía biliar.** Hay dos formas de colangiografía: la **CPRE** (colangiopancreatografía retrógrada endoscópica, a cargo de los endoscopistas), que se realiza a través del tubo digestivo canulando la ampolla de Vater e inyectando contraste en el árbol biliar, y la **CTPH** (colangiografía trasparietohepática, a cargo de los radiólogos), que se realiza por punción percutánea.

💡 La complicación más frecuente de la CPRE es la pancreatitis yatrogénica.

✔ **Elastometría (FibroScan®)** (Fig. 2-9). Mide la elasticidad y dureza del hígado mediante unos pulsos mecánicos sobre el

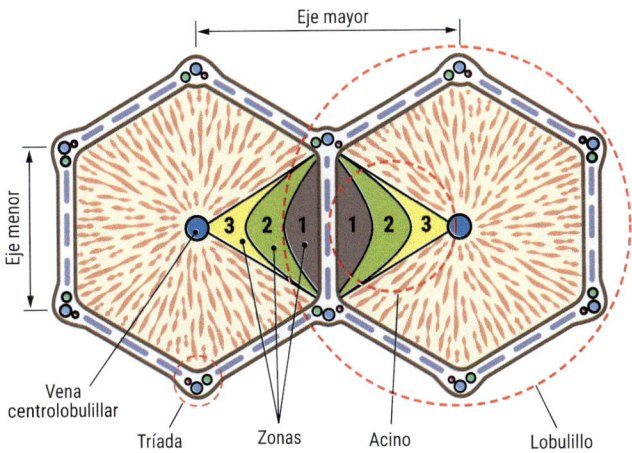

Fig. 2-5 | Lobulillo y acino hepático.

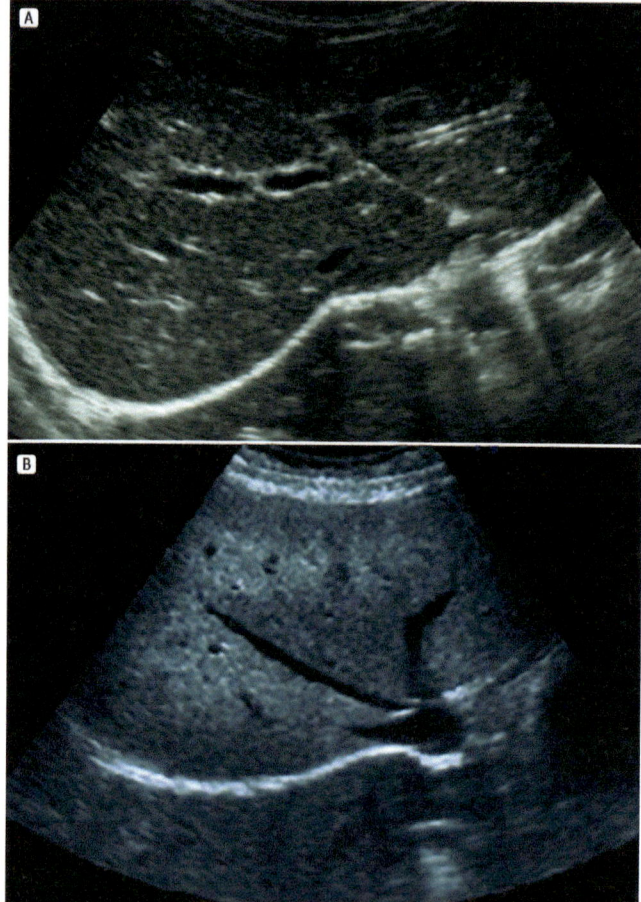

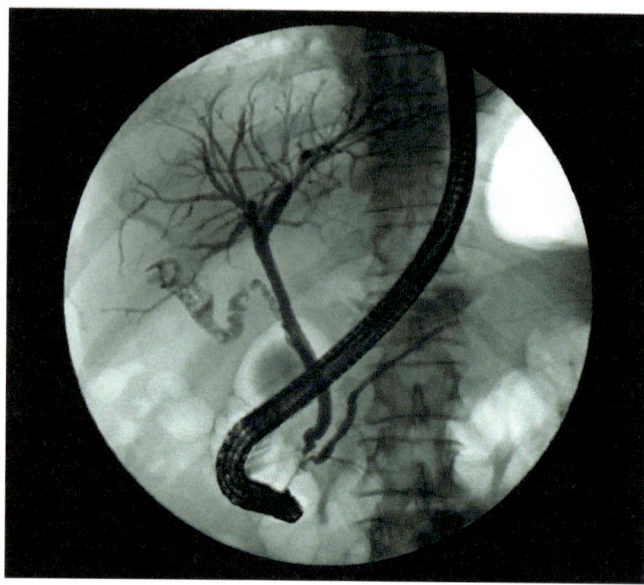

Fig. 2-8 | Colangiografía. Antes se utilizaba para el diagnóstico, pero es invasiva, por lo que ha sido superada por la resonancia magnética y la tomografía computarizada. Actualmente sólo se utiliza para terapéutica.

Fig. 2-6 | Ecografía hepática.

espacio intercostal, enfocando al hígado. El grado de elasticidad guarda relación con el grado de fibrosis. El resultado se da en kilopascales (kPa).

Un valor alto de FibroScan® puede significar fibrosis alta, pero también otras cosas como inflamación (hepatitis), congestión hepática (en la cirrosis de origen cardíaco). Las hepatopatías colestásicas (CBP y CEP) con mucha colestasis pueden dar un valor alto de FibroScan® sin que eso traduzca fibrosis aumentada; en ese caso la acumulación de bilis dentro del hígado sería la responsable del valor alto del FibroScan®.

 ¡Cuidado¡ pueden confundiros en algún caso clínico.

★ En resumen: FibroScan® elevado no es sinónimo de aumento de fibrosis.

✔ **Biopsia hepática** (**Fig. 2-10**). Evalúa un área hepática de 1/50.000. Indicaciones: dudas diagnósticas, punción de lesiones focales, establecer el pronóstico de las enfermedades hepáticas. Puede realizarse por vía percutánea, con la que se consigue un buen cilindro para el estudio histológico. La biopsia hepática por vía transyugular obtiene una muestra mas pequeña y de peor calidad. Además, la vía trasyugular no está disponible en todos los hospitales. Sin embargo dado que esta vía es algo más segura que la percutánea, se suele reservar para pacientes con mayor riesgo de complicaciones, por ejemplo cuando presenten hiperbilirrubinemia muy marcada o alteraciones de la coagulación.

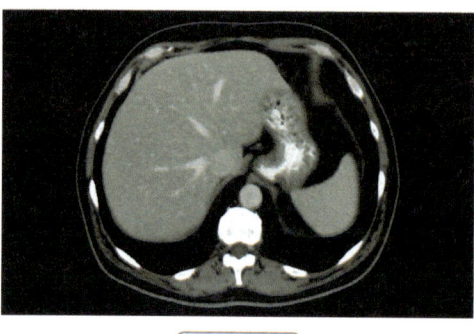

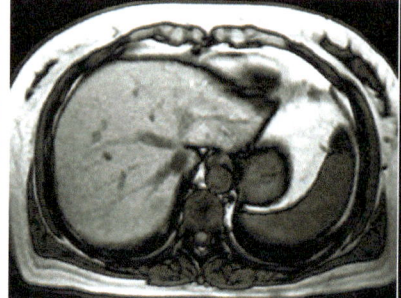

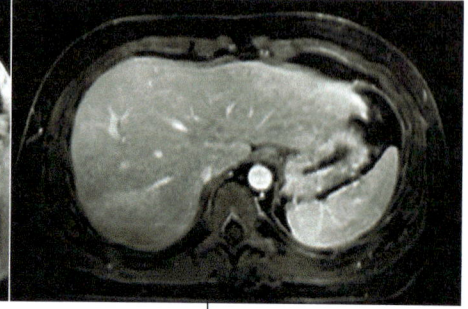

TC hepática

RM hepática

Fig. 2-7 | Tomografía y resonancia hepáticas.

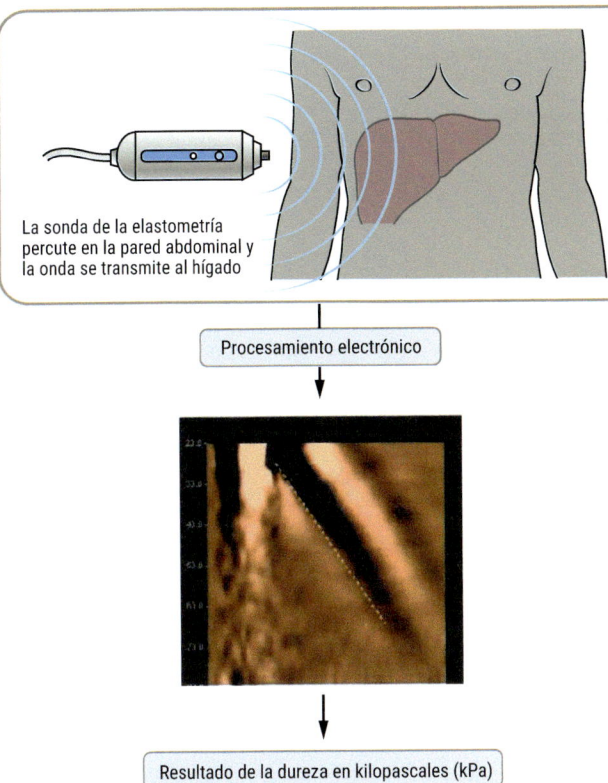

La sonda de la elastometría percute en la pared abdominal y la onda se transmite al hígado

Procesamiento electrónico

Resultado de la dureza en kilopascales (kPa)

Fig. 2-9 | Elastometría de transición: FibroScan®.

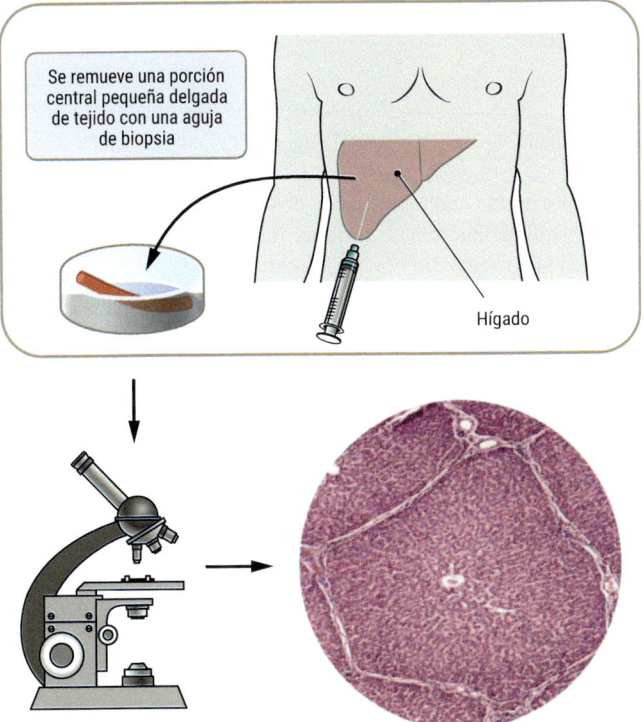

Se remueve una porción central pequeña delgada de tejido con una aguja de biopsia

Hígado

Fig. 2-10 | Biopsia hepática.

2. Ictericia, alteraciones del metabolismo de la bilirrubina y colestasis

2.1. Ictericia

Es la pigmentación amarilla de piel y mucosas. Se detecta cuando la bilirrubina es superior a 2,5 mg/dL. La bilirrubina tiene gran apetencia por la elastina que predomina en las escleróticas, lugar donde la ictericia destaca de manera llamativa y es donde primero se detecta.

2.2. Bilirrubina y su metabolismo

La cifra normal de bilirrubina es < 1 mg/dL. Se compone de la bilirrubina indirecta o no conjugada y de la bilirrubina directa o también llamada conjugada.

El metabolismo de la bilirrubina consta de varias etapas que conviene recordar para comprender la fisiopatología y las diferentes causas de hiperbilirrubinemia (Fig. 2-11). No es necesario saberse con todo detalle el metabolismo de la bilirrubina, pero viene bien leerlo y comprenderlo.

2.2.1. Producción y transporte

La **bilirrubina** es el producto resultante de la degradación del **grupo hemo**, que se encuentra mayoritariamente en la hemoglobina y en menor cuantía en otras hemoproteínas (citocromos y mioglobina). En adultos sanos, el 85 % del grupo hemo proviene de la hemoglobina liberada por los eritrocitos senescentes en el sistema retículoendotelial del hígado y bazo, mientras que el 15 % restante procede de la destrucción en la médula ósea de algunos eritroblastos y en menor cuantía del catabolismo de las hemoproteínas (citocromos y mioglobinas).

La escisión del grupo hemo da lugar a una molécula lineal de 4 anillos pirrólicos denominada biliverdina; posteriormente, tras un proceso de reducción se forma la **bilirrubina indirecta o no conjugada** que se caracteriza por ser citotóxica y liposoluble, no pudiendo ser por tanto eliminada por el riñón. Por ello, un aumento de los niveles de bilirrubina no conjugada en el plasma no se traduce en coluria (ictericia acolúrica). En el plasma, la bilirrubina no conjugada es transportada por la albúmina a la que se une fuertemente pero de forma reversible.

En los sinusoides hepáticos la bilirrubina indirecta se separa de la albúmina y entra al citoplasma del hepatocito mediante un proceso de difusión facilitada. Posteriormente la bilirrubina no conjugada se une a la ligandina (proteína Y), siendo transportada hasta el retículo endoplásmico liso.

De esta forma se entiende que la bilirrubina indirecta aumenta en casos de aumento de su producción (hemólisis: cursa con anemia, aumento lactato-deshidrogenasa [LDH], descenso de haptoglobina), en los trastornos de su conjugación (síndrome de Crigler-Najjar o síndrome de Gilbert).

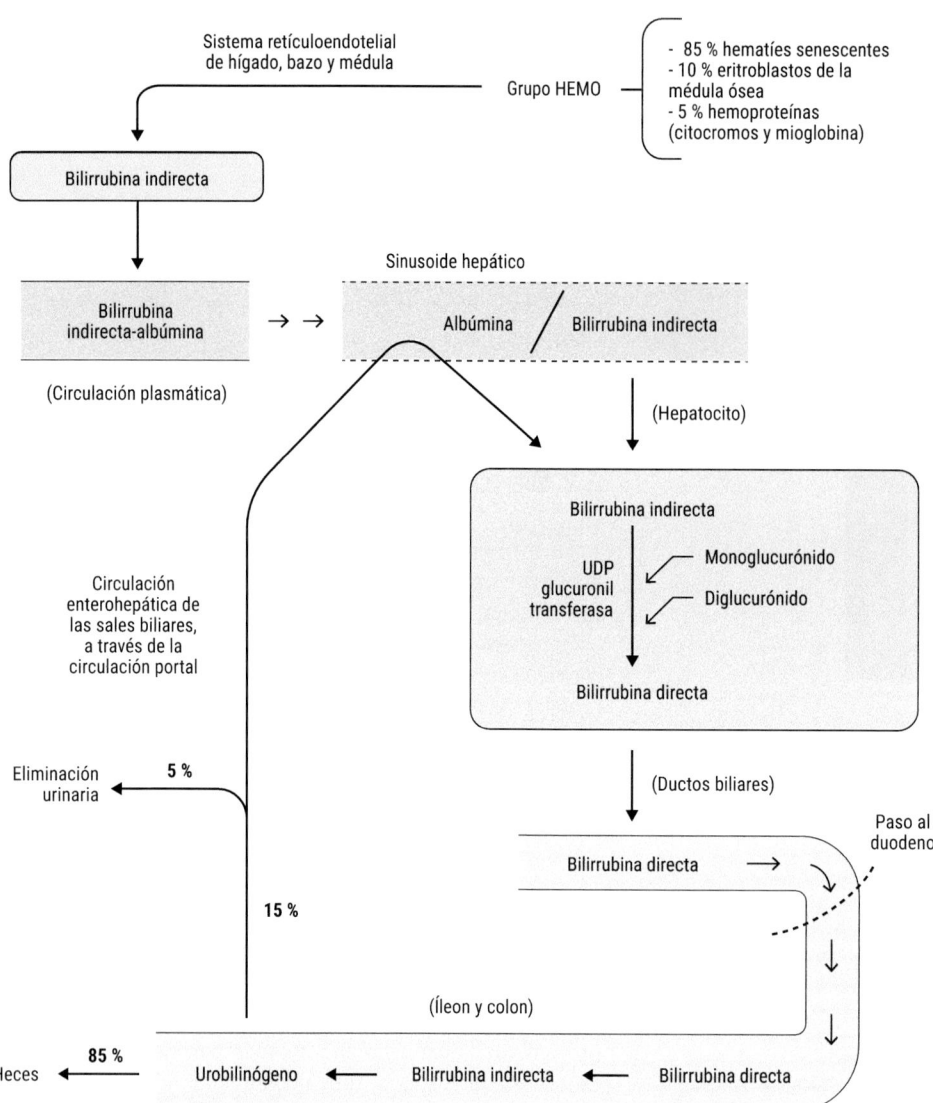

Fig. 2-11 | Etapas del metabolismo de la bilirrubina.

2.2.2. Conjugación de la bilirrubina

En el retículo endoplásmico liso se produce la **conjugación** de la bilirrubina indirecta por transferencia del ácido glucurónido mediante la **UDP-glucuroniltransferasa**. Como resultado se forman monoglucurónidos y diglucurónidos de bilirrubina, que constituyen la forma **conjugada o directa**. A diferencia de la bilirrubina indirecta, la forma conjugada es hidrosoluble y por tanto puede ser eliminada por la bilis y orina.

2.2.3. Excreción biliar

Mediante un transporte dependiente de ATP, la bilirrubina conjugada se excreta desde el citoplasma del hepatocito al canalículo biliar, pasando a formar parte de la bilis. Finalmente, a través de la confluencia de los distintos canalículos y conductillos biliares, la bilirrubina conjugada alcanza el intestino delgado (duodeno).

2.2.4. Metabolismo intestinal de la bilirrubina

La bilirrubina conjugada no es absorbible en el intestino. En el íleon y colon, las glucuronidasas de origen bacteriano actúan sobre la bilirrubina directa escindiendo el ácido glucurónido para formar de nuevo bilirrubina no conjugada. Sobre ella actúan distintas enzimas bacterianas formándose el **urobilinógeno**. El 70-80 % del urobilinógeno es excretado por las heces en forma de un producto derivado que da el color oscuro a las heces (**estercobilinógeno**). El 20-30 % restante se reabsorbe en el colon, alcanzando el hígado a través del sistema portal y excretándose de nuevo por la bilis (circulación enterohepática del urobilinógeno). Una baja proporción del urobilinógeno absorbido en el colon (menor al 5 %) es excretado por la orina.

El aumento de la bilirrubina directa se produce en las alteraciones de la secreción hepática u obstrucción del drenaje en la vía biliar (estenosis de colédoco o cáncer de páncreas: ambas cursarían también con aumento de las enzimas de colestasis: gamma-glutamil-transferasa (GGT) y fosfatasa alcalina (FA). Otras causas de hiperbilirrubinemia directa en las que no aumentan la GGT ni la FA serían el síndrome de Dubin-Johnson y el síndrome de Rotor (ambos son trastornos del metabolismo de la bilirrubina).

 Fracción **IN**directa – **IN**soluble en plasma – **IN**detectable en orina.

La bilirrubina es tóxica para las neuronas en los primeros años de vida cuando puede producir kernícterus. Tras la maduración del sistema nervioso central no origina daños a ese nivel.

Las **causas de hiperbilirrubinemia** se resumen en la Tabla 2-1. Leer para entender, no para memorizar. Se expondrán sucesivamente.

Las **alteraciones hereditarias del metabolismo de la bilirrubina** se recogen en la Tabla 2-2 y en el Vídeo 2-1.

El **síndrome de Gilbert** se debe al déficit de la UDP-GT, y es muy frecuente, afectando en torno al 5-7 % de la población. Los niveles de bilirrubina no son superiores a 5 mg/dL, y en dicha elevación predomina la bilirrubina indirecta o no conjugada. La fracción indirecta aumenta con el ayuno y con el ejercicio físico, momentos en los que el paciente puede notar la ictericia. No hay anemia y la ecografía es normal (MIR 2013-2014, P091; MIR 2007-2008, P009; MIR 2003-2004, P010).

 Foto del paciente con un síndrome de Gilbert: paciente joven (de unos 20 años) con coloración amarilla tras situaciones de estrés (ayuno, ejercicio físico, infección, estrés psíquico, cirugía, etc.). Asintomático y resto de pruebas de función hepática normales. Diagnóstico diferencial con hemólisis; por eso hay que pedir un hemograma, LDH y bilirrubina fraccionada.

2.3. Colestasis

La **colestasis** se debe a una incapacidad de la bilis para salir al intestino, con lo que se acumula y **aumentan los niveles de FA, GGT y de bilirrubina a expensas de la fracción directa.** Clínicamente se manifiesta por ictericia, coluria, acolia y prurito en formas crónicas (MIR 2023-2024, P132). Se debe tanto a lesiones hepatocitarias como de la vía biliar intrahepática o extrahepática. Se puede dividir en:

✔ **Intrahepática:** hepatitis, cirrosis, colangitis biliar primaria, colangitis esclerosante primaria de pequeño ducto, enfermedad de Caroli intrahepático, infiltración hepática por metástasis, linfoma u otras enfermedades granulomatosas.
✔ **Extrahepática:** pancreatitis, coledocolitiasis, quiste de colédoco, divertículo duodenal, cualquier cáncer que por efecto masa obstruya la vía biliar, colangitis esclerosante primaria.

La **primera prueba a realizar ante un cuadro de colestasis/ictericia es una ecografía** (MIR 2013-2014, P094) ya que nos permite ver la vía biliar intrahepática y extrahepática y valorar su estado, así como detectar si hay lesiones litiásicas, tumorales, dilataciones de la vía biliar, etc.

Si la ecografía es normal, se solicitan el resto de pruebas según la sospecha clínica (colangio-RM, ecoendoscopia, analítica con anticuerpos antimitocondriales, etc.).

En la Fig. 2-12 se expone el algoritmo diagnóstico de la hiperbilirrubinemia.

3. Hepatitis virales

 Tema muy preguntado. Es rentable.

3.1. Generalidades

Las hepatitis virales se deben a una infección viral con tropismo hepático. Se diferencian en agudas y crónicas (Vídeo 2-2).

Las **hepatitis agudas** se deben a una infección reciente por el virus. El **cuadro clínico** es prácticamente **indistinguible entre los diferentes virus.** Hay multitud de virus que pueden producir una hepatitis aguda: virus de la hepatitis A (VHA), virus de la hepatitis B (VHB), virus de la hepatitis C (VHC), virus de la hepatitis D (VHD), virus de la hepatitis E (VHE), virus de Epstein-Bar (VEB), virus de la varicela-zóster (VVZ), citomegalovirus (CMV), virus herpes (VH) y parvovirus B19. Algunos de estos virus, sobre todo **el VEB y el CMV**, pueden cursar con un **síndrome gripal** (influenza-*like*) con febrícula, mialgias, quebrantamiento del estado general, adenopatías, *rash* cutáneo, esplenomegalia, etc. Pero ningún dato clínico es específico. Solamente **las serologías nos darán el diagnóstico.** En las hepatitis agudas suele haber una elevación muy marcada de las transaminasas. Son factores de mal pronóstico de una hepatitis aguda la presencia de **encefalopatía, coagulopatía,** bilirrubina muy alta e hipoglucemia. El nivel de transaminasas no es un factor pronóstico (MIR 2008-2009, P012).

 En las hepatitis agudas hay un predominio de enzimas de citólisis (AST y ALT) frente a enzimas de colestasis (GGT y FA).

Algunas hepatitis agudas pueden evolucionar a formas muy graves, denominadas **fulminantes,** que cursan con **encefalopatía y alteraciones graves de la coagulación** sobre el hígado previamente **sano** (MIR 2012-2013, P040). Es indicación de trasplante (una de las causas de trasplante de **urgencia cero,** es decir, urgencia a nivel nacional). Estas formas fulminantes son más frecuentes en la **sobreinfección del VHD sobre VHB y, en la infección en embarazadas por el VHE,** y algunas hepatitis **autoinmunes.**

 VH**E** es muy grave en **E**mbarazo.

El tratamiento de las hepatitis agudas es conservador y sintomático: reposo, abstinencia de bebidas alcohólicas, evitar fármacos hepatotóxicos y vigilancia periódica.

En las **hepatitis crónicas** la infección viral no se cura y se mantiene en el tiempo. Las hepatitis virales crónicas por excelencia son la hepatitis B y la C, y conllevan riesgo de desarrollar cirrosis hepática. El VHE se cronifica **únicamente** en pacientes inmunodeprimidos.

Tabla 2-1. Causas de la hiperbilirrubinemia

De predominio indirecto o no conjugada	Ejemplos	Pistas
Aumento de produccion	Hemólisis	Anemia, LDH alta, haptoglobina baja
	Eritropoyesis ineficaz	
Descenso de captación hepática	Fármacos	Rifampicina
	Ictericia fisiológica del recién nacido	
Descenso de conjugación	Síndrome de Gilbert	Déficit UDP-GT leve
	Síndrome de Crigler-Najjar I (mortal sin trasplante)	Déficit UDP-GT severo
	Síndrome de Crigler-Najjar II	Déficit UDP-GT moderado

De predominio directo o conjugada	Ejemplos	Pistas
Intrahepática	Sin colestasis asociada:	
	✔ Síndrome de Dubin-Johnson	Pigmento negro en la biopsia
	✔ Síndrome de Rotor	
	Con colestasis asociada:	
	✔ Colestasis del embarazo	
	✔ Hepatitis / cirrosis	Vía biliar no dilatada, signos analíticos y en eco de cirrosis
	✔ Colangitis biliar primaria	AMA+, IgM elevada
	✔ Colangiris esclerosante primaria	Irregularidad de la vía biliar en la colangio-RM
	✔ Colangiocarcinoma intrahepático	
Extrahepática	Por obstrucción de la luz:	
	✔ Coledocolitiasis	Vía biliar dilatada, ver litiasis
	Por trastornos intrínsecos de los ductos biliares:	
	✔ Colangitis esclerosante primaria	Imagen en la colangio-RM
	✔ Colangiocarcinoma extrahepático	
	Por compresión extrínseca del arbol biliar:	
	✔ Cáncer de páncreas	Lesión en cabeza de páncreas
	✔ Adenopatías hiliares	
	✔ Colangiopatía portal	Trombosis portal que dilata por efecto masa la vía biliar

 Atención: la cronicidad del VHE en inmunodeprimidos es algo novedoso, pueden preguntarlo.

Exponemos cada virus por separado.

3.2. Virus de la hepatitis A

Epidemiología. El VHA es un picornavirus de tipo ARN (RNA).

Tabla 2-2. Ictericias hereditarias

Nombre	Enzima defectuosa	Tipo de ictericia	Anatomía patológica	Inducción con fenobarbital	Curso	Terapia
Gilbert	UDP-GT (leve)	Indirecta	Normal	Sí	Ok	No
Crigler-Najjar I	UDP-GT (muy grave)	Indirecta	Normal	No (si no hay enzima, ¿qué va a inducir?)	Mortal	Trasplante
Crigler-Najjar II	UDP-GT (moderado)	Indirecta	Normal	Sí	Ok	Fenobarbital si precisa
Dubin-Johnson	Alteraciones del transporte intrahepático	Directa	Pigmento melanina **Recuerda:** Magic-Johnson era negro	Sí	Ok	No
Rotor	Alteración en el almacenamiento de la bilirrubina	Directa	Normal	Sí	Ok	No

◈ De las alteraciones hereditarias del metabolismo de la bilirrubina sólo han preguntado el síndrome de Gilbert.

💡 Todas se inducen con fenobarbital menos la más grave (Crigler-Najjar tipo I), que no tiene enzima que inducir. El síndrome de Crigler-Najjar tipo I es la más grave, mortal sin trasplante. Todas tienen biopsia normal menos el síndrome de Dubin-Johnson.

UDP-GT: uridinadifosfato-glucuroniltransferasa.

 El virus A es de la familia pico**RNA**virus y su material genético es **RNA.**

Se transmite por vía fecal-oral.

Son de transmisión fecal-oral los virus con **vocales** (A y E): fec**AL**-or**AL**-voc**AL** (VHA y VHE).

Los virus con consonantes (B, C, D) son de transmisión parenteral y son los que se cronifican.

Es típico de **países subdesarrollados**. Las personas que viven en países **desarrollados** no pasan de niños la hepatitis A y no se inmunizan. Por tanto, si viajan de adultos a zonas de riesgo pueden contagiarse y padecer una hepatitis aguda A de **adultos,** que es **más grave** que la infección en la infancia.

 Escenario típico: persona joven de país «rico» (donde ya no hay hepatitis A) que va a un país «pobre» de vacaciones y se contagia de la hepatitis A.

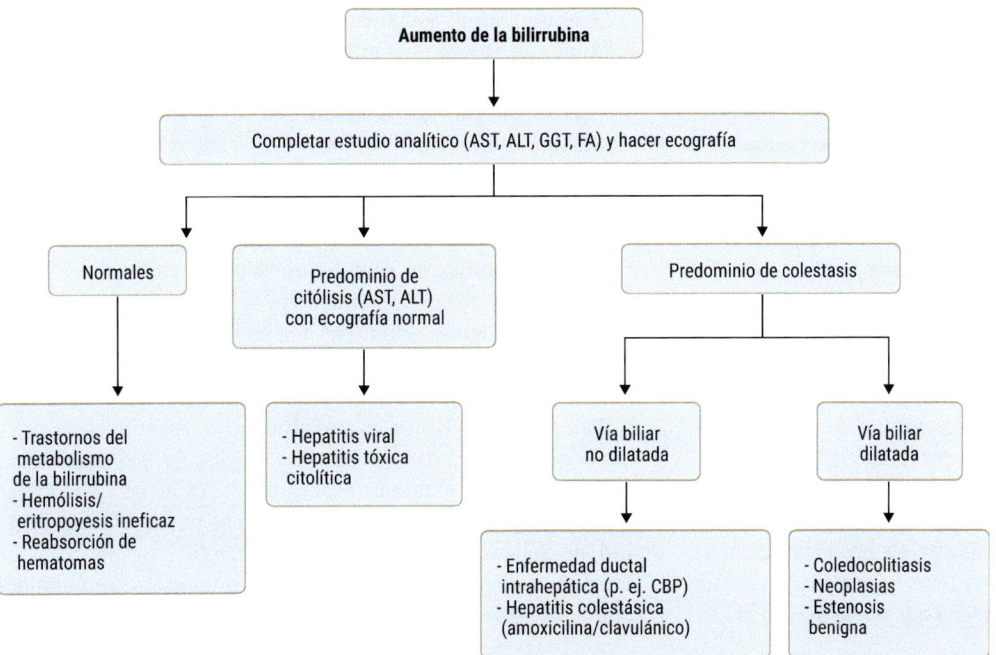

Fig. 2-12 | Algoritmo diagnóstico de la hiperbilirrubinemia/ictericia. ALT: alanina-aminotransferasa; AST: asparato-amino-transferasa; CBP: colangitis biliar primaria; FA: fosfatasa alcalina; GGT: γ-gluta-miltranspeptidasa.

El período de incubación es de 1 mes, pero el paciente es infectivo desde el inicio de la infección ya que se demuestra VHA en las heces antes de la aparición de la clínica.

Clínica. La mayoría de hepatitis A en niños son **asintomáticas.** En caso de que produzca clínica predomina la **diarrea** (virus entérico de transmisión oral-fecal). Sin embargo, si la hepatitis se da en adultos, el 90 % tendrá muchos síntomas.

 La hepatitis A es más grave en adultos. **La gravedad de la hepatitis A aumenta con la edad.**

Hay dos formas clínicas un poco diferentes de la habitual. Ambas variantes también se resuelven siempre y nunca se cronifican:

✔ Forma **colestásica,** en la que predomina la colestasis.
✔ Forma **recidivante,** en la que se producen **dos picos de hepatitis consecutivos.** Ante un caso clínico de paciente que «se pone amarillo dos veces», podemos estar ante una forma recidivante de hepatitis A.

La hepatitis A nunca evoluciona a la cronicidad.

Serología. Los **anticuerpos** aparecen precozmente y son el **elemento diagnóstico principal.** El primero en aparecer es la inmunoglobulina M anti-VHA (**IgM anti-VHA**), y permanece positivo 4 meses. La inmunoglobulina G (**IgG anti-VHA**) aparece poco después y permanece **de por vida** independientemente de que la hepatitis haya dado clínica o no. **La IgG es la que da protección** e inmunidad al paciente. **La positividad de la IgM anti-VHA es la que nos indica que estamos ante una hepatitis aguda por VHA.** No se realizan otras determinaciones de antígenos ni de carga viral.

Tratamiento. Ninguno específico. Solamente con medidas generales sintomáticas.

Prevención:

✔ Extremar las medidas de **higiene,** lavar la comida, verduras y frutas. Desde el punto de vista de salud pública: tratamiento de las aguas con **cloro.**
✔ **Inmunoprofilaxis.** Puede ser:
  ✅ **Activa:** se usan vacunas con **virus vivos inactivados.** Actualmente, según la Asociación Española de Pediatría la vacuna de la hepatitis A no está incluida dentro de las vacunaciones sistemáticas. Las comunidades de Cataluña, Ceuta y Melilla son las únicas que la tienen incluida.
  Se debe administrar a grupos de riesgo. **Es la inmunoprofilaxis de elección.** Se recomienda administrar dos dosis, separadas al menos 6 meses, para alcanzar el 100 % de respuesta. Está indicada en pacientes con cirrosis hepática, adictos a drogas intravenosas, personas que viajan frecuentemente a países de riesgo, personas con riesgo laboral (personal sanitario, residencias, guarderías, etc.).
  ✅ **Pasiva:** consiste en la administración de **inmunoglobulinas** que sólo duran 6 meses. Indicada en postexposición de riesgo (por ejemplo tras el pinchazo con una aguja de un paciente infectado en una persona que no ha pasado la he-

patitis A) o **preexposición** (antes de viajar a países de riesgo si no da tiempo a poner las dos dosis de inmunoprofilaxis activa).

3.3. Virus de la hepatitis B

Se abordan primero las generalidades del VHB para tratar seguidamente las hepatitis aguda y crónica producidas por este virus.

3.3.1. Generalidades

El VHB es un virus formado por dos cadenas de ADN, de la familia *Hepadnaviridae.*

 El VHB es de **ADN**, de la familia *Hep**ADN**aviridae.*

Existen ocho genotipos diferentes del VHB. El VHB tiene multitud de proteínas, algunas de las cuales son claves para el diagnóstico serológico.

 En general, los virus ADN tienen capacidad de integrar su ADN en el genoma celular y, por tanto, tienen capacidad de permanecer en latencia (infección persistente y asintomática) y de reactivarse en algunas circunstancias como la inmunodepresión.

Epidemiología. Muy frecuente a nivel mundial, sobre todo en Asia. El principal reservorio son los individuos infectados. Se transmite por tres vías:

✔ **Parenteral o percutánea** (pinchazos, agujas).
✔ **Sexual,** a través del contacto de secreciones.
✔ **Vertical,** a través de **secreciones en el parto.** La mayoría de las infecciones verticales se producen durante el parto, ya que durante el embarazo el VHB no suele traspasar la placenta. El riesgo está íntimamente relacionado con el **antígeno e materno.** Madre con antígeno e positivo: riesgo de transmisión del 90 %. Madre con antígeno e negativo y anticuerpos anti-HBe positivos: riesgo del 10 %. Esta forma de transmisión del VHB es **muy relevante** desde el punto de vista de salud pública dado que la infección del recién nacido en este momento suele dar lugar a una hepatitis aguda que se **cronifica en más del 90 % de los casos.** Por ello, en el tercer trimestre del embarazo se debe administrar tratamiento antiviral (tenofovir) a la embarazada y aplicar vacunación universal al bebé al nacer.

Patogenia. El **VHB no es citopático** y no daña directamente a los hepatocitos. El daño lo produce nuestro propio sistema inmune al intentar eliminarlo destruyendo los hepatocitos infectados. Aunque es un virus hepatotropo se ha aislado en **multitud de tejidos.** Esto explica que pacientes trasplantados se vuelvan a infectar del VHB procedente de estos otros tejidos donde se había resguardado.

Marcadores serológicos y diagnóstico. El estudio serológico y el diagnóstico de un paciente con sospecha de hepatitis B se realiza mediante la detección de **antígenos**, sus **anticuerpos** y el **ADN viral** (Tabla 2-3).

Hay tres tipos de **antígenos**:

✔ **Antígeno de superficie (HBs Ag).** Indica presencia y replicación activa del virus. Siempre que haya virus en el cuerpo aparecerá el HBs Ag.

 La regla: antígeno **s** – **s**tay (en inglés): el virus está en el enfermo.

✔ **Antígeno e (HBe Ag).** Refleja replicación viral, por tanto, su presencia indica hepatitis activa, independientemente de que sea aguda o crónica. Estará presente por tanto en hepatitis aguda y en la hepatitis crónica activa.

 NOTA IMPORTANTE. EXCEPCIÓN del HBe Ag: existe una cepa de VHB que se denomina **mutante precore.** Esta cepa es la más frecuente en España y en países mediterráneos. El VHB de esta cepa mutante no sintetiza el antígeno e y, por tanto, la hepatitis que produce este virus mutante cursará con transaminasas altas, ADN elevado a pesar de que el HBe Ag sea negativo y el anti-HBe positivo. El motivo por el cual cursa con antígeno e negativo pero con anticuerpos anti-e positivos no está totalmente aclarado.

✔ **Antígeno c (HBc Ag).** No se detecta en sangre. Sin utilidad en la práctica clínica diaria, solamente detectable en las biopsias ya que se encuentra en el núcleo de los hepatocitos (no útil). Pero, cuidado, sus anticuerpos (IgG e IgM) son fundamentales.

Por otro lado están los **anticuerpos** de sus correspondientes antígenos:

✔ **Anticuerpo frente al antígeno s (anti-HBs).** Su presencia en sangre refleja inmunización frente al VHB. Cuando aparece este anticuerpo de forma aislada (sin otros anticuerpos) indica que el paciente ha sido vacunado (recuerda que la vacunación se hace con el antígeno s, por eso no aparecen otros anticuerpos). Cuando el anti-HBs aparece junto con otros anticuerpos (anti-HBc) indica que el paciente se ha inmunizado debido a una infección pasada por el VHB (desaparece el antígeno s y el ADN viral). Normalmente, cuando hay anticuerpo frente a Hbs (anti-HbS), no hay antígeno s (excepción: cepa mutante escape [v. más adelante]).

✔ **Anticuerpo frente al antígeno e (anti-HBe).** Indica seroconversión, que el virus deja de replicar y entra en una fase inactiva y disminución de la infectividad en portadores. Al igual que ocurre con el antígeno s, cuando aparecen los anticuerpos anti-e, desaparece el antígeno e. **Excepción:** la **cepa de VHB mutante precore**, en la que el virus es incapaz de sintetizar el HBe Ag y, aunque este sea negativo, la hepatitis puede ser activa y haber replicación viral.

✔ **Anticuerpo frente al antígeno c (anti-HBc).** Son muy importantes estos anticuerpos, ya que su presencia en sangre reflejan que ha habido contacto con el virus.

 Anti-HB**c** indica **C**ontacto con el virus.

Si los anticuerpos son de **tipo IgM** el contacto ha sido reciente y son indicativos de hepatitis aguda. El anti-HBc de tipo IgM es el único anticuerpo que aparece en el período ventana del virus: período que va desde que desaparece el HBs Ag y aparece el anti-HBs.

Si los anticuerpos son de **tipo IgG** el contacto fue pasado. Los anti-HBc IgG, dependiendo de cómo estén otros parámetros, pueden indicar tres cosas:

✔ **Infección pasada curada:** hay anti-HBc IgG en combinación con otros anticuerpos como los anti-s y el anti-e. No hay antígeno s porque la infección está curada. Tampoco hay ADN viral.
✔ **Hepatitis crónica inactiva o no replicativa (estado de portador):** hay virus pero no hay replicación; por tanto, hay antígeno s (hay virus) y anticuerpos anti-e (no hay antígeno e porque no hay actividad viral).
✔ **Hepatitis crónica activa:** HBs Ag +, HBe Ag +, anti-HBc tipo IgG +, ADN elevado, transaminasas elevadas. En caso de que la infección sea por la cepa mutante precore habrá: HBs Ag +, Hbe Ag –, anti-HBe +, anti-HBc IgG +, ADN elevado y transaminasas elevadas.

Por último, estaría el **ADN viral** (ADN-VHB): es la carga viral y no sólo indica presencia del virus, sino que, además, aumenta cuando hay replicación viral activa. Está muy aumentado en dos situaciones: hepatitis aguda y hepatitis crónica activa. También está presente, pero a títulos más bajos, en el estado de portador asintomático (ADN persistentemente inferior a 2.000). Es el principal marcador de infección junto con el antígeno s. La cifra de ADN-VHB se relaciona con la evolución a cirrosis y riesgo de hepatocarcinoma; por ello, el objetivo realista del tratamiento es intentar suprimir la carga viral lo máximo posible. El ADN no es un marcador que deba realizarse en casos de infección aguda, donde va a estar siempre elevado; su uso es en infección crónica para valorar el estado de replicación viral.

En la Fig. 2-13 se presenta un algoritmo para el estudio serológico del paciente con infección por el VHB.

El VHB tiene varias formas diferentes de virus, denominadas **cepas mutantes**. Hay que saber identificarlas, ya que al ser excepciones pueden preguntarlas. Las más relevantes son:

✔ **Cepa mutante precore:** tiene una mutación en la región precore debido a la cual no se sintetiza ni se expresa el **antígeno e en el suero.** Los pacientes infectados por esta cepa, que predominan en **España**, Europa y la zona mediterránea, tienen una **infección crónica por el VHB con ADN-VHB elevado y transaminasas elevadas con HBe Ag negativo** (no porque no haya replicación, que sí la hay, como nos indica la carga viral y las transaminasas, sino porque el virus no es capaz de sintetizar el antígeno e). La infección por la cepa mutante precore se asocia a **infecciones más graves y agresivas, más relaciona-**

Tabla 2-3. Marcadores serológicos del virus de la hepatitis B

	Situaciones	HBs Ag (presencia de virus)	Anti-HBs (inmunización: hepatitis pasada, o estado vacunado)	HBe Ag (actividad viral)	Anti-HBe (inactividad)	Anti-HBc (contacto) IgM (reciente)	Anti-HBc (contacto) IgG (pasado)	ADN-VHB (replicación viral)
	Vacunación	-	+	-	-	-	-	-
Contacto reciente	Hepatitis aguda	+	-	+	-	+	-	+++
	Período ventana (MIR 2010-2011, P039)	-	-	-	-	+	-	+
Contacto antiguo	Infección pasada «curada»	-	+	-	+	-	+	-
	Hepatitis inactiva (no replicativa) Portador asintomático	+	-	-	+	-	+	+, pero siempre menos de 2.000 y asociado a transaminasas persistentemente normales
	Hepatitis B crónica activa (MIR 2015-2016, P075)	+	-	+	-	-	+	+++
Excepciones: Cepas mutantes								
Mutación por la que no se sintetiza ni se expresa el **antígeno e**	Cepa mutante precore	+	-	-	+	-	+	+
Mutación en el **antígeno s**	Cepa mutante de escape	+	+			-	+	+

 Lo más importante:
- ✔ El HBs Ag es el primer marcador que aparece e indica infección activa y presencia del virus. El portador sano o portador asintomático tiene HBs Ag positivo con ADN muy bajo (< 2.000 copias) y transaminasas persistentemente normales.
- ✔ El HBs Ag durante más de 6 meses indica cronicidad de la infección por el VHB.
- ✔ El anti-HBs aislado indica vacunación. Si aparece junto al HBs Ag es un VHB mutante de escape. Si aparece junto al anti-HBc-IgG indica infección pasada.
- ✔ La IgM anti-HBc indica infección aguda por el VHB.
- ✔ Diferencia:
  - ✔ Portador asintomático o portador inactivo o hepatitis crónica no activa o no replicativa (son todos sinónimos): HBe Ag -, anti-HBe +.
  - ✔ Hepatitis crónica activa. Según la cepa que infecte:
    - Cepa salvaje: HBe Ag +, anti-HBe -.
    - Cepa mutante: HBe Ag -, anti-HBe +. Para diferenciarla del portador asintomático, ésta tiene ADN y transaminasas muy elevadas.

 Tabla fundamental.

Anti-HBc: anticuerpo frente al antígeno c; anti-HBe: anticuerpo frente al antígeno e; anti-HBs: anticuerpo frente al antígeno s; HBe Ag: antígeno e; HBs Ag: antígeno s; VHB: virus de la hepatitis B.

das con la cirrosis y con muy baja tasa de remisión espontánea. Aunque esta cepa mutante no sintetiza ni expresa antígeno e, los afectos sí que tienen anticuerpos anti-e (se desconoce claramente el motivo de esta paradoja: antígeno e negativo, junto a anticuerpo anti-e positivo).

✔ **Cepa mutante de escape:** esta cepa tiene una mutación en el **antígeno s** que escapa al control que debería ejercer sobre él el anticuerpo anti-s (anti-Hbs).

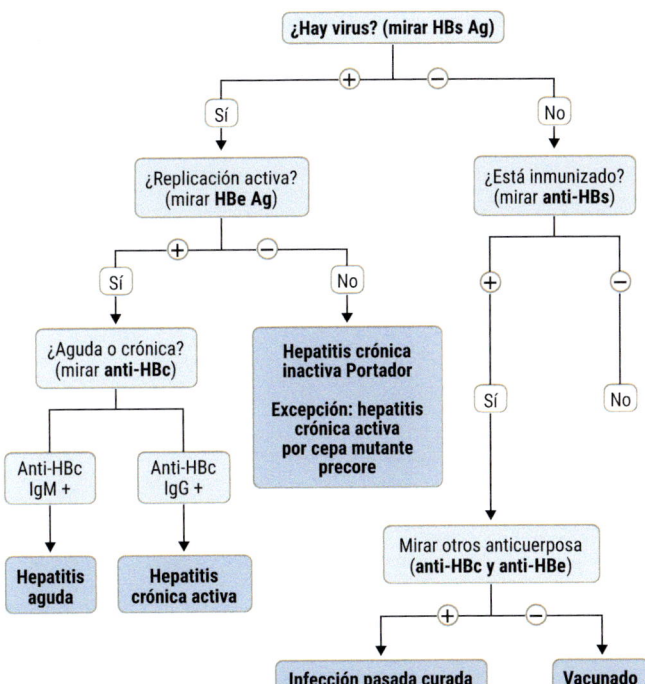

Fig. 2-13 | Algoritmo serológico de la hepatitis B. Anti-HBc: anticuerpo frente al antígeno c; anti-HBe: anticuerpo frente al antígeno e; anti-HBs: anticuerpo frente al antígeno s; HBc Ag: antígeno c; HBe Ag: antígeno e; HBs Ag: antígeno s; VHB: virus de la hepatitis B.

✔ Mutante precore: ADN del VHB muy elevado, transaminasas elevadas, HBe Ag -.
✔ Mutante de escape: Anti-HBs + y HBs Ag +.

En el **Vídeo 2-3** se resumen los marcadores serológicos del VHB.

Tras comentar las generalidades del VHB, nos referiremos ahora a la hepatitis aguda y crónica.

3.3.2. Hepatitis aguda por el virus de la hepatitis B

Tras la inoculación del virus por vía parenteral, sexual o perinatal, el período de incubación varía de 1 a 6 meses. Tras él se produce la **fase de hepatitis aguda,** cuyas manifestaciones clínicas son inespecíficas. **El 1 % de las hepatitis agudas por VHB cursan con hepatitis fulminante.** En el hígado se pueden observar datos histológicos típicos: hepatocitos «en vidrio esmerilado» y positividad del antígeno HBc en la biopsia (MIR 2013-2014, P039).

Diagnóstico. Se realiza mediante los marcadores **serológicos.** Es fundamental la **IgM anti-HBc,** ya que es el **marcador de infección aguda por VHB por excelencia,** y puede ser el único marcador presente si la determinación se realiza en el período ventana. El **período ventana** se debe a que el HBs Ag desaparece 1-2 meses antes de que aparezcan los anticuerpos anti-HBs, y en esta franja de tiempo entre que desaparece el HBs Ag y aparece el anti-HBs el único marcador de infección es la **IgM anti-HBc (Fig. 2-14).** La persistencia del antígeno s (HBs Ag) más de 6 meses es lo que define a la hepatitis crónica.

Evolución. El **90 % de las hepatitis agudas por el VHB se «curan»** y el virus desaparece de la sangre, quedando únicamente el genoma del VHB integrado en el genoma de los hepatocitos.

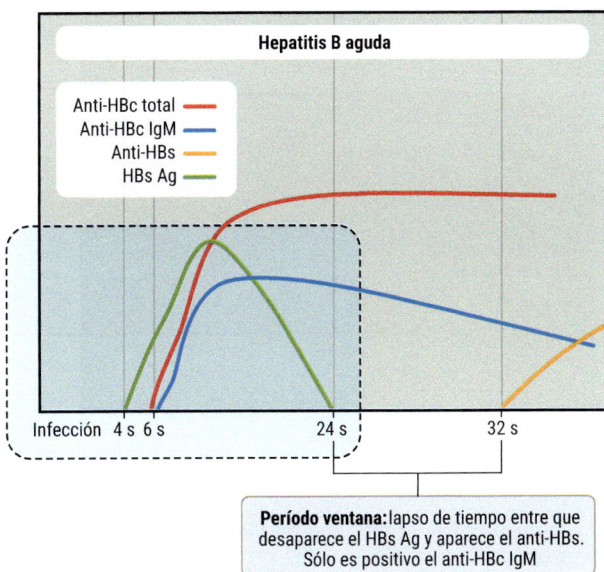

Fig. 2-14 | Evolución de los marcadores serológicos de la hepatitis aguda B. Anti-HBc: anticuerpo frente al antígeno c; anti-HBs: anticuerpo frente al antígeno s; HBs Ag: antígeno s; IgM: inmunoglobulina M.

💡 La serología de una hepatitis B curada es: HBs Ag -, anti-HBs +, anti-HBc (IgG) +.

La expresión **«se curan» es errónea**; se debe decir «pasada o resuelta», porque el genoma del virus queda dentro de los hepatocitos. Si el sistema inmune del paciente permanece estable no habrá ningún problema. Pero si el paciente a lo largo de su vida recibe cualquier fármaco inmunosupresor o algún fármaco quimioterápico, hay riesgo de **reactivación del VHB.**

Del 10 % de los pacientes en los que el VHB se hace crónico, la mayoría (80-90 %) serán **portadores sanos** y el 10 % restante desarrollará una **hepatitis crónica por VHB** con riesgo de evolución a cirrosis hepática (**Fig. 2-15**).

Tratamiento. La mayoría de las hepatitis agudas por VHB se resuelven solas y no requieren de ningún tratamiento específico. Solamente se debe valorar la administración de antivirales en caso de bilirrubina > 10 mg/dL y/o INR > 1,5.

Profilaxis:
¿A quién y cómo se realiza la profilaxis postexposicion al VHB? (MIR 2018-2019, P233).

Cuando hay un contacto con un paciente con VHB hay que realizar profilaxis en dicho contacto para evitar que el VHB produzca una hepatitis.

Hay 4 grandes escenarios donde se plantea la profilaxis postexposición: perinatal, sexual, percutánea (pinchazos entre personas, sobre todo en ambito sanitario con agujas) o cutáneomucosa (salpicaduras).

¿**Qué hay que hacer?**: se debe de poner la vacuna de la hepatitis B (con la pauta clásica de 0-1-6 meses) junto con la administración de gammaglobulina frente a la hepatitis B. La vacuna tarda un poco en generar inmunidad, y ese tiempo muerto lo cubrimos con la gammaglobulina.

⭐ Respecto a la gammaglobulina: en caso de que el contacto esté perfectamente vacunado previamente y tuviera unos niveles de anti-Hb > 10 mUI/ml no sería estrictamente necesaria.

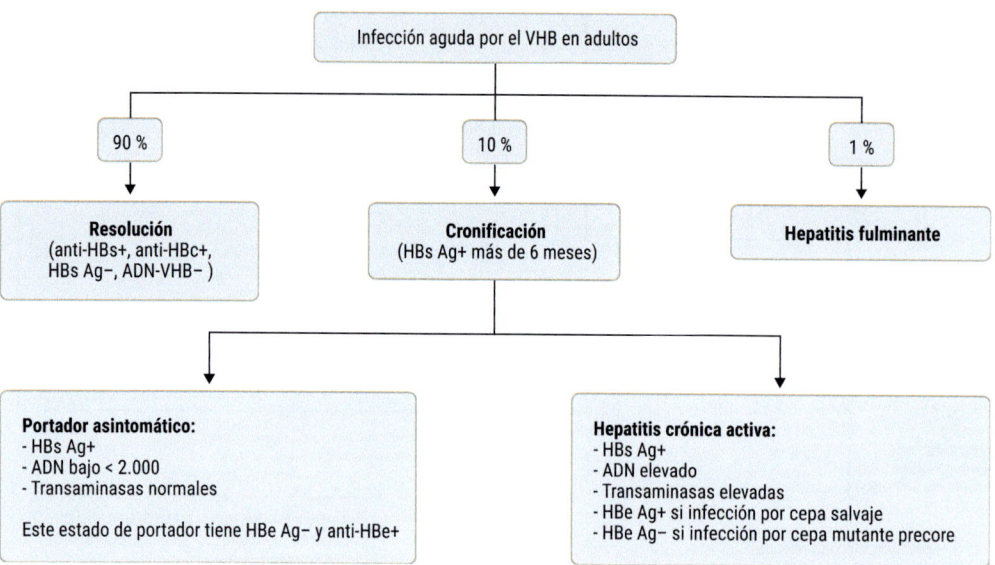

Fig. 2-15 | Historia natural de la infección aguda por el virus de la hepatitis B. Anti-HBc: anticuerpo frente al antígeno c; anti-HBe: anticuerpo frente al antígeno e; anti-HBs: anticuerpo frente al antígeno s; HBe Ag: antígeno e; HBs Ag: antígeno s; VHB: virus de la hepatitis B.

Pero esto es algo muy académico. En la vida real muchas personas no saben si están completamente vacunadas y es aún mas raro saber los niveles de antiHbs porque NO se hacen cuando se completa la vacunación de forma rutinaria. Por eso a efectos prácticos siempre se realiza vacunacion + dosis de gammaglobulina.

 Actitud en personas que conviven con pacientes que tienen hepatitis B (aguda y crónica): aunque no es estrictamente una postexposición hay que comprobar el estado de la inmunidad anti-VHB de estos convivientes y vacunar si no están vacunados.

3.3.3. Hepatitis crónica por el virus de la hepatitis B

Aproximadamente el 10 % de los pacientes con hepatitis B aguda se cronifican. Pero esto depende del momento de adquisición de la infección, ya que, como hemos visto antes, el 90 % de los recién nacidos infectados en el momento del parto tendrán una infección crónica, y el porcentaje es sólo del 1-5 % en pacientes que se infectan de adultos.

 La hepatitis crónica B se define como la presencia en sangre del antígeno s (HBs Ag) durante más de 6 meses.

Diagnóstico. Es serológico (v.).

Historia natural. La infección crónica por el VHB guarda una estrecha relación con el sistema inmune del paciente. Se distinguen varias fases (Fig. 2-16):

✔ **Fase inmunotolerante.** Esta fase es típica de los pacientes que se infectan de recién nacidos, cuando el sistema inmune es inmaduro y tolera la presencia del virus sin luchar contra él. El sistema inmune inicialmente no reacciona ante la infección y hay una altísima carga viral. Como es el sistema inmune el que daña al hígado (recuerda que el VHB no es citopático) y

dicho sistema inmune no reacciona, las transaminasas son normales y el grado de inflamación es mínimo. En esta fase, por lo general, no está indicado el tratamiento.

✔ **Fase inmunoactiva o de hepatitis crónica activa antígeno e positiva.** El sistema inmune despierta y comienza a atacar a los hepatocitos infectados. En esta fase las transaminasas están elevadas y hay daño hepático en forma de necrosis e inflamación en la biopsia. La carga viral es alta pero no tanto como en la fase inmunotolerante. Esta fase de hepatitis crónica antígeno e positiva puede durar años. En esta fase sí está indicado el tratamiento. Si a lo largo de los años el sistema inmune es realmente eficaz, esta fase de replicación viral con antígeno e positivo pasa a un estado de seroconversión donde el antígeno e se hace negativo y aparece el anticuerpo anti-e. Esto se denomina seroconversión del antígeno e. Entonces pueden pasar dos cosas:

1. **Que el sistema inmune haya sido muy eficaz y resuelva la batalla recluyendo al VHB dentro de los hepatocitos.** En este caso hay una replicación viral mínima gracias a la presión que ejerce el sistema inmune impidiendo que el virus salga de los hepatocitos. Este estado se denomina de **portador inactivo o portador sano o portador asintomático** y cursa con HBs Ag +, anti-HBe +, transaminasas normales, ausencia de necroinflamación en la biopsia y carga de ADN-VHB baja (no nula, pero baja: < 2000 copias). En esta fase los pacientes no tienen riesgo de cirrosis pero debe hacerles seguimiento por si el virus se reactiva espontáneamente (raro) o por si usan algún fármaco inmunosupresor (reactivación del VHB). En esta fase no está indicado el tratamiento.

2. **Que el sistema inmune no sea tan eficaz en el control de la infección.** El sistema inmune mata a muchos virus, pero algunos mutan (mutante precore) y escapan al control inmunológico. Esto origina una hepatitis crónica activa con antígeno e negativo. NOTA: a pesar de que el antígeno e sea negativo, hay replicación viral (ADN elevado), daño inflamatorio en el hígado y transaminasas elevadas. En esta fase sí está indicado el tratamiento, ya que tiene riesgo de evolucionar lentamente a cirrosis hepática.

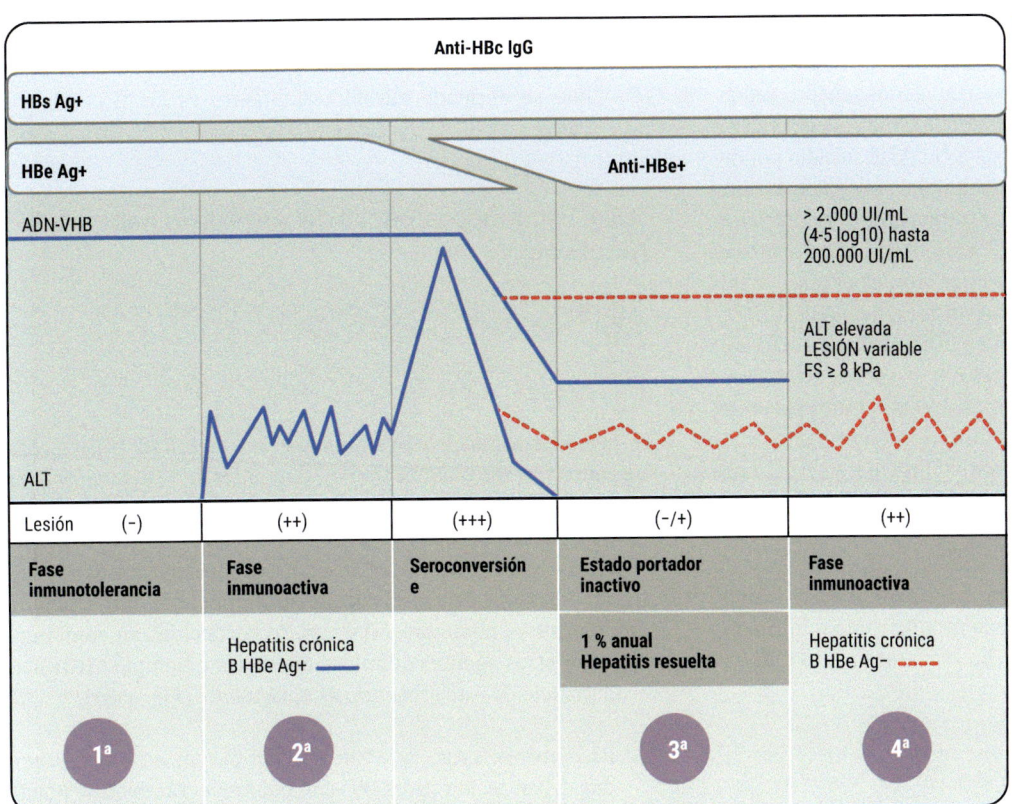

Fig. 2-16 | Fases de la infección crónica por el virus de la hepatitis B. ALT: alanina-aminotransferasa; anti-HBc: anticuerpo frente al antígeno c; FS: FibroScan®; HBe Ag: antígeno e; HBs Ag: antígeno s; VHB: virus de la hepatitis B.

Tratamiento. Los **objetivos** del tratamiento son:

✔ Conseguir la **pérdida del antígeno HBs** (traduce ausencia de replicación viral) con o sin aparición de anti-HBs. Este es un **objetivo irreal** ya que se consigue en muy pocas ocasiones (< 1 %). **Aunque es un objetivo irreal, es el ideal,** ya que permite suspender el tratamiento y considerar la hepatitis B como pasada (OJO: no curada; la hepatitis B no se cura nunca ya que el genoma del VHB se queda integrado en el genoma de los hepatocitos para siempre).

✔ En pacientes con hepatitis antígeno e positivo **el objetivo es conseguir la seroconversión** a antígeno e negativo y anti-HBe positivo. Si esto se produce se alarga el tratamiento 12 meses **(tratamiento de consolidación)** y se puede valorar posteriormente suspenderlo bajo vigilancia.

✔ En pacientes en los que no se consigue la seroconversión del antígeno e, o bien son mutantes precore (antígeno HBe negativo), **el objetivo es suprimir todo lo posible la carga viral (ADN-VHB)** hasta cifras indetectables **(éste es el objetivo real y práctico en el día a día: suprimir la replicación del virus).** La supresión de la carga viral se asocia a regresión de la fibrosis, menor riesgo de complicaciones y de carcinoma hepatocelular y mayor supervivencia. La supresión completa de la carga viral no es curación del virus, ya que si se abandona el tratamiento el virus reaparece (MIR 2007-2008, P010).

> Lo perjudicial para el hígado en la hepatitis B es la **replicación,** no la existencia del virus, lo cual es importante para entender por qué no se da tratamiento en todas las situaciones de infección.

Indicaciones de tratamiento. Se basan en los valores de transaminasas, la carga viral y el grado de lesión hepática medido por biopsia o por elastometría:

✔ En pacientes con **carga viral elevada (ADN > 2.000-20.000)** y con **transaminasas elevadas (2 veces por encima del valor normal)** está indicado el tratamiento.

✔ Si las transaminasas no están tan elevadas o la carga viral es fluctuante, se debe valorar el **grado de lesión hepática con una biopsia o una elastometría** (valoran el grado de inflamación, necrosis y fibrosis). Si la rigidez hepática es mayor de 9 kPa (medición por elastometría) está indicado el tratamiento.

✔ **No está indicado el tratamiento en la fase inmunotolerante, ni en la fase de portador asintomático.**

✔ En embarazadas con hepatitis crónica activa por VHB debe usarse **tenofovir en el tercer trimestre** del embarazo, además de realizar la **inmunoprofilaxis activa (vacunación) y pasiva (inmunoglobulinas)** al recién nacido.

> **Tratamiento de la hepatitis B:**
> ✔ Las hepatitis agudas no se tratan con antivirales, salvo que sean graves (bilirrubina > 10 mg/dL, INR > 1,5). Tratamiento de soporte.
> ✔ Respecto a las hepatitis crónicas, sólo se trata la replicativa y la hepatitis crónica con mutación precore.

Para conseguir esto contamos con **dos grupos de fármacos** (MIR 2015-2016, P108):

✔ **Interferón α-2a o interferón pegilado.** Ventajas: duración finita (6-12 meses), no tiene resistencias, mayor posibilidad de conseguir el mejor objetivo (perder el antígeno s). Pero tiene grandes inconvenientes: administración subcutánea, está contraindicado en cirrosis y en enfermedades neuropsiquiátricas, tiene importantes efectos secundarios (cuadro seudogripal de 3-5 días, aplasia medular que obliga a suspender el tratamiento, cuadros psiquiátricos incluido el suicidio por depresión, alopecia, disminución de la libido, etc.). Son factores predictores de buena respuesta al tratamiento con interferón: niveles bajos de ADN (MIR 2008-2009, P011), niveles altos de ALT, mujeres jóvenes. **NOTA:** el interferón es el único tratamiento útil y disponible para la hepatitis crónica VHB+VHD.

✔ **Análogos de nucleós(t)idos.** Los más utilizados actualmente son el **tenofovir** y el **entecavir**, y son de elección en todos los pacientes con hepatitis crónica B, tanto pacientes cirróticos como no cirróticos. Anteriormente también se usaban adefovir, telvibudina, lamivudina, pero actualmente ya no se utilizan. Los de elección son el tenofovir y el entecavir, y ambos son igual de potentes. Del entecavir se han demostrado algunas resistencias y algunos casos de acidosis láctica. Del tenofovir no se ha comunicado ninguna resistencia; el tenofovir puede producir una mínima insuficiencia renal a largo plazo. En embarazadas es más seguro el tenofovir.

 NOTA para relacionar: el tenofovir se emplea en pacientes VIH junto con emtricitabina o lamiduvina.

Por tanto, **como resumen de tratamiento del VHB,** tenemos las siguientes situaciones:

✔ Portador asintomático (HBs Ag +, ADN siempre < 2.000, transaminasas persistentemente normales, HBe Ag -, anti-HBe +): no está indicado el tratamiento, pero sí el seguimiento.

✔ Hepatitis crónica activa o replicativa (HBe Ag +, ADN + y transaminasas elevadas): la indicación de tratamiento se basa en los valores de transaminasas, la carga viral y el grado de lesión hepática medido por biopsia o elastometría.

  ⊘ Si las transaminasas no están tan elevadas (x 1-2 veces el valor normal) y la carga de ADN es 2.000-20.000: el tratamiento se basa en el grado de lesión hepática medido con una biopsia o elastometría. Si la rigidez hepática es mayor de 9 kPa está indicado el tratamiento.

  ⊘ Si las transaminasas están elevadas (> 2 veces) y la carga viral también (> 20.000):
    • Interferón pegilado: 48 semanas; se optará por este tratamiento sólo si hay predictores de buena respuesta (mujeres, carga viral baja). Es muy poco usado.
    • Entecavir o tenofovir: tratamiento de elección; se mantendrá hasta 1 año después de la seroconversión (aparición de anti-HBe y desaparición del antígeno e): es lo que se denomina *tratamiento de consolidación tras la seroconversión e.*

✔ Hepatitis crónica replicativa por mutante precore (HBe Ag negativo): no responde a interferón:

  ⊘ Tenofovir o entecavir de forma indefinida (recuerda que la mutación precore es agresiva y no se puede suspender el tratamiento, y que es la causa de la aparición de resis-

tencias a antivirales). Mantener hasta que se negativice el antígeno s, pero esto es algo tan raro (< 1 % al año) que se entiende que el tratamiento es crónico, de por vida.

3.3.4. Escenario especial del virus de la hepatitis B: reactivación

 Tema muy de actualidad, por lo que pueden preguntarlo, especialmente lo relativo al rituximab.

En todos los pacientes en los que se va a iniciar tratamiento inmunosupresor o algún tipo de quimioterapia se debe evaluar el estado serológico del VHB, por el riesgo de reactivación en caso de portadores asintomáticos o pacientes con una hepatitis B pasada. El riesgo es variable según los fármacos utilizados. El mayor riesgo se da con el **rituximab** (anticuerpo anti-CD20 de amplio uso en hematología) y con los **corticoides en combinación con otros agentes quimioterápicos (por ejemplo CHOP).**

El manejo de este escenario es el siguiente (**Fig. 2-17**):

✔ Pacientes HBs Ag + que van a recibir inmunosupresores: **todos** deben recibir profilaxis con tenofovir. También se puede usar lamivudina, pero el tenofovir es más potente.

✔ Pacientes HBs Ag -, anti-HBc +, anti-HBs + (hepatitis B pasada) que van a recibir inmunosupresores:
  ⊘ **Alto riesgo:** si van a recibir **rituximab** se debe iniciar profilaxis con **tenofovir** desde unas semanas antes del inicio

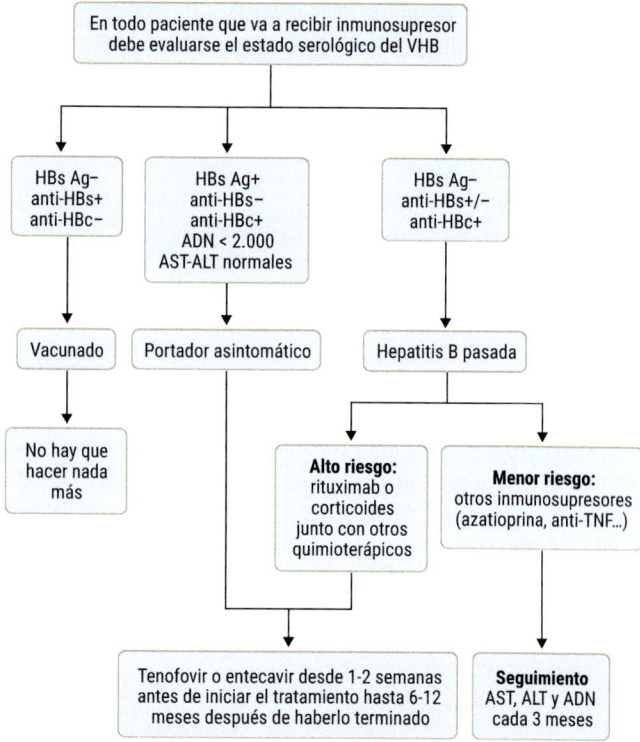

Fig. 2-17 | Profilaxis de reactivación del virus de la hepatitis B. ALT: alanina-aminotransferasa; anti-HBc: anticuerpo frente al antígeno c; anti-HBs: anticuerpo frente al antígeno s; AST: aspartato-aminotransferasa; HBs Ag: antígeno s; anti-TNF: inhibidores del factor de necrosis tumoral; VHB: virus de la hepatitis B.

del rituximab hasta 6-12 meses después de haberlo terminado.

- **Bajo riesgo:** con otros fármacos de menor riesgo (inhibidores del TNFα, citotóxicos aislados) se debe seguir al paciente con medición de **transaminasas y ADN-VHB cada 3-6 meses** para detectar precozmente las posibles reactivaciones.

3.4. Virus de la hepatitis C

Como en el anterior, se describen en primer lugar las generalidades del VHC y después las hepatitis que produce.

3.4.1. Generalidades

El VHC es un virus **ARN,** con un genoma muy heterogéneo. A diferencia del VHB, el **VHC no se integra** en el genoma del hepatocito. Hay seis genotipos. El más frecuente en España es el **1b.**

Es un virus ubicuo a nivel mundial. La vía de transmisión principal es la parenteral, a través de pinchazos y agujas. La **infectividad del VHC es mucho menor** que la del VHB. Por ello, la vía de transmisión sexual es rara y no se recomienda protección a las parejas sexuales de pacientes con hepatitis C, siempre que sean parejas estables (excepción: sí se recomienda protección en las relaciones sexuales anales por ser traumáticas). De la misma forma, no hay contraindicación para parto vaginal ni para lactancia (MIR 2005-2006, P009).

> ◇ Es frecuentísimo en las preguntas MIR el antecedente de adicción a drogas por vía parenteral en la infección del VHC.

Diagnóstico. Se realiza mediante la determinación de **anticuerpos anti-VHC** (MIR 2011-2012, P029; MIR 2017-2018, P122) y de la carga viral con reacción en cadena de la polimerasa para el VHC (**PCR-VHC**). La PCR-VHC es lo que indica que la infección es activa. Los anticuerpos están presentes durante la infección activa y siguen presentes siempre aunque el paciente se haya curado del virus. Al revés que los anti-HBs del VHB, **los anticuerpos anti-VHC no confieren inmunidad** y un paciente curado se puede volver a infectar si tiene conducta de riesgo.

Para el diagnóstico de infección por VHC primero se determinan los anticuerpos. Dado que éstos sólo indican contacto con el VHC y están presentes de por vida aunque el paciente se haya curado solo o con ayuda de tratamiento, se debe realizar la PCR del ARN viral para demostrar si existe o no infección activa por el VHC.

Excepción: en la hepatitis aguda por VHC los anticuerpos tardan en aparecer, y solamente resultará positiva la PCR del VHC (ver apartado de hepatitis aguda por VHC).

3.4.2. Hepatitis aguda por el virus de la hepatitis C

La hepatitis aguda por el VHC es casi siempre asintomática y muchos menos grave que la hepatitis aguda B, por ello tiene mucho menos interés clínico, ya que casi nunca se diagnostica. Paradójicamente, las formas sintomáticas e ictéricas son las que se

curan y no se cronifican. El diagnóstico se realiza con la PCR-VHC y los anticuerpos anti-VHC. **En la hepatitis aguda se detecta antes la viremia que los anticuerpos** (MIR 2009-2010, P034). Si se detecta una hepatitis aguda por VHC, una opción es esperar 12 semanas por si el organismo elimina el virus; pasado ese tiempo se puede tratar con antivirales. Otra opción dada la gran eficacia con los nuevos antivirales es tratar directamente con antivirales las hepatitis agudas C que se detecten. Al revés que la hepatitis aguda B, **la mayoría de las hepatitis agudas C (90 %) se trasforman en hepatitis crónicas.**

3.4.3. Hepatitis crónica por el virus de la hepatitis C

La hepatitis crónica se desarrolla en la mayoría de individuos infectados por el VHC. De ellos, el 20 % evoluciona a cirrosis hepática. Ni la carga viral ni la alteración de las transaminasas se relaciona con el pronóstico de la enfermedad. **El pronóstico lo marca el grado de lesión hepática (fibrosis),** el cual se puede cuantificar mediante la biopsia hepática, pero en el momento actual el método más extendido para la evaluación de la fibrosis es la elastometría (FibroScan®) (MIR 2005-2006, P005). Si no se trata, la hepatitis C puede derivar en cirrosis hepática y hepatocarcinoma (MIR 2011-2012, P030).

La hepatitis por VHC se asocia a diversas patologías extrahepáticas como la glomerulonefritis mesangiocapilar o membranoproliferativa por depósitos inmunológicos, a la crioblogulinemia mixta tipo II, el liquen plano y la porfiria cutánea tarda, pero no a la psoriasis (MIR 2015-2016, P212).

Para su **tratamiento,** antiguamente se utilizaba el interferón y la ribavirina. Actualmente el interferón se ha abandonado dada la aparición de **nuevos antivirales de acción directa (AAD)** que han supuesto una auténtica revolución en el tratamiento de la hepatitis C. Incluso con los AAD más modernos se ha eliminado la ribavirina del tratamiento.

El tratamiento consiste en la **combinación** de varios antivirales de acción directa (Tabla 2-4).

> ◇ Difícil de memorizar. Puede que lo más rentable sea saberse las excepciones, ya que se pueden dar la mayoría de tratamientos para la mayoría de genotipos. Es muy raro que pregunten el tratamiento de un genotipo y paciente específico. Llevaría muchísimo tiempo aprenderlo de memoria, va cambiando, depende de cada comunidad autónoma y del precio que negocie cada consejería de sanidad. Objetivo: que suenen los nombres de los fármacos para identificarlos en una hipotética pregunta de farmacología, del tipo: ¿qué medicamento se usa en el tratamiento del VHC?, ¿mecanismo de acción?

Nunca deben darse en monoterapia (MIR 2012-2013, P041). La eficacia es muy alta obteniendo una tasa de curación del 95 % (MIR 2011-2012, P207). En general los tratamientos duran 12 semanas.

Tipos de fármacos:

Ha habido muchos tipos de fármacos desde la irrupción en 2014-2015 de los antivirales de acción directa. Muchos de ellos ya no se utilizan porque han ido saliendo nuevos tipos más efi-

Tabla 2-4. Tratamiento de la hepatitis crónica por el virus de la hepatitis C

	Nombre comercial	Datos particulares
Sofosbuvir + Ledipasvir*	Harvoni®	Se puede dar en cirrosis descompensada
Sofosbuvir + Velpatasvir**	Epclusa®	Ninguna restricción: se puede dar en cirrosis descompensada.
Pibrentasvir + Glecaprevir**	Maviret®	No dar en cirrosis descompensada (Child B/C)
Sofosbuvir + Voxilaprevir**	Vosevi®	No dar en cirrosis descompensada (Child B/C). De elección en caso de fracaso con otros tratamientos.

*No es valido para el genotipo 2.
**Todos son activos contra todos los genotipos (pangenotípicos).

caces y seguros. Señalamos aquí únicamente los de uso vigente y actual:

- Buvir: inhibidores de la **polimerasa B (es la única polimerasa) (NS5B)**. (Sofosbuvir).
- PRevir: inhibidores de la **p**roteasa NS3/4A (glecaprevir, voxilaprevir. Había otros pero ya han dejado de usarse) (MIR 2013-2014, P059)
- Asvir: inhibidores de proteasa A (NS5A). El ejemplo actual típico es el **velpatasvir**.

El sofosbuvir es el AAD más activo y es útil contra todos los genotipos del VHC. El sofosbuvir no tiene nada que ver con el tratamiento del VHB (MIR 2015-2016, P108).

El **objetivo del tratamiento** es alcanzar la **respuesta viral sostenida (RVS)**: virus negativo a los 3 meses después de haber finalizado el tratamiento. **La RVS es sinónimo de curación.**

La curación del VHC no es el final del camino en los **pacientes con fibrosis avanzada (≥ F3) o cirrosis establecida, y no se les puede dar de alta.** Aunque se detenga la progresión de la enfermedad y la función hepática mejore, el riesgo de desarrollar hepatocarcinoma o de cualquier otra descompensación (ascitis, hemorragia por varices) disminuye pero no se anula, y los pacientes deben continuar el seguimiento con ecografía cada 6 meses (cribado de hepatocarcinoma) (MIR 2011-2012, P030).

3.5. Virus de la hepatitis D

Es un virus defectivo con un genoma de ARN y una cápside que contiene el antígeno de superficie del VHB, de forma que **por sí solo no es patogénico.** Es decir, **necesita de la presencia del HBs Ag** para producir hepatitis (MIR 2015-2016, P054; MIR 2007-2008, P229). El VHD se detecta en los pacientes mediante:

- **ARN-VHD.** Detecta ARN del VHD en sangre siempre que haya infección y replicación del VHD.
- **Anticuerpos anti-VHD.** Hay de tipo IgM y de tipo IgG. Se observan tanto en la infección aguda como en la crónica. La **IgM predomina en la forma de infección aguda** y curiosamente a títulos **bajos.** Cuidado: la IgM también puede aparecer en las formas de infección crónica cuando haya mucha replicación viral. En las formas crónicas los títulos de los anticuerpos son altos, y **predomina la forma IgG.**

Clínica. La infección por el VHD puede presentarse de dos formas clínicas diferentes (Tabla 2-5).

Prevención. Vacunación del VHB. Sin el HBs Ag, el VHD no puede atacar los hepatocitos.

Tratamiento.

- **Coinfección:** se resuelve (igual que la hepatitis aguda por VHB) en más del 90 % de los casos, y no requiere tratamiento salvo que cronifique (< 10 %). Si se cronifica el tratamiento es interferón.
- **Sobreinfección:** a diferencia de la coinfección, en la sobreinfección suele haber cronificación del VHD. El VHD es un virus defectivo, que usa el HbsAg del VHB. Los antivirales del VHB solamente disminuyen la carga viral del VHB (DNA-VHB) sin tener efecto sobre el HbsAg, por lo que estos antivirales contra el VHB (tenofovir, entecavir) no son útiles para el tratamiento de la hepatitis D sobreañadida. El tratamiento de la hepatitis D crónica (la mayoría proviene de sobreinfecciones) es el interferón. Una vez controlada la infección del VHD, se debe valorar el estado de la hepatitis B (transaminasas, carga viral) para decidir tratamiento del VHB.

3.6. Virus de la hepatitis E

Igual que el otro virus con vocal (el VHA) es un virus ARN de transmisión oral-fecal.

 Fec al-or al-voc al: los virus con vocales se transmiten por vía fecal-oral, mientras que los virus con consonantes se transmiten por vía parenteral.

Se han descrito brotes epidémicos en países poco desarrollados por agua contaminada. **En nuestro medio son formas esporádicas y aisladas.**

Origina una **hepatitis aguda** que se resuelve en semanas. Se diagnostica por la IgM (infección aguda) y la IgG (infección pasada) anti-VHE.

El VHE tiene dos peculiaridades:

- Si la infección ocurre durante el **embarazo** la hepatitis tiene una alta **mortalidad,** con un riesgo de hepatitis fulminante del 20 %.

Tabla 2-5. Formas clínicas de infección del virus de la hepatitis D

	Coinfección	Sobreinfección Recuerda: puedes acordarte de superinfección, es más grave: +fulminante, +cronicidad, +cirrosis
Definición (MIR 2007-2008, P229)	Infección simultánea a la del VHB, es decir, te infectas a la vez de los 2 virus	Sobre un paciente con una infección crónica por VHB, se añade posteriormente una infección por el VHD
Riesgo de hepatitis fulminante	+/-	+++ (el 20 %)
Pronóstico	+/-	Mucho peor: más evolución a cirrosis
Riesgo de que se cronifique	Igual que si es sólo hepatitis aguda B	La sobreinfección ocurre en un paciente que ya tiene una hepatitis B crónica. Da lugar a una hepatitis crónica B+D en casi el 100 % de los casos
Diagnóstico	Anti-HBc de tipo IgM-VHB + (infección aguda por el VHB)	Anti-HBc de tipo IgG + (infección crónica por VHB)
Tratamiento	No necesario. La coinfección VHB+VHD se resuelve (igual que la infección aguda por el VHB) en más del 90 % de los casos	Por el contrario, en la sobreinfección el VHD casi nunca se cura espontáneamente. La sobreinfección se trata con interferón. Los antiVHB (tenofovir/entecavir) **no** son útiles para controlar el VHD

Anti-HBc: anticuerpo frente al antígeno c; VHB: virus de la hepatitis B; VHD: virus de la hepatitis D.

 Virus **E** peligroso en el **E**mbarazo.

✔ Puede **cronificarse** en caso de que la infección aguda ocurra en **pacientes inmunodeprimidos.** El tratamiento de la hepatitis E crónica es la ribavirina, que es capaz de curar la infección en el 75-80 % de los casos.

 Como ves, la hepatitis A y la hepatitis E son parecidas: virus ARN, transmisión fecal-oral, relación con el grado socio-sanitario-económico, diagnóstico por IgM e IgG anti-VHA o anti-VHE. No se cronifican (salvo el VHE en inmunodeprimidos). Sin tratamiento específico.

4. Hígado y fármacos

◇ Poco preguntado. Tema muy difícil y amplio por la multitud de fármacos que pueden alterar el perfil hepático. El más importante es el paracetamol.

La patogenia de la toxicidad hepática por fármacos puede ser:

✔ **Toxicidad directa:** por ejemplo, el paracetamol; es dosis-dependiente, reproducible, y se sabe que se produce con cierta frecuencia.
✔ **Toxicidad idiosincrásica:** impredecible, no reproducible, dosis-independiente.

La toxicidad hepática puede ser de tipo **citolítica** (aumento principal de las transaminasas) o **colestásica** (aumento principal de la bilirrubina y las enzimas de colestasis: GGT y FA).

El **paracetamol** es el fármaco que con mayor frecuencia se asocia a hepatotoxicidad (patrón de predominio citolítico), ya que es el analgésico más utilizado del mundo. La sustancia tóxica no es el paracetamol propiamente dicho sino uno de sus metabolitos. Los niveles de vitamina E son esenciales para amortiguar su toxicidad: los niveles bajos aumentan la hepatotoxicidad. La mayoría de las veces es el propio paciente quien indica que ha tomado una dosis muy alta de paracetamol, aunque hay que recordar que en alcohólicos puede aparecer toxicidad hepática incluso a dosis terapéuticas de paracetamol. Existe un análisis (**nomograma**) que indica el **riesgo de hepatotoxicidad según los niveles plasmáticos** de paracetamol. Para que sea válida la medición de esos niveles plasmáticos **tiene que realizarse después de 4 horas tras la última ingesta de paracetamol.** Si tras las 4 horas desde la ingesta del paracetamol los niveles en sangre son superiores a 150 µg/mL existe riesgo de posible hepatotoxicidad. Si los niveles a las 4 horas son superiores a 200 µg/mL la hepatotoxicidad es probable.

Ante la intoxicación por paracetamol se debe:

✔ Administrar **carbón activado vía oral** para neutralizar el paracetamol antes de que se absorba. Sólo es útil si se hace **en las primeras 4 horas tras la ingesta del fármaco.**
✔ Administrar el antídoto **N-acetilcisteína** (MIR 2011-2012, P201), precursor del glutatión que tiene acción **antioxidante, pero no disminuye la necrosis hepatocitaria.**

Otros fármacos que se deben recordar es el antibiótico **amoxicilina-clavulánico,** que puede producir una hepatitis colestásica (MIR 2023-2024, P132; MIR 2014-2015, P042; MIR 2018-2019, P078) y los AINE (MIR 2020-2021, P151). Actualmente muchas personas utilizan a diario productos de **herbolario y productos «milagro» de gimnasios** que tienen un riesgo elevado de hepatotoxicidad (MIR 2009-2010, P033).

5. Hepatitis aguda fulminante. Fallo hepático agudo

 Debes conocer el concepto y saber identificarlo en las preguntas de caso clínico. Nunca han preguntado aspectos específicos.

Definición. Pacientes con el **hígado previamente normal** que desarrollan una insuficiencia hepatocelular grave que cursa con **coagulopatía** y **encefalopatía** (MIR 2012-2013, P040).

Etiología. La causa más frecuente en el Reino Unido es el paracetamol. En España es la hepatitis aguda por **VHB**. En el **30-35 % de los casos se desconoce la causa** del fallo hepático fulminante. Sin embargo, la lista de causas es larga: hepatitis isquémica, autoinmune, enfermedad de Wilson, cualquier virus, intoxicación por setas, etc.

Clínica. Ictericia, coluria, malestar general. Los **datos de alarma son encefalopatía hepática y coagulopatía** (alargamiento del tiempo de protrombina, INR alargado), y son los que nos deben hacer plantearnos el trasplante hepático como tratamiento.

Tratamiento. Sin trasplante hepático la mortalidad es del 80-90 %. Sin embargo, **los pocos casos que se recuperan** (< 10-15 %), lo hace completamente, *ad integrum* y **sin secuelas.** Hay varios criterios para incluir en lista de trasplante las hepatitis fulminantes: King´s College, Clichy. **De forma empírica se suele emplear** N-acetilcisteína en cualquier hepatitis fulminante aunque no sea por paracetamol.

 La hepatitis fulminante es una de las indicaciones de trasplante urgente. Es lo que se conoce con el nombre de «urgencia cero», es decir, prioridad nacional.

6. Hepatopatía por alcohol

El alcohol como tóxico hepático puede producir lesiones de distinta gravedad que dependen del tiempo de consumo, dosis, sexo (progresa más rápidamente en las mujeres) y factores genéticos.

Metabolismo del alcohol (Fig. 2-18): como se ve en la ruta metabólica, todos estos pasos dan lugar a que el NAD+ pase a NADH, por lo que cuando se consume alcohol la cantidad de NAD+ disponible disminuye.

Y aquí viene la clave. Cuando las concentraciones de NAD+ son bajas (lo que es lo mismo que la relación NADH/NAD+ esté aumentada), se activa en el organismo la enzima lactato deshidrogenasa que impide que el lactato entre en la vía de la síntesis de glucosa mediante el ciclo de Krebs (gluconeogénesis), produciendo la típica y famosa hipoglucemia relacionada con el alcohol. Así mismo, como el lactato no puede entrar en esa vía se acumula en plasma produciendo acidosis láctica. Recordad: un paciente con intoxicación etílica puede tener hipoglucemia y acidosis láctica (MIR 2021-2022, P027).

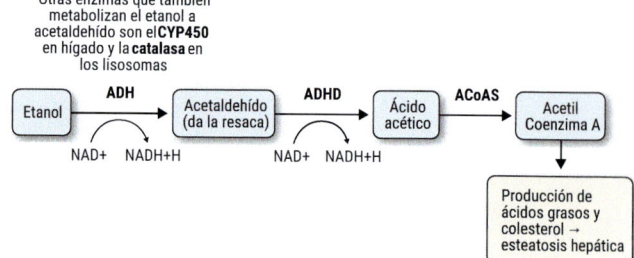

Fig. 2-18 | Metabolismo del alcohol. ACoAS: acetil coenzima A sintetasa; ADH: alcohol deshidrogenasa; ADHD: acetaldehído deshidrogenasa.

Espectro clínico:

✔ **Esteatosis hepática.** Lo más frecuente es que el consumo de alcohol origine una esteatosis hepática por acumulación de **triglicéridos** que forman **grandes gotas de grasa** en los hepatocitos (esteatosis macrovesicular). No produce síntomas. Analíticamente presenta un aumento del volumen corpuscular medio (**VCM**) o macrocitosis y una elevación marcada de la **GGT** (a veces aislada) además de una leve alteración del perfil hepático (transaminasas inferiores a 200) con una AST o GOT mayor que ALT o GPT (**cociente AST/ALT > 1**) (MIR 2003-2004, P011). La enfermedad por alcohol eleva la IgA. La ecografía hepática es normal o bien presenta un **hígado brillante** (signo de esteatosis). Tiene buen pronóstico si se abandona el consumo de alcohol, ya que desaparecen las lesiones histológicas y bioquímicas. Pero si se sigue bebiendo, hay un riesgo de progresión a cirrosis.

 El alc**oho**l eleva más la G**O**T que la GPT: alc**OhO**l-G**O**T. La GOT y AST es lo mismo. Así que acuerdate: GOT-AS de alcohol. La GOT es la del alcohol.

✔ **Cirrosis enólica.** En este caso ya se observan en la biopsia **tractos fibrosos** que aíslan entre sí **nódulos de regeneración.** **La cirrosis alcohólica es micronodular** salvo en fases avanzadas, en las que puede ser mixta (macro-micro). Aun en fase de cirrosis, si el paciente deja de beber el pronóstico es bueno. Si no, aparecerán complicaciones de la cirrosis hepática, entre las que se incluyen el desarrollo de carcinoma hepatocelular.

 La esteatosis es macronodular, pero la aparición de cicatrices o tabiques fibrosos que «aprietan» el tejido hace que la cirrosis por alcohol sea micronodular.

✔ **Hepatitis aguda alcohólica.** Es un proceso necro-inflamatorio hepático debido a un consumo excesivo de alcohol por un paciente que bebe alcohol de forma habitual. La mayoría de los pacientes, aunque no lo sepan, presentan una cirrosis. Al igual que en otras hepatitis, hay inflamación e infiltrado de neutrófilos en el hígado. Son típicos los cuerpos de Mallory o hialina alcohólica, que son agregados eosinofílicos perinucleares, pero no es algo específico (también se ven en la enfermedad de Wilson, en la colangitis biliar primaria y en el déficit de α_1-antitripsina). La clínica es inespecífica, con malestar general, astenia, falta de apetito, fiebre, dolor abdominal, etc. A pesar de que la clínica es inespecífica, un hallazgo constante es la presencia de **ictericia**. En la analítica es fundamental la presencia de **hiperbilirrubinemia** (por encima de 2-3 mg/dl). Asimismo es típica una GOT por encima del doble de la GPT, y suele haber **leucocitosis, acidosis, trastornos iónicos** y los trastornos típicos de un consumo habitual de alcohol (VCM y GGT elevados) (MIR 2013-2014, P090). Ojo, a pesar de que se llame hepatitis aguda enólica, las transaminasas rara vez superan los 200-300 U/L. Si el cuadro de hepatitis aguda enólica cursa con hemólisis e hiperlipemia (sobre todo triglicéridos) se denomina **síndrome de Zieve** (MIR 2004-2005, P011).

Pronóstico. Se basa en el índice de **Maddrey,** que utiliza la bilirrubina y el tiempo de protrombina para su cálculo. Si la puntuación es inferior a 32, es leve; si es superior a 32, es grave.

Tratamiento de la hepatitis alcohólica

- **General.** De soporte, sueroterapia, vitaminas (complejo B, ácido fólico, vitamina K), dieta hipercalórica, tratamiento sintomático. No están indicados los antibióticos de forma profiláctica, aunque el riesgo de infección es alto.
- **Específico.** En las formas leves (Maddrey < 32): nada específico. En las formas graves (Maddrey > 32) los corticoides durante 28 días sólo han demostrado mejorar la supervivencia a corto plazo, y es dudoso que realmente valgan para algo. Si están contraindicados se puede utilizar pentoxifilina aunque es controvertida su utilidad. En los pacientes con hepatitis alcohólica grave (Maddrey > 32) a los que se administra corticoides se puede realizar el **índice de Lille a los 7 días de tratamiento** para ver si han respondido a los corticoides y continuar con ellos o suspenderlos definitivamente. Aquellos pacientes con hepatitis enólica grave (Maddrey > 32) que no responden a los corticoides tienen una alta mortalidad (> 70 %).

7. Hepatitis autoinmune

 Hay que saber identificarla para los casos clínicos. Pocas veces han hecho preguntas directas sobre la hepatitis autoinmune.

Definición. Es una inflamación hepática debida a **autoanticuerpos** que producen daño hepático. Se desconoce la causa: ¿infecciosa/ambiental junto con predisposición genética? Al igual que pasa en otras enfermedades autoinmunes, es más frecuente en **mujeres** jóvenes y puede **asociarse a otras enfermedades** del espectro autoinmunitario (enfermedad de tiroides, reumatológicas).

Clínica. El espectro clínico es variado. Hay formas asintomáticas, formas fulminantes y otras que, cuando se diagnostican, están ya en fase de cirrosis.

Diagnóstico. Pivota sobre tres ejes: **analítica, anticuerpos y biopsia**. Hay unas escalas para definir el diagnóstico como posible y probable que combinan estos tres pilares con la exclusión de otras causas.

- **Analítica:** aumento de AST/ALT, aumento de las inmunoglobulinas (sobre todo la **IgG**) (MIR 2023-2024, P076).

- **Anticuerpos:** ANA (anticuerpos antinucleares; poco específicos), AML (anticuerpos antimúsculo liso), LKM (anticuerpos contra los microsomas hepatorrenales), **anti-LC-1** (anticuerpos contra el citosol hepático tipo 1), **anti-SLA/LP** (anticuerpos contra el antígeno soluble hepático). **Los títulos no se correlacionan con la gravedad ni con la respuesta al tratamiento.**
- **Biopsia hepática:** no es específica ni patognomónica pero sí muy típica: **hepatitis de interfase**, infiltración de **células plasmáticas** (que son las que producen los anticuerpos) a modo de **rosetas periportales.** La hepatitis autoinmune es de las pocas enfermedades hepáticas en las que **la biopsia suele ser necesaria** antes de instaurar tratamiento. No es obligatorio, pero **es recomendable** (MIR 2004-2005, P012).

Se diferencian dos subtipos de hepatitis autoinmune:

- **Tipo I:** de mejor pronóstico, se da en la edad adulta y presenta ANA/AML positivos, o bien SLA/LP.
- **Tipo II:** se da en niños, es de peor pronóstico, más agresiva, y presenta peor respuesta al tratamiento y más progresión a cirrosis. LKM positivo.

Tratamiento. Se basa en **inmunosupresores**. Para inducir la remisión (normalización de las transaminasas e IgG) se utilizan **corticoides solos o con azatioprina.** Tras conseguir la remisión, el tratamiento de **mantenimiento se realiza sólo con azatioprina en monoterapia.**

 Igual que en la enfermedad inflamatoria intestinal, los corticoides no deben ser utilizados como fármacos de mantenimiento.

Para evitar los efectos adversos de los corticoides se puede utilizar la **budesonida,** pero sólo en la hepatitis autoinmune en NO cirróticos, ya que está contraindicada en cirróticos.

La **duración** del tratamiento de mantenimiento es muy variable, pero debe ser de **al menos 2 años** manteniendo las transaminasas e inmunoglobulinas (marcadores de actividad) normales. Si el paciente durante 2 años presenta todo normal, se puede valorar suprimir la medicación, aun a sabiendas de que, **aunque sean normales las transaminasas, las inmunoglobulinas e incluso la biopsia hepática, la enfermedad suele recidivar en más del 70-80 % de los casos** y hay que reinstaurar el tratamiento. Por todo ello la hepatitis autoinmune se suele considerar una enfermedad crónica.

Como **fármacos de segunda línea** se utilizan otros inmunosupresores como el micofenolato de mofetilo, el tacrolimus o la ciclosporina (MIR 2014-2015, P226).

Foto del paciente: mujer, con datos de hepatitis en la que se da el título de algún autoanticuerpo, que presenta IgG elevada o una enfermeda autoinmune concomitante.

8. Hepatopatías colestásicas crónicas

Este grupo incluye la colangitis biliar primaria (CBP) y la colangitis esclerosante primaria (CEP) (v. Vídeo 2-4; Vídeo 2-5).

8.1. Colangitis biliar primaria

Se acaba de abandonar el nombre de cirrosis biliar primaria por el de **colangitis biliar primaria**. Motivo: evitar el estigma social, ya que actualmente pocos pacientes son cirróticos al diagnóstico.

Definición. Enfermedad hepática inmune **crónica y progresiva** de predominio **colestásico** que afecta a la **vía biliar intrahepática**. Causa desconocida. Al igual que otras enfermedades autoinmunes, es mucho más frecuente en **mujeres** y se asocia con otras enfermedades autoinmunes: síndrome de Sjögren (MIR 2010-2011, P232).

Clínica. La mayoría son asintomáticas. Puede haber síntomas inespecíficos (**astenia**) y también **prurito** (es el primer síntoma que aparece). En fases avanzadas aparece icteria, desnutrición, xantomas, xantelasmas, marcada hipercolesterolemia y diarrea (MIR 2021-2022, P196).

Diagnóstico. Se requieren 2 de estos 3 criterios:

1. **Aumento de fosfatasa alcalina y/o bilirrubina (colestasis)**
2. **Anticuerpos (anticuerpos antimitocondriales M2).**
3. **Biopsia hepática compatible para confirmar el diagnóstico.**

La mayoría de pacientes son diagnosticados con el 1+2, es decir, con las presencia de coslestasis y AMA+, sin requerir la biopsia hepática para confirmar el diagnóstico. La mayor utilidad actual de la biopsia hepática es para establecer la fase de la enfermedad (Tabla 2-6). Solo se realiza biopsia hepática en caso de intensa colestasis con anticuerpos antimitocondrias negativos, o en caso de marcada citólisis (AST y ALT altas) por si fuese una enfermedad mixta (síndrome de *overlap*: hepatitis autoinmune + CBP).

★ Como la afectación es de la vía biliar intrahepática, no son útiles la técnicas de imagen.

✔ **Analítica.** Hay **colestasis** con aumento de bilirrubina, pero sobre todo la fosfatasa alcalina. Las transaminasas pueden estar un poco elevadas. Suele haber aumento de **IgM**.

✔ **Anticuerpos.** El diagnóstico se establece con la positividad de los anticuerpos antimitocondriales (**AMA**), **sobre todo los M2**, que son muy sensibles y específicos (> 90 %). Su título no se relaciona con la gravedad ni el pronóstico. La presencia de

unos AMA positivos aislados con el resto del perfil hepático no compatible con CBP (bilirrubina y fosfatasa alcalina normales) no es indicación de iniciar tratamiento, pero sí de seguimiento en consultas al menos anual.

Pronóstico. Con tratamiento es bueno. Sin tratamiento puede progresar a cirrosis hepática. El factor de peor pronóstico en la CBP es la falta de respuesta al tratamiento (aumento de bilirrubina y fosfatasa alcalina a pesar de tratamiento).

Tratamiento:

✔ **Medidas generales.** Dado que los pacientes con CBP suelen tener problemas de malabsorción por la colestasis y la disminución de sales biliares en la luz intestinal, es importante aportar suplementos de vitaminas liposolules (K, A, D, E), calcio y, cuando esté indicado, tratar la osteoporosis con bisfosfonatos.
✔ **Primera línea. Ácido ursodeoxicólico.** Responden el 60-70 %. Mejora la analítica y la histología. Alarga la supervivencia. Se debe iniciar ante cualquier alteración de las pruebas de función hepática (bilirrubina o fosfatasa alcalina) ya que los pacientes en las fases más precoces son los que mejor responden. Existen varios índices analíticos para evaluar la respuesta al ácido ursodeoxicólico. En general, si al año la bilirrubina no baja y la fosfatasa alcalina supera 1,7-2 veces el valor alto de la normalidad, se considera falta de respuesta. **Tratamiento sintomático del prurito** con colestiramina, y como segunda opción sertralina o naltrexona.
✔ **Segunda línea. Fibratos** (bezafibratos), **ácido obeticólico** (agonista selectivo del receptor X farnesoide).
✔ En casos avanzados, **trasplante hepático.**

 Caso clínico típico de una CBP: mujer de mediana edad, con frecuencia asociado a síndrome de Sjögren, que consulta por astenia/prurito. En la analítica hay elevación de marcadores de colestasis (fosfatasa alcalina y bilirrubina). Como el problema está en la vía biliar intrahepática la imagen no es útil para el diagnóstico. Es utilísima la detección de anticuerpos antimitocondriales (AMA +). Tratamiento: ácido ursodeoxicólico.

NOTA. La **cirrosis biliar secundaria** se produce como consecuencia de trastornos adquiridos que dificultan el drenaje de la bilis. Las causas principales son cirugías previas sobre la vía biliar. La acumulación de bilis acaba siendo tóxica y produciendo cirrosis. La cirrosis biliar secundaria no es una enfermedad inmune, por lo que los AMA son negativos.

8.2. Colangitis esclerosante primaria

Definición. Enfermedad hepática crónica **colestásica, progresiva.** Causa desconocida, siendo más frecuente en países del Norte (igual que la hemocromatosis). Afecta más a **varones** y es muy frecuente que exista una **colitis ulcerosa asociada** (MIR 2018-2019, P079). Se produce **inflamación de los ductos biliares**, tanto intrahepáticos como extrahepáticos, lo que conlleva fibrosis y estenosis.

Clínica. Asintomática. Se sospecha por alteraciones analíticas de **colestasis** (MIR 2006-2007, P005). En caso de enfermedad

Tabla 2-6. Estadios por biopsia de la colangitis biliar primaria	
Fase I	Colangitis destructiva no supurativa (no infecciosa). Con granulomas
Fase II	Disminución de conductillos biliares y aparición de otros nuevos no funcionantes. Con granulomas
Fase III	Fibrosis en septos. Sin granulomas
Fase IV	Cirrosis. Sin granulomas

avanzada aparece el **síndrome colestásico** (icteria, prurito, diarrea). La inflamación crónica y mantenida de los ductos biliares origina estenosis en la vía biliar y es frecuente que se infecte la bilis remanente originando **colangitis de repetición**. Esta inflamación crónica en la vía biliar hace que el **riesgo de colangiocarcinoma** esté elevado, por lo que se recomienda buscarlo con ecografía/resonancia magnética y CA 19.9 cada 6 meses.

La colitis ulcerosa en los pacientes con CEP es de tipo larvado-insidioso, poco sintomática, de predominio en el lado derecho y afectación en ocasiones del recto-sigma. Suele estar preservado el colon trasverso.

> La mayoría de colitis ulcerosas no tienen CEP asociada, pero la mayoría de CEP sí tienen una colitis ulcerosa.

Analítica. Colestasis. Puede encontrarse **p-ANCA (anticuerpo anticitoplasma de neutrófilo)** positivo, pero ni es diagnóstico, ni es específico de esta enfermedad. No hay ningún autoanticuerpo que permita diagnosticar la CEP.

> En la CE**P** es **P**ositivo el **P**-ANCA: CE**P-P**-ANCA.

Diagnóstico. En los pacientes con sospecha clínica, la **colangio-RM** demuestra las **estenosis y dilataciones segmentarias de la vía biliar**, preferentemente intrahepática adoptando una imagen «en cuentas de rosario». La CPRE también vale pero es invasiva y no se usa de rutina para labores diagnósticas. Hay una forma poco frecuente de CEP, que afecta a menos del 5 % de los casos, donde la colangiografía es normal ya que es una variante que afecta a los ductos pequeños no visibles mediante esta prueba.

Tratamiento. Ningún fármaco específico es útil para la CEP. El ácido ursodeoxicólico no es útil y un reciente estudio ha demostrado que aumenta la mortalidad a dosis alta.

✔ **Tratamiento sintomático del síndrome de colestasis:** colestiramina y colestipol para el prurito. Administrar suplementos de vitaminas liposolubles.
✔ **Tratamiento de las colangitis** con antibióticos y dilatación endocópica mediante CPRE si precisa.
✔ En casos avanzados: **trasplante hepático.**

> **Resumen de la CEP:** varón, clínica derivada de la asociación colitis ulcerosa-colestasis crónica. Cursa con estenosis segmentarias de la vía biliar, lo que permite el diagnóstico por imagen (colangio-RM, que ve las estenosis-dilataciones). Complicaciones: colangitis de repetición y riesgo de colangiocarcinoma. No hay un tratamiento específico.

9. Hepatopatías metabólicas

Se enmarcan en este grupo la enfermedad hepática grasa no alcohólica, la hemocromatosis hereditaria, la enfermedad de Wilson, el déficit de α_1-antitripsina, la hepatopatía de origen cardíaco y la hepatitis hipóxico-isquémica.

9.1. Enfermedad hepática grasa no alcohólica

> Es un tema muy actual. Es la enfermedad hepática que más crece año tras año. Acabado el VHC será el mayor reto de la hepatología. Muy preguntable.

Definición. Es el conjunto de lesiones hepáticas que se producen en ausencia de consumo de alcohol y como consecuencia del **síndrome metabólico**. Por tanto, sus causas son la obesidad, la diabetes mellitus tipo 2 y la dislipemia. Otras causas son el hipotiroidismo, fármacos (corticoides, estrógenos, andrógenos, nutrición parenteral, anabolizantes de gimnasio) y algunas cirugías (obesidad mórbida y resecciones amplias de intestino delgado). Dado que el síndrome metabólico es muy frecuente, la enfermedad hepática grasa no alcohólica está en claro aumento, habiendo escalado a las primeras posiciones en las causas de trasplante hepático en los Estados Unidos.

Las lesiones hepáticas son: **esteatosis simple macrovesicular** (forma benigna, indistinguible de la esteatosis por alcohol), **esteatohepatitis** (inflamación) y **cirrosis** (fibrosis). Si no se corrige el síndrome metabólico la lesión hepática puede progresar a cirrosis (MIR 2021-2022, P004).

Diagnóstico. Es de **exclusión**. Se debe sospechar ante un paciente con factores de riesgo cardiovascular y síndrome metabólico en el que hay una alteración leve de las transaminasas, habiéndose **excluido otras causas de hepatopatía (obligatorio)**. La ecografía puede detectar un hígado hiperecogénico y brillante como signo de esteatosis. **La biopsia es el método más fiable** para el diagnóstico (MIR 2019-2020, P001) y es la única herramienta en el momento actual capaz de saber si nos encontramos ante una esteatosis simple (menos riesgo) o esteatohepatitis (más riesgo). Sin embargo, no se suele hacer ya que el diagnóstico sindrómico de hígado graso no alcohólico suele establecerse sin dificultad con el cuadro clínico y por ahora el tratamiento es igual para ambas formas: dieta y ejercicio (MIR 2005-2006, P011). Aunque no se suele realizar biopsia hepática es útil realizar un estudio no invasivo de la fibrosis hepática (mediante FibroScan®) para estimar el grado de fibrosis y poder estimar el grado de daño hepático (MIR 2019-2020, P098).

Tratamiento. Ninguno farmacológico por el momento ya que han fracasado todos. Quizá algo mejores son la **vitamina E** y las **pioglitazonas**. Hay muchas esperanzas puestas en el **ácido obeticólico** (muy de moda). Por ahora, el tratamiento consiste en **cambios en el estilo de vida (dieta y ejercicio) y control de los factores de riesgo cardiovascular** (MIR 2010-2011, P205). De forma muy seleccionada se puede realizar cirugía bariátrica si el paciente tiene obesidad mórbida.

Respecto al hepatocarcinoma en los pacientes con enfermedad hepática por grasa (de origen metabólico) hay que tener en cuenta que los pacientes con hepatopatía metabólica tienen riesgo de desarrollar hepatocarcinoma en fases previas a la cirrosis hepática. El motivo por el que se cree que ocurre es porque la esteatohepatitis produce inflamación hepática persistente lo que aumenta el riesgo de hepatocarcinoma, incluso no habiendo fibrosis hepática significativa. A pesar de ello, estos pacientes tienen muy mala visualización del hígado mediante ecografía, por lo que no se benefician de un programa de cribado con ella. Está en estudio la posibilidad de cribado mediante TC o RM. En cuanto a la edad de presentación no hay un predominio de pacientes jóvenes o más mayores, ya que el hepatocarcinoma afecta a todas las edades en el seno de la hepatopatía de origen metabólico. Aún así el riesgo de desarrollar hepatocarcinoma es menor en la etiología metabólica que en la etiología de virus de la hepatitis C (MIR 2023-2024, P130).

9.2. Hemocromatosis hereditaria

Definición. Enfermedad metabólica del hígado debida a una sobrecarga de **hierro** por un **exceso de su absorción intestinal** y posterior acúmulo en el hígado y otros órganos (MIR 2016-2017, P092).

Es una enfermedad autosómica recesiva por mutaciones en el **gen *HFE*** (cromosoma **6**, brazo corto).

 Cromosoma 6 (igual que el numero de silabas de hemocromatosis).

La mutación más frecuente es la **C282Y** y es la única que se asocia de forma relevante a una absorción aumentada de hierro. Otras mutaciones de menor trascendencia son la H63D, que no suele tener trascendencia clínica, salvo que sea doble heterocigoto (C282Y/H63D), caso en que puede haber absorción aumentada de hierro.

 La hemocromatosis por el alelo C282Y asienta en el cromosoma 6: al 8 le quitas 2 una sola vez = 6 → **282=6.**

Enfermedad con gradiente norte-sur, más frecuente en países nórdicos. Dado que las mujeres tienen la menstruación están parcialmente protegidas hasta la menopausia. El acúmulo de hierro es clínicamente más significativo en los **varones.**

Fisiopatología. Las mutaciones en el gen *HFE* dan lugar a una **ausencia de hepcidina,** cuya función es limitar la absorción del hierro. Al no haber hepcidina, la puerta de entrada del hierro al organismo desde el intestino está abierta.

Clínica. El 90 % de los casos son asintomáticos y se **diagnostican por las alteraciones analíticas.** Aparece alrededor de los 50 años. Si no se trata, el hierro se deposita en varios órganos y causa la siguiente clínica (Fig. 2-19) (MIR 2003-2004, P012):

✔ Hígado: molestias en hipocondrio derecho, cirrosis, hepatocarcinoma. **La hemocromatosis es la hepatopatía con el riesgo más elevado de desarrollar hepatocarcinoma.**
✔ Páncreas: diabetes mellitus por infiltración pancreática de hierro.
✔ Piel: hiperpigmentación cutánea, pérdida del vello corporal.
✔ Articulaciones: artralgias, sobre todo en las articulaciones metacarpofalángicas (dolor al darles la mano).

 Cuidado: pista frecuente en los casos clínicos, lo del dolor en las articulaciones metacarpofalángicas, dolor al dar la mano al médico.

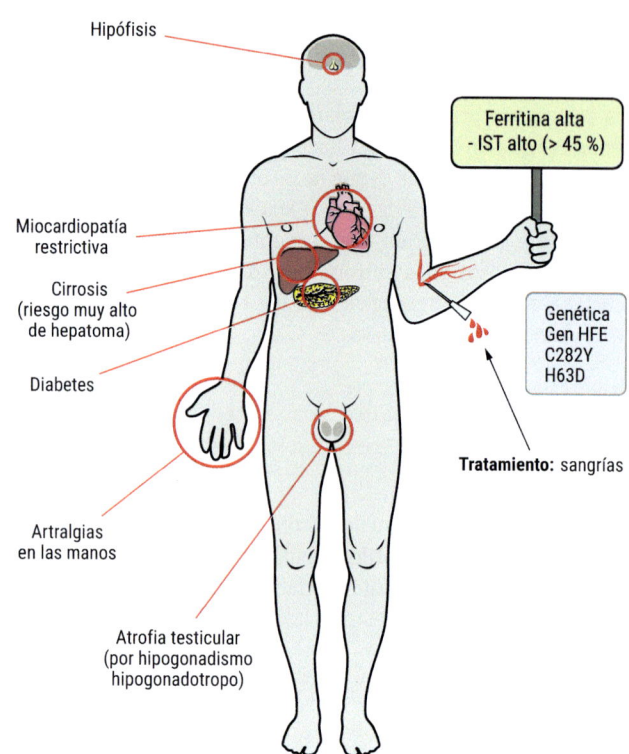

Fig. 2-19 | Hemocromatosis hereditaria. IST: índice de saturación de transferrina.

✔ Corazón: miocardiopatía restrictiva por depósito miocárdico de hierro.
✔ Hipófisis: falta de hormona liberadora de gonadotropina GnRH, lo que conlleva hipogonadismo hipogonadotropo. Atrofia testicular.

Diagnóstico. Ferritina alta con índice de saturación de transferrina (IST) alto.

Importante: tanto la ferritina como el IST son reactantes de fase aguda. Por ello, en muchos pacientes con hepatitis agudas o crónicas estarán elevados. Para pensar en hemocromatosis hay que confirmar que el paciente no tenga otra causa de enfermedad hepática, por ejemplo el alcohol, o la hepatitis B o C.

✔ **No existe un cribado poblacional para la detección de hemocromatosis** (MIR 2018-2019, P051).
✔ **Ferritina alta** (MIR 2003-2004, P012). Suele estar por encima de 500 µg/L. Tiene muchos falsos positivos al ser un reactante de fase aguda y por estar elevada en muchas otras hepatopatías.
✔ **IST. Es la determinación más sensible para el diagnóstico de hemocromatosis.** Aunque es sensible, no es muy específica. Los valores normales son entre 30-45 %. Elevaciones pequeñas o moderadas del IST son muy poco específicas ya que actúa como un reactante de fase aguda. El IST puede incluso ser de > 100 % y no tratarse de una hemocromatosis. Recuerda que es muy sensible pero no tan específico. Para obtener la especificidad del diagnóstico de hemocromatosis unos valores elevados de IST deben coexistir con cifras de ferritina elevadas (sobre todo si son más de 1000) y una ausencia de otra enfermedad hepática.

✔ **Mutación de *HFE*.** En los pacientes con ferritina alta e IST alto el estudio del gen *HFE* confirma el diagnóstico (MIR 2007-2008, P012). Si es homocigoto C282Y, el diagnóstico es de hemocromatosis hereditaria. Si el resultado es heterocigoto (C282Y-H63D) no suele haber daño orgánico si no hay otros factores añadidos de sobrecarga férrica: obesidad, alcohol, otra hepatopatía.

✔ **Biopsia hepática.** No es necesaria de forma sistemática. Útil para demostrar y cuantificar el hierro intrahepático en caso de duda diagnóstica y también para conocer el grado de lesión hepática (fibrosis/cirrosis) y el pronóstico. Actualmente la cuantificación de hierro hepático se realiza a través de la **resonancia magnética** (alternativa a la biopsia).

Tratamiento. Consiste en **flebotomías periódicas** hasta que la ferritina se normalice (MIR 2011-2012, P037; MIR 2006-2007, P010). Mejora el pronóstico, detiene la progresión de la enfermedad y disminuye el daño de los órganos. Pero, cuidado, si ya está establecida la cirrosis el riesgo de hepatocarcinoma no disminuye. Si no se toleran las sangrías periódicas se pueden utilizar **quelantes de hierro (deferoxamina o deferasirox)**.

Como en todas las hepatopatías en general, si hay mala función hepática y enfermedad grave se debe realizar el trasplante hepático.

Cribado familiar. Dado que es una enfermedad genética, se puede transmitir a la descendencia. Por ello es necesario efectuar un cribado en los familiares de primer grado (padres, hijos). El cribado se realiza mediante la medición de la ferritina y el IST. Si están elevados, se llevará a cabo un estudio genético (del gen *HFE* para buscar la mutación C282Y) para confirmar la enfermedad.

9.3. Enfermedad de Wilson

Definición. Enfermedad relacionada con el metabolismo del cobre, de causa genética (mutaciones en el **cromosoma 13, proteína ATP7B**), con herencia autosómica recesiva. Las mutaciones en este gen dan lugar a una proteína disfuncional que no puede sacar el cobre del interior de las células (sobre todo hepatocitos) por lo que se acumula progresivamente en su interior. Es un fallo en el bombeo del cobre desde el interior celular al exterior. Existe además, por otro lado, un **fallo en su incorporación a la apoceruloplasmina** para formar la ceruloplasmina (por eso está baja en la analítica). Por tanto en la enfermedad de Wilson **el cobre no se puede expulsar a la bilis** y tampoco se puede incorporar a la ceruloplasmina (proteína que lo transporta), por eso aumenta el cobre libre en plasma con el consiguiente **depósito** en tejidos, principalmente **hígado y cerebro**.

✔ La enfermedad de Wilson es rara. Ya es mala suerte que te toque tenerla. Mala suerte: 13. Wilson: cromosoma 13.
✔ Otra regla para acordarse del cromosoma 13: Wi es el 3 tumbado seguido de la «i»=1 → Wi: 13.

Clínica (Fig. 2-20). La enfermedad de Wilson se puede presentar de varias formas:

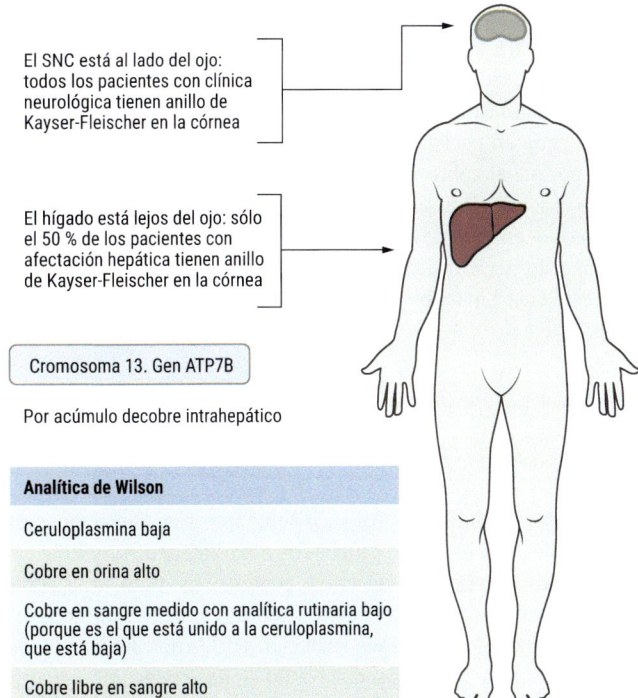

El SNC está al lado del ojo: todos los pacientes con clínica neurológica tienen anillo de Kayser-Fleischer en la córnea

El hígado está lejos del ojo: sólo el 50 % de los pacientes con afectación hepática tienen anillo de Kayser-Fleischer en la córnea

Cromosoma 13. Gen ATP7B

Por acúmulo decobre intrahepático

Analítica de Wilson

Ceruloplasmina baja

Cobre en orina alto

Cobre en sangre medido con analítica rutinaria bajo (porque es el que está unido a la ceruloplasmina, que está baja)

Cobre libre en sangre alto

Fig. 2-20 | Enfermedad de Wilson.

✔ **Alteraciones neuropsiquiátricas** (por el cobre cerebral). Forma de presentación rara. Trastornos de los movimientos antes de los 20 años: acinesia, temblor, rigidez, disfagia, distonía, disartria, parkinsonismo, ataxia, alteración cognitiva, trastorno de la personalidad, demencia (MIR 2017-2018, P150).

✔ **Alteración hepática.** Forma más común de presentación. Puede variar, desde una alteración del perfil hepático asintomática (MIR 2011-2012, P137) hasta llegar a presentarse como una hepatitis fulminante o bien como una cirrosis hepática. La **forma fulminante** cursa con una **anemia hemolítica** muy intensa por depósito de cobre en la membrana eritrocitaria. El Coombs es **negativo** y origina un gran **aumento de bilirrubina** (por la gran hemólisis) con **fosfatasa alcalina normal o incluso con valores bajos**. Suele presentar hepatomegalia y una alteración moderada de las transaminasas (MIR 2011-2012, P137).

✔ Es típico el depósito de cobre en la membrana corneal de Descemet: **anillo de Kayser-Fleischer**. Aunque es muy típico, no es específico, ya que aparece en otras hepatopatías (autoinmune, CBP, CEP). Está presente en todos los casos con afectación neurológica pero sólo en el 50 % de las formas hepáticas.

El ojo está cerca del cerebro, así que todas las formas de Wilson neurológicas tienen el anillo en la córnea. Sólo lo tienen el 50 % de las formas hepáticas, ya que el hígado queda mas lejos.

Diagnóstico. Cobre en orina de 24 horas (cupruria 24 horas) aumentado (> 100 µg/24 horas) + **ceruloplasmina baja** (< 20 mg/dL). Si tras estas determinaciones hay dudas, se puede realizar la prueba de estímulo con D-penicilamina o una biopsia hepática (demuestra el aumento de cobre intrahepático con > 250 μg de cobre por cada gramo de tejido hepático).

La **ceruloplasmina** debe estar incluida en todos los estudios de hepatopatía en pacientes menores de 40 años. En el Wilson está baja, porque el cobre no se une a la apoceruloplasmina y no se forma la ceruloplasmina.

El **cobre en plasma está disminuido** porque en la analítica rutinaria sólo se cuantifica el que está unido a la ceruloplasmina, la cual está baja. Sin embargo, **el cobre libre en plasma está aumentado**.

 Cuidado con la paradoja: cobre medido con analítica rutinaria en sangre bajo, cobre **libre** en plasma alto.

En caso de clínica neurológica se observarán alteraciones en los ganglios basales en las pruebas de neuroimagen: TC y RM.

Estudio genético. El examen genético es poco útil como examen de rutina, porque es laborioso, caro y no permite reconocer en todos los pacientes la mutación en los dos alelos. Sólo se debe efectuar la prueba genética si no se ha conseguido llegar al diagnóstico de seguridad de enfermedad de Wilson mediante las pruebas clínicas y de laboratorio.

 Pacientes jóvenes (< 40-50 años), ceruloplasmina baja, cobre en orina aumentado, cobre en plasma bajo (por ceruloplasmina baja, que lo trasporta), cobre libre en plasma alto.

Tratamiento (Tabla 2-7). **Sin tratamiento es mortal** por la insuficiencia hepática que produce. **Con tratamiento, la supervivencia es similar a de la población general. Debe ser de por vida.**

Las opciones de tratamiento son complejas y no hay una elección completamente clara para cada una de sus formas.

El resumen del tratamiento es:

✔ Los fármacos que bloquean la absorción intestinal (zinc, molibdato) se usan en todo el espectro de la enfermedad (hepático y neurológico).

✔ Los quelantes (D-penicilamina, trientina) se administran junto con el zinc en la enfermedad hepática descompensada.

Cribado familiar. Al tratarse de una enfermedad genética autosómica recesiva debe estudiarse a los familiares de primer grado con una determinación de ceruloplasmina y cobre en sangre y orina.

9.4. Déficit de α_1-antitripsina

La α_1-antitripsina supone el **80-90 % de todas las globulinas**, por lo que si la fracción α_1-globulina del proteinograma no está descendida, no habrá déficit de α_1-antitripsina.

 Es muy importante detectar en los casos clínicos: si la fracción α_1-globulina del proteinograma no está descendida, no habrá déficit de α_1-antitripsina.

Definición. Enfermedad genética que asienta en el **cromosoma 14**. La genética de esta enfermedad es compleja, con más de 75 alelos. Los más frecuentes son M, S, Z. La expresión fenotípica depende de si la proteína es normal (fenotipo M), si hay un déficit de la proteína (fenotipo S y fenotipo Z), si hay ausencia de la proteína (fenotipo null), o la proteína es disfuncionante (fenotipo F) (Tabla 2-8).

Como se puede ver, el órgano más afectado es el **pulmón**, donde, al no haber antitripsina, las tripsinas, que son metaloproteasas, degradan los alvéolos provocando enfisema. En el **hígado** la lesión no se debe a la acción incontrolada de las proteasas sino que se comporta como una enfermedad de **depósito por acúmulo de la α_1-antitripsina**. El fenotipo que afecta al **hígado es el ZZ**, y se cree que el riesgo también existe en caso de heterocigosis: SZ, MZ. En la biopsia el acúmulo de la α_1-antitripsina se detecta como **gránulos PAS positivos intrahepatocitarios**.

Tabla 2-7. Tratamiento de la enfermedad de Wilson			
Fármaco	**Indicaciones**	**Mecanismo de acción**	**Comentario**
Zinc	Síntomas neurológicos y como tratamiento de mantenimiento en asintomáticos o pacientes que han respondido bien a los quelantes (inductores)	Bloquea la absorción intestinal de cobre	Primera elección en enfermedad no hepática y combinado con trientina en hepatopatía descompensada
Tetrayodo molibdato	Síntomas neurológicos	Bloquea la absorción intestinal	
D-penicilamina	Enfermedad hepática sintomática o como tratamiento de inducción	Quelante. Aumenta la eliminación urinaria de cobre	El más potente Empeora mucho los síntomas neurológicos No tolerada en el 25 %
Trientina	Misma indicación que la D-penicilamina Se puede utilizar como tratamiento de inducción Actualmente ha pasado a ser 1ª opción como quelante (antes que D-penicilamina)	Quelante. Aumenta la eliminación urinaria de cobre	Empeora, pero menos que la D-penicilamina, los síntomas neurológicos 2ª opción de tratamiento, para los pacientes en los que se utiliza la D-penicilamina como primera línea de tratamiento

Tabla 2-8. Expresión fenotípica del déficit de α_1-antitripsina

Variante genética	Nivel de α_1-antitripsina en sangre	Riesgo de EPOC	Riesgo de enfermedad hepática
MM (genotipo normal, sano, sin enfermedad)	Normal	Ninguno	Ninguno
ZZ	Muy bajo	Muy alto	Alto
Null-Null	Ausencia total	Muy alto	Ninguno
SZ	Bajo	Alto	Algo aumentado
MZ	Intermedio	Algo aumentado	Algo aumentado

EPOC: enfermedad pulmonar obstructiva crónica.

 La tinción PAS positiva era típica de la enfermedad de Whipple y de la infección por *Mycobacterium avium intracellulare* (MAI) en el intestino delgado.

Diagnóstico. Detección de niveles analíticos bajos de α_1-antitripsina.

Tratamiento:

✔ **Pulmón:** no fumar. Hay algún avance en terapia génica.
✔ **Hígado:** trasplante hepático en fases avanzadas.

 Para todas las enfermedades en las que el trasplante hepático es una parte del tratamiento, el índice MELD es un modelo pronóstico que permite la priorización para el trasplante hepático de los enfermos en lista (MIR 2015-2016, P076). También en ocasiones se añade el sodio (Na) al MELD, para mejorar la fórmula matemática. Es lo que se denomina MELD-Na.

9.5. Hepatopatía de origen cardíaco

Definición. Hepatopatía debida a la **congestión de sangre venosa que se acumula «aguas atrás»** a causa de cualquier cardiopatía que curse con **insuficiencia cardíaca derecha** (*cor pulmonale*, valvulopatías derechas, miocardiopatía restrictiva, pericarditis constrictiva, etc.).

Clínica. La propia de la **insuficiencia cardíaca derecha**. Se ven signos como el aumento de la presión venosa yugular, signo de Kussmaul, reflujo hepatoyugular y edemas en miembros inferiores.

La manifestación **hepática** cursa con hepatomegalia no dolorosa. Es frecuente la esplenomegalia y la **ascitis** cardíaca, que característicamente presenta unas **proteínas elevadas > 1,5-2 g/dL** (a diferencia de la ascitis propia de la cirrosis hepática, que tiene proteínas bajas). Otras descompensaciones como la hemorragia por varices y la encefalopatía son raras (MIR 2013-2014, P072).

 En muchas ocasiones la sospecha diagnóstica de una pericarditis constrictiva o miocardiopatía restrictiva se origina en los servicios de gastroenterología ya que estos pacientes muchas veces comienzan allí el estudio por la sospecha de una hepatopatía debido a la ascitis y la alteración del perfil hepático.

Anatomía patológica. Se observa **congestión** a nivel de las venas centrolobulillares y otras zonas más pálidas, lo que se denomina **hígado «en nuez moscada»**.

Diagnóstico. Clínico, descartando otras hepatopatías y confirmando la patología cardíaca. La biopsia hepática no suele ser necesaria. En fases avanzadas, en diversas técnicas de imagen se puede observar dilatación de las venas suprahepáticas, que es un signo indirecto de insuficiencia cardíaca derecha.

Tratamiento. El de la causa cardíaca que lo provoque. En el tratamiento sintomático tienen un papel clave los diuréticos. Para las complicaciones hepáticas se siguen las mismas recomendaciones que si fuese una cirrosis común.

9.6. Hepatitis hipóxico-isquémica

Es una hepatitis debida a un **bajo aporte arterial al hígado**. Debe haber algún **antecedente** de bajo gasto, por ejemplo, un infarto de miocardio, un tromboembolismo pulmonar masivo, estado de *shock* hemodinámico, ejercicio físico extenuante, formas graves de deshidratación, etc. Ante el bajo aporte arterial se produce una **hepatitis por falta de oxígeno** que cursa con **aumento muy marcado de transaminasas (cifras de en torno a 6.000-7.000 U/L)**, que poco a poco van descendiendo. La **bilirrubina se eleva conforme las transaminasas bajan**, y también puede llegar a cifras muy elevadas.

Tiene **buen pronóstico** en sí misma. El **tratamiento** es el de la causa que haya originado el bajo gasto (infarto de miocardio, sepsis, *shock*, tromboembolismo pulmonar, etc.).

En la Tabla 2-9 se exponen, a modo de resumen, las características principales de las distintas causas de hepatopatías. El objetivo es aportar las pistas fundamentales para identificarlas en los casos clínicos.

En el Vídeo 2-6 se expone un resumen explicando las principales hepatopatías así como las pistas para detectarlas en los casos clínicos.

Tabla 2-9. Características principales de las distintas causas de hepatopatía para su identificación en las preguntas de casos clínicos

Hepatopatía	Clave-pista
Hepatitis víricas	Diagnóstico microbiológico (ver cada hepatitis)
Hepatopatía por fármacos	Tienen que poner un fármaco en el caso clínico Relación temporal con el inicio de los síntomas Que estén descartadas razonablemente otras etiologías
Hepatitis aguda fulminante	No se define ni por aumento de AST ni ALT ni de bilirrubina Se define por encefalopatía + coagulopatía
Hepatitis aguda enólica	Consumo de alcohol reciente. AST/ALT > 2. Ictericia. En la biopsia hepática: infiltrado de polimorfonucleares
Hepatitis autoinmune	Mujer, joven-mediana edad, aumento leve de transaminasas, anticuerpos positivos (ANA, AML, LKM), aumento de IgG (útil en el seguimiento), biopsia: hepatitis de interfase, aumento de células plasmáticas
Colangitis biliar primaria	Mujer, colestasis (aumento de bilirrubina y fosfatasa alcalina), AMA positivos, IgM elevada
Colangitis esclerosante primaria	Varón joven (del norte de Europa: gradiente Norte-Sur), colestasis (aumento de bilirrubina y fosfatasa alcalina), anticuerpos negativos, p-ANCA positivo (poco valor), colangio-RM con irregularidad de los conductos biliares
Enfermedad hepática grasa no alcohólica	Factores de riesgo cardiovascular (sobre todo diabetes), ecografía con esteatosis
Hemocromatosis hereditaria	Varón (mujeres protegidas temporalmente por la menstruación mensual), aumento de ferritina con aumento del índice de saturación de transferrina (> 45-50 %). Mutación gen *HFE*: C282Y
Enfermedad de Wilson	Presentación variable La forma fulminante cursa con anemia hemolítica, Coombs negativo, cociente bilirrubina/fosfatasa alcalina muy elevado (por la hiperbilirrubinemia secundaria a la hemólisis) Analítica: ceruloplasmina baja (< 20 mg/dL), cupruria 24 horas aumentada, determinación del cobre en plasma disminuido (porque se mide el unido a la ceruloplasmina, y está baja), cobre libre en plasma aumentado (porque hay poca ceruloplasmina para que se una)
Déficit de α$_1$-antitripsina	Niveles de α-globulinas bajos. Enfisema. Cirrosis
Hepatopatía de origen cardíaco	Datos de insuficiencia cardíaca. Venas suprahepáticas dilatadas. Proteínas en el líquido ascítico muy aumentadas
Hepatitis hipóxico-isquémica	Estado de hipotensión/*shock* hemodinámico. Aumento muy marcado de transaminasas (en miles: 2.000-5.000 o más), tras 2-3 días se eleva la bilirrubina

AMA: anticuerpos antimitocondriales; AML: (anticuerpos antimúsculo liso; ANA: anticuerpos antinucleares; ANCA: anticuerpos anticitoplasma de neutrófilo; LMK: anticuerpos contra los microsomas hepatorrenales.

9.7. Hepatopatías por depósito

De las enfermedades de depósito hepáticas, la más importante es la **amiloidosis**.

El hígado suele verse afectado en la amiloidosis sistémica pero suele ser de forma asintomática o bien con leve hepatomegalia y leve elevación de la fosfatasa alcalina. Cuadros más graves con ictericia y el fallo hepático son muy raros.

En ocasiones, si hay duda diagnóstica se puede realizar una biopsia hepática que demuestra depósitos de amiloide que separan tractos de hepatocitos de aspecto normal (MIR 2020-2021, P006).

Generalmente, los pacientes no refieren manifestaciones clínicas relacionadas con la afectación hepática por la amiloidosis. Es importante recordar que la clínica y el pronóstico dependen de la existencia de afectación renal (muy frecuente) y cardíaca.

Otras hepatopatías por depósito ya ha sido comentadas previamente:

✔ Hepatopatía por depósito de grasa: es la esteatosis hepática.
✔ Hepatopatía por depósito de cobre (Wilson).
✔ Hepatopatías por depósito de hierro (hemocromatosis).

9.8. Afectación digestiva en la fibrosis quística. Hepatopatía en la fibrosis quística

La fibrosis quística se estudia más en profundidad en pediatría. Aquí aludiremos a aspectos de la hepatopatía y afectación digestiva en la fibrosis quística.

En cuanto a la hepatopatía en la fibrosis quística, en general no se ha reportado relación entre el fenotipo-genotipo así como la correlación con la gravedad de la enfermedad hepática. Sin embargo, algunos estudios recientes muestran que la asociación de determinados polimorfismos en los genes que regulan la inflamación, la fibrosis o el estrés oxidativo (por ejemplo, la α-1-antiproteasa, el factor transformador del crecimiento, la glutatión-S-transferasa y la lectina transportadora de manosa) aumentan significativamente el riesgo de desarrollar hepatopatía. Por lo tanto, aunque no haya una relación perfecta entre genotipo-hepatopatía, parece que el genotipo sí puede influir algo.

En cuanto a la afectación digestiva de la fibrosis quística, puede producir insuficiencia pancreática exocrina. Para detectarla una de las pruebas más útiles es la elastasa en heces que estará disminuida. El tratamiento de esta insuficiencia pancreática es la administración de enzimas pancreáticas pero hay que tener cuidado con la dosis, ya que si se utilizan dosis muy altas se puede llegar a producir fibrosis del colon (colopatía fibrosante) (MIR 2020-2021, P079).

9.9. Porfirias

 Tema muy difícil. Merece la pena saber la **porfiria aguda intermitente** y la **porfiria cutánea tarda**

Son un grupo de enfermedades metabólicas causadas por un déficit de las enzimas que sintetizan el grupo hemo de la hemoglobina. Este déficit enzimático origina una sobreproducción y acumulación de las porfirinas y de sus precursores como el ácido delta-aminolevulínico (ALA) y de porfobilinógeno (PBG).

Las principales fábricas de porfirinas son el hígado y la médula ósea. En función del tejido en el que predomine el defecto enzimático se clasifican en porfirias hepáticas o eritropoyéticas. En cuanto a la presentación clínica se dividen en agudas o crónicas.

Existen siete tipos de porfirias, cada una de ellas causada por el déficit de la actividad de una de las siete enzimas que participan en la síntesis del grupo hemo.

- Porfirias hepáticas:
  - Porfiria aguda intermitente. Es una enfermedad rara, considerada huérfana, que cursa con crisis neuroviscerales de dolor abdominal y alteraciones neuropsiquiátricas (MIR 2022-2023, P135). La causa es una deficiencia en una enzima del metabolismo del grupo HEME, la porfobilinógeno deaminasa. Esta enzima también se llama hidroximetilbilano sintetasa. Se hereda de forma autosómica dominante, pero su penetrancia es baja ya que menos del 10-20 % de los portadores del gen mutado tienen clínica. Afecta sobre todo a las mujeres y son ellas las que típicamente tienen clínica. El problema es que estos síntomas son interpretados como inespecíficos, el dolor abdominal y las alteraciones neuropsiquiátricas pueden no coincidir en el tiempo y la frecuencia e intensidad de los ataques es muy variable. Los síntomas más comunes son ataques de dolor abdominal, dolor de espalda, dolor torácico y en las extremidades, es decir, ataques de dolor en todo el cuerpo. Pueden ocurrir convulsiones, y desarrollar depresión, insomnio, apatía, delirio, fobias, trastornos del nivel de consciencia. Ante la sospecha clínica, que es lo más difícil de realizar, el diagnóstico es sencillo ya que consiste en medir el porfobilinógeno y el ácido aminolevulínico en orina, donde se observan elevados.

En la crisis aguda la eliminación urinaria de precursores PBG y ALA siempre es elevada, si bien puede disminuir o incluso normalizarse en los períodos asintomáticos. La presencia de cantidades anormalmente elevadas de PBG en orina es fácilmente demostrable mediante el sencillo test de Hoesch. Un test negativo prácticamente descarta que un dolor abdominal sea debido a una crisis de porfiria aguda intermitente. El tratamiento para las crisis agudas consiste en administrar hemina, además de analgésicos, glucosa y betabloqueantes. A largo plazo para evitar las crisis se puede utilizar hemina periódica o bien givosirán que es un RNA de interferencia que modula la expresión génica de la enzima alterada en la porfiria aguda intermitente.

- Plumboporfiria o porfiria de Doss. Muy rara. Es de clínica aguda.
- Porfiria cutánea tarda. Es la forma más frecuente en España. Es crónica. La enzima afectada es la uroporfirinógeno descarboxilasa. Cursa con fotosensibilidad y lesiones dérmicas de comienzo tardío, a los 40-50 años. También se denomina porfiria hepatocutánea tarda ya que se asocia a cierto grado de alteración de la función hepática. En la piel se forman ampollas, costras y cicatrices hiperpigmentadas.
- Porfirias eritropoyéticas: porfiria eritropoyética congénita y protoporfiria eritropoyética (las dos son crónicas).
- Porfirias mixtas: hepáticas y eritropoyéticas. Ambas pueden presentarse como agudas o crónicas: coproporfiria hereditaria, porfiria variegata.

El diagnóstico de las porfirias es muy difícil porque sospecharlas es tremendamente complicado. Son enfermedades muy poco frecuentes y el cuadro clínico muy poco específico y llamativo.

Es importante reconocer las dos más importantes: la porfiria aguda intermitente y la porfiria cutánea tarda. El diagnóstico de las porfirias se realiza mediante la detección de la enzima mutada o por la determinación de los metabolitos de la ruta enzimática.

 Aprovechando la explicación de la porfiria aguda intermitente, comentaremos el diagnóstico diferencial de tres enfermedades que cursan típicamente con **crisis repetidas de dolor abdominal agudo**:
- Déficit de C1-inhibidor o angioedema hereditario: es causado por un bajo nivel o funcionamiento inadecuado de una proteína llamada inhibidor de C1. Es una enfermedad vascular que cursa a brotes, y que se manifiesta clínicamente como una hinchazón rápida de las manos, los pies, las extremidades, la cara, el tracto intestinal (esto produce el dolor abdominal), la laringe o la tráquea.
- Fiebre mediterránea familiar: enfermedad hereditaria que cursa con fiebre e inflamación de las serosas (peritoneo, pericardio y pleura) dando crisis de dolor abdominal y torácico.
- Porfiria aguda intermitente. Ya explicada anteriormente.

10. Cirrosis

 Es un tema muy preguntado. Hay que saberse muy bien las complicaciones de la cirrosis, que casi siempre se preguntan en forma de caso clínico. Estas preguntas son difíciles en general, ya que suele haber una respuesta correcta y al menos otra dudosa. Normalmente siempre se ha dado por correcta la más obvia, no hay que complicarse. El paradigma del manejo de los pacientes con cirrosis está cambiando mucho en los últimos años por lo que es una incógnita si va a modificarse el tipo de preguntas en este tema.

10.1. Semiología

La cirrosis hepática es un concepto amplísimo que se refiere a la fase final de cualquier enfermedad hepática. Esta fase final se caracteriza por la presencia de **fibrosis y nódulos de regeneración** que alteran la estructura y circulación intrahepáticas (MIR 2004-2005, P010).

Clásicamente se consideraba una enfermedad progresiva e irreversible. Ahora sabemos que es un concepto totalmente equivocado. **La cirrosis «se cura», es reversible cuando se elimina el factor causante,** incluso en fases muy avanzadas de la enfermedad. Los nuevos tratamientos frente a la hepatitis C van a cambiar drásticamente el pronóstico de los pacientes con cirrosis por virus C.

10.1.1. Etiología

El **VHC y el consumo de alcohol** son las dos causas más frecuentes de cirrosis hepática en nuestro medio, causantes del 70-80 % de las mismas (MIR 2004-2005, P010). Sin embargo, desde 2015 se está curando la hepatitis C con los nuevos antivirales. Por ello la etiología viral está en claro descenso.

Otras causas de cirrosis hepática son:

- **Virus hepatotropos:** VHB (el segundo en frecuencia y el primero en Asia).
- **Enfermedades autoinmunes:** hepatitis autoinmune, colangitis biliar primaria (antes conocida como cirrosis biliar primaria), colangitis esclerosante primaria.
- **Esteatohepatitis no alcohólica** (asociada al síndrome metabólico y otros factores de riesgo cardiovascular): dados los cambios en la dieta y el sedentarismo es ya la primera causa de trasplante hepático en Estado Unidos. En Europa va ganando puestos.
- **Enfermedades por depósito:** hemocromatosis, enfermedad de Wilson, amiloidosis, glucogenosis, déficit de α_1-antitripsina, sarcoidosis.
- **Farmacológica:** metotrexato, amiodarona.
- **Vasculares:** síndrome de Budd-Chiari, trombosis portal, síndrome de obstrucción sinusoidal, cirugía de Fontan, insuficiencia cardíaca derecha.
- **Problemas biliares:** cirrosis biliar secundaria, colangitis de repetición.

10.1.2. Valoración funcional

Dado que cada vez se diagnostica la cirrosis en etapas más iniciales de la enfermedad, realmente hay poca relación entre que un paciente sea cirrótico y su hígado funcione mal. Por ello, más allá de diagnosticar a un paciente de cirrosis, hay que determinar su función hepática, que se puede realizar por varios medios:

- **Clínicos:** en función de las complicaciones de la hepatopatía (ver más adelante).
- **Clínico-analíticos:** clasificación de **Child-Pugh-Turcotte** (MIR 2019-2020, P097) (Tabla 2-10) y puntuación **MELD.** La clasificación Child mide parámetros analíticos y de la exploración (y por tanto subjetivos), y agrupa a los pacientes en tres grandes grupos (A, B y C) que diferencian bien los pacientes graves de los compensados, pero dentro de un mismo grupo los pacientes pueden tener muy distinta gravedad. La puntuación MELD, por el contrario, es una fórmula matemática que combina creatinina, bilirrubina e INR, y da un resultado numérico que permite una clasificación lineal de la gravedad; es la fórmula que se utiliza para el manejo de la lista de espera de trasplante (MIR 2015-2016, P076). Sin embargo, no tiene en cuenta factores clínicos importantes como son la ascitis y la encefalopatía. La combinación de ambas es lo que mejor clasifica a los pacientes.
- **Invasivos:** gradiente de presión portal (Tabla 2-11), que es la diferencia (gradiente) de presiones entre la vena porta y la vena cava inferior. Técnicamente se realiza introduciendo un catéter por la vena yugular que llega a las suprahepáticas. Ahí se mide la presión (en mmHg) libre y la presión enclavada (que mide indirectamente la presión portal). La presión portal normal suele estar entre 0-5 mmHg:
  - Un gradiente mayor de 6 mmHg se considera hipertensión portal (HTP).
  - Un gradiente mayor de 10 mmHg se considera HTP clínicamente significativa y el paciente está en riesgo de desarrollar complicaciones de la cirrosis.
  - A mayor gradiente, mayor riesgo de descompensación y muerte.
  - El gradiente de presión portal es útil en la diferenciación de la HTP sinusoidal (cirrosis, síndrome de obstrucción sinusoidal), presinusoidal (trombosis portal, HTP idiopática, esquistosomiasis) y postsinusoidal (síndrome de Budd-Chiari, fallo del ventrículo derecho) (v. Tabla 2-11).

 Clasificación de **Child-Pugh-Turcotte:** apréndete lo que puntúa **2 puntos.** Lo que está por debajo será 1 y por encima 3.

El pronóstico de la cirrosis está determinado por la **situación funcional** y por la existencia de **complicaciones.**

Para entender un poco mejor el desarrollo de las complicaciones de la cirrosis es necesario entender la **fisiopatología básica.** En la cirrosis se producen una serie de alteraciones sistémicas que van desencadenando una cascada de mecanismos compensatorios que, cuando fracasan, llevan a la descompensación de la cirrosis y sus complicaciones. Estas alteraciones son:

Tabla 2-10. Clasificación de Child-Pugh-Turcotte

Parámetros	Puntos		
	1	**2**	**3**
Bilirrubina (mg/dL)	≤ 2	2-3	> 3
Albúmina (g/dL)	> 3,5	2,8-3,5	< 2,8
Tiempo de protrombina (segundos sobre el control) o INR	< 4 < 1,8	4-6 1,8-2,3	> 6 > 2,3
Encefalopatía	No	Grado I-II	Grado III-IV
Ascitis	Ausente	Leve	Moderada-grave

Escala: A5-A6, B7-B9, C10-C15. Supervivencia		
Grado	**Supervivencia al año (%)**	**Supervivencia a 2 años (%)**
A5-A6	100	85
B7-B9	80	60
C10-C15	45	35

💡 Child: BATEA ® el niño (*child*) batea.

INR: cociente internacional normalizado.

✔ Aumento de la presión portal por dificultad del paso de la sangre a través del hígado, con apertura de venas colaterales que sirven de «vía de escape» de esta sangre, apareciendo las varices.
✔ Vasodilatación del territorio esplácnico (de las venas del mesentéreo), lo que aumenta el flujo portal y empeora la situación.
✔ Las sustancias vasodilatadoras pasan a través de las colaterales a la circulación general, lo que causa vasodilatación sistémica (disminución de las resistencias vasculares periféricas).
✔ Se produce una activación del sistema renina-angiotensina y de la vasopresina, con lo que a nivel renal hay vasoconstricción, retención de sodio y disminución de la tasa de filtrado glomerular.

✔ Todo ello se acompaña de un aumento del gasto cardíaco y circulación hiperdinámica.

Cuando estos mecanismos se ven sobrepasados aparecen las complicaciones, que luego se detallan en profundidad:

✔ La apertura de las venas colaterales puede dar lugar a hemorragia cuando se rompen. Además, el paso de sustancias sin pasar por el filtro depurador que es el hígado contribuye a la aparición de la encefalopatía hepática.
✔ La vasodilatación esplácnica contribuye de forma fundamental a la formación de la ascitis.
✔ Las bajas resistencias periféricas son causa de hipotensión.
✔ Las alteraciones a nivel renal acaban produciendo fracaso renal y finalmente el síndrome hepatorrenal.
✔ Las alteraciones cardiocirculatorias disminuyen la respuesta funcional de los pacientes con cirrosis ante cualquier agresión, como podría ser una hemorragia, una infección, etc.

Recientemente se ha introducido en la práctica clínica el concepto de **fallo hepático agudo sobre crónico** (*acute-on-chronic liver failure*, ACLF). Se reserva para aquellas situaciones en las que, sobre una enfermedad hepática crónica, un desencadenante (infección, hemorragia, alcohol) produce un fallo multiorgánico. Se divide en tres grados: ACLF-1, ACLF-2 y ACLF-3, en función de la cantidad de órganos o sistemas envueltos, con una mortalidad de hasta el 80 % en el peor de los casos.

Uno de los elementos que más ha modificado en el manejo de los pacientes con cirrosis y la HTP es la **derivación percutánea portosistémica intrahepática (DPPI)**, generalmente más conocida por su acrónimo en inglés **TIPS** (*transjugular intrahepatic portosystemic shunt*) (**Fig. 2-21**). Se trata de un dispositivo intravascular que se implanta a través de la vena yugular y que, tunelizando el hígado, conecta una vena suprahepática (generalmente la derecha o la media) con la vena porta. Esto consigue un descenso brusco y mantenido de la presión portal controlando muchas de sus manifestaciones clínicas, en especial la hemorragia.

10.1.3. Clínica

Precisamente por lo que acabamos de mencionar, **la mayoría de los pacientes con cirrosis están asintomáticos.** Cuando no es así, el síntoma principal es la **astenia** (**MIR 2004-2005, P010**).

✔ **Síntomas:** astenia, anorexia, calambres, disminución de la libido, alteraciones de la memoria y el comportamiento.

Tabla 2-11. Hemodinámica hepática

	HTP presinusoidal	**HTP sinusoidal**	**HT postsinusoidal**
Presión portal	Aumentada	Aumentada	Aumentada
Presión suprahepática libre (cava)	Normal	Normal	Aumentada
Presión suprahepática enclavada (sinusoide)	Normal	Aumentada	Aumentada

HTP: hipertensión portal.

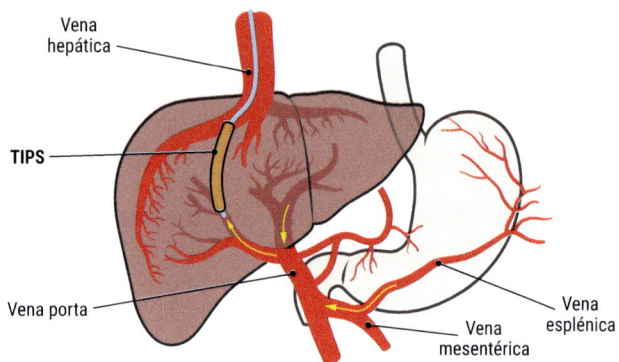

Fig. 2-21 | Derivación percutánea portosistémica intrahepática (DPPI o TIPS).

✔ **Signos:** arañas vasculares, eritema palmar, *fetor* hepático, ginecomastia, atrofia testicular. Cuando es de origen enólico, además de lo anterior, los signos típicos son la contractura de Dupuytren y la hipertrofia parotídea. Puede haber hepatomegalia y esplenomegalia. Los signos de descompensación son: ascitis y edemas (MIR 2008-2009, P009).

✔ **Alteraciones endocrinas:** resistencia a la insulina, alteración del metabolismo de las grasas (hipocolesterolemia).

✔ **Alteraciones de laboratorio:**

 Hipoalbuminemia, por falta de síntesis, relacionada con la gravedad de la hepatopatía.

 Pancitopenia por hiperesplenismo: la plaquetopenia es una de las primeras alteraciones que aparecen en la cirrosis. La anemia que padecen muchos cirróticos es multifactorial.

 Hipergammaglobulinemia policlonal: las toxinas no se depuran por el hígado y se produce aumento de IgG, IgM e IgA.

 Elevación de las transaminasas y de la bilirrubina.

 Alteraciones en la coagulación, alargamiento del tiempo de protrombina y del INR.

 Hiponatremia: aunque en la cirrosis se produce retención de sodio, en fases avanzadas de la enfermedad aparece hiponatremia dilucional por una mayor retención de agua que de sodio.

> 💡 La cirrosis es una causa de hiponatremia hipoosmolar con volumen extracelular elevado.

✔ Hipopotasemia, por hiperaldosteronismo secundario.

10.1.4. Diagnóstico

El diagnóstico definitivo de cirrosis se establece, como no puede ser de otra manera, **mediante histología con una biopsia hepática** (ya sea percutánea o transyugular). Sin embargo, hoy en día es rarísimo tener que hacer una biopsia hepática para diagnosticar la cirrosis, pues la gran cantidad de datos clínicos, analíticos, exploratorios y de imagen disponibles nos ayudan al diagnóstico sin necesidad de someter al paciente al riesgo de la biopsia. Actualmente, la biopsia hepática se reserva a situaciones en las que no se conoce la causa.

Como ya hemos mencionado, un paciente con alteración de las transaminasas, plaquetopenia y signos físicos de hepatopatía es muy probable que padezca una cirrosis. Para complementar el diagnóstico se utilizan numerosos métodos no invasivos.

✔ **Imagen:**

 Ecografía: bordes nodulares, aumento de tamaño de la vena porta, esplenomegalia, presencia de ascitis.

 Elastometría de transición (FibroScan®, ARFI®): mide la rigidez hepática, lo que se relaciona con la fibrosis. Las unidades en las que se expresa son kilopascales (kPa) (medida de presión).

 TC, RM: menos utilizados en la práctica clínica para el diagnóstico.

✔ **Biomarcadores:** combinación de parámetros analíticos y biológicos. Hay muchos índices analíticos que facilitan el diagnóstico no invasivo. Los más utilizados son: FIB-4, APRI, índice de Forns, Fibrotest, HepaScore.

> ✛ No hay que estudiar los biomarcadores, no los van a preguntar, sólo saber que existen.

10.2. Trastornos vasculares hepáticos

> ✛ Los trastornos vasculares hepáticos son patologías en general poco preguntadas pero con un interés creciente en la práctica clínica en los últimos años.

Básicamente comprenden: el síndrome de Budd-Chiari, la trombosis portal no cirrótica, la HTP idiopática (no cirrótica), el síndrome de obstrucción sinusoidal (previamente enfermedad venooclusiva) y las malformaciones hepáticas vasculares de la telangiectasia hemorrágica hereditaria. La cirrosis cardíaca es consecuencia de una insuficiencia cardíaca derecha grave y prolongada.

El **síndrome de Budd-Chiari** consiste en la trombosis de las venas suprahepáticas. Causa dolor abdominal, hepatomegalia dolorosa y ascitis. Puede evolucionar a insuficiencia hepática aguda o crónica y es una patología predisponente a la aparición de hepatocarcinoma. **Suele haber un precipitante: el principal lo constituyen los síndromes mieloproliferativos (hay que buscar en todos los pacientes la presencia de la mutación JAK-2).** Cursa con proteínas altas (> 3 g/dL) en el líquido ascítico (MIR 2003-2004, P009). El tratamiento es el de las complicaciones, y cuando progresa, el TIPS o el trasplante hepático.

El **resto de trastornos son muy poco frecuentes;** hay que incluirlos en el diagnóstico diferencial de aquellos pacientes con manifestaciones clínicas de la cirrosis pero sin causa de hepatopatía conocida. Predominan la ascitis y las varices esofágicas frente a otros síntomas de la HTP (ya que tienen menos insuficiencia hepática).

Mención aparte merece la **trombosis portal en el contexto de la cirrosis.** La cirrosis es, en fases avanzadas de la enfermedad, una entidad procoagulante (por déficit de síntesis hepática de factores antitrombóticos) que, unido al enlentecimiento de la velocidad de la sangre en la vena porta por la propia fibrosis, favorece la aparición de trombosis portal. Parece que esta trombosis portal es la expresión de una enfermedad hepática más avanzada a la par que puede condicionar la implantación de un TIPS o la realización de un trasplante hepático (v. Video clase. Trastornos vasculares).

10.3. Complicaciones de la hipertensión portal

 Es imposible abarcar en esta revisión las complicaciones de la cirrosis en profundidad. Hay que tener los conceptos claros y pensar que la respuesta más evidente suele ser la correcta (Vídeo 2-7).

Las tres complicaciones básicas son la ascitis, las varices esofágicas y encefalopatía; todas ellas surgen como consecuencia de la HTP.

10.3.1. Ascitis

La ascitis es la **manifestación cardinal de la cirrosis.** Consiste en la acumulación de líquido libre peritoneal. No sólo la cirrosis hepática es causa de ascitis, pero sí la más frecuente. Otras causas son las neoplasias y la tuberculosis peritoneal.

Los mecanismos de formación de la ascitis son extremadamente complejos, pero intentaremos resumirlos (Fig. 2-22). Los factores principales son: la HTP, la activación del sistema renina-angiotensina-aldosterona, la secreción de vasopresina y la retención de sodio.

La ascitis se detecta ecográficamente cuando está en cantidades muy pequeñas y clínicamente a partir de 1,5 L. En la exploración física destaca matidez cambiante a la percusión abdominal, y cuando el volumen es mayor de 5 L, aparece la oleada ascítica. Se denomina «ascitis a tensión» cuando el volumen que alcanza provoca síntomas compartimentales al paciente (dificultad respiratoria, dolor, compromiso hemodinámico), generalmente a partir de 5 L.

Hay que realizar una paracentesis diagnóstica a todo paciente que ingresa por ascitis. El diagnóstico diferencial de la ascitis se basa sobre todo en el gradiente seroascítico de albúmina (GASA). Este gradiente nos permite descartar unos cuantos diagnósticos inicialmente en función del resultado de dicho gradiente (Tabla 2-12). Para ello es necesario realizar una paracentesis diagnóstica, es decir, la punción del líquido ascítico a través del abdomen, generalmente en fosa ilíaca izquierda (MIR 2013-2014, P169; MIR 2015-2016, P012).

 GASA > 1,1 g/dL define ascitis por HTP.

El **tratamiento** base de la ascitis consiste en **dieta sin sal y diuréticos,** que ayudan a eliminarla. En casos leves esto es suficiente para controlarla. El tratamiento de los casos graves (ascitis a tensión) es la paracentesis evacuadora, es decir, la extracción mediante una punción del líquido intraabdominal; cuando la cantidad extraída **supera los 4 L,** es necesario re-

Tabla 2-12. Clasificación de las causas de ascitis según el valor del gradiente de albúmina sérica-líquido ascítico

Gradiente > 1,1 g/dL	Gradiente < 1,1 g/dL
Enfermedades hepáticas	**Enfermedades peritoneales**
Cirrosis hepática	Carcinomatosis peritoneal
Hepatitis alcohólica	Tuberculosis peritoneal
Síndrome de Budd-Chiari	Poliserositis
Enfermedad venooclusiva	
Enfermedades no hepáticas	**Rotura de víscera o conducto**
Insuficiencia cardíaca	Ascitis pancreática
Metástasis hepáticas masivas	Ascitis biliar
Mixedema	Ascitis quilosa
Ascitis mixta*	
	Alteración de la presión oncótica
	Síndrome nefrótico
	Enteropatía pierde-proteínas

*Pacientes en los que coexiste hipertensión portal con otra causa de formación de la ascitis, por ejemplo, cirrosis y peritonitis tuberculosa, o metástasis hepáticas masivas y carcinomatosis peritoneal.

poner el volumen con una infusión de **albúmina intravenosa** para prevenir el deterioro de la función renal.

Todo paciente en tratamiento diurético, especialmente en la cirrosis hepática, debe estar vigilado clínicamente ante la aparición de complicaciones derivadas del tratamiento (fracaso renal, hiper o hipopotasemia, ginecomastia, encefalopatía hepática) (MIR 2008-2009, P009).

Los diuréticos de elección son los **antagonistas de la aldosterona** (espironolactona) a dosis crecientes de 100 mg, hasta un máximo de 400 mg diarios. Cuando el volumen de diuresis es escaso se puede añadir un diurético del asa como la furosemida (de 40 a 160 mg diarios).

El control del tratamiento se realiza con el peso (la pérdida de hasta 0,5 kg diarios cuando no hay edemas o 1 kg cuando existen, es el objetivo). También hay que vigilar la función renal y el sodio en orina (que debe ser mayor que el potasio en orina) (MIR 2013-2014, P235).

Cuando la ascitis no responde al tratamiento se habla de **ascitis refractaria.** En este caso es necesaria la realización de paracentesis evacuadoras de repetición. En ocasiones se opta por la implantación de un TIPS para el control de la ascitis refractaria (MIR 2008-2009, P013).

El tratamiento definitivo de la ascitis es el trasplante hepático.

10.3.2. Varices esofágicas

Cuando aumenta la presión portal la sangre provoca la apertura de las venas colaterales, que buscan aliviar la presión, y aparecen las varices. Las más típicas son las esofágicas pero también existen varices gástricas, hemorroidales, ectópicas (en cualquier parte del tubo digestivo), recanalización de la vena paraumbilical, *shunts* portosistémicos, etc., cualquiera de los cuales, si se rompe, da lugar a hemorragias graves.

El **diagnóstico** se realiza con endoscopia, que permite clasificarlas en función del tamaño y la presencia de puntos rojos.

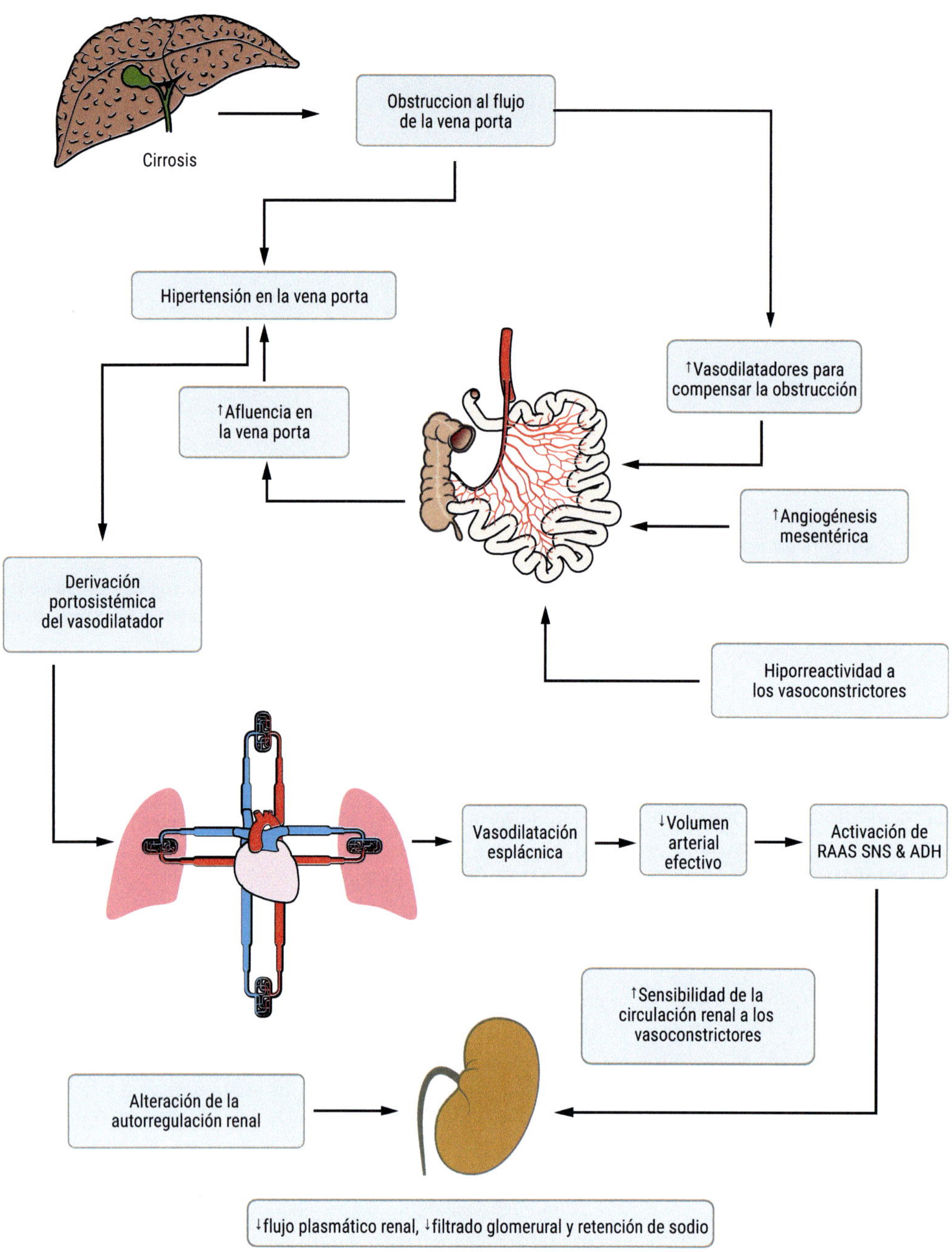

Fig. 2-22 | Mecanismos de formación de la ascitis. ADH: hormona antidiuretica o vasopresina; RAAS: sistema renina-angiotensina-aldosterona; SNS: sistema nervioso simpatico.

Cirrosis

Obstruccion al flujo de la vena porta

Hipertensión en la vena porta

†Afluencia en la vena porta

†Vasodilatadores para compensar la obstrucción

†Angiogénesis mesentérica

Derivación portosistémica del vasodilatador

Hiporreactividad a los vasoconstrictores

Vasodilatación esplácnica

↓Volumen arterial efectivo

Activación de RAAS SNS & ADH

†Sensibilidad de la circulación renal a los vasoconstrictores

Alteración de la autorregulación renal

↓flujo plasmático renal, ↓filtrado glomerural y retención de sodio

La primera endoscopia de cribado de varices se realiza cuando se diagnostica al paciente de cirrosis o de HTP.

Entre el 10 % y el 20 % de los pacientes con cirrosis desarrollan varices anualmente y su incidencia aumenta con el tiempo; por eso, en **los pacientes cirróticos sin varices se recomienda una endoscopia cada 1-2 años para comprobar si aparecen.**

NOVEDAD: en el último consenso internacional se acepta que si un paciente tiene datos de hipertensión portal (FibroScan® > 25 kPa, plaquetopenia, esplenomegalia) **no** es necesario realizar endoscopia y se puede comenzar con profil axis primaria con betabloqueantes. Esto no está totalmente aceptado y hay

ciertas discrepancias, pero insistimos en que se incluye en las últimas recomendaciones internacionales.

El **cuadro más característico** es la **hemorragia** por varices esofágicas, que se puede presentar tanto como hematemesis o melenas, causando en muchas ocasiones inestabilidad hemodinámica. Asocia una alta mortalidad. En general es necesario un gradiente de presión portal mayor de 10 mmHg para la rotura de las varices esofágicas. Las principales complicaciones de la hemorragia por varices son:

✔ Infecciones: peritonitis bacteriana espontánea (PBE). Requiere tratamiento con cefalosporinas de tercera generación o quinolonas.

✔ Encefalopatía hepática.
✔ Fracaso renal.

El **tratamiento de la hemorragia por varices esofágicas** se muestra en la **Fig. 2-23** (**MIR 2007-2008, P011**; **MIR 2008-2009, P010**; **MIR 2009-2010, P035**). La **profilaxis primaria** (para evitar que sangren) y la **profilaxis secundaria** (para que no sangren una segunda vez) se muestran en la **Fig. 2-24** (**MIR 2005-2006, P008**). Actualmente existe consenso en que la ligadura endoscópica es el tratamiento más adecuado, descartándose cada vez más la esclerosis endoscópica por ser menos efectiva en la erradicación de las varices y por su alto porcentaje de complicaciones (**MIR 2015-2016, P070**).

El **tratamiento de las varices gástricas** está mucho menos consensuado que el de las esofágicas. El manejo del episodio agudo inicialmente es igual. La técnica endoscópica de elección para el control de la hemorragia es la inyección de pegamentos tisulares en vez de la ligadura con bandas. La **profilaxis** se realiza igualmente con β-bloqueantes.

La **gastropatía de la HTP** es la manifestación gástrica de la HTP. Son ectasias vasculares difusas en la mucosa que adoptan aspecto de sandía (*watermelon*). Más que hemorragia evidente, causa anemia crónica. El **tratamiento** son los β-bloqueantes o el tratamiento endoscópico con la fulguración de las lesiones con gas argón.

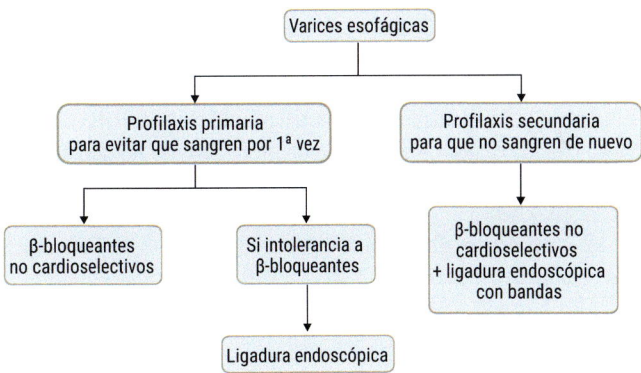

Fig. 2-24 | Algoritmo de profilaxis de las varices esofágicas. Son de alto riesgo las varices grandes (independientemente de que tengan o no puntos rojos), y aquellas que tengan puntos rojos (independientemente del tamaño).

10.3.3. Peritonitis bacteriana espontánea

La infección del líquido ascítico en el paciente cirrótico se conoce como peritonitis bacteriana espontánea (PBE); se denomina espontánea porque se produce en ausencia de perforación de víscera intraabdominal. La vía de infección es hematógena, no por paso directo de las bacterias intestinales al líquido ascítico. Es una infección grave que cursa con alta mortalidad. El microorganismo más frecuente es *Escherichia coli*.

La **clínica,** que puede ser inespecífica, consiste en distensión abdominal progresiva con dolor y en ocasiones incluso fiebre.

Fig. 2-23 | Algoritmo de tratamiento de la hemorragia por varices esofágicas. TIPS: derivación percutánea portosistémica intrahepática.

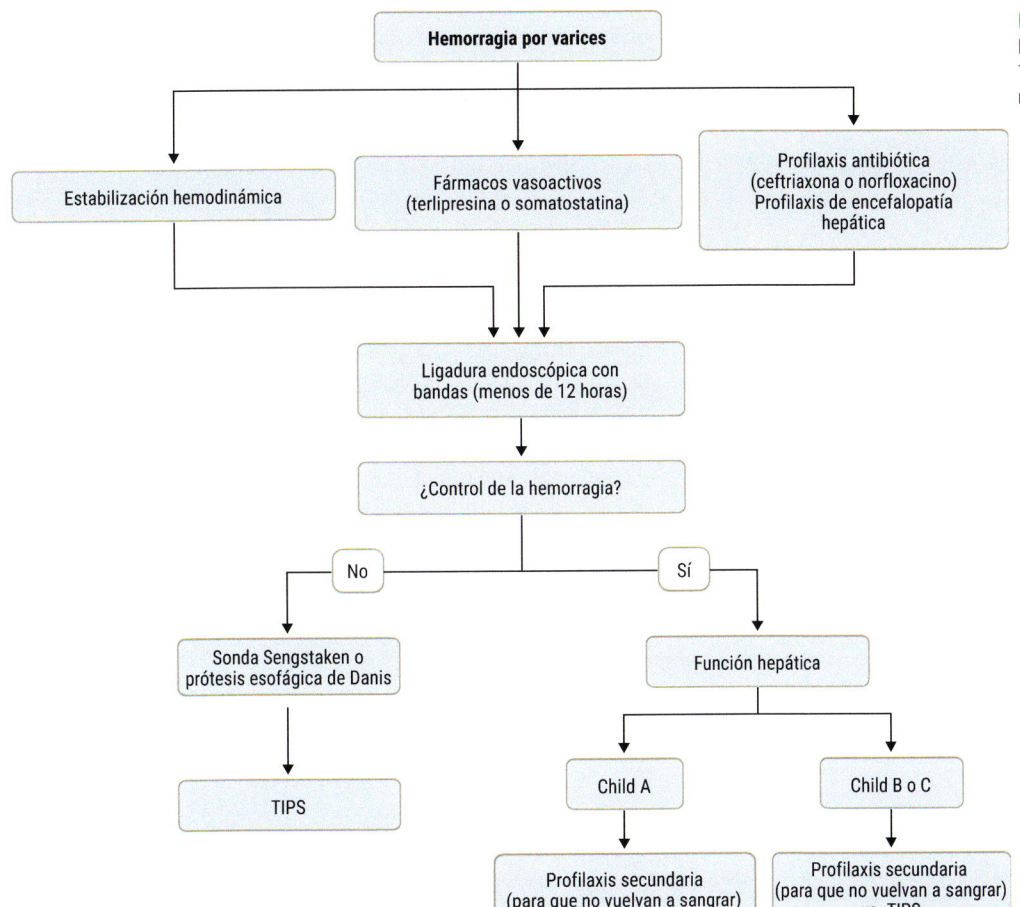

El **diagnóstico** se realiza por punción del líquido ascítico. **Se considera PBE cuando en el contaje celular del líquido ascítico aparecen más de 250 neutrófilos/mL.** El diagnóstico definitivo es el cultivo, pero es falsamente negativo en el 50 % (ascitis neutrofílica) de los casos. La existencia de un cultivo de líquido ascítico positivo con menos de 250 neutrófilos/mL se denomina bacterioascitis y debe considerarse como una PBE.

El **diagnóstico diferencial** debe realizarse con la **peritonitis bacteriana secundaria** (Tabla 2-13) (MIR 2005-2006, P010).

 Ante la sospecha de peritonitis bacteriana secundaria, lo primero que hay que hacer es una TC de abdomen.

El **tratamiento** consiste en:

✔ **Antibióticos.** Los más utilizados son las cefalosporinas de tercera generación (ceftriaxona o cefotaxima); aunque deben ajustarse a las características del medio y al antibiograma si los cultivos son positivos (MIR 2006-2007, P009; MIR 2015-2016, P074).

✔ **Albúmina.** Al menos en los casos graves (bilirrubina > 4 mg/dL y/o creatinina > 1,5 mg/dL) está indicada la infusión de dosis grandes de albúmina el día del ingreso y al tercer día, para prevenir la disfunción renal que puede causar la PBE. Y es que una de las causas más frecuentes de muerte en la PBE es precisamente la insuficiencia renal.

✔ **Profilaxis:**

  ✓ Secundaria (siempre tras un primer episodio de PBE): norfloxacino 400 mg diarios de forma indefinida (MIR 2019-2020, P099).

  ✓ Primaria:

   • En un episodio de hemorragia digestiva: norfloxacino o ceftriaxona durante 5 días.

   • Pacientes con ascitis sin PBE pero proteínas bajas (< 1,5 g/L) y mala función hepática (Child C): norfloxacino diario de forma indefinida.

10.3.4. Síndrome hepatorrenal

El síndrome hepatorrenal consiste en un fallo renal de origen funcional causado por las alteraciones hemodinámicas que ocurren en las fases más avanzadas de la cirrosis hepática y comporta una alta mortalidad.

Puede aparecer en el curso de la enfermedad de forma espontánea pero generalmente se da tras un desencadenante: infección (PBE), hemorragia, diuréticos, hepatitis aguda alcohólica, etc.

Al ser una alteración funcional, el **diagnóstico** es por exclusión:

✔ Diagnóstico establecido de cirrosis y ascitis.

✔ Fracaso renal agudo.

✔ Falta de respuesta tras 2 días consecutivos de expansión de volumen con albúmina (1 g por kilogramo de peso) y retirada de diuréticos. En caso de que mejore, estaríamos ante un fallo de origen prerrenal.

✔ Ausencia de *shock.*

✔ No uso actual o reciente de fármacos nefrotóxicos (AINE, antibióticos nefrotóxicos, contrastes yodados, etc.).

✔ Ausencia de signos macroscópicos de daño renal estructural, definidos por:

  ✓ Ausencia de proteinuria (> 500 mg/día).

  ✓ Ausencia de microhematuria (> 50 eritrocitos por campo de gran aumento).

  ✓ Ecografía renal normal.

 Ante una insuficiencia renal aguda en un paciente cirrótico, hay que hacer diagnóstico diferencial entre insuficiencia renal prerrenal y síndrome hepatorrenal (ambos cursan con excreción de sodio baja en orina) mediante la expansión de volumen con suero y albúmina. Si se corrige, se trata de insuficiencia renal prerrenal. Si no responde a la expansión de volumen, será un síndrome hepatorrenal.

Una vez establecido el diagnóstico de síndrome hepatorrenal, el **tratamiento** es la combinación de un vasoconstrictor esplácnico (en nuestro medio, terlipresina) con albúmina. A pesar de esto, el tratamiento falla en muchos pacientes; en este caso se pueden utilizar terapias puentes como la terapia renal sustitutiva (diálisis) o la implantación de un TIPS como medida desesperada.

Finalmente, sólo el trasplante hepático es el tratamiento eficaz para el síndrome hepatorrenal y debe plantearse en todos los pacientes que lo hayan padecido.

10.3.5. Encefalopatía hepática

El hígado es el primer paso para la detoxificación de los productos nitrogenados absorbidos en el intestino. La acumulación de amonio, fenol, benzodiacepinas, mercaptanos, etc., produce la intoxicación cerebral del paciente y provoca la sintomatología. El **síntoma** más característico es el *flapping* o asterixis, fundamentalmente en las manos.

La Tabla 2-14 muestra la clasificación de la encefalopatía hepática.

Tabla 2-13. Diagnóstico diferencial de la peritonitis bacteriana espontánea y la peritonitis bacteriana secundaria							
	PMN	**Glucosa**	**Proteínas***	**GASA**	**LDH**	**Cultivo**	**TC**
PBE	> 250	No ↓	↓	> 1,1	↑	Estéril o monomicrobiano	Normal
PBS	> 1.000	↓↓↓	↑	Cualquiera	↑↑↑	Polimicrobiano	Patológica

* Punto de corte 3,5g/dL. GASA: gradiente albúmina sangre-ascitis; N: normal; PBE: peritonitis bacteriana espontánea, PBS: peritonitis bacteriana secundaria; PMN: polimorfonucleares; TC: tomografía computarizada.

Tabla 2-14. Clasificación de la encefalopatía hepática en función del grado y síntomas (clasificación de West-Haven)

Grado	Síntomas	Flapping
1	Alteración del ciclo sueño-vigilia. Síntomas leves de confusión, euforia o labilidad emocional	+/-
2	Sopor, confusión moderada, alteración de la conducta, bradipsiquia y bradilalia	+
3	Obnubilación, habla ininteligible, agitación psicomotriz	+
4	Coma	-

La encefalopatía hepática se produce bajo dos condiciones: **enfermedad hepática avanzada** y *shunts* **portosistémicos,** ya sean intrahepáticos o extrahepáticos. Para su aparición suele ser necesaria la existencia de un **desencadenante:**

✔ Acumulación de amonio: estreñimiento, hemorragia digestiva, exceso de consumo de proteínas.
✔ Alteraciones electrolíticas.
✔ Fármacos: diuréticos especialmente, pero también los sedantes.
✔ Infecciones (especialmente la PBE, por lo que habría que realizar una paracentesis diagnóstica en los pacientes con encefalopatía y ascitis) (MIR 2014-2015, P043).

El **tratamiento** fundamental son los laxantes osmóticos (lactulosa o lactitol), incluso en los pacientes que no están estreñidos. La encefalopatía hepática es un cuadro recidivante que se puede cronificar, por lo que muchos pacientes necesitan tratamiento de mantenimiento, en este caso con un antibiótico oral no absorbible, la **rifaximina.**

Otros tratamientos con menos evidencia para casos refractarios son: antibióticos (neomicina, paramomicina, metronidazol), el flumacenilo o las técnicas de soporte hepático (diálisis con albúmina) como el MARS o el Prometheus.

 No toda disminución de consciencia en un paciente cirrótico es una encefalopatía hepática. Si tras 24 horas de un tratamiento antiencefalopatía adecuado, el paciente no mejora, estaría indicada la realización de una TC craneal para descartar otra patología (hemorragia, ictus, etc.). Otra indicación del TC en un paciente con sospecha de encefalopatía hepática es la presencia de focalidad neurológica.

10.3.6. *Shunts* portosistémicos

Los *shunts* (o comunicaciones) portosistémicos se forman en pacientes con cirrosis e hipertensión portal. Al haber resistencia al flujo sanguíneo portal se abren colaterales venosas para saltar el paso por el hígado, formándose los *shunts*, que son, por tanto, una conexión anormal entre las venas porta y las venas sistémicas. La sangre llega a la circulación sistémica sin haber pasado por el hígado. Por ello, los pacientes con *shunts* tienen riesgo de encefalopatía hepática. El tratamiento depende de como esté la función hepática:

✔ Si el MELD es < 11 y no hay otras complicaciones de la cirrosis: se debe intentar embolizar el *shunt* (radiología intervencionista).
✔ Si el MELD es 12-14: individualizar cada caso: embolización vs trasplante hepático.
✔ Si el MELD es > 14, o bien el paciente ha tenido historia de otras complicaciones de la cirrosis: valorar trasplante (MIR 2023-2024, P133).

10.4. Trasplante hepático

El trasplante hepático es uno de los actos quirúrgicos más complejos. Dado que el hígado es un órgano único y vital, el trasplante debe realizarse como última opción.

España es, a nivel mundial, el país con mejor ratio de donación por millón de habitantes. Aun así, el número de donaciones es insuficiente para la cantidad de enfermos que lo necesitan. Anualmente, de todos los pacientes que entran en lista de espera de trasplante hepático, llegan a trasplantarse el 70-80 %.

Fundamentalmente existen tres tipos de trasplante: **trasplante ortotópico** (de donante cadáver, hígado entero), **trasplante de donante vivo** (generalmente el lóbulo hepático derecho de un donante sano) y **trasplante** *split* (partición de un hígado para un receptor adulto y otro infantil).

10.4.1. Indicaciones y contraindicaciones

Básicamente existe **indicación** de trasplante hepático cuando la esperanza de vida sin trasplante es inferior al riesgo de muerte inherente a la intervención. También se considera indicación de trasplante aquella enfermedad hepática que condicione un deterioro muy importante de la calidad de vida.

Los pacientes con una puntuación **Child B7 o mayor, o MELD 15 o mayor,** deben ser evaluados para trasplante hepático (MIR 2018-2019, P077). Además, la puntuación **MELD es el mecanismo más extendido** para la asignación de órganos: a mayor MELD, situación más prioritaria en la lista (MIR 2015-2016, P076). Sin embargo, hasta el 40 % de las enfermedades hepáticas que tienen indicación para el trasplante no alteran el MELD al no cursar con insuficiencia hepática; en estos casos se asigna una puntuación consensuada, las **excepciones al MELD** (Tabla 2-15). Esto convierte el manejo de la lista de espera en un acto médico de altísima especialización.

Mención aparte requiere la situación del trasplante en el seno de un **fallo hepático fulminante.** En este sentido, cuando en un paciente **previamente sano** (sin cirrosis conocida) se produce una hepatitis fulminante y no tiene ninguna contraindicación absoluta, se puede incluir al enfermo en «urgencia cero» o trasplante hepático urgente con prioridad nacional. Cuando esto ocurre, el paciente es trasplantado con el primer órgano compatible que esté disponible a nivel nacional.

Contraindicación para trasplante es toda aquella patología intrahepática o extrahepática que determine un pronóstico de vida inferior al 50 % a 5 años. Luego, cada centro, adaptándose a unos

Tabla 2-15. Indicaciones de trasplante hepático

Enfermedad hepática con MELD ≥ 15 o Child ≥ B7

Excepciones al MELD

Hepatocarcinoma	Colangitis
Ascitis refractaria	Polineuropatía amiloidótica familiar
Síndrome hepatopulmonar	Fibrosis quística
Síndrome portopulmonar	Poliquistosis
Oxaluria	Colangiocarcinoma
Síndrome de Budd-Chiari	Otros tumores

criterios generales y particulares, establece contraindicaciones para el trasplante. En la Tabla 2-16 se adjunta un ejemplo que sirve a modo de ilustración (no hay que aprendérselo).

10.4.2. Complicaciones

La **supervivencia** de los pacientes trasplantados hepáticos está en el 85-90 % al año y el 65-75 % a los 5 años. Las causas de mortalidad vienen determinadas por el momento del trasplante y se relacionan directamente con las complicaciones, siendo las quirúrgicas las más frecuentes de forma precoz y las médicas de forma tardía.

✔ **Complicaciones médicas del trasplante hepático:**
  ⊘ **Infecciones:** relacionadas directamente con la terapia inmunosupresora para prevenir el rechazo. Son más graves durante los primeros meses del trasplante pero pueden aparecer en cualquier momento.
  ⊘ **Rechazo:** es una de las causas de pérdida del injerto a largo plazo. Daña tanto el epitelio biliar como el endotelio vascular (venoso y arterial). Según su presentación puede ser:
    • Agudo celular (75 %): reversible, generalmente aparece en el postoperatorio inmediato pero puede hacerlo en cualquier momento. Se trata con corticoides a altas dosis. Puede llevar a la pérdida del injerto de forma brusca pero la gran mayoría de las veces se controla con medicación. Cuando se controla, luego no impacta negativamente en la evolución del trasplante.
    • Crónico o ductopénico: rechazo larvado corticorresistente que produce daño a nivel de los conductos biliares. No responde bien al tratamiento inmunosupresor y puede llevar al retrasplante.
    • Mediado por inmunocomplejos: al contrario que en el trasplante renal, el rechazo HLA dependiente mediado por inmunocomplejos no tiene un papel muy importante en el trasplante hepático.
  ⊘ **Recidiva de la enfermedad de base:** tanto el VHB como el VHC vuelven a infectar el nuevo hígado, por lo que es necesario tratamiento antiviral para controlarlo. Además, las enfermedades autoinmunes como la CBP o la hepatitis

Tabla 2-16. Contraindicaciones para el trasplante hepático (ejemplo)

Contraindicaciones generales (para todos los pacientes)	Contraindicaciones específicas (paciente a paciente)
1. No otorgar el consentimiento informado 2. Trombosis espleno-mesentérico-portal que, a criterio del cirujano, impida el trasplante 3. Enfermedades extrahepáticas graves, incluyendo enfermedades psiquiátricas (en caso de enfermedad renal grave: valorar trasplante doble hepático y renal). Se incluye también la obesidad mórbida con índice de masa corporal > 35 kg/m^2, aunque la obesidad mórbida será valorada siempre caso por caso 4. Infecciones extrahepáticas graves. En caso de infección por VIH, se aplicará el protocolo vigente del Departamento de Salud (ver «Documento de consenso GESIDA/GESITRA-SEIM, SPNS y ONT sobre Trasplante de Órgano Sólido (TOS) en pacientes con infección por el VIH en España-2004», Rev Esp Trasp. 2004;13(4):277-88) 5. Edad avanzada. Entre 65-70 años se valora individualmente. Es muy raro que por encima de 70 años se realice trasplante hepático 6. Escasa posibilidad de seguir los controles y tratamientos necesarios después del trasplante 7. Ausencia de apoyo familiar adecuado 8. Hepatopatía extremadamente avanzada que comporte un riesgo quirúrgico inaceptable	Una o más de las siguientes: 1. Pacientes con antecedentes de neoplasia extrahepática (excepto cáncer cutáneo no melanoma) con período libre de enfermedad < 5 años y/o probabilidad de recidiva alta. Este criterio es válido en general, pero se valorará cada caso con el informe oncológico y el estadio evolutivo 2. En pacientes con alcoholismo: ✔ Período de abstinencia < 6 meses ✔ Deterioro neuropsicológico importante ✔ Circunstancias sociofamiliares desfavorables 3. En pacientes con otras drogadicciones: abuso o adicción a drogas en un período < 2 años 4. En pacientes con infección crónica por VHB: caso de replicación viral activa, con ADN-VHB positivo, determinado por hibridación o PCR simple. Dada la actual eficacia de los nuevos antivíricos tenofovir y entecavir, se puede trasplantar a un paciente con infección por VHB replicativo que no haya demostrado resistencia a ambos si se inicia el tratamiento a la vez 5. En pacientes con hepatocarcinoma: uno o más de los criterios siguientes: ✔ Nódulo único de diámetro > 5 cm ✔ Multinodular: más de 3 nódulos o diámetro del nódulo mayor > 3 cm ✔ Invasión tumoral vascular detectada por técnicas de imagen en estudio preoperatorio ✔ Metástasis extrahepáticas 6. En pacientes con hipertensión portopulmonar: presión pulmonar media > 45 mmHg (determinada por cateterismo) sin respuesta a vasodilatadores y con índice cardíaco < 3 L/min/m^2 7. En pacientes con síndrome hepatopulmonar: pO$_2$ basal < 50 mmHg (contraindicación relativa, a valorar individualmente) 8. En pacientes con insuficiencia hepática aguda: ✔ Edema cerebral incontrolable ✔ Fallo multiorgánico

PCR: reacción en cadena de la polimerasa; pO$_2$: presión parcial de oxígeno; VHB: virus de la hepatitis B; VIH: virus de la inmunodeficiencia adquirida.

autoinmune pueden reactivarse tras el trasplante y dañar el nuevo órgano.

- **Factores de riesgo cardiovascular:** la medicación inmunosupresora facilita la aparición de hipertensión arterial, diabetes mellitus, osteoporosis e insuficiencia renal.
- **Tumores** *de novo.*
- ✔ **Complicaciones quirúrgicas** (MIR 2014-2015, P005; MIR 2014-2015, P006): en el trasplante hepático es necesaria la realización de cuatro anastomosis (dos venosas: cava y porta; una arterial y una biliar):
  - **Biliares:** son las más frecuentes. Pueden dar lugar a estenosis que se suelen manejar con dilataciones por CPRE o CPTH (colangiografía percutánea transparietohepática), o a disrupciones que dan lugar a fugas, biliomas y sepsis. La colangiopatía isquémica se produce tras situaciones mantenidas de bajo gasto preoperatorio y condiciona un daño difuso de la vía biliar y pérdida del injerto.
  - **Arteriales:** la trombosis arterial aguda (menos de 7 días) requiere la realización de un retrasplante urgente. Por encima de esos 7 días, una trombosis arterial cursa de forma más larvada, aunque en la mayoría de las ocasiones provoca igualmente la pérdida del injerto, principalmente por lesiones isquémicas de la vía biliar (colangiopatía isquémica), y, por tanto, su tratamiento es el retrasplante.
  - **Venosas:** en general menos problemáticas, de la porta o de la cava.

10.4.3. Fármacos inmunosupresores

El pilar de la inmunosupresión en el trasplante hepático son los inhibidores de la calcineurina (inhibidores de la síntesis de interleucina 2). En la mayoría de los grupos de trasplante se asocian varios inmunosupresores para minimizar las dosis y, con ello, los efectos secundarios (Tabla 2-17).

11. Tumores hepatobiliares

 Sobre todo hay que saberse bien el hepatocarcinoma, ya que comprende la mayoría de las preguntas.

11.1. Tumores benignos hepáticos

La mayor parte de las veces se presentan como una masa hepática asintomática descubierta de forma casual. Haremos una breve descripción de los tumores más frecuentes, aunque lo más importante es el diagnóstico diferencial entre ellos, que se recoge en la Tabla 2-18.

11.1.1. Hiperplasia nodular focal

Tumor benigno poco frecuente, más frecuente en mujeres en edad fértil, asintomático y generalmente único. El diagnóstico se realiza por ecografía y RM con gadolinio. **Es característica la cicatriz central en las pruebas de imagen** (MIR 2021-2022, P016). En esa cicatriz central hay arterias, por lo que en el TC se va con hipercaptación central. Salvo si produce síntomas por tamaño, no requiere tratamiento ni seguimiento ya que no se maligniza (MIR 2007-2008, P013; MIR 2013-2014, P089).

11.1.2. Angioma

Es el tumor hepático más frecuente, totalmente benigno. Realmente no son neoplasias sino **malformaciones vasculares,** congénitas y asintomáticas (MIR 2005-2006, P012). Se producen por ectasia vascular, no por hiperplasia ni por hipertrofia. El diagnóstico (que suele ser incidental) es por ecografía y, si hay dudas, por RM. No precisan tratamiento salvo que sean muy grandes y den síntomas. Aparecen en el síndrome de Kasabach-Merritt (trombocitopenia, hemangioma gigante y coagulopatía de consumo) (MIR 2014-2015, P035).

11.1.3. Adenoma hepático

Tumor benigno, más frecuente en mujeres y muy relacionado con la **toma de anticonceptivos** y las glucogenosis. Pueden causar síntomas como dolor o hemorragia por rotura y tienen cierto potencial de malignización (10 %). El diagnóstico es por TC o RM, y el tratamiento, además de suspender los anticonceptivos, es quirúrgico, especialmente si hay sangrado o si son mayores de 5 cm.

11.1.4. Hidatidosis hepática

 NOTA: No es como tal un tumor, pero en la pregunta MIR 2022-2023, P012 incluyen el diagnóstico diferencial con el angioma. Es una infección parasitaria.

La hidatidosis o equinococosis es una zoonosis mundial que afecta con más frecuencia en zonas rurales. Los huevos del parásito (*E. granulosus*) se trasmiten por vía oral-fecal desde animales infestados (ganado y perros). Los huevos llegan hasta el hígado por vía portal, donde anidan y dan lugar a la formación de quistes (únicos o múltiples) que son la forma adulta del parásito.

La localización más frecuente del quiste es la hepática (más del 50 % de los quistes hidatídicos se hallan en el hígado), y luego la pulmonar. Con frecuencia, la hidatidosis hepática es un hallazgo casual en personas que no presentan ningún tipo de sintomatología (MIR 2022-2023, P012). Los síntomas que pueden aparecer son dolor en el hipocondrio derecho, masa palpable, ictericia y fiebre. El diagnóstico se realiza fundamentalmente mediante pruebas de imagen, siendo de elección la ecografía. En función de la imagen ecográfica se clasifican del I al V (Fig. 2-25).

Otros pilares del diagnóstico son la presencia de eosinofilia y la serología positiva para *E.granulosus* (pero recordad que tiene alto VPP, bajo VPN).

Los tipos IV y V se consideran inactivos e inertes.

Los tipos I y III se consideran viables, es decir con el parásito activo.

Tabla 2-17. Comparación de los inmunosupresores

Grupo terapéutico	Fármaco	Mecanismo de acción	Ventajas	Inconvenientes
Inhibidores de la calcineurina	Ciclosporina	Inhiben la síntesis de IL-2	Potencia inmunosupresora	Alteraciones metabólicas Nefrotoxicidad Hipertensión arterial
	Tacrolimus* (MIR 2013-2014, P084)		Mayor potencia El más usado	Síntomas neurológicos Interacciones farmacológicas
Antimetabolitos	Micofenolato	Inhiben la síntesis de purinas	No precisa monitorización No toxicidad renal	Baja potencia (no en monoterapia) Toxicidad medular
	Azatioprina			
Inhibidores de mTOR	Sirolimus	Inhiben mTOR (antiangiogénicos)	No toxicidad renal Cierto efecto antitumoral Pocas interacciones	Potencia media (no en monoterapia el primer año) Problemas de cicatrización de la herida quirúrgica
	Everolimus			
Anticuerpos monoclonales	Basiliximab	Anticuerpos contra el receptor de la IL-2	No toxicidad renal Gran potencia	Intravenosos Riesgo de infecciones

*Interacciones más relevantes del tacrolimus:

✔ Fármacos que pueden incrementar los niveles de tacrolimus: fluconazol, eritromicina, inhibidores de la proteasa VIH, claritromicina, antagonistas del calcio, anestésicos, miconazol, midazolam, quinidina, tamoxifeno, zumo de pomelo.

✔ Fármacos que pueden incrementar o disminuir los niveles de tacrolimus: metilprednisolona, prednisona.

IL-2: interleucina 2; mTOR: *mammalian target of rapamycin*

Tabla 2-18. Diagnóstico diferencial de los tumores benignos hepáticos

	Hiperplasia nodular focal	Angioma	Adenoma
Edad	20-40	30-50	30-40
Género	Mujer >> Hombre	Mujer > Hombre	Mujer >>>> Hombre
Diagnóstico	RM	Ecografía +/- RM	RM o TC
Histología	Proliferación de hepatocitos normales, conductos biliares y células hepáticas	Tumor vascular	Hepatocitos sin atipia
Típico	Cicatriz central	Realce	Cápsula Anticonceptivos orales
Complicaciones	Raras	Raras, sangrado	Malignización (grandes) Sangrado
Tratamiento	No requiere Cirugía si síntomas	No requiere Cirugía si síntomas	Cirugía Suspender anticonceptivos

RM: resonancia magnética; TC: tomografía computarizada.

Indicación de tratamiento: quistes viables (tipos I, II y III) que sean sintomáticos o muy grandes (hay mucha discrepancia en cuanto a definir que es grande, suele aceptarse más de 5-7 cm). Los tipos IV y V no se tratan ya que están calcificados y sin viabilidad infecciosa.

El tratamiento de la hidatidosis se basa en:

✔ Medidas preventivas: higiénicas y veterinarias (manipulación adecuada de las vísceras animales y el control sanitario de los perros).

✔ Cirugía: es el tratamiento de elección, está indicada ante la presencia de quistes de gran tamaño, infectados, de localización anatómica vital y quistes superficiales o con riesgo de rotura.

✔ Técnica PAIR: consiste en aspiración del quiste e inyección posterior de una sustancia esclerosante (etanol). Contraindicada en quistes con comunicación biliar.

✔ Farmacológico: actualmente el fármaco de elección para el tratamiento de la equinococosis quística es el albendazol.

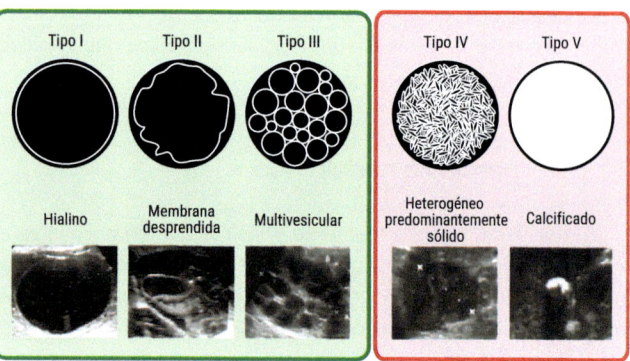

Fig. 2-25 | Clasificación de la hidatidosis hepática.

11.2. Hepatocarcinoma

Es el tumor más paradigmático de la enfermedad hepática.

11.2.1. Epidemiología y factores de riesgo

Es una complicación de la cirrosis hepática, pero puede aparecer en pacientes sin cirrosis como por ejemplo, en infección crónica por VHB, infección crónica por VHC, enfermedad grasa no alcohólica y en mutaciones de genes y tóxicos (MIR 2006-2007, P008).

Dependiendo del número, tamaño y localización pueden ser desde asintomáticos hasta producir síntomas por compresión o incluso fallo hepático.

Tiene una incidencia del 4 % anual en los pacientes con cirrosis y suele aparecer entre los 50 y 70 años de edad (MIR 2010-2011, P038).

11.2.2. Diagnóstico y seguimiento

El diagnóstico se establece mediante **pruebas de imagen,** ya que, aunque muchos son productores de alfafetoproteína (AFP), su uso actualmente no está recomendado para el cribado ni para el diagnóstico (MIR 2003-2004, P022).

En general, todo **paciente cirrótico** y aquél que tenga una hepatopatía de riesgo para el desarrollo de un carcinoma hepatocelular (CHC) debe someterse **cada 6 meses a una ecografía de cribado.**

Ante la aparición de un nódulo sospechoso en la ecografía, el diagnóstico se puede realizar por TC o RM con contraste, que demuestra la **imagen típica de hipercaptación en fase arterial con lavado rápido en fase portal** (*washout*) (MIR 2006-2007, P012; MIR 2011-2012, P001; MIR 2021-2022, P016). Si esto es así, no es necesaria la confirmación histológica para establecer el diagnóstico, la cual, se reserva para los casos dudosos. La ecografía con contraste actualmente no se utiliza para el diagnóstico.

En la Fig. 2-26 se muestra el algoritmo de seguimiento ante la aparición de un nódulo hepático (MIR 2021-2022, P137).

La clasificación LI-RADS (*Liver Imaging - Reporting and Data System*), recientemente propuesta aunque no implantada de forma general, intenta caracterizar las lesiones hepáticas en función de su tamaño y comportamiento radiológico para el diagnóstico de CHC: LI-RADS 1 y 2 son lesiones benignas; LI-RADS 3, indeterminadas (hasta un 40 % pueden ser malignas), LI-RADS 4 y 5, diagnósticas de CHC. Una vez que se diagnostica un hepatocarcinoma se debe solicitar un estudio de extensión (TC torácico, TC craneal, gammagrafía ósea) para ver si hay afectación a distancia que pueda tener implicaciones en el tratamiento (MIR 2021-2022, P137).

11.2.3. Clasificación y tratamiento

 Es lo más importante del hepatocarcinoma.

Los **tratamientos curativos** son el trasplante hepático y la cirugía, y en caso de tumores pequeños, las técnicas ablativas (radiofrecuencia y termoablación con microondas) (Tabla 2-19). La **clasificación de la Barcelona Clinic Liver Cancer (BCLC)** es la más utilizada para el manejo del CHC (Fig. 2-27) (MIR 2004-2005, P022; MIR 2005-2006, P022; MIR 2006-2007, P012; MIR 2011-2012, P002; MIR 2011-2012, P038; MIR 2012-2013, P039; MIR 2017-2018, P084).

El algoritmo de la BCLC tiene la ventaja de que clasifica a los pacientes para darles el mejor tratamiento. Para dicha clasificación usa 3 parámetros:

1. **PS:** *performance status.* Se refiere a la calidad de vida del paciente y los síntomas. Va de 0 a 4. No hay que sabérselo de memoria, solo entenderlo. El 0 corresponde a una persona que hace una vida normal. El 2 a una persona que solo necesita asistencia ocasionalmente y está menos del 50 % del tiempo en reposo. El 4 es una persona con una incapacidad total y que está en reposo o postrado el 100 % del tiempo. En las preguntas MIR nunca ha aparecido esto, y siempre que han preguntado en un caso clínico por el tratamiento de un hepatocarcinoma, no dicen nada del PS y se asume que es un paciente que es candidato a tratamiento. Pero hay que usar el sentido común: si una pregunta indica que un paciente con un hepatocarcinoma es totalmente dependiente para sus actividades básicas, tiene muchos síntomas, no sale de casa, ni de la cama, directamente pasa a un tratamiento paliativo sintomático; este paciente está completamente a la derecha del algoritmo.

2. **Función hepática.** Punto importante. Un paciente con una enfermedad avanzada, que viene a ser un CHILD B con ascitis no se le puede ofrecer ni resección, ni quimioembolización, ni tratamiento quimioterápico ya que su función hepática está muy deteriorada y no lo aguantaría. En estos casos de función hepática deteriorada la única opción es el trasplante hepático. Con ello se trata a la vez la cirrosis y el tumor. Pero para que se pueda trasplantar debe cumplir los criterios de MILAN: 1 nódulo único de < 5 cm, o bien 3 nódulos siendo todos y cada uno de ellos < 3 cm, y no tener ninguna otra contraindicación para el trasplante (v. apartado de *Trasplante*).

3. **Número y tamaño de los nódulos.** Este es el punto principal en la mayoría de preguntas MIR.

En resumen:

✔ Paciente con una enfermedad hepática avanzada (CHILD B/C), muy sintomática, no trasplantable, bien por edad o por un tumor, que excede los criterios de MILAN o es metastásico, y que le afecta mucho a la calidad de vida: **tratamiento paliativo sintomático.**

✔ Un paciente con una cirrosis avanzada o descompensada, que es un CHILD B con ascitis, solamente se le puede ofrecer **trasplante hepático,** y para ello debe cumplir los **criterios de MILAN.**

✔ La opción que queda y que es la que constituye la mayoría de casos clínicos del MIR son pacientes con una buena función hepática y sin síntomas relevantes. En estos casos hay que ver el tercer pilar que decide el tratamiento: el número y tamaño de los nódulos.

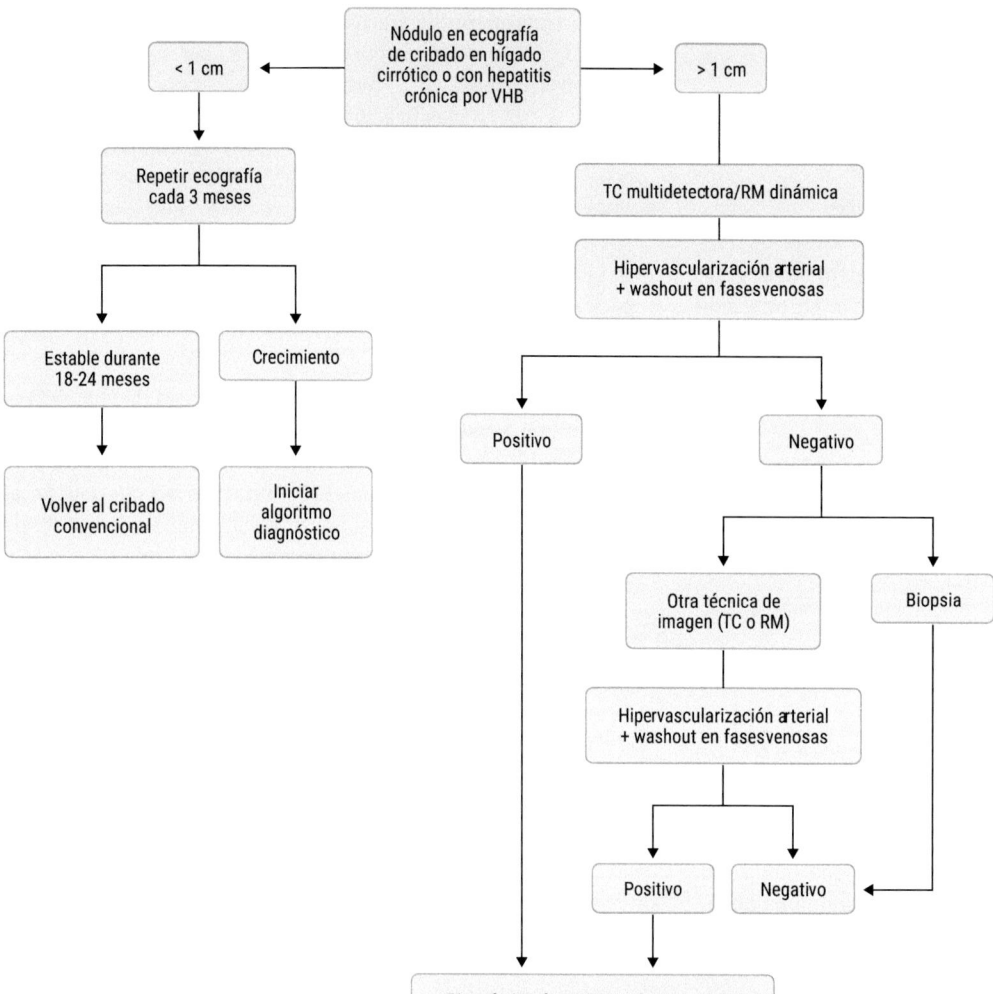

Fig. 2-26 | Algoritmo de seguimiento de los nódulos hepáticos. VHB: virus de la hepatitis B. Med Clin (Barc). Forner A. 2016

⌀ Nódulo único de menos de 2 cm: **resección quirúrgica o ablación por radiofrecuencia**. Ambas son igual de buenas. ¿Entonces cuál?, depende de la localización que puede influir en dificultad técnica para los dos tratamientos, experiencia del centro, etc.

⌀ Nódulo único o bien 2-3 nódulos todos ellos menores de 3 cm. Si es un muy buen candidato quirúrgico se puede hacer **resección hepática**. <u>NOTA importante</u>: si el nódulo es único no hay límite de tamaño. Sin embargo, es muy raro que un tumor de más de 4-5 cm sea único, ya que cuanto más grande es un tumor van apareciendo nódulos satélites que hacen que lo más probable sea encontrar un nódulo de 4 cm, y al lado uno de 2 cm. En caso de que no sea buen candidato para una resección quirúrgica porque tenga algo afectada la función hepática (por ejemplo bilirrubina 2-3 mg/dL, albúmina 2,5-3,5 mg/dL, ascitis leve) pero el paciente se puede trasplantar, **trasplante hepático si cumple los criterios de MILAN (nódulo único de < 5 cm, o bien un máximo de 3 nódulos todos ellos menores de 3 cm)**. En caso de que no se pueda trasplantar por ejemplo por edad (> 65 años) se puede hacer **ablación por radiofrecuencia**.

⌀ Si hay varios nódulos (multinodular) y el paciente no se puede operar (ni trasplante, ni resección quirúrgica de los nódulos por estar muy separados lo que conllevaría extirpar demasiado hígado) el tratamiento de elección es la **quimioembolización**.

⌀ Por último, si el paciente tiene buena función hepática, pero tiene un hepatocarcinoma que invade estructuras vasculares, o tiene multitud de nódulos inabarcables mediante quimioembolización, el tratamiento debe ser **quimioterapia sistémica**. Actualmente se está avanzando muchísimo y muy rápido en la quimioterapia del hepatocarcinoma. Estos son los fármacos quimioterápicos:

• Primera línea: novedad desde 2022 (muy preguntable en el examen MIR). El fármaco de elección es el atezolizumab + bevacizumab (atezo+beva). El sorafenib era el que se usaba en primera línea, pero ha sido superado por la combinación atezo+beva (MIR 2022-2023, P131).

• Seguna línea: regorafenib, inmunoterapia (nivolumab), cabozantinib, lenvatinib, ramucirumab.

En la Fig. 2-28 se expone el algoritmo más simplificado que el de la BCLC.

 El tratamiento del hepatocarcinoma en la cirrosis descompensada es el trasplante hepático si no existe contraindicación.

Tabla 2-19. Técnicas de tratamiento del hepatocarcinoma

Técnica de tratamiento	Consideraciones prácticas	
Ablación percutánea	1 o 2 nódulos (mejor 1 solo), de < 3 cm NOTA: entre radiofrecuencia o microondas, se prefiere la primera por tener más evidencia y experiencia	**Radiofrecuencia**: < 2 cm y lejos de estructuras vecinas (vesícula, vasos principales, cápsula) **Microondas**: lesiones de hasta 3 cm y no daña tanto las estructuras vecinas
Resección quirúrgica	1 nódulo (o 2 muy próximos) Pacientes sin hipertensión portal Resección lo más económica posible (segmentectomía)	
TACE	Entre 2-4 nódulos. Tamaño límite para que la TACE sea eficaz: 5-6 cm Nota: Además del tamaño, también depende de la vascularización que se vea en las pruebas de imagen. Por ejemplo, en un nódulo de 4 cm pero con muchos vasos nutricios, la TACE se puede intentar pero probablemente no será eficaz ya que alguna arteria nutricia puede quedar sin embolizar y el tumor persistir y seguir creciendo. En ese caso se pasa a otro tratamiento.	
Quimioterapia sistémica	Cualquiera de estos casos: ✔ Multinodularidad > 3-4 nódulos ✔ Afectación vascular ✔ Afectación extrahepática	
Trasplante hepático	Única opción si mala función hepática (Child ≥ 9, o Child B con ascitis) Tiene que cumplir criterios de MILÁN Nota: en la última guía clínica se introduce el concepto de *downstaging*: un tumor que supera por poco los criterios de MILÁN, se puede tratar y si en la evolución se consigue que cumpla los criterios de MILÁN se puede valorar el trasplante	

TACE: quimioembolización

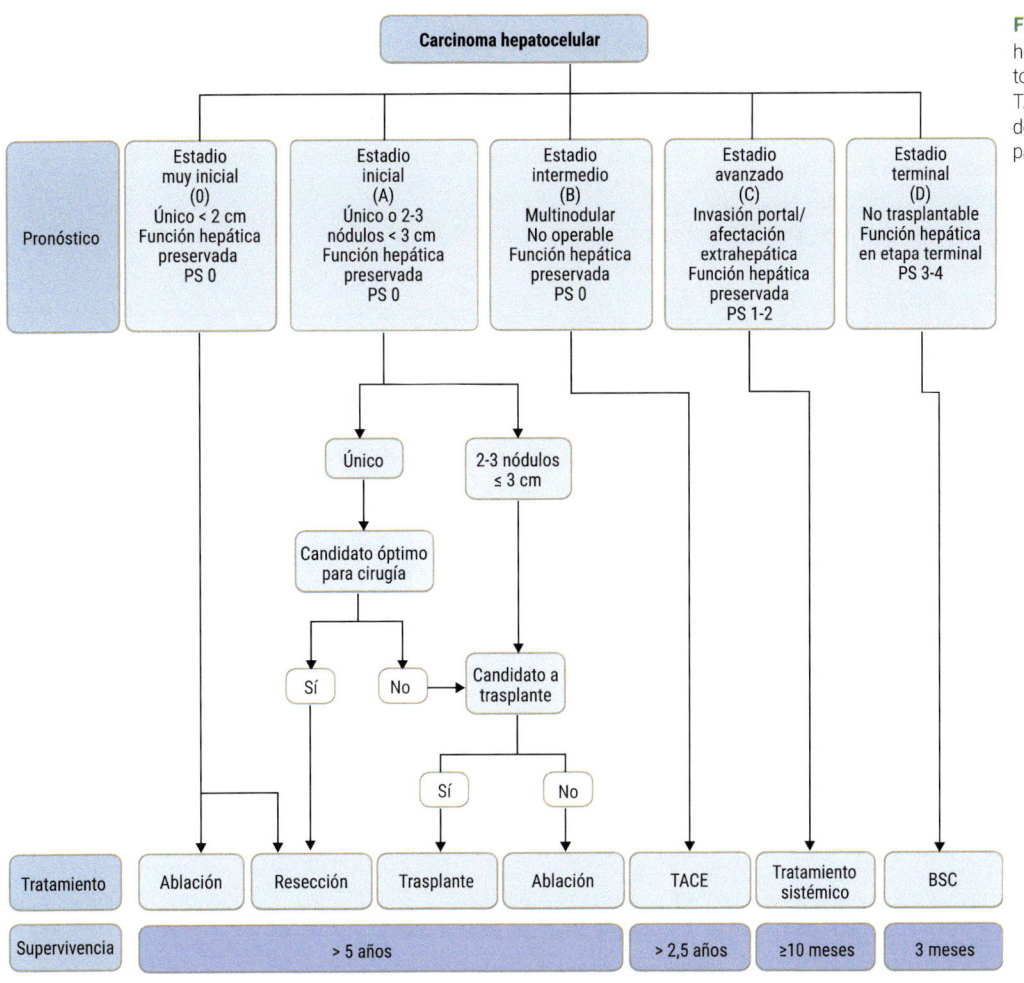

Fig. 2-27 | Algoritmo de tratamiento del hepatocarcinoma. BSC: mejor tratamiento de soporte; PS: performance status; TACE: quimioembolización. Modificado de: EASL CPG 2018: management of hepatocellular carcinoma.

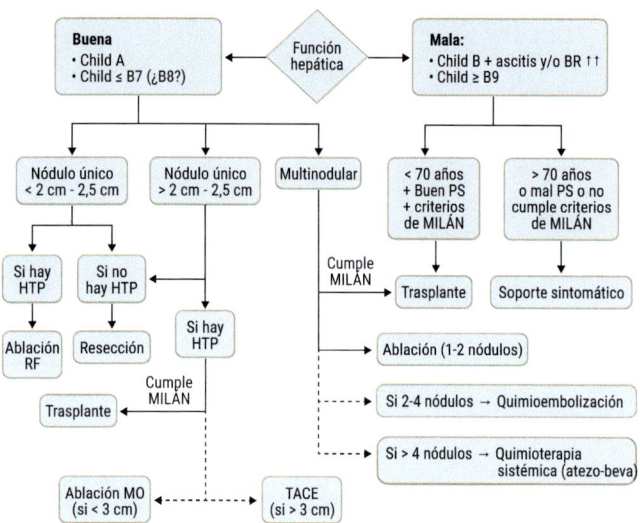

Fig. 2-28 | Tratamiento del hepatocarcinoma.

11.3. Metástasis hepáticas

El hígado, por su localización y características anatómicas, es un órgano diana de metástasis de numerosos tumores, fundamentalmente adenocarcinomas y carcinomas indiferenciados, y más raramente de los de células escamosas. Son 20 veces más frecuentes las metástasis hepáticas procedentes de otros tumores que los tumores primarios del hígado.

Los tumores que con más frecuencia metastatizan en hígado son los del aparato digestivo (en especial el cáncer colorrectal), pulmón, mama, melanoma y linfoma. Son raros los de tiroides y próstata (**MIR 2008-2009, P139**). El cáncer de recto inferior, por su vascularización hemorroidal, puede metastatizar en el pulmón sin afectación hepática.

Analíticamente presentan un **patrón ocupacional consistente en un aumento de las enzimas de colestasis (fosfatasa alcalina y GGT) con bilirrubina normal**. Este patrón analítico se conoce como colestasis disociada. El diagnóstico se realiza con pruebas de imagen (TC). El tratamiento es el de la enfermedad de base, principalmente quimioterapia. En algunos tumores (como el de colon), y en determinados pacientes, se puede realizar cirugía de resección de las metástasis.

11.4. Tumores de la vía biliar intrahepática: colangiocarcinoma

El colangiocarcinoma es el segundo tumor primario más frecuente del hígado, tras el CHC. Se origina a partir de las células epiteliales de los conductos biliares intrahepáticos.

La clínica viene determinada por las complicaciones locales, siendo frecuente la obstrucción biliar y por tanto la ictericia. Se asocia a: enfermedad de Caroli, quistes de colédoco, atresia biliar, colangitis esclerosante, infección por *Clonorchis sinensis* y hepatolitiasis. El diagnóstico se alcanza mediante pruebas de imagen y confirmación histológica, siendo el CHC el tumor con el que hay que realizar el diagnóstico diferencial, especialmente en pacientes con enfermedad hepática crónica. Desde el punto de vista histológico el hepatocarcinoma es un tumor muy celular donde se observan multitud de células tumorales. Sin embargo, y como se puede ver en la imagen de la pregunta **MIR 2019-2020, P004** en el colangiocarcinoma se observa una gran reacción desmoplásica, con mucha fibrosis y bandas de colágeno, sin observarse mucha celularidad, lo cual es típico del colangiocarcinoma. El tratamiento es la resección quirúrgica. Cuando no es posible, el tratamiento paliativo consiste fundamentalmente en la inserción de prótesis para el drenaje de la vía biliar.

 El pronóstico del colangiocarcinoma es tanto peor cuanto más proximal sea su localización en la vía biliar.

 Puntos clave

✔ La primera prueba a solicitar en un paciente con colestasis es una ecografía abdominal.

✔ El síndrome de Gilbert cursa con hiperbilirrubinemia indirecta.

✔ Los virus con vocales (A, E) se trasmiten por vía fecal-oral, no cronifican (salvo el E en inmunodeprimidos). Los virus con consonantes (B, C, D) se trasmiten por vía parenteral.

✔ HbsAg+: presencia del virus. HbeAg y DNA-VHB: marcadores de replicación/infección activa. El AntiHbs aislado indica vacunación. La IgM-AntiHbc indica hepatitis aguda por VHB

✔ Fase inmunotolerante: HbsAg+, DNA elevado, AST-ALT normales. Sin lesión hepática. Portador sano: HbsAg+, DNA < 2000, AST-ALT normales. En estas 2 fases no está indicado el tratamiento.

✔ Hepatitis crónica: HbsAg+, HbeAg +/-, AntiHbc IgG+, AntiHbs negativo, DNA > 2.000-20.000

✔ Indicación de tratamiento con tenofovir o entecavir: transaminasas elevadas, DNA-VHB elevado y daño hepático en biopsia o FibroScan®.

✔ El VHB no se cura. Con inmunosupresión/quimioterapia se puede reactivar.

✔ La hepatitis C se cura con antivirales de acción directa. El sofosbuvir es pangenotípico.

✔ El VHD solo puede infectar a pacientes que tengan hepatitis B. Coinfección del VHD. En pacientes con hepatitis aguda B (AntiHbc-IgM+). Sobreinfección del VHD. Peor. Más riesgo de fulminante. Más riesgo de cronicidad. Más progresión a cirrosis. En pacientes AntiHbc-IgG+.

✔ VHE. Más peligroso en embarazadas. Puede cronificar en pacientes inmunosuprimidos.

✔ 1ª causa de hepatotoxicidad por fármacos: el paracetamol. Tratamiento: N-acetilcisteína.

✔ Fallo hepático fulminante: encefalopatía y coagulopatía. Tratamiento: soporte y trasplante.

- Hepatopatía por alcohol. Típico GOT/GPT > 2.
- Hepatitis autoinmune. Anticuerpos positivos (ANA, AML, SLA/LP, LKM) + IgG alta + biopsia (hepatitis de interfase, células plasmáticas). Tratamiento: corticoides e inmunosupresores.
- Colangitis biliar primaria. Mujeres; colestasis; vía biliar intrahepática; asociación con otras autoinmunes; AMA-M2; IgM elevada; Tratamiento: ursodeoxicólico y fibratos si no responde.
- Colangitis esclerosante primaria. Varones; colestasis; colitis ulcerosa asociada con mucha frecuencia; estenosis y dilataciones segmentarias de la vía biliar; riesgo de colangiocarcinoma.
- Enfermedad hepática por grasa. Manifestación hepática del síndrome metabólico. Resto de estudios de hepatopatía negativos. Tratamiento: dieta y ejercicio.
- Hemocromatosis hereditaria. Gen *HFE*. Aalelo C282Y (cromosoma 6). Aumento de ferritina con IST elevado. Enfermedad sistémica. Alto riesgo de carcinoma hepatocelular. Tratamiento: sangrías periódicas. Si no lo tolera: quelantes del hierro vía oral (desferroxiamina, desferasirox).
- Enfermedad de Wilson. Gen *ATP7B* (cromosoma 13). Acumulación del cobre. Diagnóstico: ceruloplasmina baja, cobre en orina elevado, cobre libre en sangre aumentado. Clínica hepática y neurológica. Anillo de Kayser-Fleischer. Tratamiento: trientina y zinc.
- Déficit de α-1-antitripsina. Cromosoma 14. En el pulmón hay enfisema por falta de α1AT. En el hígado es una enfermedad de depósito. Variabilidad de expresión fenotípica.
- Cirrosis cardíaca. Por enfermedad cardíaca con acumulación retrógrada de sangre, congestión hepática. Dato típico: ascitis con proteínas altas. Tratamiento: el de la cardiopatía.
- La cirrosis hepática es la fase final donde convergen numerosas enfermedades hepáticas, especialmente la hepatitis C y el alcohol. Es reversible si se corrige el factor precipitante. Todo paciente cirrótico debe ser evaluado mediante técnicas de imagen (eco y endoscopias) y analíticas para establecer su situación funcional y realizar el despistaje de complicaciones.
- Las principales complicacionesde la cirrosis derivan de la HTP y son: la ascitis, las varices, la peritonitis bacteriana espontánea, el síndrome hepatorrenal y la encefalopatía hepática.
- El trasplante hepático es el tratamiento en las hepatopatías en estado terminal. La inclusión en lista se establece por función hepática (Child y MELD) aunque existen excepciones al MELD. Los fármacos inmunosupresores más importantes son los inhibidores de la calcineurina.
- El adenoma, la hiperplasia nodular focal y los angiomas son los tumores hepáticos benignos.
- El hepatoma y colangiocarcinoma son los tumores malignos primarios hepáticos + frecuentes.
- Tratamiento del hepatoma. Curativos: cirugía, trasplante hepático y ablación percutánea. Paliativos: quimioterapia o radioembolización y el sorafenib.
- Las metástasis hepáticas son asiento frecuente de tumores digestivos, pulmón, mama y melanoma.

3 Neurocirugía

Orientación MIR

La neurocirugía es uno de los temas más rentables para el MIR.

✔ **Patología raquimedular**: conocer la localización topográfica de las hernias discales según la clínica (motora, sensitiva, reflejos) y su manejo terapéutico. Manejo terapéutico de la lumbalgia.

✔ **Tumores cerebrales**: conocer la orientación diagnóstica en función de la localización del tumor y la edad del paciente y las principales características de cada tipo.

✔ **Traumatismos craneoencefálicos**: conocer la escala de Glasgow, el diagnóstico y el tratamiento de los hematomas epidurales y subdurales.

1. Patología raquimedular

Se revisan cuadros como la lumbalgia, las hernias discales, la estenosis del canal lumbar, la siringomielia y los tumores raquimedulares.

1.1. Lumbalgia

Es un motivo frecuente de consulta y la principal causa de discapacidad en mayores de 45 años. Cursa con dolor lumbar normalmente autolimitado, que puede irradiarse al glúteo y al muslo, sin sobrepasar la rodilla.

Etiología. La mayoría son de **causa mecánica** (sobreesfuerzo), siendo otras etiologías menos frecuentes (lesiones tumorales primarias o secundarias, traumatismos, infecciones, etc.).

Manifestaciones clínicas. Es fundamental la historia clínica y la exploración física para detectar **signos de alarma** (paresia importante, pérdida del control de esfínteres o anestesia en silla de montar). Una vez descartados, se debe considerar la existencia de **criterios de gravedad** (Tabla 3-1); si no existen, no son necesarias las pruebas complementarias para el diagnóstico (MIR 2018-2019, P200).

Tratamiento. En la (Fig. 3-1) se muestra el manejo diagnóstico-terapéutico de la lumbalgia (MIR 2023-2024, P107; MIR 2004-2005, P087).

Tabla 3-1. Criterios de gravedad en la lumbalgia (MIR 2022-2023, P117)

Inicio en menores de 20 años o mayores de 55 años

Características del dolor: no influido por los movimientos, que no calma con el reposo, de predominio nocturno, exclusivamente dorsal

Déficit neurológico distinto de los signos de alarma

Deformidad estructural

Clínica constitucional: mal estado general, pérdida de peso

Alta probabilidad de infección: fiebre, clínica infecciosa, inmunodeprimidos, adictos a drogas por vía parenteral

Antecedentes de cáncer, enfermedad sistémica grave, uso reciente de corticoides, traumatismo reciente

 En las lumbalgias sin signos de alarma el reposo absoluto está contraindicado, se recomienda reposo relativo.

1.2. Hernias discales

Son protrusiones del disco intervertebral que pueden provocar clínica de dolor y déficits neurológicos por compresión de estructuras nerviosas. La compresión se produce generalmente a nivel de las raíces nerviosas, aunque a niveles cervicales y torácicos se puede ocasionar compresión medular, lo que producirá clínica de primera motoneurona y un nivel sensitivo. A partir de la vértebra L1 ya sólo encontramos raíces nerviosas, por lo que las hernias situadas por debajo de este nivel únicamente producirán clínica radicular.

A **nivel cervical**, las raíces nerviosas que salen por el agujero de conjunción llevan el nombre de la vértebra inferior (p. ej. la raíz

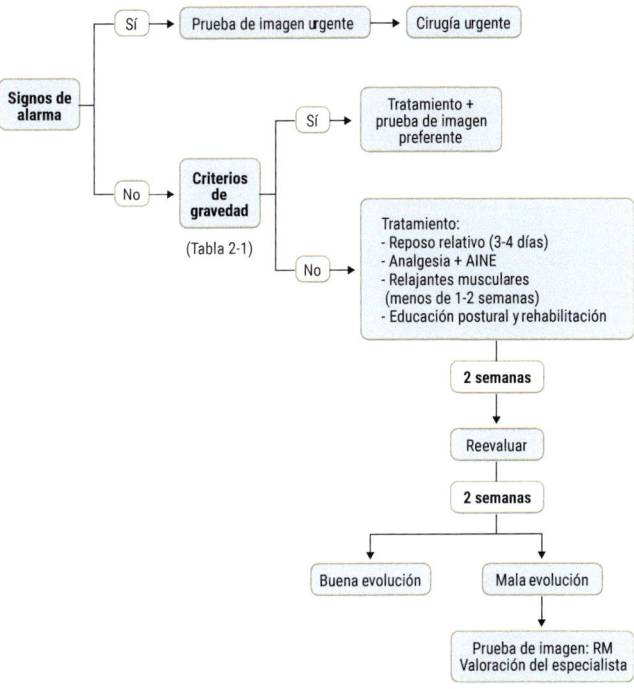

Fig. 3-1 | Manejo diagnóstico-terapéutico de la lumbalgia. *Signos de alarma: paresia importante, pérdida del control de esfínteres o anestesia en silla de montar. Los factores de gravedad se reflejan en la . AINE: antiinflamatorios no esteroideos; RM: resonancia magnética.

C6 sale entre las vértebras C5 y C6). Las raíces nerviosas salen horizontalmente y se comprimen sólo por hernias situadas al mismo nivel, por lo que una hernia C5-C6 producirá compresión de la raíz C6. La hernia cervical más frecuente es la C6-C7 seguida de la C5-C6.

A **nivel toracolumbar y sacro**, la raíz que sale por el agujero de conjunción lleva el nombre de la vértebra superior (**MIR 2010-2011, P219**). Las raíces siguen un camino descendente desde el nivel medular del que parten hasta su agujero de conjunción correspondiente. Pueden ser comprimidas por hernias situadas justo a su salida (foraminales) o más arriba durante su descenso por el canal medular (hernias posterolaterales).

A **nivel lumbar**, las hernias a nivel del agujero de conjunción (foraminales), que comprimen la raíz a su salida, son poco frecuentes, mientras que las posterolaterales (más frecuentes) comprimen la raíz que está descendiendo y llevan el nombre de la vértebra inferior (**Fig. 3-2**). Las hernias lumbares más frecuentes son las posterolaterales L5-S1 (compresión de la raíz S1. **MIR 2017-2018, P175**) seguidas de L4-L5 (compresión de la raíz L5).

Manifestaciones clínicas (**Fig. 3-3**) y (**Fig. 3-4**). Producen dolor cervical o lumbar irradiado a las extremidades dependiendo de su localización. El dolor se exacerba con los movimientos o las posturas mantenidas. Algunas maniobras exploratorias que exacerban el dolor son la de **Lasègue** (dolor irradiado a la extremidad inferior al elevarla extendida en decúbito supino, a menos de 60 grados) y la de **Bragard** (reproducción del dolor con la flexión dorsal del pie durante la maniobra de Lasègue) (**Fig. 3-5**). Pueden asociar hipoestesia en el dermatoma correspondiente, paresia de la musculatura inervada por la raíz correspondiente e hipo/arreflexia del reflejo dependiente de la raíz afecta.

Diagnóstico. La prueba de elección y más sensible es la **resonancia magnética** (RM) (**Fig. 3-6**) y (**Fig. 3-7**), aunque también se puede usar la tomografía computarizada (TC), normalmente reservadas para casos que no mejoran con el tratamiento conservador. El electromiograma (EMG) determina la raíz afecta y el grado de afectación.

Tratamiento (**MIR 2010-2011, P097**). El tratamiento es **conservador** (4-6 semanas). Se recurrirá a la cirugía (hernias cervicales: discectomía anterior con injerto intersomático; hernias lumbares: discectomía posterior con o sin artrodesis) en casos de:

✔ Fracaso del tratamiento conservador (al menos 4-6 semanas).
✔ Déficit agudo motor (urgente) o progresivo (motor o sensitivo).
✔ Síndrome de la cola de caballo: producido por la compresión de varias raíces lumbosacras de forma simultánea (anestesia «en silla de montar», pérdida del control de esfínteres).

1.3. Estenosis del canal lumbar

Estrechamiento del canal lumbar que condiciona la compresión de la médula, la cola de caballo o el compromiso vascular de las mismas (**Fig. 3-7**). Puede ser congénita o adquirida (es más frecuente la causa **degenerativa** sobre una predisposición congénita). Es la causa más frecuente de claudicación neurógena en el anciano, sobre todo en varones.

Manifestaciones clínicas. Claudicación neurógena con dolor, acorchamiento y parestesias lumbares en las nalgas y en las piernas. Es importante el diagnóstico diferencial con la claudicación vascular (**Tabla 3-2**) (**MIR 2003-2004, P087**; **MIR 2006-2007, P062**; **MIR 2008-2009, P057**; **MIR 2012-2013, P079**; **MIR 2013-2014, P160**).

Tratamiento. Inicialmente es médico. Si existe clínica incapacitante o déficit neurológico progresivo, se plantea la cirugía (laminectomía).

1.4. Siringomielia

Existencia de cavidades quísticas en el interior de la médula normalmente a nivel cervical (hidromielia si se producen a nivel de la cavidad ependimaria, y siringomielia cuando se producen fuera, pudiendo comunicarse con ella o no). Con frecuencia asocia **malformaciones** de la columna vertebral (en un 90 % malformación de **Arnold-Chiari de tipo I**) (**Fig. 3-8**).

Manifestaciones clínicas. La mayoría son **asintomáticas**. Con la progresión se puede ocasionar un **síndrome centromedular**, que cursa con un déficit sensitivo suspendido disociado (hipoestesia termoalgésica con preservación de la artrocinética); o atrofia y debilidad en la musculatura de las manos. Si se extiende cranealmente (siringobulbia) produce clínica bulbar.

Diagnóstico. La prueba de elección es la RM y, como alternativa, la mielo-TC.

Tratamiento. Sólo se tratarán los casos sintomáticos.

1.5. Tumores raquimedulares

Cursan con síndrome de compresión medular aguda o progresiva, que incluye las siguientes manifestaciones:

✔ Dolor de predominio nocturno que se exacerba con los movimientos y el Valsalva.
✔ Afectación de las vías largas (déficit motor y sensitivo por debajo del nivel de la lesión).
✔ Alteraciones esfinterianas.

Etiología. La causa más frecuente son las **metástasis vertebrales**. A diferencia de las espondilodiscitis (inflamación de discos y cuerpos vertebrales), las metástasis sólo afectan los cuerpos ver-

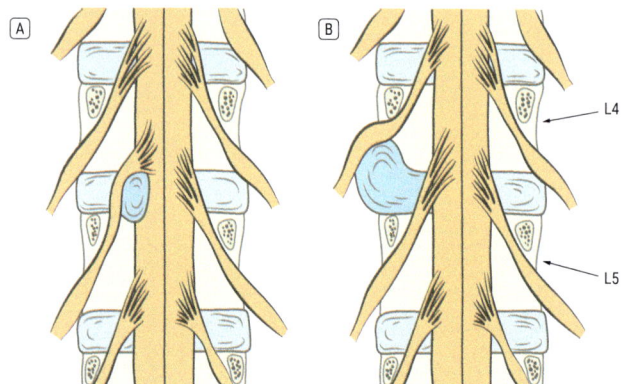

Fig. 3-2 | Ejemplos de hernias discales lumbares a nivel L4-L5. **A.** Hernia posterolateral (más frecuente): comprime la raíz L5, que saldrá más abajo por el agujero de conjunción situado entre L5 y S1. **B.** Hernia lateral: comprime la raíz L4, que sale a ese nivel.

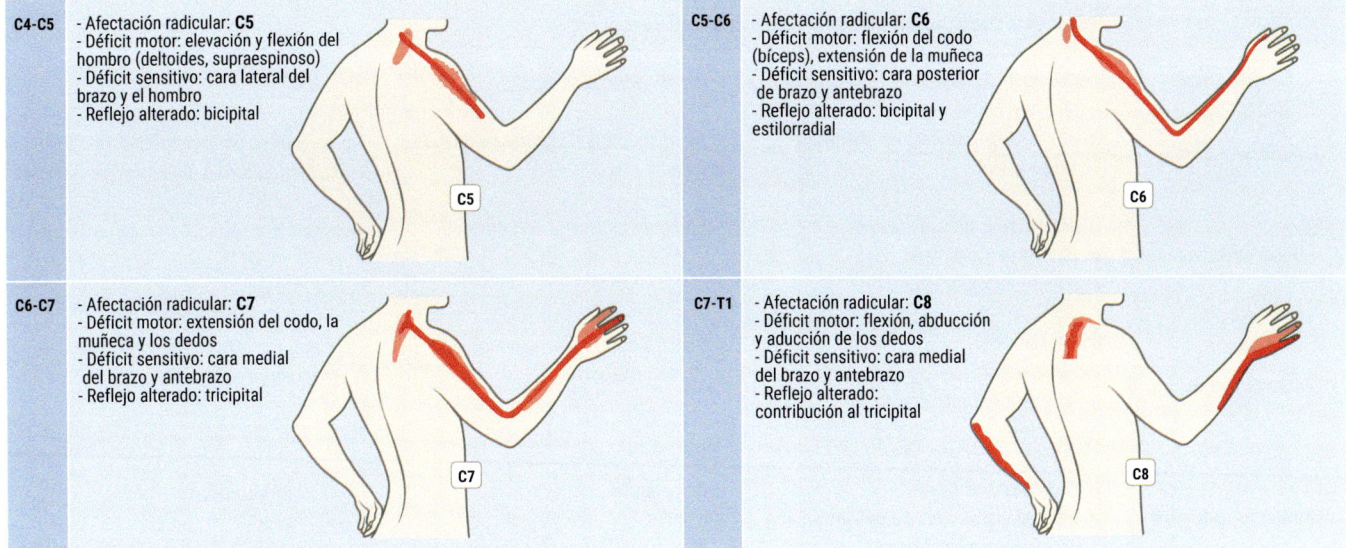

Fig. 3-3 | Semiología de las principales hernias discales cervicales.

tebrales. Si existen dudas diagnósticas, están indicadas la biopsia y el estudio microbiológico (MIR 2011-2012, P011). Pueden ser:

✔ **Extradurales**: las metástasis vertebrales son la causa más frecuente (hombres: cáncer de próstata y pulmón; mujeres: cáncer de mama). El tratamiento de elección es la radioterapia. Se plantea la cirugía en casos de duda diagnóstica, inestabilidad vertebral, radioterapia previa o tumores radiorresistentes.

✔ **Intradurales extramedulares:** neurinomas (más frecuentes) y meningiomas. Suelen producir clínica radicular. La prueba diagnóstica de elección es la RM y el tratamiento es quirúrgico.

✔ **Intradurales intramedulares:** los más habituales son los ependimomas (más frecuentes en adultos, suelen debutar con síndrome centromedular) y los astrocitomas (más frecuentes en niños). La prueba diagnóstica de elección es la RM y el tratamiento es quirúrgico.

 Los tumores raquimedulares cursan con lumbalgia y «algo más» que sugiere gravedad: dolor nocturno, clínica neurológica asociada, pérdida de peso, antecedentes de cáncer, etc.

CASO CLÍNICO. Varón de 66 años, exfumador de dos paquetes diarios hasta hace 3 años, momento en el que le diagnostican un cáncer de pulmón. Consulta porque desde hace 2 meses presenta un dolor de espalda a nivel dorsal, que no le deja descansar por la noche y que no se calma con analgésicos convencionales.

¿Qué prueba pedirías? RM de columna.
En la RM se aprecia una lesión en el cuerpo vertebral.
¿Qué sospechas? Metástasis.
¿Cómo la tratarías? Radioterapia.

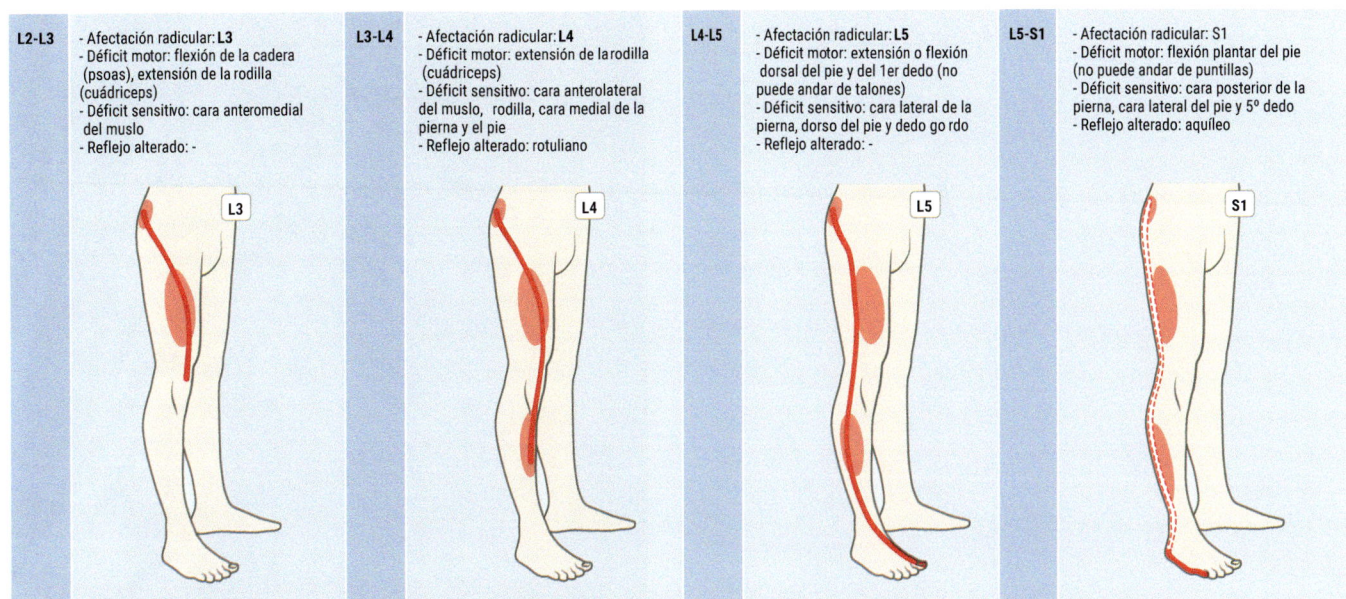

Fig. 3-4 | Semiología de las principales hernias discales cervicales y lumbares (posterolaterales) (MIR 2022-2023, P097; MIR 2022-2023, P108).

Tabla 3-2. Características clínicas de la claudicación neurógena y diagnóstico diferencial

Características	Claudicación neurógena	Claudicación vascular	Hernia lumbar
Perfil del paciente	Varón mayor sin/con factores de riesgo cardiovascular	Varón mayor con factores de riesgo cardiovascular	Varón/mujer a partir de la edad media, sin/con factores de riesgo cardiovascular
Desencadenantes	✔ Marcha a distancias **variables** ✔ Bipedestación prolongada ✔ Extensión de la columna	Marcha a una distancia **constante**	Actividad física aunque también en **reposo**
Factores atenuantes	✔ Sedestación ✔ Flexión del tronco (signo del «carro de compras», al subir cuestas o montar en bicicleta)	Reposo, aunque se mantenga la bipedestación	Reposo aunque frecuentemente persiste y la mejoría no es inmediata
Síntomas asociados	✔ Dolor **difuso** y bilateral ✔ Parestesias, hipoestesia, déficit motor, incontinencia esfinteriana	Dolor **difuso** y bilateral	✔ Dolor **localizado** a nivel de un dermatoma ✔ Parestesias, hipoestesia, déficit motor
Signos clínicos	✔ Alteraciones sensitivas, motoras, esfinterianas de forma bilateral y difusa. ✔ Lasègue y Bragard negativos	✔ Trastornos tróficos cutáneos, disminución de pulsos, soplos vasculares. ✔ Lasègue y Bragard negativos	✔ Alteraciones sensitivas y motoras unilaterales localizadas en territorio afectado. ✔ Lasègue y Bragard positivos

2. Tumores cerebrales

A continuación se revisan los tumores cerebrales, tanto primarios como las metástasis cerebrales.

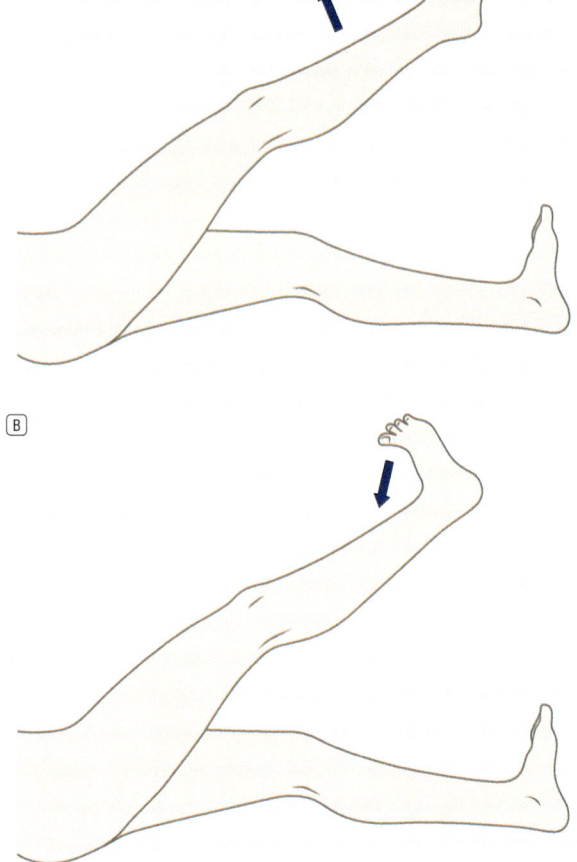

Fig. 3-5 | **A.** Maniobra de Lasègue. **B.** Maniobra de Bragard.

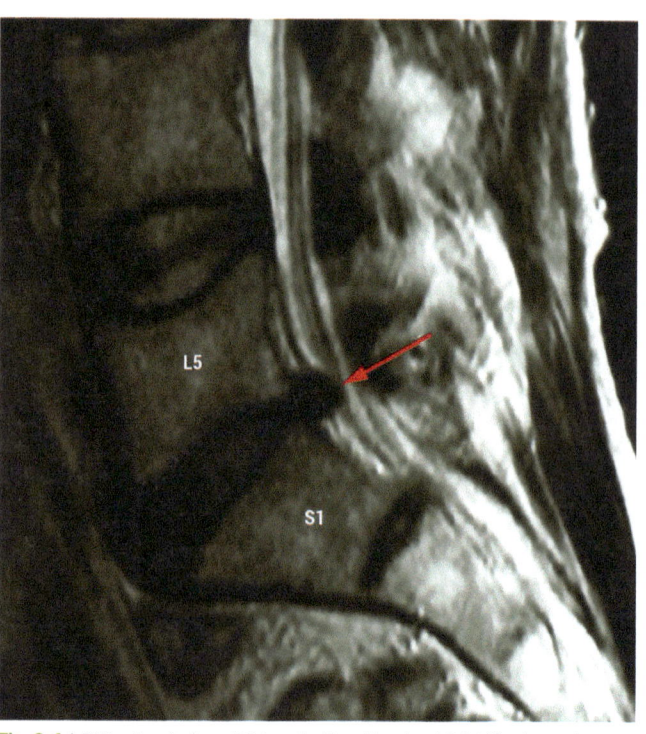

Fig. 3-6 | RM potenciada en T2: hernia discal lumbar L5-S1 (flecha roja).

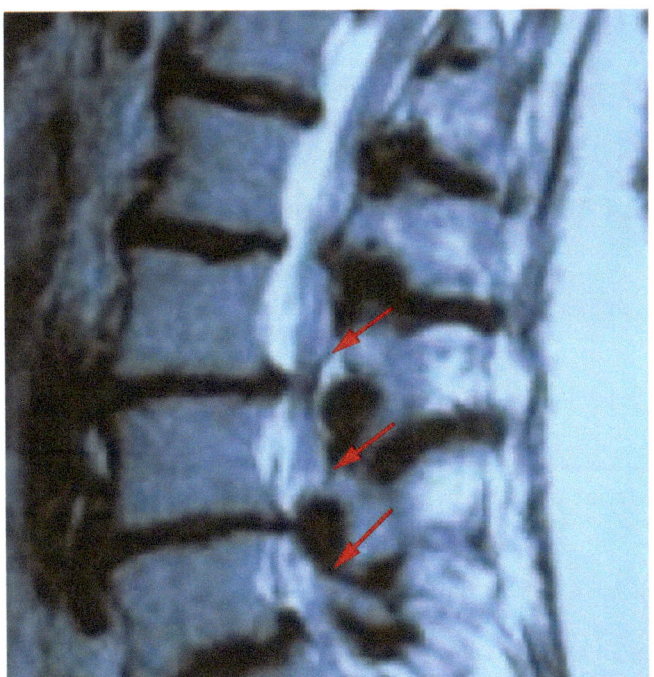

Fig. 3-7 | RM potenciada en T2: estenosis del canal lumbar (flechas rojas).

2.1. Epidemiología

En el **adulto** los tumores cerebrales más frecuentes son las **metástasis** y el tumor primario más frecuente, el **meningioma,** seguido del **glioblastoma**. Los tumores malignos primarios del sistema nervioso central (SNC) son las segundas neoplasias malignas infantiles más comunes después de las neoplasias malignas hematológicas y son los tumores de órganos sólidos pediátricos más comunes. Las frecuencias relativas de los diferentes tipos de tumores varían con la edad. Tanto el astrocitoma como el meduloblastoma son los tumores del SNC más frecuentes. El astrocitoma pilocítico es el tumor benigno del SNC más frecuente en niños, mientras que el meduloblastoma es el tumor cerebral maligno más común de la infancia y representa aproximadamente el 15 a 20 % de todos los tumores primarios del SNC entre los niños menores de 19 años. El pico de incidencia de este último oscila

entre los 5-9 años. El astrocitoma pilocítico se considera benigno porque por sí mismo no tiene capacidad de metastatizar ni invadir tejidos adyacentes, aunque un porcentaje inferior al 5 % de los no tratados malignizan en forma de astrocitomas de grado más alto que sí pueden hacerlo.

Se clasifican, respecto a la tienda del cerebelo, en supratentoriales o infratentoriales, y respecto al parénquima, en intraaxiales y extraaxiales (**Fig. 3-9**).

2.2. Manifestaciones clínicas

Depende de la localización y la velocidad de crecimiento:

- ✔ Cefalea (intensa, rápidamente progresiva, interferencia con el sueño, escasa mejoría con la analgesia): síntoma más frecuente.
- ✔ Déficit neurológico focal.
- ✔ Alteraciones del comportamiento.
- ✔ Crisis epilépticas: son la causa más frecuente de crisis epilépticas de comienzo en el adulto joven.
- ✔ Síndrome de hipertensión intracraneal.

2.3. Metástasis cerebrales

Etiología. En los varones el origen más frecuente de metástasis es el cáncer de **pulmón** (MIR 2011-2012, P124); en las mujeres, el cáncer de **mama**, y en los niños, el **neuroblastoma**. El melanoma es el tumor que presenta mayor tendencia a metastatizar.

Diagnóstico. Lesiones hipodensas en TC, a nivel corticosubcortical, que captan contraste «en anillo» (MIR 2004-2005, P064; MIR 2009-2010, P070) y asocian **edema perilesional** (**Fig. 3-10**). Pueden complicarse con hemorragias (mayor tendencia en el melanoma, el coriocarcinoma, el cáncer de tiroides y el renal).

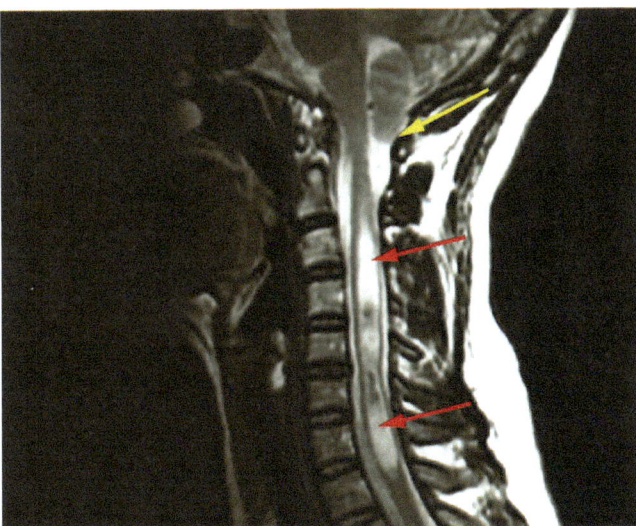

Fig. 3-8 | RM potenciada en T2: cavidad siringomiélica (flechas rojas); malformación de Arnold-Chiari de tipo I asociada (flecha amarilla).

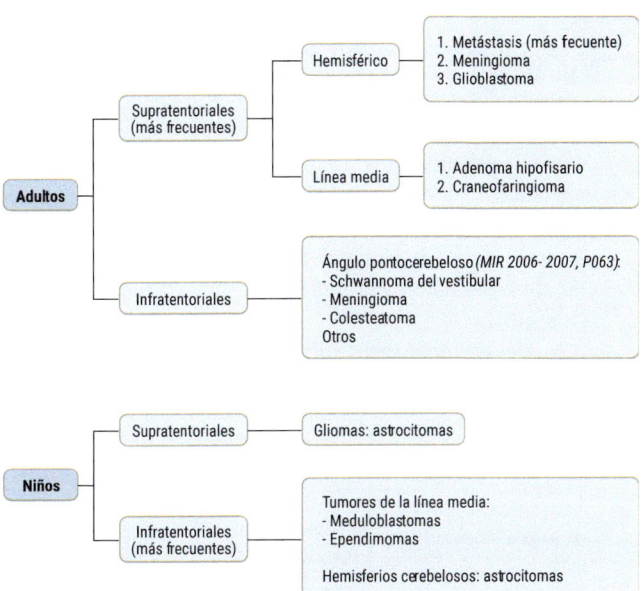

Fig. 3-9 | Tumores cerebrales más frecuentes en función de la edad y su localización.

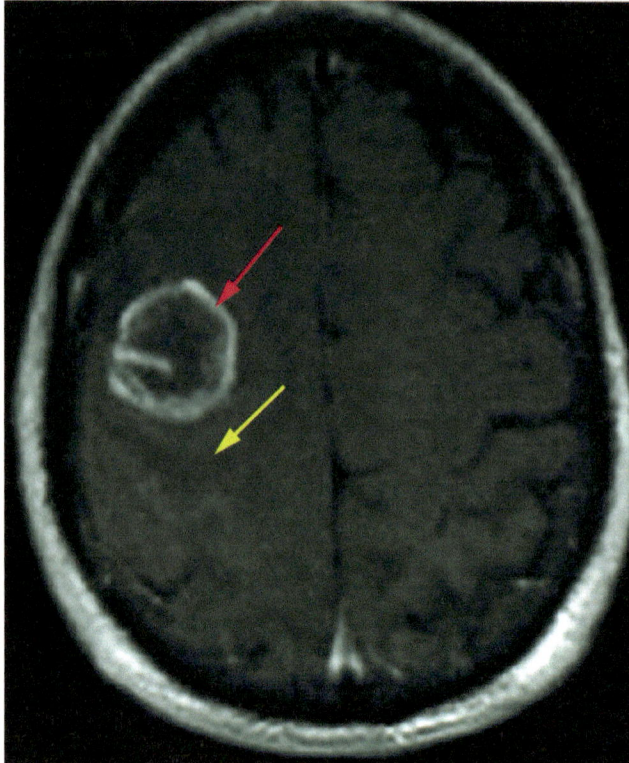

Fig. 3-10 | TC craneal tras la administración de contraste que muestra una metástasis cerebral de un carcinoma microcítico de pulmón: lesión con captación de contraste en anillo (flecha roja) y edema perilesional (flecha amarilla) en la protuberancia.

Lesiones cerebrales con **captación de contraste «en anillo»** (MIR 2018-2019, P025):
1. Metástasis.
2. Gliomas de alto grado.
3. Linfoma.
4. Abscesos.
5. Tuberculomas.
6. Toxoplasmosis.
7. Esclerosis múltiple.

Tratamiento

- **Sintomático:** corticoides (dexametasona) para reducir el edema y anticomiciales si el paciente ha presentado crisis.
- **Específico:** hay que individualizar según el tipo de tumor primario, el control de la enfermedad, el estado general del paciente, la localización y el número de metástasis. En función de estos datos, optaremos por una actitud más o menos agresiva (Fig. 3-11):
  - Cirugía: en metástasis **únicas** o ≤ 3 bien agrupadas y tumor primario controlado (MIR 2009-2010, P070).

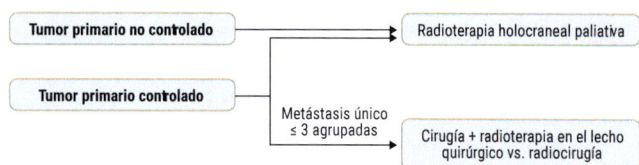

Fig. 3-11 | Tratamiento de las metástasis cerebrales.

- Radioterapia: tras la resección en el lecho quirúrgico u holocraneal de forma paliativa.
- Quimioterapia: en tumores poco radiosensibles (cánceres germinales, de mama y microcítico de pulmón).

2.4. Tumores cerebrales primarios

Se revisan los tumores cerebrales primarios y sus principales subtipos.

2.4.1. Gliomas

Derivados de las células gliales, los tres principales subtipos son los astrocitomas, los oligodendrogliomas y los ependimomas.

2.4.1.1. Astrocitomas

La Organización Mundial de la Salud (OMS) los clasifica en distintos grados:

- Grado I de la OMS:
  - **Astrocitoma pilocítico:** típico de niños, se sitúa en la **línea media** (nervio óptico, hipotálamo, tronco del encéfalo) o en los hemisferios cerebelosos. Se asocia a **facomatosis** (enfermedades genéticas que cursan con tumores en diferentes localizaciones). Cursa como lesión sólida o **quística**, bien delimitada, con **nódulo captante** en su interior (Fig. 3-12 A). En la anatomía patológica se aprecian células astrocíticas con prolongaciones citoplasmáticas finas y largas, que le confieren el aspecto de «pelos», y fibras de Rosenthal (Fig. 3-12 B). La resección quirúrgica completa es curativa (MIR 2013-2014, P041).
  - **Astrocitoma ependimario de células gigantes:** típicamente localizado en los ventrículos laterales, se asocia a **esclerosis tuberosa**. Tiene buen pronóstico con el tratamiento quirúrgico.
- Grado II de la OMS: astrocitoma de bajo grado o difuso (Tabla 3-3).
- Grado III de la OMS: astrocitoma anaplásico (Tabla 3-3).
- Grado IV de la OMS: glioblastoma (Tabla 3-3, Fig. 3-13). Son los **segundos tumores cerebrales primarios más frecuentes en el adulto.** Pueden ser primarios (*de novo*) o secundarios

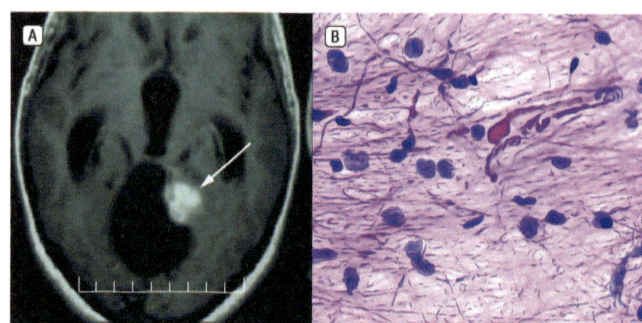

Fig. 3-12 | **A.** Astrocitoma pilocítico cerebeloso en RM potenciada en T1 tras la administración de gadolinio (imagen quística con nódulo mural hipercaptante). **B.** Fibras de Rosenthal. Radiología Esencial. Sociedad Española de Radiología Médica. ©2010 Editorial Médica Panamericana (Imagen A).

Tabla 3-3. Características de los astrocitomas de grado II, III y IV de la Organización Mundial de la Salud

Tumor	Población	Pruebas de imagen	Tratamiento	Anatomía patológica	Pronóstico
Astrocitoma de bajo grado o difuso (grado II)	Adolescente/adulto joven	No captan contraste o captación débil	Qx + Rt	Sin necrosis ni proliferación vascular	Supervivencia: 5-10 años
Astrocitoma anaplásico (grado III)	Adulto	Captación uniforme de contraste con edema perilesional	Qx + Rt + Qt	Proliferación vascular sin necrosis	Progresión y recurrencia como tumores de mayor grado (MIR 2007-2008, P235) Supervivencia: 2,5- 3 años
Glioblastoma (grado IV)	Adulto de 50-60 años	Captación en anillo con edema perilesional (Fig. 3-13)	Qx + Rt + Qt	Proliferación vascular y necrosis	Supervivencia: 12-14 meses

Qt: quimioterapia; Qx: cirugía; Rt: radioterapia

(progresión de lesiones de menor grado). El tratamiento consiste en cirugía (nunca es completa, ya que el crecimiento es infiltrativo; el objetivo es la máxima citorreducción con preservación funcional), radioterapia y quimioterapia (temozolamida de primera línea; bevacizumab de segunda línea) (MIR 2022-2023, P145).

2.4.1.2. Oligodendrogliomas (derivados de la oligodendroglía)

Se dan preferentemente en adultos jóvenes (35-45 años) y se ubican en los hemisferios cerebrales. La clínica más frecuente son las **crisis comiciales** (son los tumores más epileptógenos). Presentan **calcificaciones** y captación parcheada de contraste (Fig. 3-14 A).

En la anatomía patológica se observan células con citoplasma claro y núcleos redondos (**células «en huevo frito»,** Fig. 3-14 B). El tratamiento se basa en cirugía y quimioterapia, y radioterapia en los anaplásicos. La codeleción 1p/19q confiere mayor sensibilidad a la quimioterapia y la radioterapia.

2.4.1.3. Ependimomas (derivados de las células ependimarias)

✔ **Niños** (más frecuentes): situados en el **suelo del cuarto ventrículo**, pueden producir hipertensión intracraneal.
✔ **Adultos**: localización supratentorial (clínica derivada de la hipertensión intracraneal) y **medular** (localización más frecuente en el adulto, suele iniciarse con síndrome centromedular). La variante mixopapilar se localiza en el cono medular y el *filum terminale.*

Pueden diseminarse por el neuroeje (se debe descartar **diseminación leptomeníngea**). La anatomía patológica mostrará formaciones en **seudorrosetas**. El tratamiento es la resección quirúrgica, que se acompaña de radioterapia focal en las re-

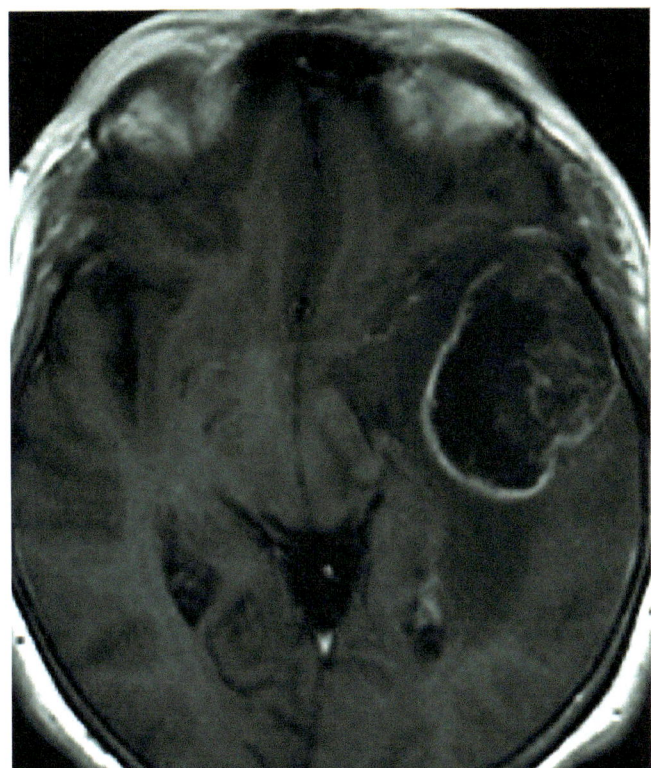

Fig. 3-13 | Glioblastoma. TC craneal tras la administración de contraste: lesión de características heterogéneas y captación en anillo, con extenso edema perilesional.

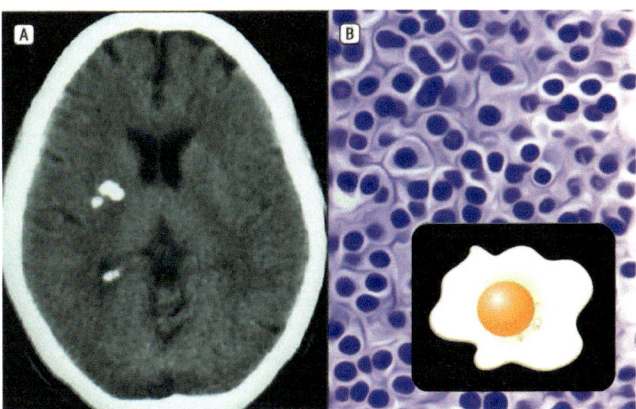

Fig. 3-14 | Oligodendroglioma. **A.** TC craneal con lesión hipodensa a nivel frontal derecho con calcificaciones en su interior. **B.** Células «en huevo frito».

secciones incompletas o de todo el neuroeje si existe diseminación leptomeníngea.

2.4.2. Meningiomas

Epidemiología. Es el tumor primario intracraneal más frecuente. Derivados de las células de la **aracnoides**, son normalmente benignos. Son más frecuentes en **mujeres** en la 6ª-7ª décadas (en relación con los estrógenos y la progesterona). Pueden ser múltiples (p. ej. en pacientes con **neurofibromatosis de tipo II**). Pueden localizarse en la convexidad cerebral (más frecuente), parasagital, cresta esfenoidal, ángulo pontocerebeloso, etc.

Manifestaciones clínicas. Por compresión, según la localización y crecimiento.

Diagnóstico. Se realiza mediante TC y/o RM craneal, que mostrarán una lesión extraparenquimatosa, hipodensa/hipointensa, que realza tras la administración de contraste por la gran vascularización (**Fig. 3-15** A). Se pueden ver tanto **cola dural** como **calcificaciones**.

Anatomía patológica. Muy vascularizados; son característicos los **cuerpos de psamoma** (**Fig. 3-15** B).

Tratamiento. La cirugía suele ser curativa, pero se reserva para meningiomas sintomáticos o de rápido crecimiento. En los de menor tamaño asintomáticos puede adoptarse una actitud conservadora (vigilancia). La radioterapia se emplea en resecciones incompletas, en recidivas con dificultad para la cirugía o en meningiomas atípicos (anaplásicos).

Cuerpos de psamoma:
✔ Meningiomas.
✔ Carcinoma papilar de tiroides.
✔ Carcinoma seroso papilar de ovario.

2.4.3. Tumores embrionarios

Se originan a partir de las células embrionarias. Incluyen, entre otros, el meduloblastoma: es el tumor maligno del SNC **más frecuente en niños**, con comportamiento agresivo, crecimiento rápido y con capacidad de **diseminación en el SNC** por el líquido cefalorraquídeo (LCR), menos frecuente a distancia. En los niños típicamente se da a nivel del **vérmix cerebeloso** o **techo del IV ven-**trículo (**MIR 2014-2015, P071**); en adultos, es más frecuente en los hemisferios cerebelosos.

Manifestaciones clínicas. Ataxia y clínica de hipertensión intracraneal.

Diagnóstico. RM craneal y medular con punción lumbar para excluir que exista diseminación, salvo que haya riesgo de herniación (**Fig. 3-16** A).

Anatomía patológica. Son típicas las formaciones en **rosetas de Homer-Wright** (**Fig. 3-16** B).

Tratamiento. Consiste en cirugía, radioterapia de todo el neuroeje y quimioterapia aunque no haya evidencia de diseminación.

2.4.4. Schwannomas

Se originan en las células de Schwann de los nervios periféricos, siendo el más frecuente el del nervio vestibular (VIII nervio craneal), inadecuadamente llamado «neurinoma del acústico»:

Epidemiología. Es el tumor benigno más frecuente en el ángulo pontocerebeloso (**MIR 2003-2004, P064; MIR 2006-2007, P063**), seguido del meningioma y el colesteatoma. Se origina de las células de Schwann de la rama vestibular del VIII par craneal. Tiene mayor prevalencia en mujeres en la 5ª-6ª décadas. Puede aparecer como tumor esporádico o en el contexto de síndromes como la **neurofibromatosis de tipo I** (unilateral) o la **neurofibromatosis de tipo II** (bilateral). Generalmente son unilaterales.

Manifestaciones clínicas. Hipoacusia neurosensorial, mareo y ataxia. El crecimiento del tumor puede provocar compresión de tronco y dar lugar a hidrocefalia e hipertensión intracraneal. La clínica viene determinada fundamentalmente por el tamaño y la localización del tumor.

✔ Intracanalicular: dentro del conducto auditivo interno. Producen acúfenos, hipoacusia neurosensorial e inestabilidad con eventual vértigo.
✔ Extracanalicular: crecimiento en el ángulo pontocerebeloso, pudiendo afectar a otros pares craneales, como el V par craneal (alteración del reflejo corneal e hipoestesia facial), el VII (paresia facial, etc.), el VI (paresia y abducción del ojo) o los pares bajos (IX, X, XI o XII). Cuando evoluciona, produce síntomas por compresión del tronco.

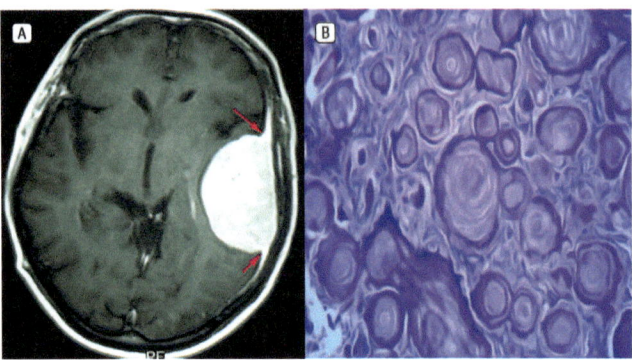

Fig. 3-15 | **A.** Meningioma en RM T1 tras la administración de contraste: tumor (T), cola dural (puntas de flecha). **B.** Cuerpos de psamoma en el estudio anatomopatológico. Radiología Esencial. Sociedad Española de Radiología Médica. ©2010 Editorial Médica Panamericana (Imagen A)

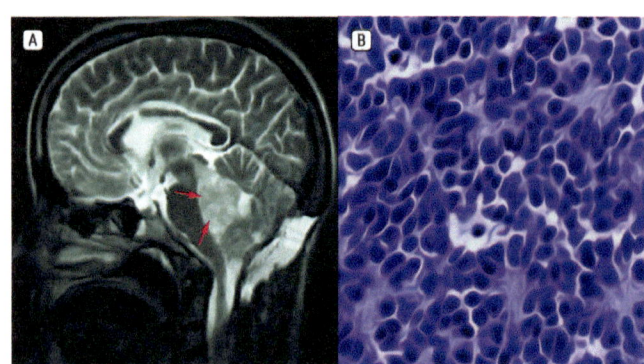

Fig. 3-16 | **A.** Meduloblastoma del IV ventrículo (flechas) en RM potenciada en T1 tras la administración de gadolinio. Anatomía patológica: rosetas de Homer-Wright. Radiología Esencial. Sociedad Española de Radiología Médica. ©2010 Editorial Médica Panamericana (Imagen A)

Diagnóstico. Se alcanza mediante TC o **RM craneal con gadolinio** (prueba de elección por su mayor sensibilidad) (Fig. 3-17), acompañadas de la exploración de la audición (audiometrías).

Tratamiento:

✔ Observación y seguimiento con RM periódicas: tumor pequeño asintomático, pacientes mayores, con contraindicaciones o que rechazan la cirugía.

✔ Cirugía (de elección) con intento de preservación de la audición y del nervio facial. Permite la extirpación completa del tumor.

✔ Radiocirugía (lesiones no resecables por tamaño, localización, etc. o recidivas; tarda en hacer efecto).

Schwannoma del vestibular

✔ En cualquier hipoacusia neurosensorial unilateral y progresiva, hay que solicitar una RM craneal para descartar un **schwannoma del vestibular**.

✔ **Neufibromatosis y schwannomas:**

  ✅ Neurofibromatosis tipo **I** (enfermedad de Von Recklinghausen) → **1 schwannoma** (unilateral).

  ✅ Neurofibromatosis tipo **II** → **2 schwannomas** (bilateral).

✔ Tumores del ángulo pontocerebeloso según frecuencia: 1º) schwannoma del vestibular, 2º) meningioma, 3º) colesteatoma o tumor epidermoide.

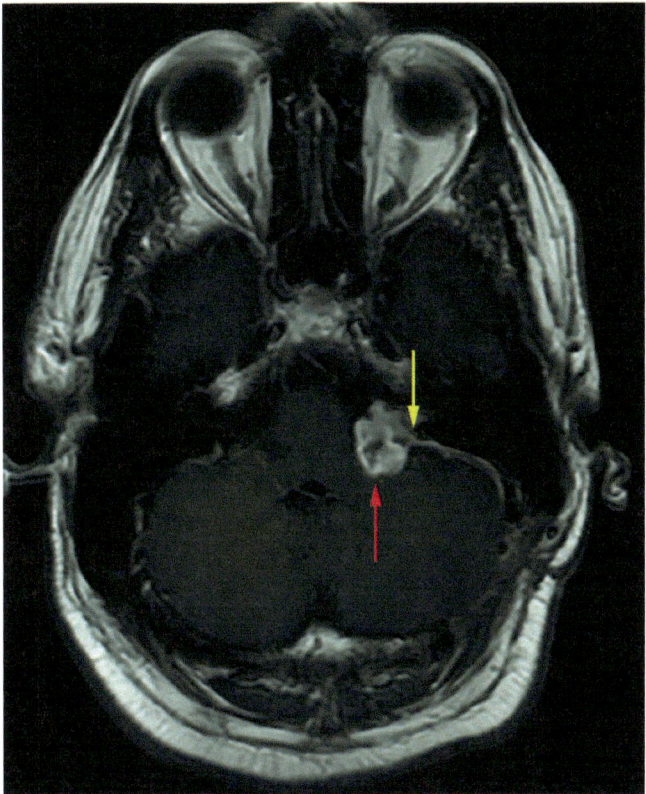

Fig. 3-17 | RM T2 craneal con gadolinio: schwannoma del vestibular en al ángulo pontocerebeloso izquierdo (flecha roja) con componente intrauricular (flecha amarilla) que realza tras la administración de gadolinio.

2.4.5. Tumores de la región selar

Se incluyen en este grupo los tumores hipofisarios y el craneofaringioma.

2.4.5.1. Tumores hipofisarios

Los tumores hipofisarios se presentan en un 40 % de los casos, siendo los adenomas productores de prolactina (PRL) y de hormona de crecimiento (GH) los más frecuentes.

El tratamiento es **quirúrgico** (de elección, el abordaje **transesfenoidal**) en los macroadenomas y los tumores funcionantes sintomáticos (excepto los prolactinomas, cuyo tratamiento de primera línea es médico).

La **apoplejía hipofisaria** es una urgencia neuroquirúrgica. Cursa con cefalea brusca, deterioro del nivel de conciencia pudiendo llegar al coma, alteraciones campimétricas y pérdida de visión, oftalmoplejía, ptosis y midriasis, producidos por la hemorragia o el infarto del tumor y la glándula adyacente, por lo que hará hipofunción hipofisaria. La prueba de imagen es el TC craneal en el que se podrá ver una deformación de la silla turca con cierta extensión supraselar. Requiere descompresión urgente y tratamiento hormonal sustitutivo (MIR 2023-2024, P094; MIR 2010-2011, P070).

2.4.5.2. Craneofaringioma

Tumor epitelial benigno derivado de restos de la bolsa de Rathke. Habitualmente se ubica en la región supraselar, pudiendo comprimir el hipotálamo, el tallo hipofisario o el quiasma óptico desde arriba (lo que provoca alteraciones endocrinas y del campo visual como la hemianopsia bitemporal con afectación inicial de los cuadrantes inferiores) y comprometer el drenaje de LCR. En las pruebas de imagen se pueden ver lesiones quísticas y calcificaciones «en paréntesis». El tratamiento es quirúrgico.

2.4.6. Tumores del área pineal

Suelen darse en niños. Los más frecuentes son los germinomas, seguidos de los astrocitomas y los tumores del parénquima pineal (pinealoma o pinealoblastoma).

Los **germinomas** (MIR 2017-2018, P151) pueden producir hidrocefalia obstructiva por compresión del III ventrículo con clínica de hipertensión intracraneal, síndrome de Parinaud (paresia de la mirada hacia arriba) y pubertad precoz. El diagnóstico se logra con la RM craneal y marcadores tumorales en plasma y LCR (α-fetoproteína y gonadotropina coriónica humana). Son muy sensibles a la quimioterapia y la radioterapia. En los localizados, el tratamiento de elección es radioterapia local, reservando la quimioterapia para los casos en que haya diseminación.

2.4.7. Linfoma cerebral primario

Lesiones cerebrales derivadas de la microglía, sin evidencia de linfoma sistémico. Son más frecuentes en pacientes **inmunode-**

primidos (VIH, inmunosupresores), asociados a infección por el virus de Epstein-Barr (**VEB**). Captan contraste en anillo y presentan una respuesta espectacular a los corticoides (pudiendo incluso desaparecer: «**tumor fantasma**», pero con recurrencia posterior). El tratamiento se basa en corticoides y radioterapia.

Principales lesiones del cuerpo calloso:
- ✔ Gliomas de alto grado.
- ✔ Linfoma cerebral primario.
- ✔ Enfermedad de Marchiafava-Bignami (enfermedad desmielinizante, típica de alcohólicos).
- ✔ Lipoma.

2.4.8. Tumores vasculares

El más frecuente es el **hemangioblastoma**, tumor benigno derivado de elementos vasculares primitivos, típico de jóvenes o adultos jóvenes. Se asocia a enfermedad de **Von Hipple-Lindau** (hemangioblastomatosis cerebelorretininana, 20 %). En la TC y la RM se observará una **lesión quística con un nódulo hipercaptante** de contraste en su pared (correspondiente con un ovillo vascular visible en la angiografía), más frecuente en los **hemisferios cerebelosos**. El tratamiento es quirúrgico pero tiende a la recidiva.

3. Síndrome de hipertensión intracraneal

El LCR se produce en los plexos coroideos de los ventrículos (500 mL/día). Pasa de los ventrículos laterales al tercer ventrículo por los agujeros interventriculares de Monro, y de allí al cuarto ventrículo por el acueducto de Silvio (**MIR 2015-2016, P002**). Alcanza el espacio subaracnoideo por los agujeros de Luschka y Magendie (**Fig. 3-18**). La reabsorsorción se produce mediante las vellosidades aracnoideas de Pacchioni, que drenan en los senos y venas corticales, de forma que la cantidad de LCR se mantiene constante.

El continente óseo del SNC en el adulto no es distensible, por lo que, si alguno de los componentes del contenido aumenta, una vez agotados los mecanismos compensadores se desarrolla clínica de **hipertensión intracraneal** (HIC), pudiendo complicarse con **herniación cerebral**. Se habla de HIC cuando la presión del LCR asciende por encima de **20-25** cmH2O.

3.1. Etiología

Puede originarse por hidrocefalia o por la presencia de lesiones ocupantes de espacio (tumores, abscesos, edema, hemorragia, etc.).

3.2. Manifestaciones clínicas

Se describe la clínica del síndrome de HIC y de las herniaciones cerebrales.

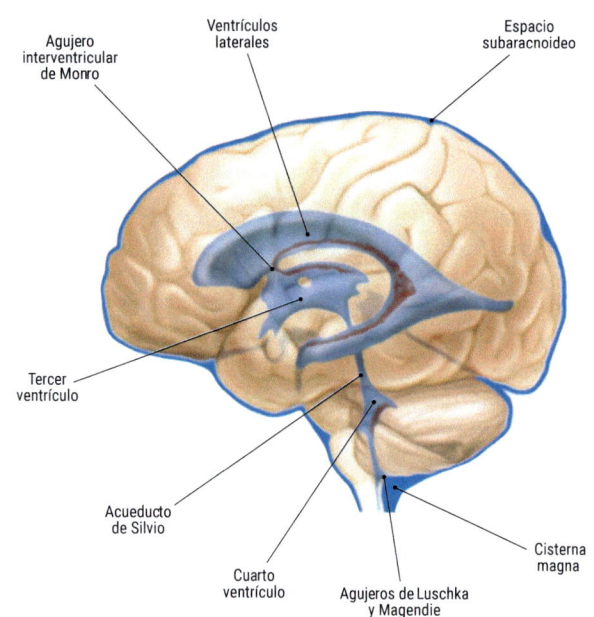

Fig. 3-18 | Circulación del líquido cefalorraquídeo.

3.2.1. Síndrome de hipertensión intracraneal

(**MIR 2013-2014, P229**; **MIR 2017-2018, P148**)

- ✔ **Cefalea** que despierta al paciente, aumenta al despertar, con las maniobras de Valsalva y no cede con la analgesia habitual.
- ✔ **Vómitos** no precedidos de náuseas («en escopetazo»).
- ✔ **Papiledema** bilateral.
- ✔ **Diplopia** por la parálisis de los pares craneales (típicamente el VI par craneal).
- ✔ **Alteraciones en el nivel de consciencia** y focalidad neurológica.
- ✔ **Tríada de Cushing**: hipertensión arterial, bradicardia y respiración irregular (compresión del bulbo).

3.2.2. Herniación cerebral

Como consecuencia del aumento de presión intracraneal una porción cerebral o cerebelosa puede desplazarse de su posición normal a otro compartimento.

Se distinguen las siguientes (**Fig. 3-19**):

- ✔ **Herniación transtentorial o uncal**: la porción medial del lóbulo temporal (*uncus*) se desplaza hacia la tienda del cerebelo y comprime el mesencéfalo. Cursa con midriasis ipsilateral arrectiva (compresión del III par craneal y núcleo de Edinger-Westphal), que es un signo precoz (**MIR 2008-2009, P240**), y hemiparesia contralateral (compresión de la vía piramidal del pedúnculo cerebral ipsilateral). Se produce una disminución progresiva del nivel de consciencia por la afectación del sistema reticular activador ascendente.
- ✔ **Herniación subfalcina**: desplazamiento de la circunvolución del cíngulo por debajo de la hoz del cerebro. La mayoría son asintomáticas aunque pueden producir clínica por compresión de la **arteria cerebral anterior**.

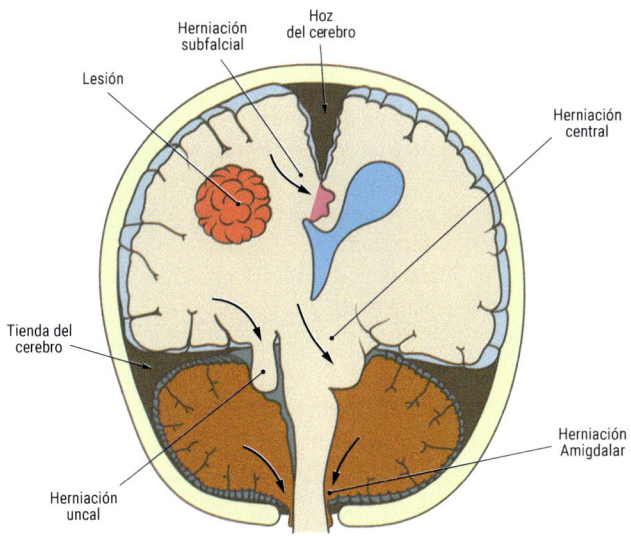

Fig. 3-19 | Herniaciones cerebrales.

✔ **Herniación amigdalar:** herniación de las amígdalas cerebelosas que compriman el bulbo, cursando con rigidez de descerebración, alteraciones cardiorrespiratorias y afectación de los pares craneales bajos.
✔ **Herniación central:** desplazamiento caudal con compresión progresiva del diencéfalo, el mesencéfalo, la protuberancia y, finalmente, afectación bulbar y muerte.

3.3. Diagnóstico

Sospecha clínica y confirmación diagnóstica con la medición de la presión intracraneal (PIC).

3.4. Tratamiento

Siempre que sea posible se establece el tratamiento **etiológico** y además medidas **generales**:

✔ Cabecera elevada a 30º (favorece el drenaje venoso).
✔ Mantenimiento de la tensión arterial y evitar hipertermia.
✔ Manitol al 20 %.
✔ Hiperventilación (PaCO$_2$ hasta 25 mmHg para revertir la vasodilatación y disminuir el edema).
✔ Casos refractarios: sedación con barbitúricos, hipotermia, derivación ventricular, craniectomía descompresiva.

4. Hidrocefalia

La hidrocefalia es el aumento de la cantidad de LCR por el incremento de la producción, la alteración de la circulación interventricular o alteraciones en la reabsorción del mismo.

4.1. Clasificación

Se puede clasificar en:

✔ **Comunicante o no obstructiva:** por aumento de la producción de LCR o déficit del drenaje; no hay bloqueo de la circulación entre los ventrículos, por lo que la dilatación afecta a los cuatros ventrículos. La causa más frecuente en el adulto es la hemorragia subaracnoidea (por bloqueo de la reabsorción de LCR), y en el niño, la infecciosa seguida de la posthemorrágica (MIR 2005-2006, P064).
✔ **No comunicante u obstructiva:** por obstáculo en la circulación entre los ventrículos, habrá dilatación de los ventrículos que se encuentren antes de la obstrucción. La causa más frecuente en el niño es la estenosis del conducto de Silvio.

Este aumento de LCR puede producir la elevación de la presión intracraneal, sobre todo si se produce de forma aguda. En las hidrocefalias crónicas se ponen en marcha mecanismos compensatorios que pueden llegar a normalizar la presión intracraneal (p. ej. en la hidrocefalia normotensiva).

4.2. Manifestaciones clínicas

✔ **Hidrocefalia en el lactante** (Fig. 3-20): se produce la diástasis de suturas con aumento del perímetro craneal (macrocefalia), venas prominentes y fontanelas abombadas a tensión. Son frecuentes la retracción palpebral con limitación de la supraversión de la mirada («ojos en sol poniente»), la irritabilidad, el llanto y el retraso psicomotor.

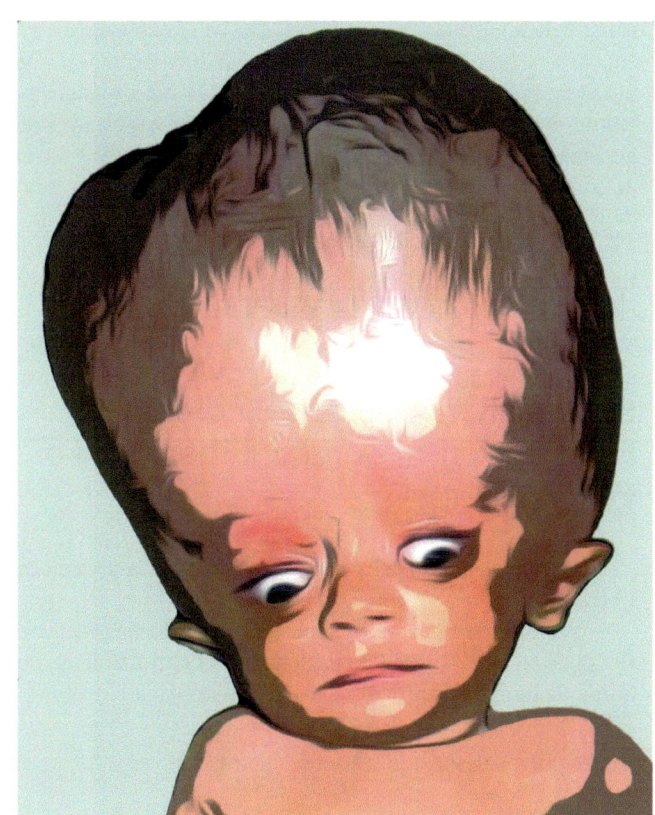

Fig. 3-20 | Hidrocefalia en el lactante.

✔ **Hidrocefalia en el adulto y niño:**
  ✅ **Aguda:** clínica de HIC.
  ✅ **Crónica:** instauración progresiva de cefalea, náuseas y vómitos, así como papiledema (síntomas de HIC) que progresa a atrofia óptica. Puede asociar bradipsiquia, cambios de personalidad, alteraciones de la marcha e incontinencia urinaria.

4.3. Tratamiento

✔ Etiológico.
✔ **Sintomático:** mediante drenajes, que pueden ser:
  ✅ **Internos** (el LCR no sale de la cavidad craneal): **ventriculostomía premamilar endoscópica** para el tratamiento de la estenosis del canal de Silvio (comunica el tercer ventrículo con el espacio subaracnoideo).
  ✅ **Externos** (derivación del LCR fuera de la cavidad craneal):
    • **Drenaje ventricular externo:** resolución provisional de la hidrocefalia hasta el tratamiento etiológico.
    • **Derivaciones** (*shunts*): son *bypass* del LCR a otras cavidades corporales; la más utilizada es la derivación ventriculoperitoneal.

5. Hidrocefalia normotensiva a presión normal o crónica del adulto

Aparece en ancianos con la tríada apraxia de la marcha (marcha con arrastre de pies), deterioro cognitivo y pérdida del control de los esfínteres. Se debe a una disminución en la reabsorción de líquido cefalorraquídeo (LCR) ya sea idiopática o secundaria a lesiones previas (hemorragia subaracnoidea, meningitis, etc.). En la TC o la RM se objetiva hidrocefalia (aumento del tamaño de los ventrículos). Para aportar mayor seguridad al diagnóstico se realiza una punción lumbar evacuadora. Apoya el diagnóstico si existe mejoría tras la extracción de líquido. También puede realizarse una monitorización de la presión de apertura del LCR ya que, al medirla de forma puntual, suele ser normal. El tratamiento es mediante una derivación ventriculoperitoneal (MIR 2005-2006, P057).

6. Seudotumor *cerebri*/Síndrome de hipertensión intracraneal «benigna» o idiopática

Es una cefalea producida por un aumento de la presión intracraneal de causa desconocida.

Se produce en mujeres en edad fértil. El principal factor de riesgo es la obesidad. Se ha relacionado con el tratamiento con hormona de crecimiento, tetraciclinas y retinoides.

Las principales manifestaciones clínicas son:

✔ **Cefalea:** de características inespecíficas, pudiendo simular una cefalea tensional o una migraña.
✔ **Alteraciones visuales:** inicialmente se produce una pérdida de visión en la periferia del campo visual y progresivamente en todo el campo visual. Si no se trata a tiempo, puede ser irreversible.
✔ **Parálisis del VI par craneal:** debido a su recorrido subaracnoideo extenso, este nervio se ve afectado por el aumento de la presión intracraneal. Su lesión produce déficit de abducción del ojo ipsilateral.

El diagnóstico se realiza ante la presencia de cefalea y papiledema, junto con la ausencia de lesiones que expliquen el aumento de la presión intracraneal (es obligado realizar una prueba de imagen, preferiblemente la RM) y aumento de la presión de apertura del líquido cefalorraquídeo objetivada mediante punción lumbar (MIR 2013-2014, P229).

La primera medida a tomar es la reducción de peso, sin la cual es raro que el cuadro mejore. El tratamiento médico se realiza con acetazolamida (inhibidor de la anhidrasa carbónica que reduce la producción de líquido cefalorraquídeo). Si las dos medidas anteriores no son suficientes, y sobre todo si hay déficit visual asociado, debe realizarse un tratamiento quirúrgico mediante la fenestración del nervio óptico (técnica de elección por su menor tasa de complicaciones) o la derivación ventriculoperitoneal (MIR 2023-2024, P006).

7. Traumatismos craneoencefálicos

El traumatismo craneoencefálico (TCE) es la causa más frecuente de mortalidad en niños y adultos y de epilepsia entre los 18-35 años.

Para la valoración inicial se aplica la **escala de Glasgow** (Tabla 3-4) (MIR 2005-2006, P094; MIR 2009-2010, P230). La puntuación se realiza en función de la apertura ocular y las respuestas verbal y motora (de mayor relevancia clínica), y clasifica los TCE en leves, moderados o graves. La prueba complementaria de primera elección es la **TC craneal.**

7.1. Fracturas craneales

Pueden ser lineales, fracturas-hundimiento, de la base del cráneo y del peñasco.

7.1.1. Fracturas lineales

Traducen un TCE de alta energía. Se diagnostican con **radiografía** craneal. Es obligada la realización de una **TC** craneal (máximo rendimiento a las 6 horas) para descartar lesiones intracraneales asociadas. Los pacientes deben permanecer en observación un mínimo de 24 horas a pesar de la normalidad de todas las pruebas.

Tabla 3-4. Escala de Glasgow

Apertura ocular	Respuesta verbal	Respuesta motora
4. Espontánea	5. Orientado	6. Obedece órdenes
3. A la orden	4. Desorientado	5. Localiza el dolor
2. Al dolor	3. Palabras	4. Retirada al dolor
1. Sin respuesta	inapropiadas	3. Flexión anormal
	2. Sonidos	(decorticación)
	incomprensibles	2. Extensión anormal
	1. Nada	(descerebración)
		1. Nada

Puntuación mínima: 3; puntuación máxima posible: 15.
TCE leve: **14-15** puntos.
TCE moderado: **9-13** puntos.
TCE grave: **≤ 8** (alto riesgo de deterioro neurológico).

TCE: traumatismo craneoencefálico

7.1.2. Fracturas-hundimiento

Existe hundimiento de la tabla externa por debajo de la tabla interna. Con frecuencia se asocian a fracturas abiertas (solución de continuidad de la duramadre) y alto riesgo de crisis. En los niños puede darse hundimiento sin fractura: fracturas «en pelota de ping-pong». El diagnóstico se realiza con **TC** craneal y el tratamiento es **quirúrgico**, salvo excepciones.

Las fracturas «en pelota de ping-pong» normalmente se tratan de forma conservadora, salvo las frontales, que se pueden intervenir con finalidad estética.

7.1.3. Fracturas de la base del cráneo

(MIR 2008-2009, P064; MIR 2009-2010, P234)

Son más frecuentes las de la fosa anterior (frontoetmoidal), seguidas de las de la fosa media (temporal) y las de la fosa posterior. La presencia de hematomas (periocular o retroauricular, **Fig. 3-21**) o salida de LCR (rinolicuorrea u otolicuorrea) debe hacer sospechar su existencia (**Tabla 3-5**). Se diagnostican con TC craneal de cortes finos. El paciente debe permanecer en observación un mínimo de **24** horas en todos los casos. Sólo si es necesaria la reparación de determinadas estructuras o si existe fuga de LCR (fístula de LCR) persistente tras medidas conservadoras, se planteará la cirugía.

7.1.4. Fracturas del peñasco

Véase asignatura *Otorrinolaringología*.

7.2. Conmoción cerebral

Tras el TCE se produce una pérdida de consciencia transitoria de duración variable, que puede asociarse a amnesia. No hay alteraciones anatomopatólogicas ni en las pruebas de imagen. No requieren tratamiento específico.

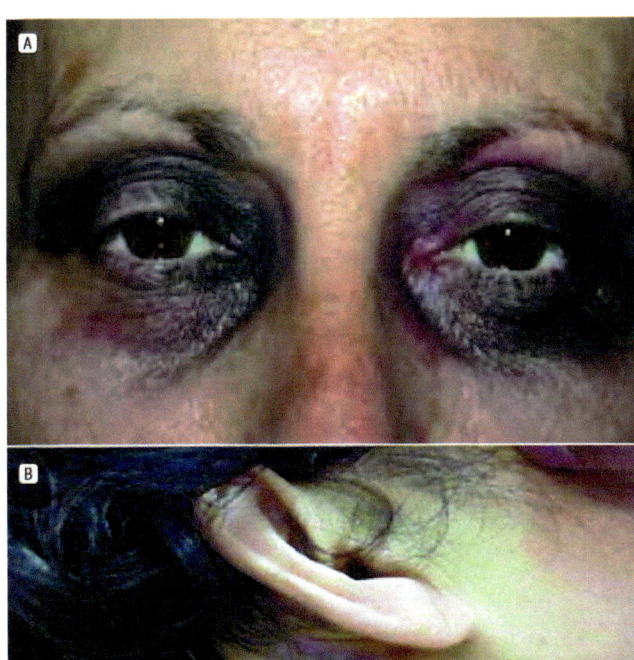

Fig. 3-21 | A. Fractura de la fosa anterior de la base de cráneo, hematoma periorbitario («ojos de mapache»). **B.** Fractura de la fosa media, hematoma retroauricular, signo de Battle.

7.3. Contusión cerebral

Producida por las lesiones del golpe y contragolpe que cursan con lesiones cerebrales asociadas (desde la hemorragia puntiforme hasta zonas de necrosis). En las pruebas de imagen se ven lesiones hipodensas con transformación hemorrágica posterior. Está indicada la observación durante **72 horas** y tratamiento si aparece HIC.

7.4. Lesión axonal difusa

Es la causa más frecuente de estado vegetativo postraumático (MIR 2006-2007, P064).

En la TC o la RM se pueden ver microhemorragias a nivel del tronco del encéfalo, corticosubcorticales, periventriculares y en el cuerpo calloso (MIR 2013-2014, P147).

7.5. Hematoma subdural

(MIR 2015-2016, P024)

Colección de sangre entre la cara interna de la duramadre y la aracnoides (**Tabla 3-6**, **Fig. 3-22** A).

Tabla 3-5. Fracturas de la base del cráneo

	Fosa anterior	Fosa media	Fosa posterior
Hematoma	En «ojos de mapache» (equimosis periorbitaria)	Síndrome de Battle (equimosis retroauricular) Hemotímpano	Síndrome de Battle Hemotímpano
Hemorragia	Epistaxis	Otorragia	Otorragia
Licuorrea	Rinolicuorrea (MIR 2009-2010, P234)	Otolicuorrea	Otolicuorrea
Lesión de pares craneales	I y II de forma directa III, IV y VI aunque no cruzan directamente la fosa anterior pueden verse afectados indirectamente por la propagación de la fractura hacia la órbita o el seno cavernoso	V-VIII	IX-XII

7.6. Hematoma epidural

(MIR 2018-2019, P026)

Colección de sangre entre la tabla interna del diploe y la cara externa de la duramadre (Tabla 3-6, Fig. 3-22 B).

7.7. Hemorragia subaracnoidea

Colección de sangre en el espacio subaracnoideo.

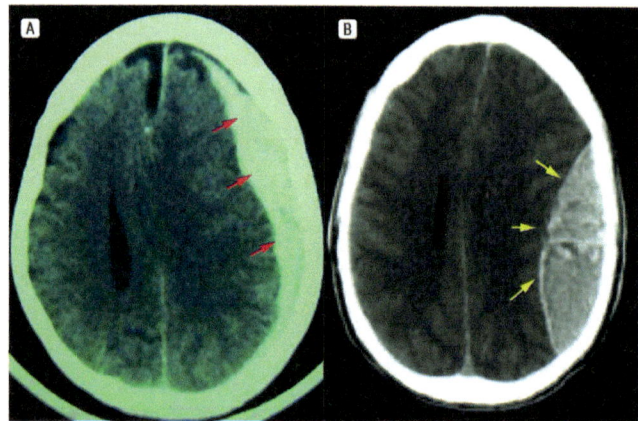

Fig. 3-22 | **A.** Hematoma subdural agudo izquierdo (flechas rojas). **B.** Hematoma epidural izquierdo (flechas amarillas).

8. Malformaciones craneales

Entre las malformaciones craneales se revisan la craneosinostosis, la malformación de Chiari y los disrafismos espinales.

8.1. Craneosinostosis

Consiste en el cierre prematuro de una o varias suturas craneales, con deformación (Fig. 3-23).

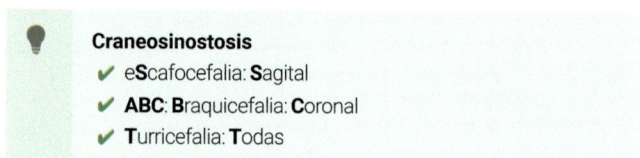

💡 **Craneosinostosis**
- ✔ e**S**cafocefalia: **S**agital
- ✔ **ABC**: **B**raquicefalia: **C**oronal
- ✔ **T**urricefalia: **T**odas

8.2. Malformación de Chiari

Consiste en la elongación de las amígdalas cerebelosas en el agujero magno y el canal cervical. Se distinguen dos tipos:

- ✔ **Tipo I**: descenso de las amígdalas cerebelosas. La clínica es más frecuente en la edad adulta. Puede ser asintomática o producir cefalea desencadenada con Valsalva. En ocasiones produce clínica por compresión medular o troncoencefálica. Puede asociarse a siringomielia. Si la clínica es importante, se realiza tratamiento quirúrgico (remodelación de la fosa posterior).
- ✔ **Tipo II**: además de las amígdalas, desciende la parte inferior del vérmix y parte del IV ventrículo. Se da en niños y suele asociar otras malformaciones (hidrocefalia, espina bífida, meningocele, mielomeningocele, etc.).

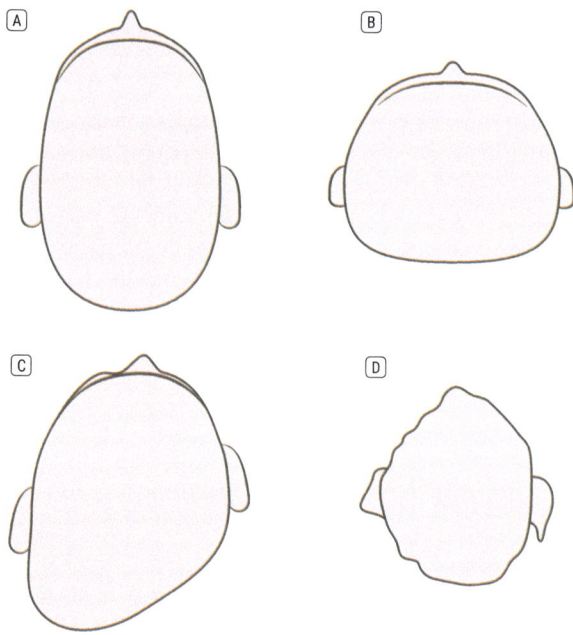

Fig. 3-23 | Craneosinostosis. **A.** Escafocefalia (dolicocefalia): sinostosis sagital (más frecuente). **B.** Braquicefalia: sinostosis coronal. **C.** Plagiocefalia: sinostosis coronal y escamosa temporal. **D.** Turricefalia: sinostosis de todas las suturas.

Tabla 3-6. Tabla comparativa entre el hematoma subdural y el epidural

	Hematoma subdural	Hematoma epidural
Origen	**Venoso**: venas corticales, sobre todo a nivel frontotemporal	**Arterial**: más frecuente en la arteria meníngea media a nivel de la escama temporal. Frecuentemente asociado a fracturas craneales
Clínica	✔ **Agudo**: clínica desde el inicio con **somnolencia o coma** que puede progresar a la herniación uncal rápida y progresiva ✔ **Crónico**: sin TCE o TCE leve, con **intervalo libre** de síntomas (semanas o meses). Posteriormente cefalea o déficits neurológicos (crisis epilépticas, alteraciones del comportamiento o focalidad neurológica)	1. TCE con pérdida de consciencia 2. **Período lúcido (30-45 min)** 3. Deterioro neurológico con herniación uncal por efecto masa
Prueba de imagen	Forma de **semiluna** (MIR 2015-2016, P024) ✔ **Agudo** (< 15 días): hiperdenso respecto al parénquima ✔ **Subagudo** (15 días-3 meses): isodenso ✔ **Crónico** (> 3 meses): hipodenso	Forma de **lente biconvexa**
Lesiones asociadas	Mayor lesión parenquimatosa desde el principio (contacto directo con el parénquima)	Menor lesión parenquimatosa (clínica por compresión)
Tratamiento	✔ **Agudo**: craneotomía de urgencia ✔ **Crónico**: trepanación y drenaje	Craneotomía de urgencia, salvo si son muy pequeños
Pronóstico	✔ **Agudo**: mortalidad **50 %** ✔ **Crónico**: mejor pronóstico	Mortalidad **15-30 %**

TCE: traumatismo craneoencefálico.

8.3. Disrafismos espinales

✔ **Espina bífida abierta**: puede manifestarse como meningocele o mielomeningocele. En el suero de la madre y en el líquido amniótico existe aumento de a-fetoproteína. También puede ayudar al diagnóstico la ecografía prenatal.
  ✅ **Mielomeningocele**: defecto en el cierre de la piel, el arco vertebral posterior y la médula. Los defectos cervicales y torácicos son incompatibles con la vida; en el resto, la clínica neurológica depende de la altura de la lesión.
  ✅ **Meningocele**: la médula no está afectada y la repercusión clínica es mínima.
✔ **Espina bífida oculta**: suele ser un hallazgo casual. Puede asociar tumores dermoides, lipomas y deformidades ortopédicas.
(Fig. 3-24)

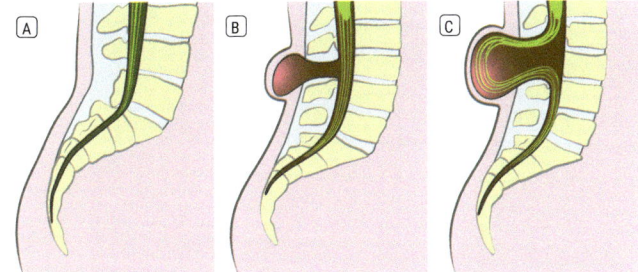

Fig. 3-24 | **A.** Espina bífida oculta. **B.** Meningocele. **C.** Mielomeningocele.

ℹ Puntos clave

✔ **Hernias discales:** tratamiento conservador durante **4-6 semanas.** Las más frecuentes son las hernias **L5-S1** (afectación de **S1**: incapacidad de ponerse de puntillas, déficit sensitivo del 5º dedo del pie, abolición del reflejo aquíleo) y **L4-L5** (afectación de **L5**: incapacidad de ponerse de talones, déficit sensitivo del dedo gordo del pie).
✔ **Estenosis de canal lumbar**: produce claudicación neurógena, siendo importante el diagnóstico diferencial con la claudicación vascular.
✔ Los tumores cerebrales más frecuentes son las **metástasis cerebrales.**
✔ El tumor **primario** más frecuente en el **adulto** es el **meningioma**. En el **niño** el tumor primario más frecuente es el **meduloblastoma.**

✔ El segundo tumor cerebral primario más frecuente es el glioblastoma. Los astrocitomas de menor grado recidivan y progresan a lesiones de mayor grado.

✔ **Oligodendrogliomas:** son los tumores más **epileptógenos.** Anatomía patológica: células «**en huevo frito**».

✔ **Ependimomas:** típicos del **suelo del IV** ventrículo, tendencia a diseminación meníngea. Anatomía patológica: seudorrosetas. Tratamiento: radioterapia de todo el neuroeje, quimioterapia sólo si hay diseminación.

✔ **Meduloblastoma:** típico del **techo del IV** ventrículo, tendencia a la diseminación meníngea. Anatomía patológica: rosetas. Tratamiento: radioterapia de todo el neuroeje y quimioterapia aunque no haya diseminación.

◤ Orientación MIR

La cardiología básica es un tema importante en el MIR, con una media de tres preguntas en el examen. Hay algunos conceptos que se preguntan reiteradamente y que hay que conocer: *shock*, pulso venoso y ruidos cardíacos. Además, la cardiología básica ayuda a entender los capítulos sucesivos y a responder preguntas sobre ellos. No obstante, entre las preguntas de cardiología básica hay algunas sobre aspectos transversales y poco importantes de la cardiología, por lo que es importante priorizar.

1. Anatomía

Se describen a continuación los aspectos básicos de la anatomía como base para los capítulos más clínicos.

 La anatomía cardíaca se pregunta muy poco en el MIR, por lo que este apartado se centrará en aquellos aspectos que resulten importantes como base para los capítulos más clínicos y enfocados desde la óptica de las pruebas de imagen.

1.1. Generalidades

El corazón es un órgano con un tamaño que tradicionalmente se compara con el de un puño cerrado. Está localizado en el mediastino medio y tiene forma de pirámide oblicua, con el ápex apuntando hacia delante y hacia la izquierda. Su pared está compuesta por tres capas:

- **Epicardio:** membrana serosa cuya función es lubricar el corazón y prevenir la fricción. Constituye el pericardio visceral, que, junto con el pericardio parietal, forma una bolsa que recubre al corazón.
- **Miocardio:** es la mayor parte de la pared cardíaca y constituye la pared muscular, responsable de la contracción.
- **Endocardio:** capa de endotelio que recubre el interior del corazón.

1.2. Cámaras cardíacas

El corazón está compuesto por cuatro cámaras, dos aurículas y dos ventrículos. Las aurículas son las cámaras receptoras y están conectadas a las venas que llevan la sangre al corazón; son de menor tamaño que los ventrículos y tienen una capa muscular fina. Los ventrículos son las cámaras encargadas de bombear la sangre, y de ellas parten las arterias que llevan la sangre procedente del corazón; son de mayor tamaño y de paredes más gruesas.

Esta estructura configura un sistema de dos bombas que funciona en paralelo: el corazón derecho, de menor tamaño y con menos componente muscular, que se encarga de la circulación pulmonar (baja presión) y el corazón izquierdo, que mantiene la circulación sistémica (alta presión) (**Fig. 4-1**).

- La **aurícula derecha** recibe la sangre de (MIR 2007-2008, P236):
  - la vena cava superior,
  - la vena inferior, a través de la válvula de Eustaquio,
  - el seno coronario, a través de la válvula de Thebesio,
  - y la vena cardíaca anterior.
- La **aurícula izquierda** recibe la sangre de las cuatro venas pulmonares. Entre las cuatro venas pulmonares hay una dilatación denominada orejuela izquierda. La importancia de la orejuela radica en que más del 90 % de los trombos intracardíacos se originan en ella. La aurícula izquierda está en íntimo contacto con el esófago, de forma que este recorre la cara posterior de la aurícula izquierda. Esto tiene una repercusión clínica importantísima en la práctica de la vida real, ya que nos permite obtener imágenes ecocardiográficas de alta calidad realizando el ecocardiograma transesofágico desde el esófago (MIR 2023-2024, P030).

1.3. Válvulas cardíacas

Las válvulas cardíacas son las estructuras que separan las cámaras cardíacas y que tienen la función de dirigir la sangre en una única dirección, evitando que la sangre circule en sentido retrógrado. Las válvulas que separan las aurículas y los ventrículos son las válvulas **auriculoventriculares** (**Fig. 4-2**). Estas válvulas se abren en diástole y permiten que la sangre pase de las aurículas a los ventrículos:

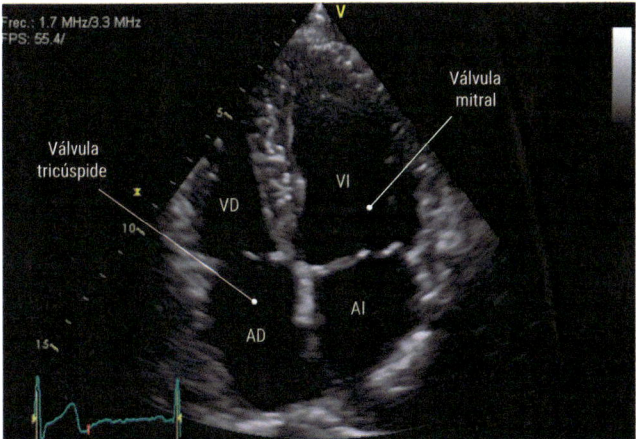

Fig. 4-1 | Ecocardiograma: plano apical de cuatro cámaras. Sístole (válvulas auriculoventriculares cerradas). AD: aurícula derecha; AI: aurícula izquierda; VD: ventrículo derecho; VI: ventrículo izquierdo.

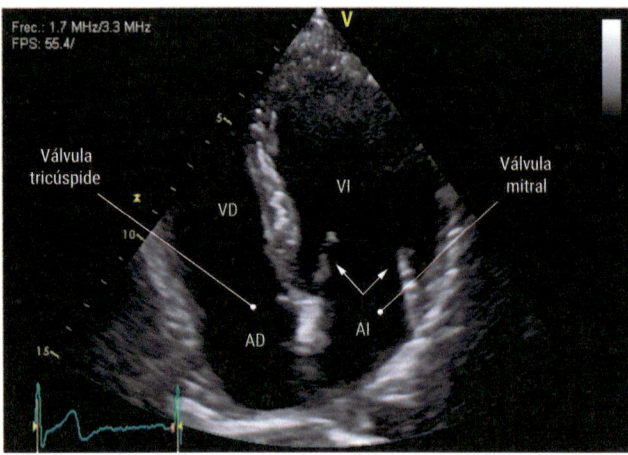

Fig. 4-2 | Ecocardiograma: plano apical de cuatro cámaras. Diástole (válvulas auriculoventriculares abiertas). AD: aurícula derecha; AI: aurícula izquierda; VD: ventrículo derecho; VI: ventrículo izquierdo.

✔ **Válvula mitral:** está compuesta por dos velos o valvas, anterior y posterior. Se encuentra entre la aurícula izquierda y el ventrículo izquierdo. Durante la diástole permanece abierta, permitiendo el llenado ventricular, y durante la sístole se cierra, evitando la regurgitación. Ambos velos están unidos a los músculos papilares mediante las cuerdas tendinosas.

✔ **Válvula tricúspide:** recibe este nombre porque está compuesta por tres velos. Separa la aurícula derecha y el ventrículo derecho.

Las válvulas que separan los ventrículos de las arterias se denominan **semilunares**. Se abren en sístole, permitiendo que la sangre salga de los ventrículos y sea transportada por dichas arterias (aorta y pulmonar) al resto del cuerpo. Ambas presentan tres velos con forma de media luna, lo que les vale su nombre. Son de menor tamaño que las auriculoventriculares y no están unidas a cuerdas tendinosas.

✔ **Válvula aórtica:** separa el ventrículo izquierdo de la aorta (Fig. 4-3), (Fig. 4-4) y (Fig. 4-5).

✔ **Válvula pulmonar:** separa el ventrículo derecho de la arteria pulmonar.

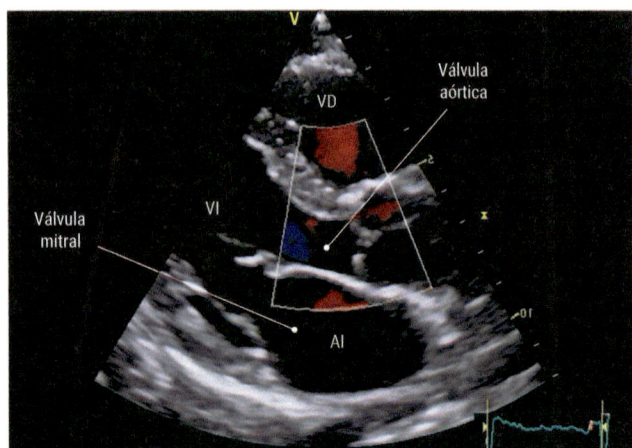

Fig. 4-3 | Ecocardiograma: eje largo paraesternal izquierdo. Diástole (válvula aórtica cerrada). AI: aurícula izquierda; VD: ventrículo derecho; VI: ventrículo izquierdo.

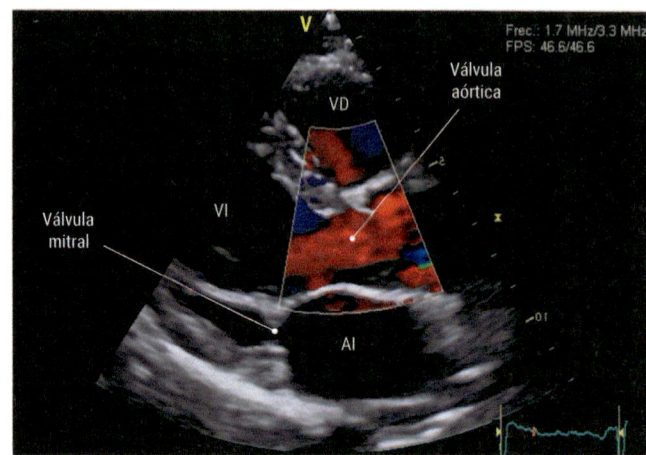

Fig. 4-4 | Ecocardiograma: eje largo paraesternal izquierdo. Sístole (válvula aórtica abierta). AI: aurícula izquierda; VD: ventrículo derecho; VI: ventrículo izquierdo.

1.4. Sistema de conducción

El corazón es un órgano autónomo: es capaz de marcar su propio ritmo y transmitirlo, permitiendo así una contracción coordinada. Para que esto sea posible, hay una serie de células en el músculo cardíaco que se han especializado en generar y transmitir el impulso eléctrico y que conforman el sistema de conducción. Respecto a estas células:

✔ Algunas tienen la capacidad de generar impulsos eléctricos de forma autónoma y automática, lo que les vale el nombre de células marcapasos. Estas células con propiedad de automatismo son las células alojadas en el **nodo sinusal** y son las que en condiciones fisiológicas generan el impulso eléctrico que provoca el latido cardíaco.

✔ Otras células con capacidad automática se encuentran repartidas por el corazón y actúan de reserva por si las del nodo sinusal claudican. Éstas están alojadas en la zona de unión auriculoventricular. Si éstas fallan, el automatismo pasa a depender de células automáticas alojadas en el miocardio ventricular. Ambos tipos se diferencian en el potencial de acción.

✔ El **nodo sinusal** (nódulo sinoauricular o de Keith y Flack) se localiza en la pared de la aurícula derecha, inferior a la desembocadura de la vena cava superior. En condiciones fisio-

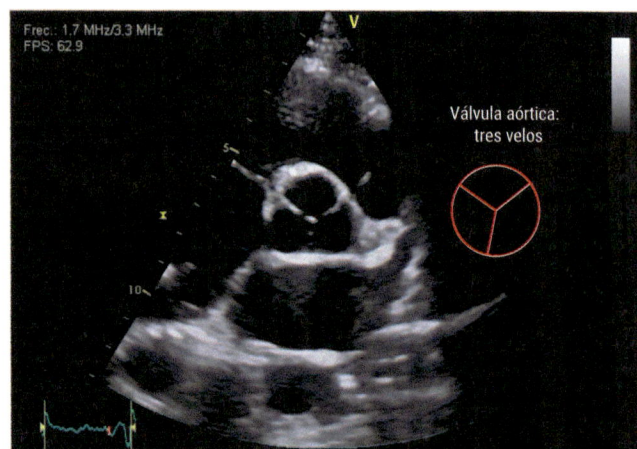

Fig. 4-5 | Ecocardiograma: eje corto paraesternal izquierdo. Válvula aórtica.

lógicas, el impulso eléctrico que da lugar al latido cardíaco se origina en el nodo sinusal.

Desde un punto de vista anatómico, el sistema de conducción está compuesto por:

✔ El **nodo auriculoventricular** o de Aschoff-Tawara: se localiza en la aurícula derecha, en el vértice superior del triángulo de Koch, formado por el seno coronario, el velo septal de la válvula tricúspide y el tendón de Todaro (MIR 2011-2012, P211). Recibe la señal del nodo sinusal y lo transmite a través del haz de His.
✔ **Haz de His** (fascículo auriculoventricular): discurre por el tabique interauricular y al llegar al septo interventricular se divide en dos ramas: la rama izquierda y la rama derecha. La rama izquierda se divide, a su vez, en un fascículo anterior y otro posterior.
✔ **Fibras de Purkinje:** se originan de las ramas derecha e izquierda, y transmiten la señal eléctrica a través de la pared de los ventrículos.

1.5. Arterias coronarias

La irrigación miocárdica se realiza a través de la circulación coronaria. La perfusión del músculo cardíaco **se produce fundamentalmente durante la diástole** (MIR 2016-2017, P044). Las arterias coronarias se originan en la aorta, a nivel de los senos de Valsalva. Existe una gran variabilidad en la configuración de las arterias coronarias. A continuación se describe la distribución más frecuente:

✔ **Arteria coronaria izquierda (tronco coronario)** (Fig. 4-6). Tras un recorrido corto se bifurca en dos ramas:
  ⊘ **Arteria descendente anterior:** discurre por el surco interventricular anterior, emitiendo ramas que irrigan la cara lateral del ventrículo izquierdo (diagonales) y el septo (septales). Es la arteria que irriga más territorio del ventrículo izquierdo: toda la cara anterior, dos tercios anteriores del septo, parte de la cara lateral y en la mayoría de los sujetos el ápex y parte de la cara inferior. Esto explica que los infartos anteriores sean los que más miocardio afectan, por lo que es frecuente que se compliquen con insuficiencia cardíaca.
  ⊘ **Arteria circunfleja:** recorre el surco auriculoventricular (coronario) izquierdo. Emite ramas auriculares para la aurícula izquierda y ramas que se dirigen hacia el borde izquierdo del corazón (obtusas marginales), que irrigan la cara inferolateral del ventrículo izquierdo.
✔ **Arteria coronaria derecha** (Fig. 4-7): discurre por el surco auriculoventricular derecho. Se divide en dos ramas principales:
  ⊘ **Arteria marginal derecha**, que recorre el borde derecho del corazón irrigando la cara lateral del ventrículo derecho.
  ⊘ **Arteria descendente posterior**, que recorre el surco interventricular posterior, irrigando el tercio posterior del tabique y la cara inferior de ambos ventrículos.
  ⊘ Además, proporciona la **arteria del nodo sinusal** y la arteria del nodo auriculoventricular.

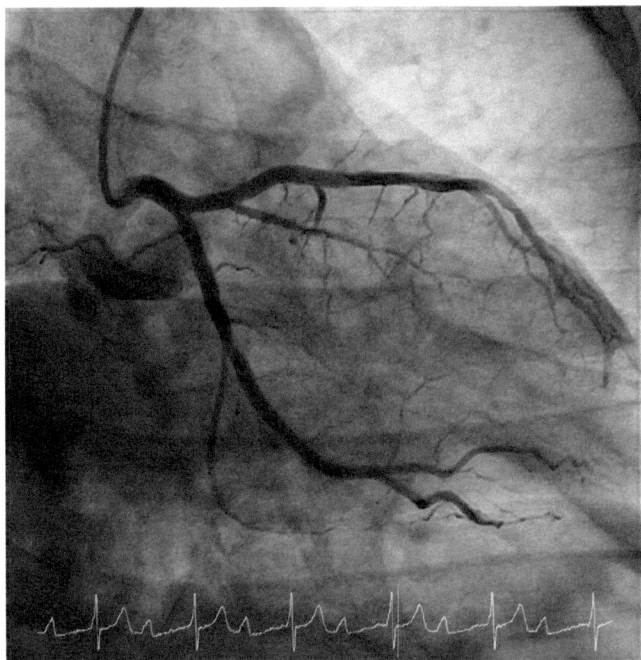

Fig. 4-6 | Coronariografía: arteria coronaria izquierda.

Esta distribución explica por qué los infartos de la coronaria derecha afectan a la **cara inferior** del corazón y por qué algunos de ellos se pueden complicar asociándose a infarto de **ventrículo derecho** o a bradicardias y **bloqueos auriculoventriculares**.

De manera esquemática, con la anatomía coronaria más frecuente:

✔ La arteria descendente anterior irriga la cara anterior y parte de la cara lateral del ventrículo izquierdo, el septo anterior y el ápex.
✔ La arteria circunfleja irriga la aurícula izquierda y la cara inferolateral del ventrículo izquierdo.

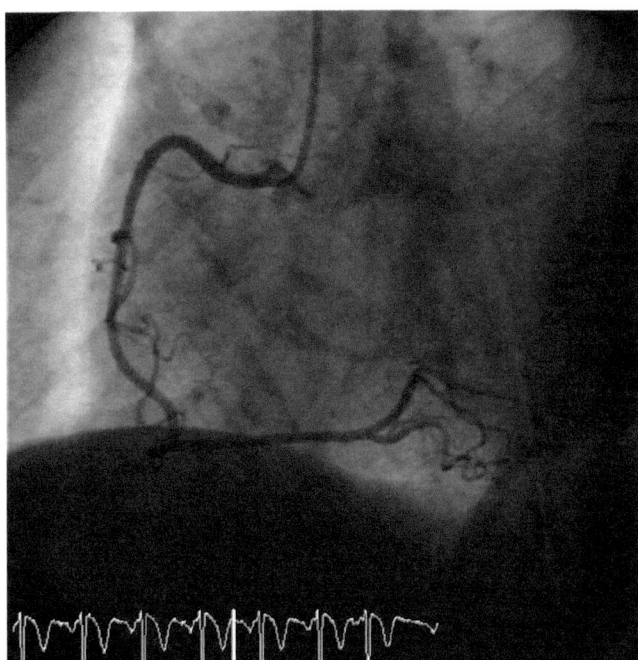

Fig. 4-7 | Arteria coronaria derecha.

✔ La arteria coronaria derecha irriga la aurícula derecha (incluyendo el nodo sinusal y el nodo auriculoventricular), la mayor parte del ventrículo derecho, el septo posterior y la cara inferior del ventrículo izquierdo.

Cabe destacar dos variaciones:

✔ La variación anatómica más importante se encuentra en la **arteria descendente posterior**. Ya se ha descrito que lo más frecuente (85 % de los casos) es que se origine en la arteria coronaria derecha (dominancia derecha). En un 15 % de los casos, puede originarse de la arteria circunfleja (dominancia izquierda). Así pues, la dominancia coronaria la determina en qué sistema, derecho o izquierdo, se origine la arteria descendente posterior.
✔ La **arteria del nodo sinusal** es, en el 60 % de los casos, rama de la arteria coronaria derecha. Sin embargo, en un 40 % de los casos puede originarse de la arteria circunfleja.

2. Fisiología

Este apartado se centra en la descripción del ciclo cardíaco, el potencial de acción y el *shock*.

La fisiología no es un tema que se pregunte mucho. El ciclo cardíaco y el potencial de acción son útiles para entender conceptos clave como los de precarga y poscarga, así como el mecanismo de acción de algunos fármacos. Es importante conocer el concepto y los mecanismos etiológicos del *shock*.

2.1. Ciclo cardíaco

La función del corazón es suministrar oxígeno y metabolitos a los tejidos. Se denomina ciclo cardíaco al conjunto de sucesos eléctricos, mecánicos, acústicos y hemodinámicos que ocurren durante la contracción y relajación del corazón en el desempeño de esta función. El ciclo cardíaco se compone de sístole (fase de contracción ventricular durante la cual se vacían los ventrículos) y diástole (fase de relajación ventricular en la cual se llenan los ventrículos). La diástole es más larga que la sístole, ocupando 2/3 del ciclo cardíaco. La sístole es más corta que la diástole, ocupando 1/3 del ciclo cardíaco. Con los aumentos de la frecuencia cardíaca (FC), es la fase diastólica, concretamente la fase de llenado lento, la que más se acorta proporcionalmente (MIR 2018-2019, P046). Para facilitar su estudio, suele dividirse en fases (E: eventos eléctricos; M: eventos mecánicos; H: eventos hemodinámicos; A: eventos acústicos).

✔ Fase 1. Contracción auricular
  ⦿ E: por convención, el ciclo cardíaco comienza con la onda P del electrocardiograma, es decir, al final de la diástole. La onda P representa la despolarización auricular.
  ⦿ M: tras la despolarización se produce la contracción auricular. Esta contracción provoca un aumento de las presiones en las aurículas y un rápido paso de sangre a los ventrículos. En reposo supone aproximadamente el 10 % del llenado ventricular.

⦿ H: al final de la diástole, tras la contracción auricular, el volumen ventricular es máximo y representa la **precarga**. La precarga es la **carga** (presión) que tiene el corazón **antes** de contraerse; dicho de otra manera, el estiramiento del músculo cardíaco previo a la contracción. En condiciones fisiológicas, la precarga depende fundamentalmente del retorno venoso (MIR 2011-2012, P222). El retorno venoso depende, a su vez, de la cantidad de sangre circulante (volemia) y de la distensibilidad venosa. En el miocardio sano, la fuerza de contracción aumenta a medida que se incrementa el volumen que recibe el ventrículo durante la diástole, es decir, cuanto mayor es la precarga, mayor es la contracción y mayor el volumen de sangre expulsado. Este mecanismo se conoce como **ley de Frank-Starling**. Pulso venoso: la contracción auricular provoca un aumento de presión venosa que se traduce en la onda a del pulso venoso (**Fig. 4-8**).
⦿ A: la contracción auricular sobre un ventrículo poco distensible produce un sonido grave que se ausculta mejor en el ápex y que se denomina **cuarto ruido**. Suele tener un significado patológico. Se trata de un sonido de baja frecuencia, por lo que se oye mejor con la campana del fonendoscopio.

> 💡 La precarga es la presión en el ventrículo antes de la contracción cardíaca. En condiciones fisiológicas, depende fundamentalmente del retorno venoso. Cuanto mayor es la precarga, mayor es la fuerza de contracción (ley de Frank-Starling).
> En fibrilación auricular, la contracción auricular y todos los fenómenos asociados a ella desaparecen. No hay onda p, no hay onda a del pulso venoso yugular, no hay cuarto ruido.

✔ Fase 2. **Contracción ventricular o sístole**: Cuando se habla de sístole o diástole sin apellido, se hace referencia al movimiento de los ventrículos (MIR 2005-2006, P248). La sístole ventricular coincide con la diástole auricular, y viceversa.
  ⦿ **Período de contracción isovolumétrica** (válvulas cerradas):
    • E: esta fase comienza con el complejo QRS del electrocardiograma, que representa la despolarización ventricular.
    • M: la despolarización ventricular inicia la contracción de los ventrículos, lo que se traduce en un aumento de la presión intraventricular que inmediatamente supera la presión auricular, produciéndose el cierre de las válvulas mitral y tricúspide, lo que impide el retorno de la sangre a las aurículas.

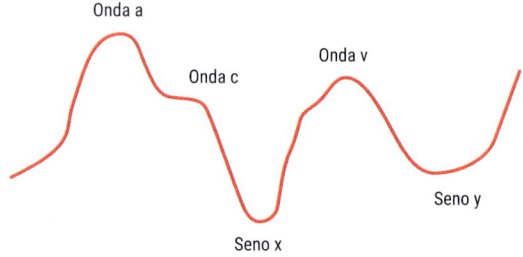

Fig. 4-8 | Pulso venoso yugular.

- **H**: esta fase se prolonga entre el cierre de las válvulas auriculoventriculares y la apertura de las válvulas semilunares. Puesto que todas las válvulas están cerradas, el volumen ventricular no cambia, lo que da a esta fase el nombre de contracción isovolumétrica. Pulso venoso: la contracción ventricular con la válvula tricúspide cerrada provoca que ésta se propulse hacia la aurícula derecha, originando la onda c del pulso venoso.
- **A**: el cierre de las válvulas auriculoventriculares produce el primer ruido, que marca el inicio de la sístole ventricular.

⊘ **Período de eyección** (válvula abierta):
- **E**: el segmento ST representa el tiempo en el que ambos ventrículos están completamente despolarizados.
- **M**: la contracción ventricular causa un aumento de presión en los ventrículos. Cuando esta presión es máxima, termina superando la presión en la aorta y en la arteria pulmonar, provocando la apertura de las válvulas semilunares y la salida de la sangre a la circulación pulmonar y sistémica, respectivamente (MIR 2008-2009, P250). Al mismo tiempo, las aurículas reciben el retorno venoso y la presión auricular aumenta progresivamente.
- **H**: el volumen de sangre que sale del ventrículo izquierdo hacia la aorta durante esta fase se denomina volumen latido. La medida más utilizada para estimar la capacidad de eyección es la fracción de eyección, es decir, el porcentaje de sangre que sale del ventrículo en cada latido en relación con el volumen telediastólico. Se considera normal una fracción de eyección superior al 50 %. Se denomina gasto cardíaco al volumen de sangre expulsado por el ventrículo en un minuto (volumen latido x FC). La tensión contra la que se contrae el ventrículo se denomina **poscarga**, que en condiciones fisiológicas depende fundamentalmente de la presión arterial. Según **la ley de Laplace**, la poscarga se define como la tensión que se desarrolla en la pared del ventrículo durante la eyección (T), y depende de la presión intraventricular durante la sístole, el volumen (r) y el grosor ventricular (h). $= PA \times r/2h$
- **A**: no hay sonidos fisiológicos durante la fase de eyección. Los ruidos cardíacos en esta fase indican patología, por ejemplo, enfermedades valvulares.

La fracción de eyección es el porcentaje de sangre que sale del ventrículo en cada latido en relación con el volumen telediastólico. Se considera normal por encima del 50 %.

La tensión contra la que se contrae el ventrículo se denomina poscarga y en condiciones fisiológicas depende fundamentalmente de la presión arterial.

✔ **Fase 3. Relajación ventricular o diástole**
⊘ **Período de relajación isovolumétrica** (válvulas cerradas):
- **E**: esta fase comienza con la onda T, que representa la repolarización ventricular.
- **M**: la repolarización induce la relajación del miocardio ventricular, produciendo una caída de la presión que provoca el cierre de las válvulas semilunares. Esta fase se denomina de relajación isovolumétrica porque, aunque la presión ventricular disminuye paulatinamente, todas las válvulas están cerradas y el volumen ventricular no se modifica. El cierre de las válvulas origina un pequeño flujo

retrógrado en la aorta que se corresponde con la incisión dícrota de la curva de presión aórtica. Durante esta fase, las aurículas continúan recibiendo sangre y aumentando su presión, de manera que el pico de presión auricular al final de esta fase se corresponde con la onda v del pulso venoso.
- **A**: el cierre de las válvulas semilunares produce el segundo ruido cardíaco que marca el inicio de la diástole.

⊘ **Período de llenado** (válvula abierta). Esta fase de llenado que tiene lugar en la diástole es la que más dura del ciclo cardíaco y por tanto es la que más se reduce proporcionalmente en caso de taquicardia.
- **E**: esta fase se corresponde con el segmento TP o línea isoeléctrica.
- **M**: la relajación de los ventrículos hace que la presión auricular termine superando la presión intraventricular, provocando la apertura de las válvulas auriculoventriculares y dando comienzo al llenado ventricular.
- **H**: la apertura de la válvula tricúspide da lugar a una caída de presión en la aurícula derecha, que se traduce en el seno y del pulso venoso.
- **A**: en general, no hay ruidos durante el llenado ventricular. Sin embargo, un llenado brusco puede producir el llamado tercer ruido, un sonido grave, de baja intensidad, que se escucha mejor en el ápex y con la campana del fonendoscopio. El tercer ruido es fisiológico en niños y jóvenes y durante el tercer trimestre del embarazo.

2.2. Potencial de acción

Los impulsos eléctricos del corazón se originan en el nodo sinusal, localizado en la parte alta de la aurícula derecha cerca de la desembocadura de la vena cava superior. Los impulsos abandonan el nodo sinusal y se expanden rápidamente a lo largo y ancho de ambas aurículas. Cuando el impulso llega al surco aurículoventricular (AV) se encuentra con el nodo AV, donde el impulso sufre un enlentecimiento en la velocidad de conducción, lo cual se pone de manifiesto en el electrocardiograma (ECG) como el intervalo PR. Una vez deja el nodo AV, el impulso eléctrico se introduce en el haz de His, que es la estructura que perfora el citoesqueleto permitiendo pasar la electricidad desde las aurículas a lo ventrículos. El haz de His constituye la parte más proximal del sistema de conducción rápida, el His-Purkinje, que el responsable de la transmisión y distribución de la electricidad de una forma rápida al miocardio ventricular.

El interior de las células cardíacas (como todas las células vivas) tiene carga eléctrica negativa comparado con el exterior de las células, resultado de la acumulación de cargas negativas dentro de la célula. La diferencia de voltaje resultante a ambos lados de la membrana celular es lo que se conoce con el nombre de **potencial transmembrana**.

Las células cardíacas son excitables. Esto quiere decir que cuando son estimuladas apropiadamente, ciertos canales iónicos se abren y cierran en una secuencia específica permitiendo flujos iónicos hacia fuera y hacia dentro siguiendo un patrón, originando cambios en el potencial transmembrana. Estos cambios estereotipados de voltaje a lo largo del tiempo se llama potencial de acción, el cual se compone de varias fases.

Simplificando mucho, se va a diferenciar, desde el punto de vista electrofisiológico dos tipos de células en el corazón (Fig. 4-9) : las células que forman parte de sistema de conducción rápido, cuya misión es transmitir el impulso eléctrico de una forma rápida; y las células automáticas, con capacidad para generar impulsos eléctricos de forma espontánea. Ambos tipos de células se diferencian, tanto en el potencial transmembrana de reposo, como en los canales implicados en la formación del potencial de acción.

2.2.1. Células de conducción

Ejemplo de este tipo de células son las células que forman parte del sistema específico de conducción del His-Purkinje (también se parecen mucho a las células miocárdicas del ventrículo).

El potencial transmembrana en reposo es negativo: de –80 a –90 mV. Su potencial de acción se compone de 5 fases:

✔ **Fase cero o fase de despolarización rápida.** Mediada por la activación de canales rápidos de sodio (Na⁺) dependientes de voltaje (I_{Na}). Su apertura se realiza cuando la célula en cues-

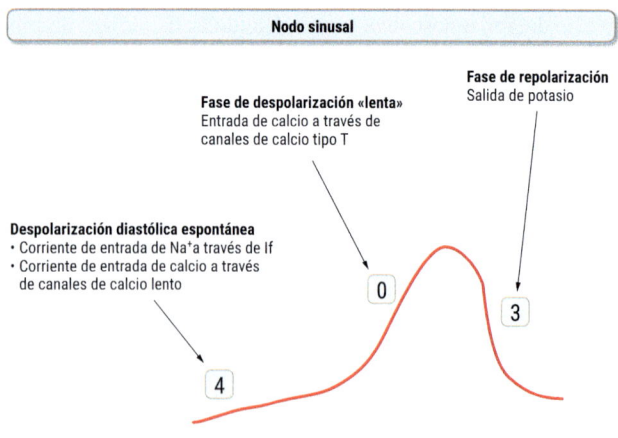

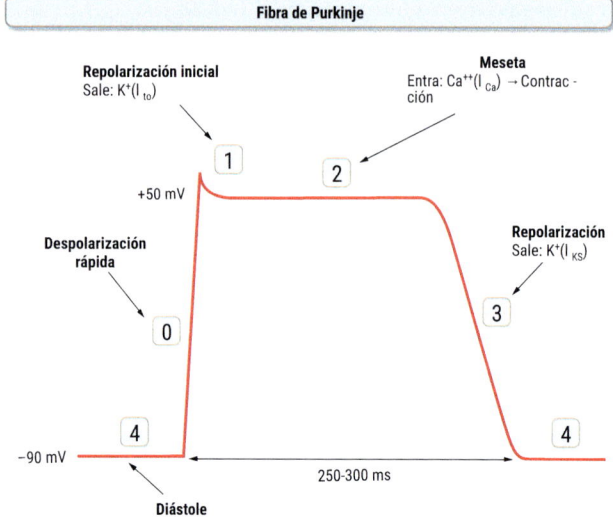

Fig. 4-9 | Potencial de acción.

tión es estimulada por una corriente eléctrica procedente de otra célula adyacente. Si se alcanza un potencial de membrana umbral, dichos canales de abren y se genera una corriente de entrada torrencial y rápida del Na⁺ desde el exterior de la célula hacia el interior, seguido de lo cual se inactivan (se cierran). Cuando se produce la apertura de un canal en la membrana plasmática del miocito (sarcolema) que permite el paso de un ion, se habla de aumento de conductancia para dicho ion. Así, durante la fase 0, se produce un aumento de conductancia para el sodio (gNA) (MIR 2003-2004, P250).

Esto lleva a que el voltaje del potencial transmembrana aumente bruscamente alcanzando valores positivos (hasta los +50 mV) resultando en una espiga de despolarización que afecta a las células adyacentes induciéndolas a despolarizarse. Se crea así una onda de despolarización que se propaga por todo el corazón, célula a célula. La fase de despolarización rápida o fase 0 del potencial de acción coincide en el tiempo con el QRS del ECG de superficie. La velocidad de despolarización de una célula (la pendiente de la fase 0) determina cómo de pronto o tarde se despolarizará la célula adyacente. Dicho de otro modo, cambiar la velocidad con la que entra el Na⁺ dentro de la célula modifica la velocidad de conducción a través del tejido de conducción. Este tipo de canal lo encontramos en otras células fuera del corazón como en las neuronas y células musculares. Hay numerosas enfermedades producidas por malfuncionamiento de este canal: síndrome de QT largo tipo 3, síndrome de Brugada. Este canal de sodio es diana de numerosos fármacos (anestésicos locales, antiarrítmicos de clase I y anticonvulsivantes) así como neurotoxinas como la procedente del pez globo o el veneno del caracol marino.

Una vez la célula está despolarizada no puede ser despolarizada otra vez hasta que los flujos iónicos vuelvan a su estado basal. El proceso de restaurar la posición de los iones a su situación de reposo o basal y recuperar el potencial transmembrana de reposo se conoce con el nombre de repolarización.

✔ **Fase de repolarización.** La repolarización de la célula cardíaca abarca las fases 1, 2 y 3 del potencial de acción, que es lo que determina la anchura del mismo. En el ECG viene representado por el segmento ST y la onda T. Puesto que una segunda despolarización no puede ocurrir hasta que haya finalizado la repolarización, el tiempo desde el final de la fase cero hasta el final de la fase 3 se conoce con el nombre de periodo refractario del tejido cardíaco.

✅ **Fase 1 (repolarización inicial).** En esta fase, se cierran los canales rápidos de sodio y se produce una salida transitoria de potasio, que constituye la corriente *transient outward* (I_{to}) y que inicia la negativización del potencial de membrana.

✅ **Fase 2 o de meseta.** Es el principal determinante de la duración del potencial de acción. Está mediada por la apertura de los canales lentos de calcio de tipo L, lo cual permite que los iones de calcio cargados positivamente entren lentamente en el interior de la célula miocárdica, prolongando el período refractario. Esta entrada de calcio se equilibra por una corriente de salida de potasio hacia el exterior de la célula (I_{Ks}) a través de los canales lentos de potasio (*slow delayed rectifier*).

La entrada de calcio desencadena la contracción del miocito. Cabe destacar que la manera en la que se aumenta el calcio para inducir la contracción es diferente de la que se produce en el músculo esquelético. Mientras en el músculo esquelético, la entrada masiva de sodio provoca la salida de calcio del retículo sarcoplásmico, en el músculo cardíaco es esta misma corriente de calcio la que induce la liberación de calcio desde el retículo sarcoplásmico y desencadena la contracción cardíaca (MIR 2009-2010, P221).

- **Fase 3 de repolarización tardía.** Durante esta fase, se rompe el equilibrio de la fase anterior, ya que se cierran los canales de calcio, mientras los canales lentos de potasio continúan abiertos. Predomina así la salida de potasio, por lo que se acelera la repolarización.

Durante las fases 0, 1, 2 y parte inicial de la fase 3 la célula es incapaz de despolarizarse. A éste se le denomina período refractario absoluto. Se trata de un mecanismo de protección que evita contracciones demasiado rápidas o sostenidas. Al período refractario absoluto le sigue un período refractario relativo, en el que es necesario un estímulo por encima del umbral para desencadenar la despolarización.

- **Fase 4 de reposo o fase diastólica:** se corresponde con el período de tiempo entre dos potenciales de acción. En este tipo de células el potencial de membra es quiescente, no hay cambios netos en el voltaje transmembrana. Esta fase representa el potencial de reposo de membrana, que en este tipo de células es aproximadamente −90 mV. En el mantenimiento de este gradiente participan fundamentalmente tres mecanismos:
  - Bomba sodio-potasio-ATPasa: la bomba de Na+-K+-ATPasa constituye la bomba de Na+ del sarcolema cardíaco y es la responsable del mantenimiento de los gradientes de concentración de Na+ y K+ en estas células. Esta función tiene una importancia crucial en el funcionamiento celular normal porque la existencia de estos gradientes iónicos subyace a la excitabilidad eléctrica y al funcionamiento de otros canales iónicos. En condiciones fisiológicas esta bomba de membrana da lugar a una corriente continua de salida a medida que se expulsan 3 Na+ de la célula y se introducen 2 K+. De este modo ayuda a mantener el potencial de reposo de las células cardíacas, y su inhibición a corto plazo da lugar a una despolarización ligera de varios milivoltios.
  - *Inwardly rectifying potassium channels* (IK1). Sin embargo, serán los flujos de salida de K+ a través de canales iónicos de K+ los que ejercerán una mayor influencia sobre el potencial de membrana de reposo. Es precisamente el gran aumento de las corrientes de salida de K+ a través de IK1, junto con las corrientes rectificadoras tardías IKr e Iks, lo que mantiene el potencial de reposo de la membrana en valores negativos tras el potencial de acción.
  - En el mantenimiento del potencial de membrana de reposo negativo durante la fase 4 también influye la retirada del Ca2+ citosólico durante la diástole, en cuyo proceso intervienen dos mecanismos: el intercambiador Na+-Ca2+ cardíaco (intercambiador NCX1), mecanismo más importante, y la captación del Ca2+ por el retículo sarcoplásmico. La retirada de Ca2+ citosólico es un requisito fundamental para la relajación del músculo cardíaco. El intercambiador Na+- Ca2+ es un cotransportador iónico que en su modo de funcionamiento anterógrado, es decir, cuando el potencial de membrana es negativo, expulsa calcio y facilita la entrada de sodio al meter 3 Na+ dentro de la célula y sacar fuera de la célula 1 Ca2+, generando así

una corriente de entrada positiva que prolongaría el potencial de acción al enlentecer la velocidad de repolarización durante la fase final del potencial de acción.

La duración total del potencial de acción cardíaco ventricular oscila entre 250 y 350 ms, lo que representa otra diferencia con el músculo esquelético, cuyo potencial de acción es mucho más breve (1-5 ms).

2.2.2. Células automáticas

Las células automáticas presentan diferencias específicas que permiten el automatismo cardíaco, es decir, son células que tienen la especial habilidad de incrementar el potencial transmembrana de forma espontánea, generando así potenciales de acción espontáneos repetitivos.

Estas células se caracterizan por tener un potencial transmembrana de reposo menos negativo, una fase 0 del potencial de acción más lenta mediada por la entrada de calcio y porque la fase de reposo no es quiescente, sino que el potencial de reposo diastólico va aumentando. Además, estas células reciben una inervación muy rica del sistema nervioso autónomo, tanto de fibras simpáticas como parasimpáticas, que determinan la pendiente de la despolarización diastólica.

- **Fase 0 o fase de despolarización.** Tiene una pendiente de ascenso más lenta porque estas células carecen de canales de sodio rápidos. En estas células automáticas, la fase 0 del potencial acción está mediada por canales de calcio lentos de tipo L (MIR 2023-2024, P032). Por cuanto la velocidad de despolarización es lenta, tanto el nodo sinusal como el nodo AV conducen los impulsos eléctricos de forma lenta.
- **Repolarización,** la cual engloba las fases 1, 2 y 3. Sin grandes cambios respecto a lo ya mencionado.
- **Fase 4 de reposo o fase de despolarización diastólica.** Al final de cada potencial de acción las células automáticas no mantienen durante la diástole (fase 4) un potencial de membrana isoeléctrico (quiescente), sino que presentan una lenta despolarización espontánea que termina por alcanzar un voltaje umbral y desencadenar un potencial de acción, que a su vez estimulará a las células adyacentes a despolarizarse. Ésta es la base de la automaticidad de las células marcapasos, la capacidad de generar una actividad eléctrica repetitiva. Este tipo de células las encontramos en el nodo sinusal, en la unión AV y repartidas por lo ventrículos. Las células del nodo sinusal (células marcapasos por antonomasia del corazón) son las que en condiciones normales tienen la fase 4 con una pendiente de despolarización espontánea más rápida y, por tanto, son las células que están generando potenciales de acción de forma espontánea más rápida, erigiéndose así, como el marcapasos fisiológico del corazón, inhibiendo a otras células secundarias, con capacidad también para generar potenciales de acción, pero de una forma más lenta. Si por cualquier razón, la automaticidad del nodo sinusal fallara, el control en la génesis de impulsos eléctricos pasaría a cargo de esas «células secundarias» que mencionábamos antes, localizadas en la unión AV y en el sistema de conducción ventricular, que también presentan automatismo, pero con un ritmo cada vez más lento conforme se alejan del nodo sinusal. Por cuanto la pendiente la

fase 4 en estas células «secundarias o auxiliares» es más lenta, la frecuencia de generación de potenciales de acción sería menor.

El mecanismo subyacente de esta despolarización diastólica espontánea es complejo y descansa en la activación de corrientes de entrada de cationes a través de la corriente If (sodio) y la activación de corrientes de calcio de tipo T. La corriente If (*funny current*) o corriente activada por la hiperpolarización genera una corriente de entrada de Na^+ al principio de la diástole, a través de canales que se activan por la hiperpolarización, es decir, se abren cuando el potencial de membrana se vuelve negativo tras la repolarización. Estos canales están modulados por el monofosfato de adenosina cíclico (AMPc). El sistema simpático activa los receptores agonistas β, incrementando la concentración de AMPc, lo que conlleva una mayor apertura de los canales If y, por tanto, un incremento del ritmo cardíaco. El sistema parasimpático activa los receptores de acetilcolina, que producen una disminución del AMPc, lo que conlleva una menor apertura de los canales If y esto, a su vez, una menor frecuencia de descarga del nodo sinusal que enlentece la FC. La ivabradina es un inhibidor selectivo de los canales If que se utiliza para enlentecer el ritmo sinusal del paciente con insuficiencia cardíaca y/o angina (MIR 2022-2023, P055). En la segunda parte de la diástole «eléctrica» se suman las corrientes de entrada de calcio de tipo T. Ahora se entiende también por qué el uso de calcio antagonitas no dihidropiridínicos (verapamilo y diltiazem) conducen a una frecuencia de descarga más lenta.

Hay que recordar que la pendiente de esta fase 4 de despolarización espontánea está muy influenciada por numerosos factores, uno de ellos es la inervación autonómica: un incremento en el tono simpático, por ejemplo, durante el ejercicio, aumenta la automaticidad de las células marcapasos al inclinar más la pendiente de la fase 4; el parasimpático haría lo contrario, «tumba» dicha pendiente disminuyendo así la frecuencia de descarga de impulsos eléctricos.

2.3. *Shock*

El aparato circulatorio es el encargado de asegurar la perfusión de los tejidos. Está formado por el corazón, que trabaja como bomba, por la sangre, que actúa como vehículo del oxígeno y los metabolitos, y por los vasos sanguíneos. Se denomina *shock*, o choque circulatorio, al fracaso del aparato circulatorio para asegurar una perfusión a los tejidos suficiente para mantener las necesidades de los órganos. Se manifiesta clínicamente como hipotensión, taquicardia y disfunción orgánica secundarios a la isquemia que genera la hipoperfusión (fracaso renal, síntomas neurológicos, etc.).

Hipotensión no es sinónimo de *shock*.

SHOCK = Hipotensión + Hipoperfusión.

La causa del *shock* puede residir en cualquiera de los componentes del aparato circulatorio (Tabla 4-1), lo que permite clasificar el shock en (MIR 2014-2015, P134; MIR 2018-2019, P071):

- ✔ *Shock* **hipovolémico**: se produce por una pérdida del volumen sanguíneo. Esta pérdida de volumen traduce una caída del gasto cardíaco y de la presión venosa central. Las resistencias vasculares aumentan intentando compensar la pérdida.

- ✔ *Shock* **distributivo**: se produce por una vasodilatación extrema que produce una caída de las resistencias vasculares. La presión arterial resulta así insuficiente para asegurar la perfusión de los tejidos. Se puede producir por diferentes causas: una infección grave (*shock* séptico), una reacción anafiláctica (*shock* anafiláctico) o una lesión en la médula espinal (*shock* neurogénico). El gasto cardíaco aumenta como mecanismo de compensación. El *shock* neurogénico es un caso particular, pues en él se reducen el gasto cardíaco, la FC, las resistencias vasculares y la presión venosa yugular («baja todo»).

- ✔ *Shock* **cardiogénico**: se produce cuando el corazón es incapaz de bombear suficiente sangre y cae el gasto cardíaco a la vez que aumenta la presión capilar pulmonar o presión de enclavamiento pulmonar (MIR 2004-2005, P034). Las resistencias vasculares aumentan en un intento de compensar el bajo gasto (MIR 2005-2006, P034). Puesto que el corazón no es capaz de impulsar toda la sangre que le llega a través de las venas cavas y de las venas pulmonares, aumenta la presión venosa central y las presiones pulmonares. El *shock* cardiogénico puede deberse a:

  - ✅ Un fallo **intrínseco**: infarto agudo de miocardio, arritmias, miocardiopatías, valvulopatías, etcétera.
  - ✅ Un fallo **extrínseco** (*shock* **obstructivo**): se produce cuando hay un obstáculo que impide la circulación de la sangre, como ocurre, por ejemplo, en la tromboembolia pulmonar o el taponamiento cardíaco.

El tratamiento del *shock* pasa por corregir la causa desencadenante:

- ✔ En el *shock* hipovolémico, reponiendo volumen.
- ✔ En el *shock* obstructivo, solucionando la obstrucción (pericardiocentesis, fibrinólisis).
- ✔ En el *shock* séptico, con antibióticos, volumen y vasopresores, preferentemente noradrenalina.
- ✔ En el *shock* cardiogénico, abordando la causa precipitante (revascularización coronaria, cardioversión eléctrica, etc.), con inótropos (dobutamina, milrinona) y vasopresores (noradrenalina). En estos casos, puesto que hay elevación de la presión venosa central y de las presiones pulmonares, suele ser necesario el tratamiento diurético y la reposición de volumen es perjudicial (MIR 2008-2009, P224; MIR 2003-2004, P037).

2.4. Vasos sanguíneos y fisiología vascular

Los vasos sanguíneos son las estructuras que conducen la sangre desde y hacia el corazón. Se clasifican en: Corazón → Arterias → Arteriolas → Capilares → Vénulas → Venas → Corazón. Los vasos sanguíneos tienen una estructura formada por tres capas, a excepción de los capilares, que están formados por una única capa de células endoteliales.

- ✔ **Túnica íntima**: es la capa más interna. Está formada por el endotelio, que se ancla en la lámina basal. El endotelio tapiza la luz de todos los vasos sanguíneos y del corazón. El endotelio es uno de los grandes protagonistas de la regulación cardiovascular: interviene en el intercambio de sustancias con los tejidos, en la angiogénesis, regula el tono arterial, la hemostasia y algunos mecanismos inmunes, etc. Estas funciones las

Tabla 4-1. Etiología del *shock*

TIPO DE *SHOCK*	PRECARGA PVC (precarga del VD) PCP (precarga del VI): - Elevada si > 15 mmHg - Normal si < 15 mmHg	ÍNDICE CARDÍACO: - Normal: > 2,5 l/min/m² - Bajo: < 2,2	POSCARGA (RVS normales: 800-1.200 dinas/m²)	TRATAMIENTO
Hipovolémico	↓↓↓	↓	↑↑	Reponer volemia
Distributivo ✔ Séptico ✔ Anafiláctico ✔ Neurogénico	↓	Variable dependiendo de la fase y del tipo de *shock*	↓↓↓	1. Fluidoterapia 2. Vasoconstrictores 3. Etiológico
Cardiogénico: 2 tipos:				
✔ Intrínseco (fallo primario del VI)	↑↑ (aumento de la PCP → congestión pulmonar por IC. También aumenta la PVC por transmisión retrógrada)	↓↓↓ (ambas formas cursan con caída del gasto cardíaco)	↑↑	1. Inotrópicos/vasoconstrictores 2. Asistencia circulatoria mecánica 3. Etiológico
✔ Extrínseco (obstructivo)	↑↑↑ (aumento sobre todo de la PVC, ingurgitación yugular)			Etiológico. Si TEP: fibrinolisis; Taponamiento: pericardiocentesis

IC: insuficiencia cardíaca; PCP: presión capilar pulmonar; PVC: presión venosa central; RVP: resistencias vasculares pulmonares; RVS: resistencias vasculares sistémicas; TEP: tromboembolismo pulmonar; VD: ventrículo derecho; VI: ventrículo izquierdo.

realiza mediante la producción de numerosas sustancias como veremos más adelante y que han sido objeto de numerosas preguntas en el MIR.

✔ Túnica media: está formada por capas concéntricas de células musculares lisas. Su función es mantener el tono de los vasos y están reguladas por numerosos factores. Las paredes de las arteriolas actúan como verdaderos esfínteres que regulan la cantidad de sangre que llega a los tejidos dependiendo de la presión arterial. Esto lo consiguen mediante fenómenos de autorregulación vascular consistentes en vasodilatación y vasoconstricción, modificando el diámetro de la luz del vaso, lo cual provocan cambios notables en la conductancia. Las células contienen fibras de actina y miosina, que interactúan de manera similar a lo que ocurre en el músculo estriado para producir la contracción muscular. Sin embargo, las células musculares lisas no contienen troponina. Es la calmodulina, la que, tras unirse al calcio, induce la contracción (MIR 2013-2014, P047).

✔ Túnica adventicia: está formada por fibras de colágeno y elastina. Por ella circulan los vasos que irrigan los vasos sanguíneos de gran calibre (*vasa vasorum*).

Hay que recordar la fórmula del flujo sanguíneo a través de un vaso, que equivale a la diferencia de presión en ambos extremos del vaso dividido entre la resistencia vascular del vaso. De aquí se deduce que la resistencia vascular será proporcional a la diferencia de presión e inversamente proporcional al flujo sanguíneo. Por ello, si se añaden vasos sanguíneos en paralelo en un circuito, se reduce la resistencia total del mismo ya que tiene un efecto parecido al de aumentar la luz del vaso por donde tiene que pasar la sangre (MIR 2020-2021, P028).

El flujo de la sangre a través del corazón y de los grandes vasos puede presentar diferentes patrones. El flujo normal de la sangre es laminar, y ocurre cuando la mayoría de las células de la sangre se mueven en la misma dirección y con velocidades parecidas, siendo ligeramente mayor por el centro del vaso que por los bordes exteriores que están en contacto con la pared del vaso. Por el contrario, en el flujo turbulento las células de la sangre se mueven en diferentes direcciones y a diferentes velocidades. De acuerdo con el número de Reynolds, el riesgo de flujo turbulento se incrementa cuando aumenta la velocidad lineal de la sangre, cuando disminuye la viscosidad y cuando aumenta el diámetro de los vasos, como puede suceder en un aneurisma o cuando la sangre entra en las cavidades cardíacas (MIR 2022-2023, P030). No obstante, ante un determinado flujo, cuando se produce la oclusión parcial de un vaso, la disminución de la sección del vaso aumenta la velocidad lineal de la sangre y, en consecuencia, el flujo turbulento (Fig. 4-10).

2.5. Fisiología de la circulación coronaria

La circulación coronaria tiene unas características especiales que vienen condicionadas por la gran necesidad de oxígeno (O_2) y de sustratos energéticos del corazón. Las arterias coronarias epicárdicas de mayor calibre (> 400 μm) ejercen una función de conducción, sin ofrecer prácticamente resistencia, situándose entre el pericardio y el miocardio. Las ramas de calibre inferior penetran en la masa miocárdica conformando las arterias de pequeño calibre y arteriolas, muy sensibles a sustancias vasoactivas como veremos más adelante (Fig. 4-11).

Flujo laminar (normal)

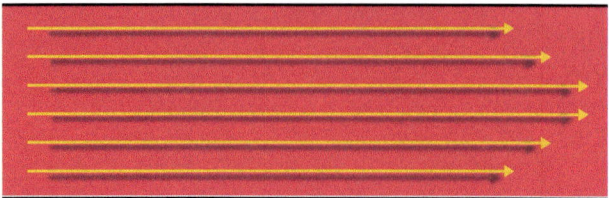

Flujo turbulento (estenosis)

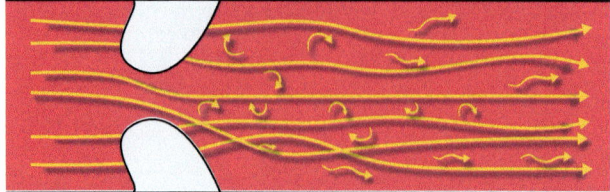

Fig. 4-10 | Flujo laminar vs flujo turbulento.

2.5.1. Relación entre el flujo coronario y el ciclo cardíaco

Durante la sístole y la diástole se producen variaciones en el flujo sanguíneo coronario. El 80 % del flujo coronario se produce durante la diástole (MIR 2016-2017, P044).

Durante la sístole, especialmente durante la fase de contracción isovolumétrica, aumenta la presión en el espesor del tejido miocárdico y colapsa las arterias coronarias subendocárdicas de la pared ventricular, reduciéndose considerablemente el flujo coronario a la vez que se redistribuye la perfusión desde la capa subendocárdica a la subepicárdica del corazón. Al mismo tiempo, la compresión sistólica de la pared ventricular reduce el diámetro de los vasos de la microcirculación intramiocárdica (arteriolas, capilares y vénulas) e incrementa el flujo venoso coronario. Durante la fase de eyección, el flujo coronario aumenta de forma discreta, pero no se normaliza hasta la diástole.

En la diástole, el flujo arterial coronario aumenta favoreciéndose la perfusión de los vasos subendocárdicos al mismo tiempo que el flujo coronario venoso cae. Por ello, con la taquicardia, al acortar la diástole, se reduce la perfusión miocárdica a la vez que

aumentan las demandas miocárdicas de oxígeno (O_2) por el aumento de la FC, lo que puede conducir a isquemia subendocárdica (MIR 2016-2017, P007). Esto explica el por qué en las pruebas de detección de isquemia se busca la taquicardización del sujeto. También se reduce la perfusión miocárdica, como veremos más adelante, con el aumento de la precarga, ya que el aumento de la presión diastólica ventricular incrementa la tensión parietal miocárdica y por ende la compresión de la microcirculación a nivel subendocárdico.

 La mayor parte del flujo coronario se produce durante la diástole (80 %). Durante la sístole el flujo arterial disminuye, especialmente en las capas subendocárdicas, de ahí que sean zonas más vulnerables a la isquemia que las capas subepicárdicas.

2.5.2. Factores determinantes del consumo de oxígeno por el miocardio

Al contrario de lo que sucede en otros tejidos, la extracción O_2 por el miocardio en reposo es muy alta, con un promedio del 60-80 % del contenido de O_2 de la sangre arterial, por lo que su capacidad de aumentar la extracción de O_2 como medio para incrementar su aporte es muy limitada. De esta forma, el aumento del consumo de O_2 miocárdico sólo puede ser solventado con aumentos proporcionales del flujo coronario.

El consumo miocárdico de O_2 depende de varios componentes, pero a efectos prácticos los vamos a simplificar en tres: la contractilidad miocárdica, la FC y el estrés parietal, lo cual a su vez depende tanto de la precarga como de la postcarga, siendo un determinante fundamental de esta última la presión arterial sistólica (PAS). El incremento de cualquiera de ellos se traduce en un aumento de las necesidades miocárdicas de O_2, lo que requiere un aumento proporcional del flujo coronario para satisfacer las demandas y no desencadenar isquemia. Este aumento en el flujo coronario se consigue gracias a una vasodilatación coronaria. En este sentido, el doble producto determinado por la multiplicación de la PAS por la FC se correlaciona muy bien con el consumo miocárdico de O_2 y, por ende, con la perfusión de reposo usando la tomografía por emisión de positrones (Fig. 4-12).

 El principal mecanismo de adaptación ante una situación de aumento del consumo miocárdico de O_2 (presión sistólica, FC y/o contractilidad) es mediante un aumento proporcional del flujo coronario gracias a la vasodilatación coronaria. Podríamos decir así que perfusión miocárdica es sinónimo de flujo coronario, el cual se puede medir en la práctica clínica de forma no invasiva mediante la tomografía por emisión de positrones o de forma invasiva mediante estudios hemodinámicos con catéter.

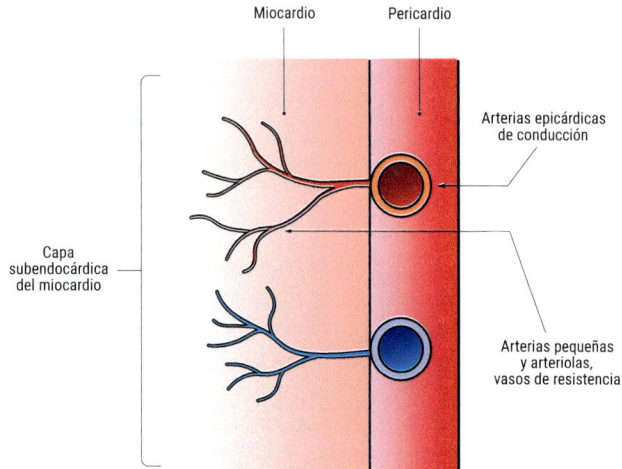

Fig. 4-11 | Relación de los vasos coronarios con el miocardio.

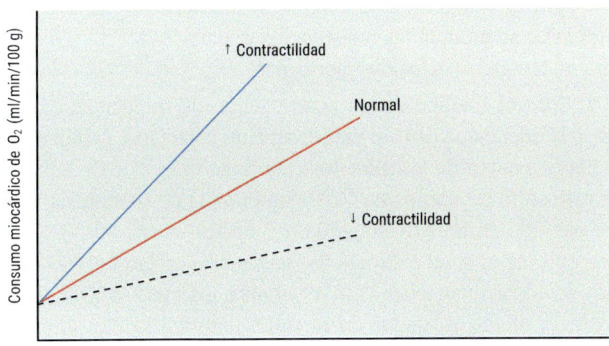

Fig. 4-12 | Relación entre el doble producto de la frecuencia cardíaca y la presión arterial sistólica y el consumo de oxígeno por el miocardio.

2.5.3. Flujo coronario y autorregulación del flujo coronario

2.5.3.1. ¿Qué es el flujo coronario y de qué depende?

El flujo sanguíneo es el volumen de sangre que fluye a través de un vaso en un determinado periodo de tiempo (se mide en mL/min) y depende del gradiente de presión que impulsa a la sangre a moverse e inversamente relacionado con la resistencia vascular. De esta forma la sangre fluye de regiones de mayor a otras de menor presión.

$$\text{Flujo sanguíneo} = \frac{\text{Gradiente de presión}}{\text{Resistencia vascular}}$$

Por tanto, los determinantes principales del flujo coronario son dos: el gradiente de presión en el circuito coronario (a mayor diferencia de presión, mayor flujo sanguíneo) y el grado de resistencia de las arterias coronarias (a mayor resistencia, menor flujo sanguíneo).

El gradiente de presión en el circuito coronario viene determinado por la diferencia de presión entre la presión aórtica y una fuerza opuesta en el otro lado del circuito reflejada por la presión en la aurícula derecha o lado venoso. Una disminución de la presión aórtica o un aumento de la presión en la aurícula derecha conllevarán a una disminución del gradiente de presión y por ende del flujo coronario.

Los factores determinantes de las resistencias al flujo coronario son la contracción sistólica (aumenta la resistencia), la relajación diastólica (disminuye), el tono vasomotor de las arterias, la actividad metabólica del miocardio, el control que ejerce el endotelio a través de la liberación de sustancias vasoactivas y la actividad del sistema nervioso vegetativo (Fig. 4-13).

2.5.3.2. Autorregulación del flujo coronario

Bajo unas condiciones estables de necesidades metabólicas, la autorregulación se refiere a la capacidad del corazón de mantener un flujo coronario sanguíneo constante a pesar de variaciones en la presión de perfusión coronaria en el rango de 40-130 mmHg. Esta preservación del flujo coronario a pesar de modificaciones en las presiones de perfusión solo puede conseguirse modificando las resistencias arteriolares en uno u otro sentido.

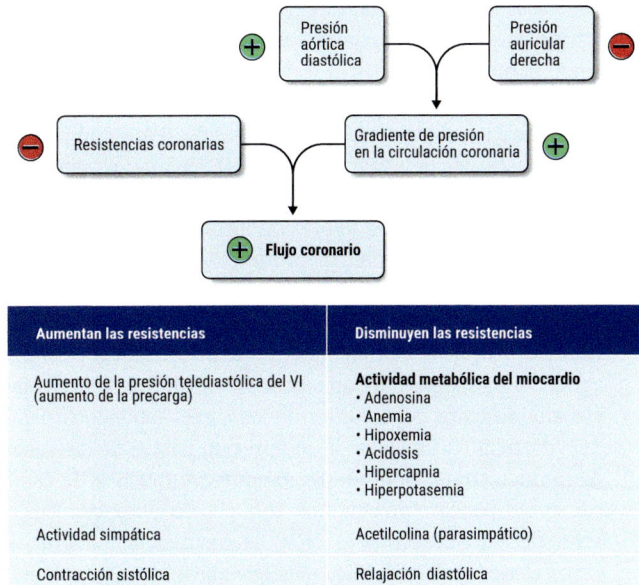

Fig. 4-13 | Factores determinantes del flujo coronario.

Aumentan las resistencias	Disminuyen las resistencias
Aumento de la presión telediastólica del VI (aumento de la precarga)	**Actividad metabólica del miocardio** • Adenosina • Anemia • Hipoxemia • Acidosis • Hipercapnia • Hiperpotasemia
Actividad simpática	Acetilcolina (parasimpático)
Contracción sistólica	Relajación diastólica

Con presiones de perfusión coronaria por debajo de 40 mmHg falla el fenómeno de autorregulación cayendo el flujo coronario y la perfusión miocárdica, lo cual conlleva un descenso lineal de la función sistólica. Por debajo de 20 mmHg aparece una variedad de disfunción ventricular dependiendo diferentes factores: necrosis, aturdimiento, hibernación.

> ★ La autorregulación es el fenómeno por el cual el flujo coronario se mantiene relativamente constante en un amplio rango de presión arterial media coronaria, incluso hasta un límite inferior de unos 40 mmHg de presión arterial media, por debajo del cual el mecanismo regulador falla y empieza a caer el flujo y la perfusión coronaria. Existe un acoplamiento estrecho entre perfusión miocárdica en reposo y la función contráctil.

La capacidad para aumentar el flujo por encima de los valores de reposo en respuesta a una vasodilatación farmacológica máxima (con adenosina, por ejemplo) se denomina *reserva de flujo coronario*. Como curiosidad para entender la reserva coronaria comentar que, el flujo coronario en reposo es de unos 70-80 mL/min/100 g de tejido, pudiendo aumentar hasta los 300-400 mL en vasodilatación máxima.

2.5.4. Mecanismos de autorregulación del flujo coronario y factores determinantes de la resistencia vascular coronaria

La perfusión miocárdica o flujo coronario está bajo el control de numerosos mecanismos, diseñados para mantener un flujo coronario relativamente constante independientemente de la presión media coronaria modificando la resistencia al flujo coronario. Esta resistencia al flujo coronario viene determinada por 3 componentes:

1. Las arterias epicárdicas (diámetro > 400 µm) ejercen una función de arterias de conducción, apenas ofrecen resistencia, a menos que desarrollen estenosis coronarias > 50 %.

2. Los vasos de resistencia, integrado por arterias pequeñas y arteriolas, que actúan como verdaderos esfínteres controlando la presión distal en el lecho capilar. Juntas conforman la microcirculación coronaria, siendo el principal determinante de la resistencia al flujo coronario. Para compensar esta resistencia hay una densidad arteriolar y capilar aumentadas. Estos vasos son sensibles a ciertas sustancias metabólicas, al flujo y a la presión intraluminal (Tabla 4-2) que desarrollaremos con más profundidad.

3. La tensión parietal de los ventrículos a lo largo del ciclo cardíaco, siendo mayor en las capas subendocárdicas que en las subepicárdicas. Por ejemplo, en la insuficiencia cardíaca aguda descompensada, una presión diastólica ventricular elevada dificulta la perfusión de las capas subendocárdicas del ventrículo a través de la compresión pasiva de los vasos de la microcirculación, lo que explica que muchos de estos pacientes puedan presentarse con clínica anginosa en el seno de una descompensación de insuficiencia cardíaca. Otros ejemplos de enfermedades que pueden cursar con angina con coronarias sin lesiones debido a una presión diastólica elevada son la estenosis aórtica, la insuficiencia aórtica, la miocardiopatía hipertrófica, etc.

 Una precarga elevada disminuye la perfusión subendocárdica pudiendo desencadenar angina.

Los mecanismos que modulan la resistencia al flujo coronario de los vasos de resistencia y de la microcirculación son:

1. Control miogénico: ajustando el diámetro de las arteriolas coronarias se modula las resistencias vasculares afectando en última instancia la perfusión miocárdica.

2. Control metabólico: la acumulación de moléculas como el CO_2 o la adenosina causan vasodilatación coronaria. La adenosina se libera a partir de los miocitos cuando la velocidad de hidrólisis del trifosfato de adenosina (ATP) supera a la de su síntesis, como por ejemplo durante la isquemia (MIR 2019-2020, P042). Se une a receptores A_2 en el músculo liso vascular, aumenta el monofosfato de adenosina cíclico (AMPc), y abre los canales K_{ATP}, lo cual tiene un efecto relajador de la musculatura lisa. La adenosina tiene un efecto vasodilatador predominantemente en los vasos menores de 100 μm. Por tanto, parece que la adenosina puede contribuir a la vasodilatación durante la hipoxia y durante la isquemia miocárdica aguda inducida por el ejercicio en las zonas distales a la estenosis. Otras situaciones como la anemia, la hipoxemia, la acidosis y la hiperpotasemia también conducen también a un aumento del flujo coronario.

3. Control endotelial: el endotelio es un tejido metabólica y hormonalmente muy activo ya que produce diferentes factores vasoactivos que tratan de mantener un equilibrio entre vasodilatación/vasoconstricción a la vez que regula los fenómenos de adhesión y trombosis. El endotelio es capaz de variar la producción de unas sustancias en detrimento de otras dependiendo de su estado de salud. El endotelio sano tiende hacia la vasodilatación y ser más anticoagulante. La presencia de factores de riesgo cardiovasculares y la aterosclerosis alteran la función endotelial rompiendo este equilibrio en favor de la vasoconstricción a la vez que se limita el incremento del flujo coronario en respuesta a un aumento de las demandas miocárdicas de O_2 y se hace más trombogénico. Entre las sustancias que es capaz de sintetizar el endo-

Tabla 4-2. Efecto de diferentes sustancias sobre el tono vasomotor coronario dependiendo de si el endotelio está sano o por el contrario es una arteria enferma de aterosclesoris			
	Arteria coronaria sana (endotelio intacto). Respuesta normal	**Arteria enferma con aterosclerosis (endotelio disfuncionante)**	**Comentarios prácticos**
Acetilcolina	Dilatación	Vasoconstricción	Fármaco útil para desenmascarar el vasoespasmo en caso de sospecha
Noradrenalina (efecto mixto)	Dilatación (efecto mediado por receptores ß₁ y ß₂) y vasconstricción (efecto mediado por receptor α₁)		Con el ejercicio hay una descarga simpática predominando el efecto ß
Vasodilatadores ✔ **Adenosina** ✔ **Regadenosón** ✔ **Dipiridamol**	Dilatación	Dilatación atenuada	Dos utilidades: 1. Para valorar isquemia 2. Para valorar la reserva coronaria
Prostaciclina	Dilatación	Dilatación	Tratamiento de la hipertensión arterial pulmonar
✔ **Óxido nítrico** ✔ **Calcio antagonistas**	Dilatación	Dilatación	Útiles en el tratamiento de: 1. La angina clásica 2. La angina del vasoespasmo
Vasoconstrictores ✔ **Tromboxano** ✔ **Endotelina – 1** ✔ **Angiotensina II** ✔ **Serotonina**	Vasoconstricción	Vasoconstricción aumentada	

telio veremos las más importantes (MIR 2004-2005, P246; MIR 2010-2011, P217):

✔ Vasodilatadores:
- ✐ **Óxido nítrico**: El óxido nítrico es el vasodilatador por excelencia, de ahí que los nitratos sean el tratamiento estándar de las crisis de angina. Además, inhibe la agregación plaquetaria. El óxido nítrico se produce en las células endoteliales gracias a la acción de la óxido nítrico sintetasa (NOS) tipo III. El óxido nítrico endotelial difunde desde la luz hacia el músculo liso vascular, donde se une a guanilato ciclasa, aumentando la producción de guanosina monofosfato cíclico (GMPc) y provocando la relajación de la musculatura lisa vascular a través de la reducción del calcio intracelular. Con el ejercicio físico se produce un incremento crónico de la producción de NOS favoreciéndose una tendencia hacia la vasodilatación. En pacientes con factores de riesgo cardiovascular como la hipertensión arterial y la diabetes, así como las pacientes con aterosclerosis coronaria presentan una menor respuesta vasodilatadora a la acción del óxido nítrico .
- ✐ **Prostaciclinas**. Las prostaglandinas son moléculas lipídicas producidas por el endotelio que ejercen una acción vasodilatadora sobre el endotelio y que además actúan previniendo la agregación plaquetaria.
- ✐ El **péptido intestinal vasoactivo** debe su nombre a su potente efecto vasodilatador. Aunque fue originalmente encontrado descrito en el tubo digestivo es producido en muchas regiones del organismo.
- ✐ **Otras sustancias con efectos anticoagulantes** son los glucosoaminoglucanos, siendo el más importante la heparina (heparín-sulfato), que tiene acción anticoagulante. La trombomodulina es otra molécula que se encuentra en la membrana del endotelio y que se une a la trombina inhibiéndola. Es, por tanto, un potente anticoagulante.

✔ Vasoconstrictores:
- ✐ **Endotelina**. Las endotelinas (ET-1, ET-2 y ET-3) son péptidos dependientes del endotelio que actúan como vasoconstrictores potentes y duraderos a través de su unión a receptores ETA y ETB. La constricción mediada por ETA se debe a la activación de la proteína cinasa C sobre el músculo liso vascular, lo cual a su vez favorece la proliferación del músculo liso vascular. Los niveles de la endotelina circulantes aumentan en situaciones patológicas como la insuficiencia cardíaca. El bloqueo de los receptores de la endotelina son una diana terapéutica en el tratamiento de la hipertensión arterial pulmonar (tipo 1).
- ✐ **Enzima convertidora de angiotensina (ECA)**, que metaboliza la angiotensina I (inactiva) en angiotensina II, que es un potente vasoconstrictor y que favorece la agregación plaquetaria. Favorece por tanto la formación de trombos. La ECA es la diana de los IECA (enalapril, captopril, lisinopril, ramipri, perindopril, etc.).

4. Control neurológico mediante la influencia del sistema nervioso vegetativo. Las arterias coronarias de conducción y algunos segmentos de las de resistencia están inervadas por nervios simpáticos y por el vago. La estimulación nerviosa regula el tono vasomotor a través de diferentes mecanismos.

✔ **Inervación colinérgica. Acetilcolina.** En arterias de resistencia con endotelio sano la acetilcolina dilata las arterias a través de un factor de relajación dependiente del endotelio que es el óxido nítrico, con el consiguiente aumento de flujo coronario. El óxido nítrico se une a la guanilato ciclasa y aumenta los niveles de GMPc, que a su vez relaja el músculo liso vascular. Sin embargo, en el paciente con disfunción endotelial (persona con factores de riesgo cardiovascular, aterosclerosis), la acetilcolina provoca vasoconstricción, que es especialmente marcada en las estenosis, un reflejo del efecto de la contracción muscarínica del músculo liso vascular que no es contrarrestado por el aumento de la producción de óxido nítrico (MIR 2019-2010, P042).

Si nos centramos en el efecto global que tiene el parasimpático en el flujo coronario de un sujeto sano, la estimulación vagal causa una reducción neta del flujo coronario. Por un lado, incrementa el flujo coronario de forma directa a través de una vasodilatación coronaria mediada por el óxido nítrico como ya se ha explicado, pero por otro lado lo reduce de forma indirecta a través de una disminución de la presión arterial y la FC reduciendo así el consumo miocárdico de O_2. El efecto neto es reducción del flujo coronario.

✔ **Inervación simpática**. En condiciones de reposo no hay influencias del simpático. Durante la activación simpática, la modulación del tono coronario depende de la liberación de noradrenalina a partir de los nervios simpáticos del miocardio y de la noradrenalina y adrenalina circulantes. Puede tener efectos tanto vasoconstrictores mediados por los receptores α_1 como vasodilatadores a través de los receptores β_2. El aumento de la actividad simpática provocado por el estrés mental o por el frío provoca vasoconstricción mediado por el efecto α_1. Durante el ejercicio, especialmente en condiciones de salud, predomina el efecto vasodilatador β_2 de la adrenalina y el efecto de la adenosina.

Si nos centramos en el efecto global que tiene la estimulación simpática en el flujo coronario, hay que tener en cuenta que modifica el flujo coronario por efectos directos en el tono vasomotor y de forma indirecta mediante los efectos en la presión arterial sistémica y/o FC. Así:
- ✐ La alfa estimulación a ↑PAS y FC a ↑ flujo coronario que queda atenuado en parte por la vasoconstricción coronaria directa mediada. Efecto neto: aumento del flujo coronario. Ojo, que también aumentan mucho las demandas miocárdicas de O_2, lo cual puede llevar a la isquemia si el aporte no satisface las demandas.
- ✐ La beta estimulación, más marcada en situaciones como el ejercicio físico, causa una vasodilatación coronaria directa y un incremento en la contractilidad miocárdica que indirectamente también incrementa el flujo coronario. Por el contrario, el betabloqueo disminuye el flujo coronario por mecanismos opuestos, tanto directos como indirectos.

 Existen una serie de sustancias vasoactivas endoteliales que se producen en «condiciones de salud» que tienen efecto vasodilatador y anticoagulante. Por el contrario, un endotelio disfuncionante tiene acción procoagulante, proadhesiva y vasoconstrictora.

3. Semiología

Se analizan en este apartado la semiología de la cardiología básica (MIR 2020-2021, P136) (v. Masterclass: Semiología cardiovascular).

 La semiología es el aspecto de la cardiología básica más preguntado en el MIR. Es importante entender el mecanismo por el que se producen los ruidos y soplos cardíacos.

3.1. Pulso venoso yugular

La vena yugular interna derecha es la que permite estimar mejor la presión venosa central. Sin embargo, no suele ser visible, por lo que frecuentemente se utiliza la vena yugular externa.

✔ **Presión venosa yugular:** la presión venosa yugular representa la presión en la aurícula derecha (presión venosa central) (Vídeos 4-1 a 4-3). Para evaluarla, se suele colocar al paciente incorporado unos 30-40° y se mide la distancia entre el ángulo esternal (ángulo de Louis) y el final de la onda de pulso en la vena yugular derecha. Una distancia superior a 3-4 cm se considera elevada. Para estimar la presión venosa central, se suman 5 cm a esta medida (distancia entre el ángulo esternal y la aurícula derecha). Si la presión se encuentra muy elevada, para valorar mejor la presión se puede hacer a 60° o con el paciente sentado. Por el contrario, si la presión venosa central es baja, se puede valorar a 15° o con el paciente tumbado (MIR 2005-2006, P023) (Fig. 4-14).

La elevación de la presión venosa central indica una dificultad de llenado del ventrículo derecho y es un hallazgo frecuente en la insuficiencia cardíaca.

✔ **Variación de la presión venosa yugular con la respiración:** en condiciones normales, la inspiración produce un aumento del retorno venoso a las cavidades derechas debido a la presión negativa que se genera en el tórax. Este aumento del retorno

venoso con la inspiración se traduce en una disminución de la presión venosa central y un colapso de las venas del cuello. En circunstancias en las que las cavidades derechas no se pueden distender para recibir el volumen extra, como ocurre en la pericarditis constrictiva, no se produce esta reducción de la presión venosa con la inspiración, sino todo lo contrario. Al inspirar, la sangre no puede entrar con facilidad en las cavidades derechas y se produce una distensión de las venas yugulares, que es lo que se conoce con el nombre de **signo de Kussmaul** (MIR 2008-2009, P023).

 El signo de Kussmaul es un aumento de la presión venosa central durante la inspiración que se manifiesta como una distensión de la yugular. Indica un problema de llenado de las cavidades derechas, como ocurre en la pericarditis constrictiva.

✔ **Reflujo hepatoyugular:** se explora presionando la región periumbilical durante 10-20 segundos, lo que da lugar a un incremento del retorno venoso. En el caso de que exista una insuficiencia cardíaca derecha, el ventrículo no puede asumir este exceso de volumen y se produce un incremento de la presión venosa.

✔ **Morfología del pulso venoso yugular:** las ondas del pulso venoso yugular representan la dinámica de las cavidades derechas a lo largo del ciclo cardíaco. La morfología normal consta de dos ondas y dos valles (v. Fig. 4-8).

🗸 La «onda a» representa la contracción de la aurícula derecha. Es la onda más alta. No está presente en pacientes con fibrilación auricular. Puede aumentar cuando hay un obstáculo al llenado del ventrículo derecho (por ejemplo, estenosis tricuspídea). El caso más extremo son las «ondas a» cañón, que se producen cuando la aurícula se contrae contra una válvula tricúspide cerrada (bloqueo auriculoventricular completo). Las «ondas a» cañón pueden ser rítmicas (siendo la taquicardia intranodal en la mujer joven el ejemplo clásico) o irregulares (en el bloqueo auriculoventricular completo y la taquicardia ventricular).

🗸 El «seno x» sigue a la «onda a» y representa la relajación auricular y el desplazamiento del anillo tricuspídeo hacia el ventrículo al inicio de la sístole. El «seno x» profundo es patognomónico del taponamiento cardíaco. (MIR 2017-2018, P072)

🗸 La «onda v» representa el llenado auricular y coincide con el final del sístole ventricular y el período de relajación isovolumétrica de los ventrículos. Puede aumentar su tamaño en la insuficiencia tricuspídea («onda v» gigante) (MIR 2019-2020, P156).

🗸 El «seno y» representa el llenado ventricular. Un «seno y» profundo significa un llenado ventricular rápido y se produce en situaciones con elevada presión venosa central en un ventrículo con distensibilidad disminuida. Aparece, por ejemplo, en la pericarditis constrictiva y en las miocardiopatías restrictivas. Cuanto el llenado está muy comprometido, como ocurre en el taponamiento cardíaco, el «seno y» disminuye.

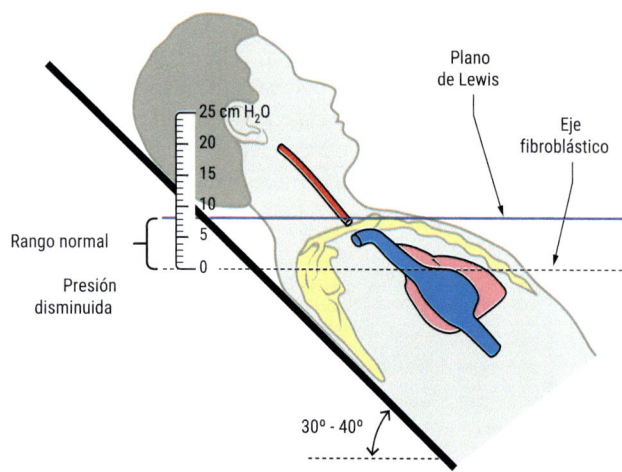

Fig. 4-14 | Estimación de la presión venosa central.

3.2. Pulso arterial

El pulso arterial refleja la eyección ventricular izquierda y la distensión arterial secundaria. El pulso carotídeo es el que aporta más información. La onda de pulso normal se caracteriza por un ascenso rápido, una meseta y un descenso más lento. La incisura dícrota se refleja en los registros, pero no es palpable. Se ha de prestar atención a tres características:

- ✔ Amplitud: depende fundamentalmente del volumen sistólico:
  - ⚕ Amplitud aumentada (*celer*, saltón, hipercinético): se produce con volúmenes de eyección altos y resistencias vasculares bajas. Se puede encontrar, por ejemplo, en la insuficiencia aórtica, en los ancianos (por aumento de la presión diferencial), en los estados hipercinéticos (anemia, embarazo) y en el bloqueo auriculoventricular completo (**Fig. 4-15**).
  - ⚕ Amplitud disminuida (*parvus*, hipocinético): se produce con volúmenes de eyección bajos; por ejemplo, en la disfunción ventricular o en valvulopatías que limitan el flujo hacia la aorta, como la estenosis aórtica.
- ✔ Forma:
  - ⚕ Anácroto: recibe este nombre porque tiene una muesca en la rama ascendente (incisura anácrota). Es característico de la estenosis aórtica. Es de baja amplitud (*parvus*) y de lento ascenso (*tardus*).
  - ⚕ Dícroto: se debe a un aumento de la onda dícrota, que se percibe como una segunda onda retrasada y de menor intensidad. Puede aparecer en adultos jóvenes, sin que tenga significado patológico. También se puede observar en situaciones de bajo gasto con resistencias vasculares aumentadas.
  - ⚕ Bisferiens: se caracteriza también por la presencia de dos picos sistólicos debido a una eyección de un volumen de sangre rápido y como en dos tiempos. A diferencia del caso anterior, están próximos entre sí. Es característico de la

miocardiopatía hipertrófica obstructiva. También puede aparecer en la doble lesión aórtica (**Fig. 4-16**).

- ✔ Alteraciones en la regularidad:
  - ⚕ Pulso alternante: se caracteriza por alternancia en la amplitud de los latidos, sin que exista una alteración del ritmo. Es reflejo de una disfunción sistólica importante.
  - ⚕ Pulso paradójico: en condiciones normales, la amplitud del pulso disminuye un poco con la inspiración. Cuando existe una exacerbación de este fenómeno, con una caída de la PAS superior a 10 mmHg con la inspiración, se habla de pulso paradójico. Es característico del taponamiento cardíaco, aunque también puede aparecer en la pericarditis constrictiva, en las miocardiopatías restrictivas, en el enfisema pulmonar y en la tromboembolia pulmonar. Se trata de situaciones en las que existe un aumento de presiones alrededor del ventrículo derecho. En estas situaciones, hay un obstáculo al llenado del ventrículo derecho, con lo que aumenta la presión y se produce un desplazamiento del septo interventricular que compromete el llenado del ventrículo izquierdo (**MIR 2007-2008, P023**).

> ★ El pulso paradójico, una caída de la presión arterial superior a 10 mmHg con la inspiración, se produce en situaciones en las que hay un obstáculo al llenado del ventrículo derecho, como ocurre en el taponamiento cardíaco.

El pulso paradójico y el signo de Kussmaul son dos signos que se confunden con frecuencia. Ambos se exploran en inspiración y traducen un problema de llenado del ventrículo derecho:

- ✔ El pulso paradójico es característico de situaciones más agudas como taponamiento cardíaco o tromboembolia pulmonar.
- ✔ El signo de Kussmaul predomina en situaciones más crónicas, como la pericarditis constrictiva y la miocardiopatía restrictiva.

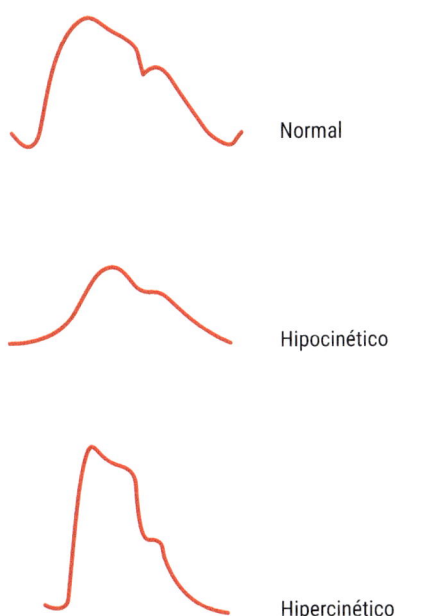

Normal

Hipocinético

Hipercinético

Fig. 4-15 | Amplitud del pulso arterial.

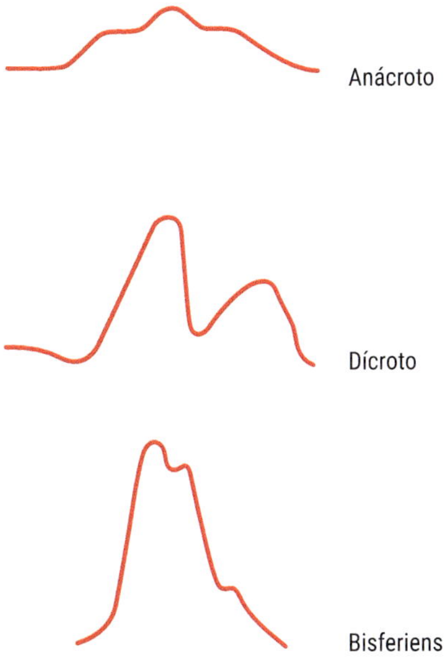

Anácroto

Dícroto

Bisferiens

Fig. 4-16 | Forma del pulso arterial.

La **PaTa** del **K**u**Co**:
- **P**ulso paradójico → **T**aponamiento
- **K**ussmaul → **C**onstrictiva

3.3. Auscultación cardíaca

La auscultación cardíaca a menudo proporciona la primera prueba en el diagnóstico de múltiples patologías. Para su realización sólo es necesario disponer de un estetoscopio, también llamado fonendoscopio. El estetoscopio consta de dos partes:

✔ La membrana, que se presiona firmemente sobre la piel para captar los sonidos de alta frecuencia (agudos).
✔ La campana, que se apoya sin presionar sobre la piel para captar los sonidos de baja frecuencia (graves) (MIR 2004-2005, P023).

Se distinguen cuatro focos principales de auscultación cardíaca (Fig. 4-17). La localización donde el sonido se oye con más intensidad sugiere el origen de éste:

✔ Foco aórtico: en el segundo espacio intercostal derecho, junto al borde esternal. Es donde mejor se oyen los fenómenos que se originan en la válvula aórtica.
✔ Foco pulmonar: en el segundo espacio intercostal izquierdo, junto al borde esternal. Es donde mejor se oyen los fenómenos que se originan en la válvula pulmonar.
✔ Foco tricúspide: en el cuarto o quinto espacio paraesternal izquierdo, junto al borde esternal. Es donde mejor se oyen los fenómenos que se originan en la válvula tricúspide.
✔ Foco mitral: en el quinto espacio intercostal izquierdo, a la altura de la línea medioclavicular. Es donde mejor se oyen los fenómenos que se originan en la válvula mitral.

La auscultación permite identificar los ruidos y los soplos cardíacos (Fig. 4-18). En condiciones normales, existen dos ruidos cardíacos separados por dos silencios. Con menos frecuencia, pueden aparecer un tercer o un cuarto ruido:

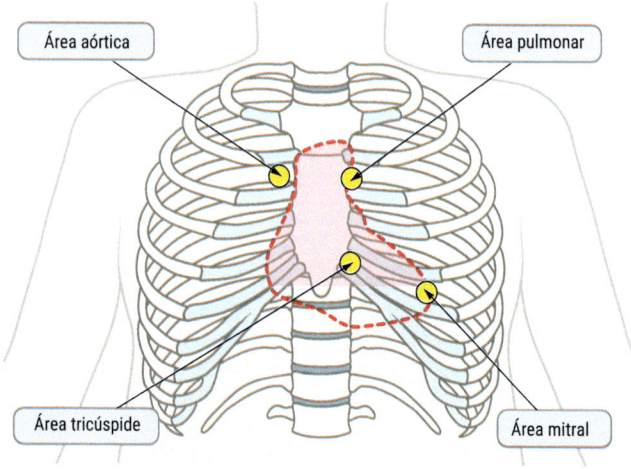

Fig. 4-17 | Focos de auscultación cardíaca.Explorando el Corazón. Manual de exploración básica. Villegas García. © 2015 Editorial Médica Panamericana.

✔ Primer ruido: está producido por el cierre de las válvulas auriculoventriculares y marca, por tanto, el inicio de la sístole. Presenta un primer componente originado por el cierre de la válvula mitral y un segundo componente producido por el cierre de la válvula tricúspide. En condiciones normales, se ausculta como un sonido único.
  ✅ Desdoblamiento del primer ruido: puede auscultarse desdoblado cuando se retrasa el cierre de la válvula tricúspide, como ocurre en los bloqueos de rama derecha.
  ✅ Desdoblamiento invertido del primer ruido: se produce cuando se retrasa el cierre de la válvula mitral, como ocurre en la estenosis mitral.

El primer ruido está producido por el cierre de las válvulas mitral y tricúspide. En condiciones normales, se ausculta como un sonido único.

Las cavidades izquierdas son la nobleza de la cardiología. Las derechas, la parte pobre y olvidada. No es de extrañar que las válvulas izquierdas sean más acomodadas: abren más tarde y cierran antes.

✔ Segundo ruido: está producido por el cierre de las válvulas semilunares. Es más breve y más agudo que el primer ruido. Se distinguen dos componentes, el primero está producido por el cierre de la válvula aórtica y el segundo componente por el cierre de la válvula pulmonar (MIR 2005-2006, P248). A diferencia del primer ruido, se puede auscultar un desdoblamiento fisiológico del segundo ruido, sobre todo en el foco pulmonar y durante la inspiración. En la inspiración, se produce una presión negativa en el tórax que provoca un aumento del retorno venoso a las cavidades derechas, por lo que el cierre de las válvulas derechas se retrasa al tener que permanecer durante más tiempo abiertas para permitir que fluya ese extra de sangre.
  ✅ Desdoblamiento aumentado del segundo ruido: se puede producir por tres tipos de causas:
    • Mecánicas: la estenosis valvular se compensa manteniendo la válvula más tiempo abierta, por lo que su cierre se retrasa.
    • Eléctricas: el bloqueo completo de la rama derecha retrasa los fenómenos mecánicos en el lado derecho, entre ellos, el cierre de la válvula pulmonar. En las causas mecánicas y eléctricas, aumenta el desdoblamiento, pero sigue existiendo variación con la respiración.
    • Sobrecarga de volumen: es característica de la comunicación interauricular, que produce un **desdoblamiento fijo y amplio** del segundo ruido. En la comunicación interauricular, pasa la sangre de la aurícula izquierda a la aurícula derecha. Por tanto, esa mayor cantidad de sangre que llega a la aurícula derecha debe pasar al ventrículo derecho y de ahí a la arteria pulmonar a través de la válvula pulmonar. Esta mayor cantidad de volumen requiere que la válvula permanezca más tiempo abierta, retrasándose así su cierre.
  ✅ Desdoblamiento invertido del segundo ruido: se produce cuando se retrasa el cierre de la válvula aórtica, como ocurre en el bloqueo de rama izquierda o en la estenosis aórtica, ya

Fig. 4-18 | Ruidos y soplos cardíacos.

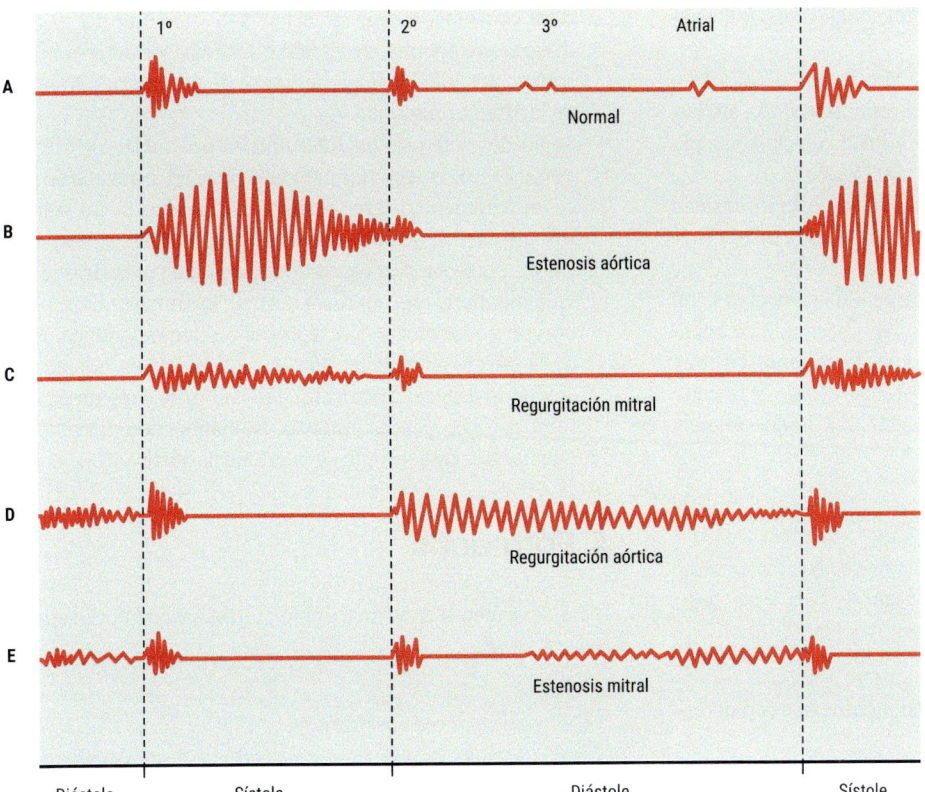

que la válvula obstruida intenta compensar manteniéndose más tiempo abierta (MIR 2018-2019, P070).

El segundo ruido está producido por el cierre de las válvulas aórtica y pulmonar. Existe un desdoblamiento fisiológico del segundo ruido, sobre todo en inspiración.

El retraso del cierre valvular, mecánico (estenosis), eléctrico (bloqueos de rama) o por sobrecargas de volumen que atraviesan la válvula en cuestión, provoca desdoblamientos amplios o invertidos de los ruidos cardíacos.

Un desdoblamiento amplio y fijo del segundo ruido es característico de la comunicación interauricular.

✔ Tercer ruido: es un sonido de baja frecuencia que se produce por un llenado ventricular rápido, al principio de la diástole, inmediatamente después del segundo ruido. Se ausculta mejor en el ápex y con la campana del fonendoscopio (MIR 2013-2014, P073). Aparece de forma fisiológica en los niños y en muchos jóvenes fuertes y sanos. También se puede auscultar de forma fisiológica en los estados hipercinéticos (fiebre, embarazo, hipertiroidismo, etc.). En personas adultas o mayores es siempre patológico y traduce insuficiencia cardíaca descompensada (ritmo de galope) (MIR 2006-2007, P023). También se puede oír en la insuficiencia mitral debido a la sobrecarga de volumen que recibe el ventrículo izquierdo cuando se abre la válvula mitral.

✔ Cuarto ruido: es un sonido de baja frecuencia que se produce por una contracción auricular enérgica sobre un ventrículo poco distensible. Se oye, por tanto, al final de la diástole o justo antes de empezar la sístole. No se puede auscultar cuarto ruido en pacientes con fibrilación auricular. Aparece en pa-

cientes con hipertrofia del ventrículo izquierdo. En sujetos jóvenes es siempre patológico. En ancianos, podría ser normal, debido a la alteración de la distensibilidad del ventrículo izquierdo propio de la edad.

> ★ Los ruidos cardíacos normales (primer y segundo ruidos) se auscultan mejor con la membrana, mientras que el tercer y el cuarto ruidos se auscultan mejor con la campana.

Los soplos cardíacos son los sonidos producidos cuando el flujo de sangre atraviesa un obstáculo y se torna turbulento. La primera sospecha de que un paciente puede tener una valvulopatía surge de la auscultación de un soplo cardíaco. Será posteriormente con el ecocardiograma cuando se establezca la causa del soplo, así como la gravedad de la valvulopatía en cuestión.

Los soplos se pueden clasificar en dos grandes grupos atendiendo al momento del ciclo cardíaco en el que se oyen: los sistólicos y los diastólicos. El soplo sistólico es aquel que se oye entre el primer (R1) y el segundo ruidos (R2) y que, por tanto, coincide con la palpación del pulso arterial. Los soplos diastólicos son los que se oyen entre R2 y R1.

✔ Soplos sistólicos eyectivos: son soplos rudos, de alta frecuencia y romboidales. Se pueden encontrar en la estenosis aórtica, estenosis pulmonar, miocardiopatía hipertrófica obstructiva, en la coartación aórtica, etc. (MIR 2019-2020, P093; MIR 2021-2022, P122). Es decir, aparecen en situaciones en las que hay un obstáculo al paso de la sangre. No siempre son patológicos, ya que pueden aparecer soplos funcionales en niños y en estados hiperdinámicos (embarazo, fiebre, anemia). El soplo de Still es uno de los soplos funcionales más frecuentes (Vídeo 4-4).

✔ Soplos holosistólicos o pansistólicos: son soplos de alta frecuencia que mantienen su intensidad durante toda la sístole. Aparecen en la insuficiencia mitral, la insuficiencia tricuspídea y en la comunicación interventricular (Vídeo 4-5).

✔ Soplos diastólicos decrecientes: son soplos de baja intensidad que se producen en la insuficiencia aórtica y en la insuficiencia pulmonar (Vídeo 4-6).

✔ Soplos diastólicos de llenado: aparecen en la estenosis mitral y tricúspide. Es frecuente que aparezca un chasquido de apertura de la válvula, seguido de un soplo decreciente de muy baja frecuencia y con refuerzo presistólico debido a la contracción auricular. Son de baja frecuencia, por lo que se auscultan mejor con la campana.

 El tercer y cuarto ruidos y los soplos diastólicos de llenado de la estenosis mitral y la estenosis tricúspide son sonidos graves (baja frecuencia), por lo que se auscultan mejor con la campana. El resto se auscultan mejor con la membrana.

Las características de los soplos pueden modificarse con determinadas maniobras:

✔ La inspiración aumenta la intensidad de los soplos derechos (MIR 2004-2005, P252, MIR 2019-2020, P156).

 La inspiración aumenta la intensidad de los soplos derechos.

✔ Las maniobras que disminuyen el retorno venoso (Valsalva, bipedestación) reducen la intensidad de todos los soplos, salvo el de la miocardiopatía hipertrófica obstructiva y el del prolapso mitral (MIR 2005-2006, P029).

✔ Las maniobras que aumentan el retorno venoso o la poscarga (agacharse, elevar las piernas) disminuyen el soplo de la miocardiopatía hipertrófica obstructiva, retrasan el soplo del prolapso mitral y aumentan los demás soplos.

 Las maniobras que disminuyen el retorno venoso (Valsalva, bipedestación) disminuyen la intensidad de todos los soplos, salvo el de la miocardiopatía hipertrófica obstructiva y el del prolapso mitral.

✔ Soplo funcional: en la evaluación de un soplo inocente o fisiológico se debe tener muy en cuenta la edad del paciente; los soplos son muy frecuentes en población pediátrica, siendo el primer motivo de consulta en cardiología pediátrica, aunque sólo un pequeño porcentaje de ellos son patológicos. Existen una serie de características asociadas a los soplos fisiológicos como son: soplos mesosistólicos eyectivos de poca intensidad, que se oyen sobre todo con el paciente tumbado, irradiación mínima o ausente. R1 y R2 están conservados, el impulso apical debe ser normal y no se asocian con la existencia de alteraciones hemodinámicas. Los soplos funcionales eyectivos mesosistólicos están ocasionados por el paso del flujo sanguí-

neo a través de las válvulas semilunares; en adultos, pueden estar ocasionados por situaciones de aumento del gasto cardíaco como anemia, gestación o tirotoxicosis mientras que los soplos inocentes pueden derivarse de vibraciones en el tronco de la arteria pulmonar.

✔ Soplo de esclerosis valvular aórtica del anciano (MIR 2006-2007, P140): en algunas personas de edad avanzada se produce un fenómeno de engrosamiento y fibrosis de los velos de la válvula aórtica que no interfiere en su dinámica de apertura y cierre, pero que son causa de un soplo, a pesar de que la válvula mantiene una apertura normal. Es de naturaleza benigna, porque no se asocia con repercusión hemodinámica. El soplo de la esclerosis valvular aórtica se ausculta en el foco aórtico (segundo espacio intercostal derecho) y se caracteriza por ser mesosistólico y poco intenso. El diagnóstico diferencial hay que hacerlo con el soplo de la estenosis aórtica.

4. Fármacos

Se describen a continuación los fármacos más utilizados para cada patología.

 Los fármacos utilizados en cada patología se expondrán con más detalle en los próximos capítulos. Este apartado es solo una guía rápida para repasar los tratamientos más frecuentes en cardiología.

4.1. Insuficiencia cardíaca

✔ Betabloqueantes (acabados en -lol):
  ✿ Más utilizados: atenolol, carvedilol, bisoprolol, metoprolol, nebivolol.
  ✿ Efecto: son cronótropos e inótropos negativos. Se utilizan debido a que bloquean el exceso de tono simpático, uno de los mecanismos de compensación de la insuficiencia cardíaca.
  ✿ Indicaciones: en todos los pacientes con insuficiencia cardíaca con fracción de eyección disminuida, salvo que presenten contraindicaciones o no los toleren, puesto que aumentan la supervivencia. También se utilizan en la insuficiencia cardíaca con fracción de eyección del ventrículo izquierdo preservada, ya que al disminuir la FC, aumentan el tiempo de llenado y pueden aliviar los síntomas.
  ✿ Contraindicaciones: insuficiencia cardíaca aguda grave (hipotensión, edema agudo de pulmón), bradicardia o bloqueo auriculoventricular, broncoespasmo o vasoespasmo grave (MIR 2006-2007, P025).
✔ Inhibidores de la enzima convertidora de la angiotensina (IECA)/antagonistas de los receptores de la angiotensina II (ARA-II) (acabados en -pril/-sartán):
  ✿ IECA más utilizados: captopril, enalapril, ramipril, lisinopril. Son inhibidores de la enzima convertidora de la angiotensina.
  ✿ ARA-II más utilizados: candesartán, irbesartán, losartán, valsartán. Son fármacos antagonistas del receptor de la angiotensina II.

- Efecto: son vasodilatadores. Se utilizan debido a que bloquean la activación del sistema renina-angiotensina-aldosterona, el otro gran mecanismo de compensación hormonal presente en la insuficiencia cardíaca.
- Indicaciones: en todos los pacientes con insuficiencia cardíaca con fracción de eyección disminuida, salvo que presenten contraindicaciones (MIR 2011-2012, P051). Tanto los IECA como los ARA-II se utilizan habitualmente para el tratamiento de la hipertensión arterial, especialmente en pacientes con aterosclerosis, diabéticos o nefrópatas.
- Contraindicaciones: estenosis bilateral de la arteria renal y embarazo (MIR 2012-2013, P082). Los IECA constituyen la primera línea de tratamiento. Sin embargo, pueden producir tos y angioedema (MIR 2020-2021, P038) en cuyo caso son sustituidos por un ARA-II. No se deben combinar IECA y ARA-II, por el riesgo de hiperpotasemia.
- Otros fármacos: el aliskiren (inhibidor directo de la renina) también actúa sobre el eje renina-angiotensina-aldosterona, pero no está indicado en el tratamiento de la insuficiencia cardíaca.
- ✔ Antagonistas de la aldosterona:
  - Disponibles: espironolactona y eplerenona.
  - Efecto: son diuréticos de escasa potencia. En el campo de la insuficiencia cardíaca, se utilizan debido a que bloquean la activación del sistema renina-angiotensina-aldosterona, y tienen un impacto en la supervivencia.
  - Indicaciones: en los pacientes con insuficiencia cardíaca con fracción de eyección menor del 35 % que se mantienen sintomáticos a pesar del tratamiento con betabloqueantes e IECA/ARA-II.
  - Contraindicaciones: insuficiencia renal aguda e hiperpotasemia. La combinación de IECA/ARA-II y antagonistas de la aldosterona requiere vigilar los niveles de potasio (MIR 2009-2010, P043; MIR 2019-2020, P179). La espironolactona puede producir ginecomastia, en cuyo caso se sustituye por eplerenona.
- ✔ Inhibición dual de la neprilisina y el receptor de la angiotensina II:
  - Disponible: sacubitril-valsartán (MIR 2021-2022, P128).
  - Efecto: la molécula, de reciente aparición, ha revolucionado el campo de la insuficiencia cardíaca. Tiene un efecto dual: por un lado, bloquea el receptor de la angiotensina II gracias al valsartán, y, por otro, el sacubitril inhibe la neprilisina, enzima que degrada los péptidos natriuréticos y otros péptidos. Al aumentar la concentración de péptidos natriuréticos como el péptido natriurético cerebral, tienen un efecto diurético, natriurético y antirremodelado.
  - Indicaciones: en los pacientes con insuficiencia cardíaca con función de eyección reducida y que se mantienen sintomáticos a pesar del tratamiento con betabloqueantes, IECA/ARA-II y antagonistas de la aldosterona.
  - Precaución: no se puede administrar simultáneamente con IECA. En la sustitución de uno por otro, hay que dejar un período de lavado de unas 36 horas.
- ✔ Diuréticos:
  - Más utilizados: diuréticos de asa (furosemida, torasemida) y tiazidas (hidroclotiazida, clortalidona, indapamida).
  - Efecto: producen un aumento de la excreción de agua y sodio, por lo que contrarrestan la retención hidrosalina presente en la insuficiencia cardíaca y permiten conseguir la

normovolemia. El uso de tiazidas a largo plazo puede producir hiponatremia. La hiponatremia es menos frecuente con los diuréticos de asa, pues interfieren con la reabsorción de agua libre (MIR 2006-2007, P094).
  - Indicaciones: en los pacientes con insuficiencia cardíaca con signos y síntomas de congestión. Producen alivio de los síntomas.
- ✔ Inhibidor de los canales I_f (MIR 2017-2018, P071; MIR 2022-2023, P055):
  - Disponible: ivabradina.
  - Efecto: disminuye la FC en pacientes en ritmo sinusal sin disminuir el inotropismo.
  - Indicaciones: en los pacientes con insuficiencia cardíaca con fracción de eyección del ventrículo izquierdo < 35 %, cuando a pesar del tratamiento médico óptimo de primera línea (inhibidores del sistema renina angiotensina, betabloqueantes, antagonistas del receptor del mineralocorticoide e inhibidores del cotransportador sodio glucosa tipo 2) el paciente sigue sintomático (clase funcional de la NYHA II, III o IV) y está en ritmo sinusal con una frecuencia cardíaca >70 lpm a pesar de la dosis máxima de betabloqueantes tolerada por el paciente.

4.2. Cardiopatía isquémica

- ✔ Antiagregantes o antiplaquetarios:
  - La aspirina (ácido acetilsalicílico) está clasificada dentro de los antiinflamatorios no esteroideos. A diferencia de los otros AINE, los efectos de la aspirina, así como sus mecanismos de acción, varían con la dosis utilizada, ya que la sensibilidad o eficiencia con la que se inhiben las diferentes isoformas de la ciclooxigenasa (COX) varía según la dosis de aspirina: a bajas dosis (típicamente entre 75 y 325 mg al día) son suficientes para inhibir de forma irreversible la ciclooxigenasa tipo 1 (COX-1) y así bloquear la generación de tromboxano A2 por la plaqueta, lo cual resulta en un efecto antitrombótico (MIR 2022-2023, P056). A dosis más altas (hasta 4 gramos al día) se inhibe tanto la COX-1 como la COX-2, efecto parecido al de los AINE, bloqueando así la producción de prostaglandinas, lo que tiene efectos analgésicos, antiinflamatorios y antipiréticos (MIR 2018-2019, P040).
  - Inhibidores del receptor P_2Y_{12}: actualmente hay 4. Dos son inhibidores irreversibles y los otros dos son reversibles. Los inhibidores irreversibles del receptor P_2Y_{12} son el clopidogrel y el prasugrel, ambas pertenecen a la familia de las tienopiridinas y al ser profármacos, precisan de un metabolismo hepático para producir sus metabolitos activos:
    - Clopidogrel: su efecto antiplaquetario es más impredecible que el resto. Indicado en pacientes que precisan tratamiento antiplaquetario crónico pero son alérgicos a la aspirina y en asociación con la aspirina durante unos meses tras el implante de un *stent* coronario o tras un síndrome coronario agudo cuando no se puedan usar prasugrel o ticagrelor.
    - Prasugrel: al igual que el clopidogrel es un profármaco que tras un proceso hepático se metaboliza en su forma activa. Más rápido y potente que el clopidogrel y con una respuesta antiplaquetaria más predecible. Se reserva, asociado

con la aspirina durante unos 12 meses, para pacientes con síndrome coronario agudo de riesgo intermedio o alto a los que se les ha puesto un *stent* coronario.

Los inhibidores reversibles del receptor P2Y12 son el ticagrelor y el cangrelor. A diferencia de los dos anteriores no precisan metabolismo hepático para dar sus formas activas:

- Ticagrelor: al igual que el prasugrel es más rápido y potente que el clopidogrel y con un efecto antiplaquetario más predecible. Se reserva para pacientes con síndrome coronario agudo de riesgo intermedio o alto, independiente de que se les haya puesto *stent* o no, en conjunción con la aspirina durante unos 12 meses. Uno de los efectos secundarios más frecuentes de este fármaco, sobre todo al principio, son episodios autolimitados de disnea.

- Cangrelor: administración intravenosa. Dada su rapidez de acción y su vida media corta podría ser de gran interés en casos de necesidad de implantar un *stent* urgente en un paciente que no tolera la vía oral.

✔ Estatinas:
  ✅ Más potentes: atorvastatina y rosuvastatina.
  ✅ Efecto: al inhibir la hidroximetilglutaril-coenzima A, disminuyen los niveles de lipoproteínas de baja densidad. Además, presentan una serie de efectos positivos sobre la pared de los vasos, que se denominan efectos pleiotrópicos.
  ✅ Indicaciones: están indicadas en todos los pacientes con enfermedad cardiovascular de origen aterosclerótico, como por ejemplo la cardiopatía isquémica.
  ✅ Contraindicaciones: enfermedad hepática activa o cirrosis, miopatías y embarazo (MIR 2019-2020, P038).

✔ Betabloqueantes:
  ✅ Indicaciones: están indicados en el síndrome coronario agudo y son un antianginoso de primera línea en la cardiopatía isquémica estable.

✔ Calcioantagonistas:
  ✅ Más frecuentes: no dihidropiridínicos (verapamilo y diltiazem), dihidropiridínicos (amlodipino, nifedipino).
  ✅ Indicaciones: antianginosos de primera línea en la cardiopatía isquémica estable.
  ✅ Efectos secundarios más frecuentes: edemas en los tobillos y estreñimiento.
  ✅ Contraindicaciones: los calcioantagonistas no dihidropiridínicos tienen propiedades cronótropas e inótropas negativas, por lo que están contraindicados en pacientes con bradicardia sinusal o bloqueo auriculoventricular de segundo o tercer grado que no tienen marcapasos, así como en los pacientes con insuficiencia cardíaca con fracción de eyección deprimida.

✔ Nitroglicerina sublingual:
  ✅ Efecto: liberan óxido nítrico, que tiene efecto vasodilatador mediado por monofosfato de guanosina cíclico.
  ✅ Indicaciones: es el tratamiento estándar para aliviar las crisis de angina.
  ✅ Contraindicaciones para el uso de nitratos en general: el uso concomitante de fármacos para la disfunción eréctil como el sildenafilo ya que podría producir una hipotensión profunda de difícil recuperación (MIR 2018-2019, P007), obstrucciones significativas del tracto de salida del ventrículo izquierdo (estenosis aórtica o miocardiopatía hipertrófica obstructiva).

✔ Ivabradina: es un fármaco que bloquea la corriente I_f localizada en las células del nodo sinusal (MIR 2022-2023, P055). Su efecto es enlentecer la frecuencia de disparo del nodo sinusal bajando de esta forma la frecuencia cardíaca. Tiene dos indicaciones:
  ✅ Como fármaco antianginoso de segunda línea en la cardiopatía isquémica estable por sus propiedades cronotrópicas negativas.
  ✅ En el campo de la insuficiencia cardíaca con fracción de eyección ventricular izquierda < 35 % cuando a pesar del tratamiento médico óptimo de primera línea (inhibidores del sistema renina angiotensina, betabloqueantes, antagonistas del receptor del mineralocorticoide e inhibidores del cotransportador sodio glucosa tipo 2) el paciente sigue sintomático (clase funcional de la NYHA II, III o IV) y está en ritmo sinusal con una frecuencia cardíaca > 70 lpm a pesar de la dosis máxima de betabloqueantes tolerada por el paciente.

✔ Ranolazina:
  ✅ Indicaciones: antianginoso de segunda línea en la cardiopatía isquémica estable.

4.3. Trastornos del ritmo

✔ Anticoagulantes orales:
  ✅ Antivitamina K: acenocumarol y warfarina.
  ✅ Inhibidor directo de la trombina: dabigatrán.
  ✅ Inhibidor directo del factor X activado: apixabán, rivaroxabán, edoxabán.
  ✅ Efecto: actúan inhibiendo la producción de factores a distintos niveles de la cascada de la coagulación, por lo que son útiles en la prevención de la enfermedad tromboembólica.
  ✅ Indicaciones: están indicados en la fibrilación auricular, tanto paroxística como permanente, siempre que exista algún factor de riesgo tromboembólico (escala CHA2DS2-VASc). Los anticoagulantes directos están contraindicados en los pacientes con fibrilación auricular valvular (estenosis mitral hemodinámicamente significativa o con prótesis valvular mecánica) (MIR 2020-2021, P057).

✔ Digoxina:
  ✅ Efectos:
    • Inhibe la bomba sodio-potasio en los miocitos, disminuyendo la salida de sodio, y como consecuencia aumenta las concentraciones intracelulares de calcio y, por tanto, la fuerza de contracción (inótropo positivo).
    • Actúa estimulando el sistema parasimpático, ya que produce lentificación de los nodos, disminuyendo la conducción entre aurículas y ventrículos. Esta es la propiedad que se utiliza para frenar la fibrilación auricular.
  ✅ Indicaciones: está indicada para el control de la FC en pacientes con fibrilación auricular. Es un fármaco de segunda línea en el tratamiento a largo plazo, y de primera línea en el tratamiento agudo en pacientes inestables.
  ✅ Contraindicaciones: bloqueo auriculoventricular. Está contraindicada en la miocardiopatía hipertrófica obstructiva. Su eliminación es renal, por lo que requiere ajuste de dosis en la insuficiencia renal (MIR 2007-2008, P225).

✔ Antiarrítmicos de clase IA:
  ⊘ Más utilizado: procainamida.
  ⊘ Efecto: actúa en la fase 0 del potencial de acción al bloquear los canales de sodio. Disminuye la velocidad de conducción y prolonga el potencial de acción (alarga el intervalo QT) (MIR 2020-2021, P127).
  ⊘ Indicaciones: es el fármaco de elección en la fibrilación auricular preexcitada (MIR 2021-2022, P125). También en las taquicardias ventriculares monomorfas sostenidas bien toleradas hemodinámicamente, siendo más eficaz y más segura que la amiodarona.

✔ Antiarrítmicos de clase IB:
  ⊘ Más utilizado: lidocaína.
  ⊘ Efecto: actúa en la fase 0 del potencial de acción al bloquear los canales de sodio. No disminuye la velocidad de conducción y acorta el potencial de acción. Actúa sobre todo con frecuencias cardíacas rápidas.
  ⊘ Indicaciones: la única indicación que tiene este fármaco son las arritmias ventriculares que tienen lugar en la fase aguda del infarto.

✔ Antiarrítmicos de clase IC:
  ⊘ Más utilizados: flecainida y propafenona.
  Efecto: actúan en la fase 0 del potencial de acción al bloquear los canales de sodio. Disminuyen marcadamente la velocidad de conducción y no modifican la duración del potencial de acción.

  ⊘ Indicaciones: se utilizan en la cardioversión farmacológica de la fibrilación auricular en pacientes sin cardiopatía estructural y en el tratamiento de mantenimiento del ritmo sinusal en estos pacientes. Son, junto al vernakalant, los fármacos que mejor revierten la fibrilación auricular.

✔ Antiarrítmicos de clase II (betabloqueantes):
  ⊘ Indicaciones: fármacos de primera línea en el tratamiento de control de la FC en los pacientes con fibrilación auricular. Además, forman parte del tratamiento del síndrome coronario agudo, en cierto modo por su papel en la prevención de arritmias en este contexto.

✔ Antiarrítmicos de clase III:
  ⊘ Más utilizados: amiodarona, dronedarona, sotalol y vernakalant.
  ⊘ Efecto: actúan en la fase III del potencial de acción, bloqueando los canales de potasio, por lo que todos ellos tienen un efecto secundario en común: prolongan la repolarización (alargan el intervalo QT).
  ⊘ Indicaciones: están indicados en el tratamiento de mantenimiento del ritmo sinusal en pacientes con fibrilación auricular no permanente. La amiodarona es el único antiarrítmico que no tiene efectos proarritmogénicos graves en pacientes con disfunción ventricular grave, por lo que es siempre el de elección en estos pacientes. El sotalol es un betabloqueante que además prolonga el potencial de

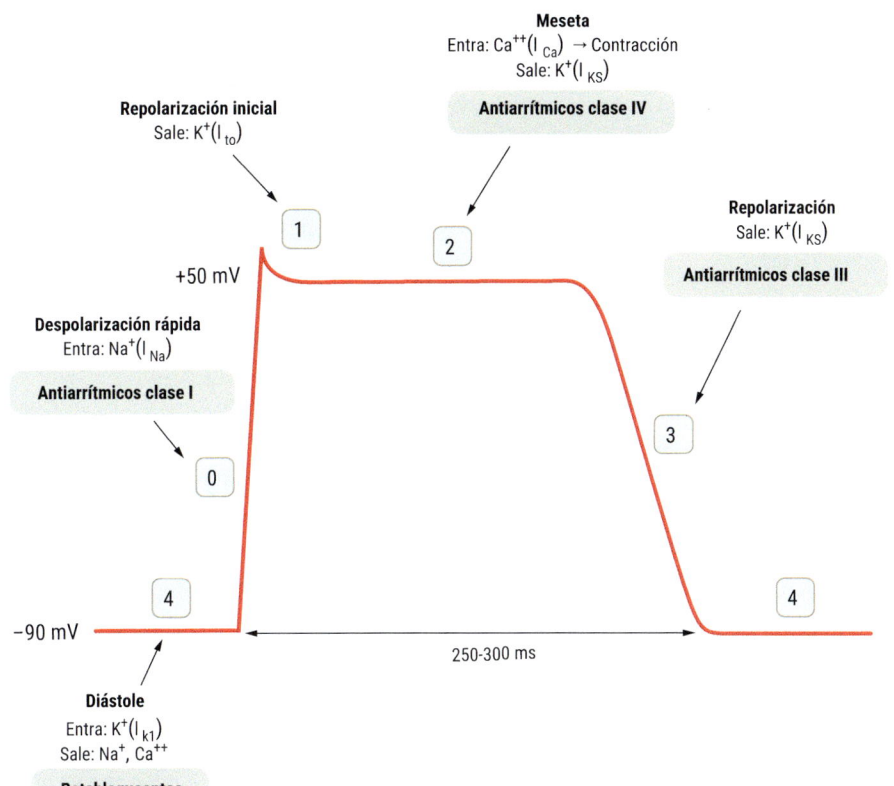

Fig. 4-19 | Lugar de actuación de los antiarrítmicos en el potencial de acción.

acción, por lo que está especialmente indicado en pacientes con cardiopatía isquémica. El vernakalant está indicado en la cardioversión farmacológica de la fibrilación auricular en pacientes sin cardiopatía estructural o con cardiopatía estructural moderada.

✔ Antiarrítmicos de clase IV (calcioantagonistas no dihidropiridínicos):

 ⊘ Disponibles: verapamilo y diltiazem.

 ⊘ Efecto: actúan sobre la fase II del potencial de acción al bloquear los canales de calcio, disminuyendo la velocidad de conducción y bloqueando el nodo auriculoventricular.

 ⊘ Indicaciones: son fármacos de primera línea en el tratamiento de control de la FC en los pacientes con fibrilación auricular y otras taquicardias auriculares.

 ⊘ Contraindicaciones: están contraindicados en la insuficiencia cardíaca con función sistólica deprimida (MIR 2008-2009, P224).

En la **Fig. 4-19** se muestra un gráfico con el lugar de actuación de los antiarrítmicos en el potencial de acción.

 Los calcioantagonistas **NO-D**ihidropiridínicos frenan el **NODO**.

ⓘ Puntos clave

✔ La precarga es la presión en el ventrículo antes de la contracción cardíaca. En condiciones fisiológicas, depende fundamentalmente del retorno venoso.

✔ La tensión contra la que se contrae el ventrículo se denomina poscarga, y en condiciones fisiológicas depende fundamentalmente de la presión arterial.

✔ La fracción de eyección es el porcentaje de sangre que sale del ventrículo en cada latido en relación con el volumen telediastólico. Se considera normal por encima del 50 %.

✔ El signo de Kussmaul, una ausencia de reducción o elevación paradójica de la presión venosa con la inspiración, se produce en situaciones en las que las cavidades derechas no pueden distenderse, como ocurre en la pericarditis constrictiva.

✔ El pulso paradójico, una caída de la presión arterial superior a 10 mmHg con la inspiración, se produce en situaciones en las que hay algún obstáculo para el llenado del ventrículo derecho, como ocurre en el taponamiento cardíaco.

✔ El primer ruido está producido por el cierre de las válvulas mitral y tricúspide. En condiciones normales, se ausculta como un sonido único.

✔ El segundo ruido está producido por el cierre de las válvulas aórtica y pulmonar. Existe un desdoblamiento fisiológico del segundo ruido, sobre todo en inspiración.

✔ El retraso del cierre valvular, mecánico (estenosis) o eléctrico (bloqueos de rama), da lugar a desdoblamientos amplios o invertidos de los ruidos cardíacos.

✔ Un desdoblamiento amplio y fijo del segundo ruido es característico de la comunicación interauricular.

✔ Los ruidos cardíacos normales (primer y segundo ruidos) se auscultan mejor con la membrana, mientras que el tercer y el cuarto ruidos se auscultan mejor con la campana.

✔ Los soplos de insuficiencia se auscultan mejor con la membrana (agudos = alta frecuencia), mientras los soplos de estenosis se auscultan mejor con la campana (graves = baja frecuencia).

✔ Las maniobras que disminuyen el retorno venoso (Valsalva, bipedestación) disminuyen la intensidad de todos los soplos, salvo el de la miocardiopatía hipertrófica obstructiva y el del prolapso mitral.

La diabetes mellitus (DM) es un trastorno crónico, heterogéneo, complejo, con afectación multisistémica, resultado de una pérdida progresiva de la masa o función de las células β del páncreas, que se manifiesta clínicamente como hiperglucemia.

1. Metabolismo de los hidratos de carbono

Participan varias hormonas que ejercen un efecto regulador insulínico y contrainsulínico:

> El péptido C, dada su vida media más larga, es útil como marcador de la secreción de insulina. Además, permite diferenciar, en el estudio de las hipoglucemias hiperinsulinémicas, si el exceso es exógeno o endógeno.

✔ **Insulina.** Su precursor es la proinsulina, que contiene péptido C e insulina. Ambos son almacenados y liberados por las células β pancreáticas. Cifras de glucemia mayores de 80 mg/dL estimulan la síntesis de insulina, que tiene un efecto anabólico, favoreciendo la entrada de glucosa al hígado, al tejido adiposo y al músculo. Promueve la glucogenogénesis e inhibe la glucogenólisis y gluconeogénesis. Aumenta la síntesis hepática de proteínas y ácidos grasos libres (MIR 2023-2024, P027).

   ⊘ **Secreción de insulina** (Fig. 5-1): está determinada por los niveles de glucemia plasmática; la glucosa entrará a la célula β a través del transportador de glucosa (GLUT). Existen varios tipos de GLUT, siendo los más importantes los GLUT2, que están presentes en la membrana celular y no son dependientes de insulina, y los GLUT4, que están en vesículas de almacenamiento en el citoplasma y son translocados a la membrana en caso de situaciones de hiperglucemia o resistencia a la insulina. Una vez dentro la glucosa se transformará en piruvato por acción de la **glucocinasa**; el piruvato será utilizado por las mitocondrias para generar **trisfostato de adenosina (ATP)/difosfato de adenosina (ADP)**. Cuando las concentraciones de ATP están elevadas, se cierran los **canales de potasio** (K$^+$), donde actuarán las sulfonilureas, produciendo activación de los **canales del calcio** (Ca^{2+}). El ingreso de Ca^{2+} contribuirá a la secreción final de insulina (MIR 2015-2016, P039).

   ⊘ **Glucagón:** secretado por las células α del páncreas en respuesta a la hipoglucemia, el ejercicio o la ingesta de proteínas. Estimula la gluconeogénesis y glucogenólisis hepática, estimula la oxidación de ácidos grasos, la oxidación muscular en el tejido esquelético y la cetogénesis. Su síntesis es inhibida por la hiperglucemia y la somatostatina, y es estimulada por el sistema simpático en respuesta a cifras de glucemia menores de 70 mg/dL, así como de una ingesta hiperproteíca (MIR 2021-2022, P028).

✔ **Otras hormonas contrainsulares.** Entre ellas están: el cortisol, la hormona de crecimiento (GH), las catecolaminas, los estrógenos y los gestágenos. Previenen y corrigen situaciones de hipoglucemia durante el ayuno, estimulando la gluconeogénesis y glucogenólisis. Precisamente, debemos destacar que durante el ayuno nocturno o intermedio, la principal fuente de energía la constituye la glucogenólisis hepática, así como la neoglucogénesis hepática, para lo cual, puede utilizar componentes derivados del metabolismo muscular, entre ellos la alanina (MIR 2020-2021, P026). La alanina se obtiene por transaminación a partir del piruvato (MIR 2022-2023, P027). Por otra parte, en el el ayuno prolongado serán los cuerpos cetónicos hepáticos la principal fuente de energía del organis-

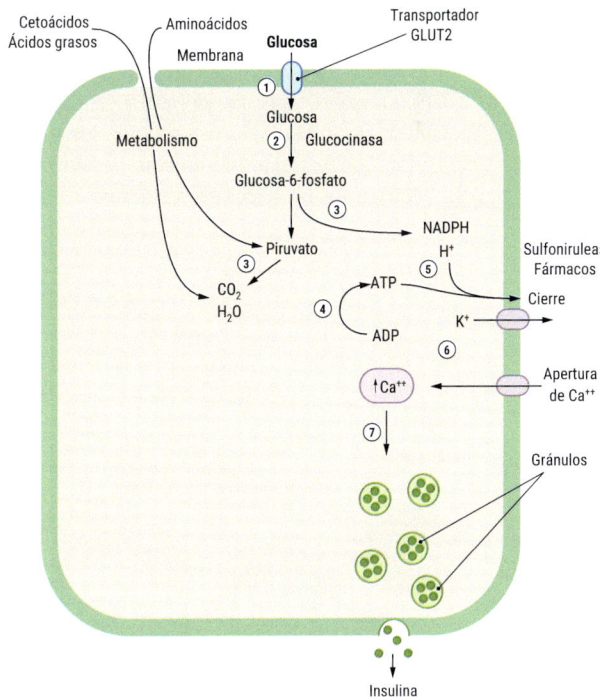

Fig. 5-1 | Secreción de insulina. ADP: difosfato de adenosina; AMP: monofosfato de adenosina; ATP: trifosfato de adenosina; Ca2+: canales del calcio; CCC: colecistocinina; CO2: dióxido de carbono; GLUT: transportador de glucosa; GLP-1: péptido similar al glucagón tipo 1; H+: hidrógeno; H2O: agua; K+: canales de potasio. Endocrinología. Jara A. © 2011 Editorial Médica Panamericana.

mo, principalmente en el sistema nervioso central (MIR 2017-2018, P050; MIR 2018-2019, P226; MIR 2022-2023, P027). Los cetoácidos pueden ser alfacetoácidos (ácido purívico, alfacetoglutarato) betacetoácidos (ácido acético) o gammacetoácidos (ácido levulínico).

 Sistema de incretinas. Otro mecanismo del control de la homeostasis de la glucosa es el que se da a nivel intestinal por este sistema. El efecto incretina consiste en que, tras la administración de una carga de glucosa, se producirá una mayor secreción de insulina cuando la carga es por vía oral comparada con la que se observa si se administra una cantidad similar por vía intravenosa. Forman parte de este sistema el polipéptido insulinotrópico dependiente de glucosa (GIP) y el péptido similar al glucagón tipo 1 (GLP-1), este último es producido en las células del intestino delgado. Estimulan la liberación glucoso-dependiente de insulina, inhiben la liberación de glucagón y enlentecen el vaciado gástrico. Tienen una vida media corta en sangre ya que ambas sustancias son degradadas por enzima dipeptidilpeptidasa tipo IV (DPP-IV).

> 💡 Como respuesta al ayuno el primer mecanismo de respuesta es el descenso de secreción de insulina, luego se producirá el aumento de la producción de glucagón, después de catecolaminas y, finalmente, si persiste la hipoglucemia, aumento de cortisol y GH.

Homeostasis renal de la glucosa (Fig. 5-2). El riñón ejerce su efecto en el control glucémico mediante: 1) la estimulación de la gluconeogénesis, y 2) la filtración y la reabsorción de glucosa. El riñón de un adulto sano filtra aproximadamente 180 g al día de glucosa, la cual se reabsorbe en su totalidad gracias a sus proteínas transmembrana: los cotransportadores de sodio-glucosa tipo 2 (SGLT-2). El SGLT tipo 1 (SGLT-1) es el más estudiado, siendo más habitual encontrarlo en el intestino y en menor proporción en el riñón y otros tejidos. Se conoce que en pacientes con diabetes mellitus existe una sobreexpresión del SGLT-2 a nivel renal, sin embargo, cuando las cifras de glucosa superan los 180 mg/dL aparecerá **glucosuria**. Conocer este mecanismo permitirá entender el funcionamiento de los fármacos glucosúricos.

2. Epidemiología

La DM constituye una de las principales causas de mortalidad a nivel mundial, y su incidencia continúa aumentando rápidamente, sobre todo en países occidentales (MIR 2007-2008, P250), debido al sedentarismo y al aumento de la prevalencia de obesidad. En España el 15 % de la población mayor de 18 años padece DM.

3. Diagnóstico y cribado

(MIR 2003-2004, P073; MIR 2021-2022, P168)

En la Tabla 5-1 presentamos los criterios diagnósticos de la DM establecidos por la Academia Americana de Diabetes (ADA). Debemos recordar que existen condiciones metabólicas que se producirán previamente al desarrollo de una DM. Estos estados se suelen denominar como **prediabetes** y constituyen un factor de riesgo a mediano o largo plazo para la instauración de una diabetes. Son los siguientes:

 Glucemia basal alterada: glucemia en ayunas entre 100 mg/dL y 125 mg/dL.

Intolerancia a hidratos de carbono: glucemia plasmática tras 2 horas de una sobrecarga oral con 75 g de glucosa (SOG-75) entre 140 mg/dL y 199 mg/dL (MIR 2006-2007, P071).

Hemoglobina glucosilada (HbA$_{1c}$): entre 5,7 % y 6,4 %.

> 💡 ✔ En caso de pacientes con glucemia basal alterada, la ADA recomienda realizar la SOG-75 para el diagnóstico de DM, dada su mayor especificidad (MIR 2004-2005, P073).
> ✔ En caso de hiperglucemia mayor de 200 mg/dL con clínica cardinal, no se necesita confirmación posterior de la misma.

El **cribado** se realiza mediante la determinación de glucemia plasmática (en ayunas o tras SOG-75) o de HbA$_{1c}$. La ADA recomienda el cribado en todos los individuos mayores de 35 años cada 3 años, o de cualquier edad en caso de sobrepeso u obesidad con otro factor de riesgo para desarrollar DM (Tabla 5-2).

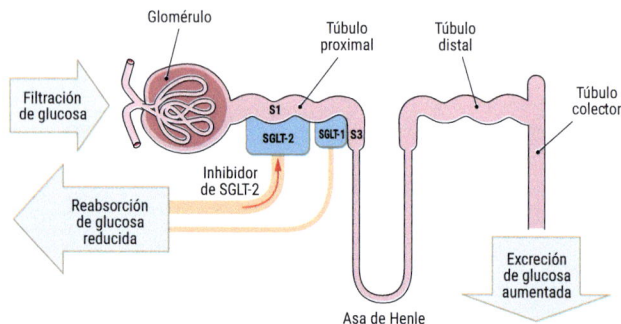

Fig. 5-2 | Homeostasis renal de la hiperglucemia. S1: S3: SGLT: cotransportador de sodio-glucosa.

Tabla 5-1. Criterios de la Academia Americana de Diabetes (2024)

1. Glucemia plasmática ≥ de 200 mg/dL en pacientes con clínica cardinal de hiperglucemia o descompensación hiperglucémica aguda (no precisa confirmación)

2. Glucemia plasmática en ayunas ≥ de 126 mg/dL, en dos determinaciones

3. Glucemia plasmática tras 2 horas de una SOG-75 ≥ a 200 mg/dL, en dos determinaciones

4. Hemoglobina glucosilada ≥ de 6,5 %, en dos determinaciones

Tabla 5-2. Criterios para el cribado de diabetes o prediabetes en adultos asintomáticos (ADA 2024)

1. Edad mayor de 35 años en todos los pacientes

2. A cualquier edad en caso de sobrepeso u obesidad (IMC > 25 kg/m^2; 23 kg/m^2 en asiáticos) y uno o más factores de riesgo adicionales:
   - Antecedentes familiares de diabetes
   - Antecedentes personales de enfermedad cardiovascular
   - Antecedentes personales de diabetes gestacional o macrosomía fetal
   - Grupo étnico de mayor riesgo (afroamericanos, latinos, asiáticos-americanos, americanos nativos y nativos de las islas del Pacífico)
   - Sedentarismo
   - Hipertensión (> 130/80 mmHg)
   - HbA$_{1C}$ > 5,7 % o intolerancia previa a hidratos de carbono
   - Síndrome de ovario poliquístico
   - Hipertrigliceridemia > 250 mg/dL y/o cifras de colesterol HDL < 35 mg/dL
   - Otras condiciones clínicas que asocian resistencia a la insulina (obesidad, acantosis *nigricans*)

3. Deben repetirse las pruebas en un intervalo de al menos 3 años si los resultados son normales

4. Si los resultados son anormales (prediabetes) debe repetirse el cribado cada año

5. En caso de diagnóstico previo de diabetes gestacional, el cribado debe realizarse cada 3 años, durante toda la vida

6. Pacientes con VIH en terapia antirretroviral, personas expuestas a drogas con alto riesgo de hiperglucemia (corticoides, olanzapina, estatinas), historia previa de pancreatitis

ADA: Academia Americana de Diabetes; HbA$_{1C}$: hemoglobina glucosilada; IMC: índice de masa corporal; VIH: virus de la inmunodeficiencia humana.

4. Clasificación

La ADA clasifica a la DM en cuatro categorías principales (Tabla 5-3):

1. **DM tipo 1 (DM1)**. Responsable del 5-10 % de los casos, de los cuales del 85 % al 90 % son de origen autoinmune (**DM 1A**), y presentan autoanticuerpos contra las células de islotes (ICA), contra la descarboxilasa del ácido glutámico (GAD-65), contra la antitirosina fosfatasa (IA2 e IA2β) y contra la insulina (antiinsulina). Son responsables de la destrucción de la célula β y el posterior **déficit absoluto** de insulina. Estos pacientes requerirán tratamiento con insulina desde el momento del diagnóstico y su mantenimiento a lo largo de su vida para evitar la aparición de complicaciones, tanto agudas como la cetoacidosis, o crónicas (nefropatía, neuropatía, retinopatía, etc.) (MIR 2015-2016, P152; MIR 2003-2004, P072). Está asociada a HLA DR/DQ y puede asociarse a otras enfermedades autoinmunes (MIR 2016-2017, P087). Suele debutar en la niñez o adolescencia, pudiendo aparecer en cualquier década de la vida; en la edad adulta, este tipo de dibetes con autoinmunidad positiva se conoce como **DM tipo LADA** (*latent autoimmune diabetes in adults*).

Hay otras formas cuya causa es desconocida (**DM 1B o idiopática**) y no es mediada por autoinmunidad.

2. **DM tipo 2 (DM2)**. Representa del 90 % al 95 % de los casos. Su causa es la resistencia periférica a la acción de la insulina con un **déficit relativo** de la misma. Suele observarse en pacientes con sobrepeso u obesidad y en aquellos con aumento de la grasa corporal, fundamentalmente visceral.

3. **Otros tipos de diabetes específicos:**

- **DM por defectos genéticos que afectan a la función de la célula β (diabetes monogénicas):** representan una pequeña proporción de pacientes con DM y se caracterizan por la aparición de hiperglucemia antes de los 25 años. Se subdividen en:
  - **Diabetes neonatal (DN):** aparece en los primeros 6 meses de vida, pudiendo ser permanente o transitoria; esta última puede reaparecer en la adolescencia o en la etapa adulta. Se emplean sulfonilureas para su tratamiento.
  - **Diabetes tipo MODY** (*maturity onset diabetes of the young*): presentan hiperglucemia, usualmente leve, que aparece antes de los 25 años; es de herencia autosómica dominante y se produce por un defecto genético en la célula β que condiciona una secreción inadecuada de insulina, con afectación mínima o nula en su acción. No asocia autoinmunidad ni insulinopenia. La mayoría se controla bien con dieta y/o antidiabéticos orales (ADO), aunque algunas formas pueden precisar insulina para su control. Existen, actualmente, 14 tipos descritos, siendo las formas más frecuentes las de tipo 2 y tipo 3 (MIR 2014-2015, P173) (Tabla 5-4).
  - **Defectos del ADN mitocondrial:** son de herencia materna, de inicio entre los 30 y los 40 años; los afectos asocian un defecto en la secreción de insulina que progresa a insulinodependencia, junto con sordera neurosensorial. Se utilizan sulfonilureas para su tratamiento hasta necesitar insulina. La metformina es ineficaz y predispone a acidosis láctica, por lo que está contraindicada.
- **DM por defectos genéticos que afectan a la acción de la insulina:** se producen por defectos genéticos en el receptor de la insulina:
  - **Resistencia a la insulina tipo A:** asocian hiperinsulinismo, acantosis *nigricans*, hiperandrogenismo y ovarios poliquísticos.
  - **Leprechaunismo y síndrome de Rabson-Mendenhall:** ambos asocian insulinorresistencia extrema; en el primero se dan rasgos faciales característicos y el segundo se presenta con alteraciones ungueales y dentarias, así como hiperplasia de la glándula pineal.
  - **Diabetes lipoatrófica:** no se han demostrado alteraciones a nivel de receptor, por lo que se asume que la lesión se encuentra a nivel posreceptor.

- **DM por enfermedades del páncreas exocrino:** aparece tras una pancreatectomía o por afectación difusa del páncreas, excepto en el cáncer de páncreas, donde sólo se afecta una pequeña porción. Aquí destaca la **diabetes relacionada con fibrosis quística y la hemocromatosis**.
- **DM asociada a endocrinopatías:** se produce por el exceso de hormonas contrarreguladoras (GH, cortisol, hormonas tiroideas, glucagón o adrenalina). En el aldosteronoma y el somastostatinoma, la hipopotasemia crónica es la responsable del defecto de secreción de insulina.
- **DM secundaria a fármacos o productos químicos:** dentro de este grupo, la causa más frecuente es aquella inducida por glucocorticoides.

Tabla 5-3. Clasificación de la diabetes mellitus (guías ADA 2024)

1) Diabetes mellitus tipo 1	

DM tipo 1A: mediada por anticuerpos
DM tipo 1B: idiopática

2) Diabetes mellitus tipo 2	
3) Otros tipos de diabetes específicos	

Por defectos genéticos que afectan a la función de la célula β	MODY 3 (cromosoma 12, *HNF-1a*)
	MODY 1 (cromosoma 20, *HNF-4a*)
	MODY 2 (cromosoma 7, *glucokinase*)
	Otras formas infrecuentes de MODY (MODY 4: cromosoma 13, *IPF-1*; MODY 6: cromosoma 2, *NeuroD1*; MODY 7: cromosoma 9, *CEL*)
	Diabetes neonatal transitoria
	Diabetes neonatal permanente
	Diabetes mitocondrial
	Otras
Por defectos genéticos que afectan a la acción de la insulina	Resistencia a la insulina tipo A
	Leprechaunismo
	Síndrome de Rabson-Mendenhall
	Diabetes lipoatrófica
	Otros
Por enfermedades del páncreas exocrino	Pancreatitis
	Pancreatectomía/trauma
	Neoplasia
	Diabetes mellitus asociada a fibrosis quística
	Hemocromatosis

→

✔ **Formas poco comunes de DM mediada por mecanismo inmunitario:** se incluyen dos entidades bien identificadas:
  ✅ **Síndrome del hombre rígido:** alteración autoinmune del sistema nervioso central que cursa con rigidez axial, espasmos musculares y anti-GAD positivos, produciendo diabetes en un 30 % de los casos.
  ✅ **DM por anticuerpos frente al receptor de insulina:** se unen al receptor de insulina, bloqueándolo (hiperglucemias) o estimulándolo (hipoglucemias). En el pasado era conocida como síndrome de resistencia a la insulina tipo B.

✔ **Otros síndromes:**
  ✅ **Síndrome de Wolfram:** herencia autosómica recesiva, cursa con DM insulinopénica, diabetes insípida, atrofia del nervio óptico y sordera neurosensorial.

4. Diabetes gestacional. Es la endocrinopatía más frecuente durante el embarazo. Se estima que aproximadamente un 15 % de las gestantes presentan diabetes, de las cuales sólo un 1 % corresponden a diabetes pregestacionales, siendo las restantes diabetes gestacionales.

Tabla 5-3. Clasificación de la diabetes mellitus (guías ADA 2024)		**(Cont.)**
2) Diabetes mellitus tipo 2		
3) Otros tipos de diabetes específicos		
Por enfermedades del páncreas exocrino	Pancreatopatía fibrocalculosa	
	Otros	
Asociada a endocrinopatías	Acromegalia	
	Síndrome de Cushing	
	Glucagonoma	
	Feocromocitoma	
	Hipertiroidismo	
	Somatostatinoma	
	Aldosteronoma	
	Otros	
Inducida por fármacos o productos químicos	Vacor, pentamidina, ácido nicotínico, glucocorticoides, levotiroxina, diazóxido, agonistas β-adrenérgicos, tiacidas, interferón, otros	
Por infecciones	Rubéola congénita	
	Citomegalovirus	
	Otros	
Formas infrecuentes de diabetes mellitus mediada por autoinmunidad	Síndrome del hombre rígido	
	Anticuerpos frente al receptor de insulina	
	Otros	
Otros síndromes genéticos asociados a diabetes mellitus	Síndrome de Down	
	Síndrome de Klinefelter	
	Síndrome de Turner	
	Síndrome de Wolfram	
	Ataxia de Friedreich	

→

5. Patogenia

Se describe la patogenia de las principales categorías: DM1 y DM2.

5.1. Diabetes mellitus tipo 1

Es el resultado de interacciones ambientales, genéticas e inmunológicas que conducen a un déficit de insulina por destrucción de las células β, y usualmente progresa durante meses o años, tiempo en el que el paciente es euglucémico. En los casos de DM 1B los marcadores autoinmunes son negativos, sin embargo, los pacientes tienen predisposición a desarrollar insulinopenia y cetosis por mecanismos desconocidos; en su mayoría son de ascendencia asiática o afroamericana.

Tabla 5-3. Clasificación de la diabetes mellitus (guías ADA 2024)		(Cont.)
2) Diabetes mellitus tipo 2		
3) Otros tipos de diabetes específicos		
Otros síndromes genéticos asociados a diabetes mellitus	Corea de Huntington	
	Síndrome de Laurence-Moon-Biedl	
	Síndrome de Prader-Willi	
	Porfiria	
	Distrofia miotónica	
	Otros	
4) Diabetes gestacional		

MODY: *maturity onset diabetes of the young*.

- ✔ **Factores ambientales:** múltiples factores ambientales han sido propuestos como desencadenantes del proceso autoinmune en individuos genéticamente susceptibles; sin embargo, ninguno ha sido relacionado de manera definitiva debido a que el evento desencadenante puede ocurrir varios años antes de la instauración de la DM. Estos incluyen: virus (rubéola, enterovirus, coxsackie), proteínas de la leche de vaca, nitratos en el agua, déficit de vitamina D, introducción de cereales antes del tercer mes o después del séptimo mes.
- ✔ **Factores genéticos:** el gen asociado con mayor susceptibilidad para desarrollar DM1 se encuentra en la región HLA del cromosoma 6, la mayoría de ellos poseen el haplotipo HLA DR3-DQ2 y/o HLA DR4-DQ8. El riesgo de desarrollar DM1 es de 3-4 % si los afectados son los padres y del 5-15 % en caso de hermanos.
- ✔ **Autoinmunidad:** se ha descrito la implicación de la inmunidad tanto celular como humoral. En la primera hay evidencia de activación de los linfocitos T citotóxicos e infiltración de células inmunes en los islotes pancreáticos, conduciendo a una **insulinitis** (MIR 2003-2004, P072). En cuanto a la inmunidad humoral, se han identificado autoanticuerpos (descritos arriba) en la diabetes 1A. La ausencia de los mismos no descarta su diagnóstico ya que pueden aparecer posteriormente. No

Tabla 5-4. Características clínicas de los distintos subtipos de MODY

	MODY 1	MODY 2	MODY 3	MODY 4	MODY 5	MODY 6	MODY 7
Gen	*HNF-4α*	*GCK*	*HNF-1α*	*IPF-1*	*HNF-1β*	*Neuro-D1*	*CEL*
Edad del diagnóstico	Adolescente Adulto joven	Neonato	Adolescente Adulto joven	Adulto joven	Adolescente Adulto joven	Adulto joven	Adulto joven
Frecuencia	Rara	8-81 %	21-73 %	Rara	Frecuente	Rara	Rara
Afectación	Páncreas/ hígado	Páncreas/hígado	Páncreas/ riñón/otros	Páncreas/otros	Páncreas/hígado/riñón/otros	Páncreas/otros	Páncreas
Hiperglucemia	Progresiva	Leve y estable	Progresiva	Pocos datos	Progresiva	Progresiva	Intensidad media
Complicaciones microvasculares	Frecuentes	Raras	Frecuentes	Raras	Frecuentes	–	–
Tratamiento	Dieta/SU dosis bajas Insulina	Dieta Insulina en embarazo	Dieta/SU dosis bajas Insulina	Insulina ADO	Metformina Insulina	Insulina	–

ADO: antidiabéticos orales; MODY: *maturity onset diabetes of the young;* SU: sulfonilureas.
Jara A. Endocrinología. Madrid: Editorial Médica Panamericana; 2011.

obstante, está claro que la presencia de dos o más anticuerpos en estadios iniciales, en ausencia de clínica o de criterios diagnósticos de diabetes, es un factor pronóstico altamente seguro, de hiperglucemia clínica y de diabetes en un futuro, lo que ha conducido a una estadificación de la DM1 en función de la presencia o no de síntomas en pacientes con autoinmunidad positiva (Tabla 5-5).

5.2. Diabetes mellitus tipo 2

Su entendimiento es complicado, dado los diversos grados de insulinorresistencia y de la disfunción de la célula β (DC-β). Esta resistencia a la insulina se observa en los receptores del hígado, músculo y adipocitos (MIR 2003-2004, P072), existiendo, como consecuencia, un aumento en la producción hepática de glucosa en ayunas y posprandial (MIR 2005-2006, P072), y finalmente hiperglucemia. Por otra parte, la hiperglucemia por sí misma puede empeorar la insulinorresistencia y la DC-β, agravando el cuadro metabólico. Todo esto se ve influenciado por factores genéticos y ambientales. Su fisiopatología se resume en la Fig. 5-3.

✔ **Factores genéticos:** la influencia genética es más relevante si se compara con la de la DM1, ya que se ha observado hasta en un 40 % de los pacientes la afectación de uno de sus padres y mayor concordancia en gemelos monocigóticos. Sin embargo, su herencia es poligénica y compleja, asociando además una relación con factores ambientales.

✔ **Factores ambientales:** la obesidad es un factor observado en la mayoría de pacientes, así como el sedentarismo y dietas hipercalóricas. Se ha demostrado que la pérdida de peso y la disminución de la obesidad abdominal han mejorado la resistencia insulínica y la progresión de la hiperglucemia.

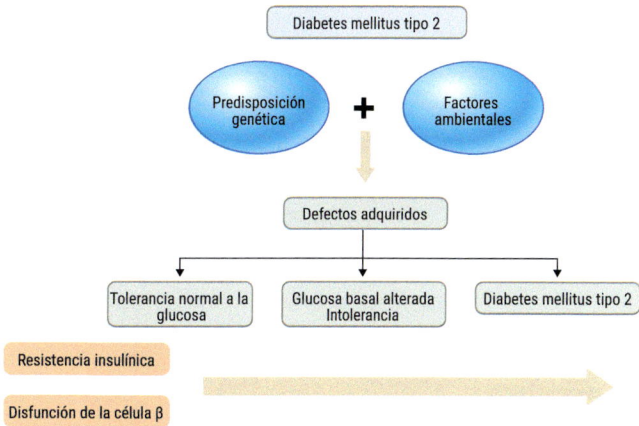

Fig. 5-3 | Esquema representativo de los eventos claves en la patogenia de la diabetes mellitus 2.

6. Manifestaciones clínicas

Nos centraremos en las manifestaciones clínicas comunes entre la DM1 y la DM2, su forma de instauración y las características epidemiológicas y fisiopatológicas asociadas (Tabla 5-6).

En ocasiones los pacientes pueden presentar una clínica cardinal de hiperglucemia en el momento del diagnóstico, la cual consiste en: poliuria, polidipsia, polifagia, pérdida de peso y astenia.

En **pacientes con DM1** suele presentarse antes de los 30 años, con normopeso, y puede debutar en forma de cetoacidosis diabética (CAD) en el momento del diagnóstico. Necesitan insulina para sobrevivir desde el momento del debut.

En **pacientes con DM2** la edad de aparición suele ser pasados los 40 años, asocian sobrepeso u obesidad, lo que condiciona un componente de insulinorresistencia. Usualmente suelen estar asintomáticos en el momento del diagnóstico, aunque en ocasiones pueden debutar en forma de un síndrome hiperglucémico hi-

Tabla 5-5. Autoantígenos principales contra la célula β	
Autoantígenos principales contra la célula β en la diabetes mellitus tipo 1	
Antígeno de célula de los islotes (ICA)	Fue el primer anticuerpo descrito. Está presente en el 80 % de los pacientes
Insulina y proinsulina (IAA)	Presentes en el 20 % al 35 % de los pacientes. Son de aparición temprana
Anti-GAD	Son los más utilizados en la práctica habitual. Presentes en el 70 % de los pacientes
Anti-IA2	Presentes en el 60 % al 75 % de los pacientes. Son de aparición tardía
Anti-ZnTn 8	Presentes en el 60 % al 80 % de los pacientes

Estadios de la diabetes tipo 1 en función de autoinmunidad			
	Estadio 1	**Estadio 2**	**Estadio 3**
Características	Autoinmunidad (+) Glucemia normal Presintomáticos	Autoinmunidad (+) Disglucemia Presintomáticos	Autoinmunidad (+) Hiperglucemia
Criterios diagnósticos	Dos o más anticuerpos (+) Normalidad para pruebas de cribado	Dos o más anticuerpos (+) Pruebas de cribado en rango de prediabetes	Dos o más anticuerpos (+) Pruebas de cribado en rango de diabetes

Tabla 5-6. Diferencias relevantes entre la diabetes mellitus tipo 1 y tipo 2

	DM1	DM2
Edad de aparición	Antes de los 35-40 años (niñez-adolescencia)	Después de los 35-40 años
Herencia	Predisposición HLA	Mayor componente genético que en la DM1
Autoinmunidad insular	Sí	No
IMC	Normopeso	Sobrepeso u obesidad
Insulinorresistencia	No	Sí
Tendencia a la cetosis	Sí	No
Déficit de insulina	Absoluto	Relativo

DM: diabetes mellitus; HLA: antígeno mayor de histocompatibilidad; IMC: índice de masa corporal.

perosmolar (SHH), sobre todo pacientes ancianos. Inicialmente se trata con modificaciones del estilo de vida y con ADO, siendo la metformina el de elección, pero pueden requerir insulina posteriormente.

7. Tratamiento y prevención

El objetivo del tratamiento es la mejoría de los síntomas relacionados con la hiperglucemia, evitar las complicaciones vasculares y mejorar la calidad de vida. Para ello contamos con tratamiento farmacológico (ADO e insulina) y con medidas higiénico-dietéticas. Es importante el autocontrol glucémico y el control del resto de factores de riesgo cardiovascular (FRCV). En la Fig. 5-4 se muestran las opciones de tratamiento de la DM (Vídeo 5-3).

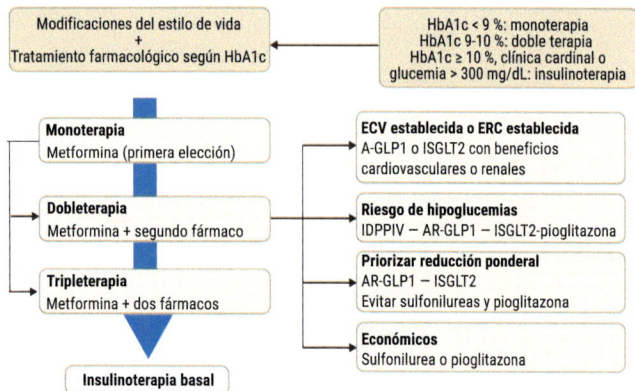

Fig. 5-4 | Escalón terapéutico del manejo de la diabetes mellitus tipo 2.

7.1. Medidas higiénico-dietéticas

Incluyen los cambios en la dieta y la realización de ejercicio físico.

7.1.1. Dieta

✔ La evidencia sugiere que no exista una distribución ideal de macronutrientes en los pacientes con DM. Se recomienda una dieta sana según las preferencias y el perfil del paciente (MIR 2015-2016, P152).

✔ En cuanto a los hidratos de carbono (HC) se recomiendan aquellos derivados de frutas, vegetales, legumbres o lácteos, evitando azúcares solubles y bebidas azucaradas. Se recomienda el contaje de raciones de HC o la estimación basada en la experiencia para lograr un buen control metabólico.

✔ La dieta mediterránea, rica en grasas monoinsaturadas, mejora el control glucémico y los FRCV, y se recomienda como alternativa a una dieta pobre en grasas.

✔ Se recomienda incrementar el consumo de alimentos con ácidos grasos omega 3, como el pescado (dos veces por semana).

✔ Limitar el consumo de alcohol a menos de una bebida al día en mujeres y menos de dos bebidas al día en hombres.

✔ La ingesta de sodio debe ser similar a la de la población general (2.300 mg/día).

7.1.2. Actividad física

✔ En adultos se recomienda realizar al menos 150 minutos a la semana de actividad física aeróbica moderada a intensa (50-70 % de la frecuencia cardíaca máxima), distribuida al menos en 3 días a la semana, sin que pasen más de dos días consecutivos sin realizar ejercicio.

✔ En ausencia de contraindicación, se recomienda, en pacientes con DM2, ejercicios de resistencia al menos dos veces por semana.

✔ Se recomienda reducir el tiempo de sedentarismo, procurando no estar más de 90 minutos sentados.

✔ En pacientes con retinopatía diabética no proliferativa grave, retinopatía diabética proliferativa y neuropatía grave no se recomienda ejercicio físico anaeróbico o de fuerte intensidad.

7.2. Fármacos no insulínicos

Disponemos de un amplio arsenal.

7.2.1. Insulinosensibilizantes

✔ Biguanidas: metformina:
  ✪ Indicación. Es el fármaco de primera elección junto con las medidas higiénico-dietéticas. Útil en monoterapia o en combinación con otros ADO o insulina (MIR 2009-2010, P075; MIR 2008-2009, P071).

- ✅ **Mecanismo de acción.** Actúa a nivel de los hepatocitos, disminuyendo la gluconeogénesis hepática y, por lo tanto, disminuyendo la resistencia a la insulina (MIR 2007-2008, P070). Además, mejora la utilización de glucosa en los miocitos y hepatocitos. Disminuye la fibrosis hepática en pacientes con esteatosis hepática no alcohólica.
- ✅ **Efecto sobre el peso.** Neutro, aunque en obesos se ha demostrado obtener reducción de peso.
- ✅ **Hipoglucemias.** No aumenta el riesgo de hipoglucemias.
- ✅ **Efectos adversos.** El más frecuente es gastrointestinal (dolor abdominal y diarrea), por lo que se sugiere iniciar con dosis bajas en las primeras 2-4 semanas. El más grave, aunque raro, es la acidosis láctica, la cual se presenta en situaciones de estrés agudo, deterioro de función renal, etc. Otro efecto adverso menos frecuente es el desarrollo de déficit de vitamina B_{12}, el cual se puede observar hasta en el 20 % de los pacientes con metformina (MIR 2021-2022, P055)
- ✅ **Contraindicaciones.** 1) Tasa de filtrado glomerular < 30 mL/min; en caso de 30-45 mL/min, ajustar dosis y vigilar función renal; 2) hepatopatía; 3) situaciones de estrés: insuficiencia respiratoria o cardíaca descompensada, deterioro agudo de función renal, infecciones, cirugía mayor; 4) alcoholismo; 5) uso de contrastes intravenosos yodados (pueden deteriorar la función renal) (MIR 2014-2015, P087; MIR 2014-2015, P088; MIR 2003-2004, P071). En términos generales, se recomienda su suspensión durante la hospitalización (MIR 2018-2019, P088).

- ✔ **Tiazolidinedionas:** en España únicamente está disponible la pioglitazona.
  - ✅ **Mecanismo de acción.** Es un insulinosensibilizador muscular y hepático. Activa los receptores nucleares PPAR-γ. (MIR 2004-2005, P071).
  - ✅ **Efecto sobre el peso.** Aumento de peso por retención hídrica (MIR 2020-2021, P165).
  - ✅ **Hipoglucemias.** No aumenta el riesgo de hipoglucemias.
  - ✅ **Efectos adversos.** 1) Hepatotoxicidad grave; 2) retención hídrica; 3) disminución de la densidad mineral ósea; 4) edema macular.
  - ✔ **Ventajas:** pioglitazona ha demostrado ser eficaz en la reducción de fibrosis en pacientes con esteatosis hepática no alcohólica (MIR 2017-2018, P090). No necesita ajuste de función renal.
  - ✅ **Contraindicaciones.** 1) Insuficiencia cardíaca grado I-IV; 2) hematuria macroscópica no filiada o cáncer de vejiga activo o antecedentes del mismo.

7.2.2. Insulinosecretores

- ✔ **Sulfonilureas (glibenclamida, glimepirida, glicacida):**
  - ✅ **Indicaciones.** Como monoterapia o en combinación con ADO o insulina en pacientes con DM2. También se utilizan en casos de diabetes neonatal.
  - ✅ **Mecanismo de acción.** Estimulan la secreción de insulina al unirse a los canales de K+ dependientes de ATP, ubicados en la membrana de la célula β, e inhibirlos (**Fig. 5-1**).
  - ✅ **Efecto sobre el peso.** Producen ganancia de peso.

- ✅ **Hipoglucemias.** Riesgo moderado, sobre todo en combinación con insulina, ancianos o enfermedad renal coexistente. Son graves y prolongadas, siendo más frecuentes con glibenclamida (MIR 2023-2024, P188; MIR 2015-2016, P083).
- ✅ **Contraindicaciones:**
  - Ausencia de reserva pancreática (DM1).
  - Embarazo.
  - nsuficiencia renal e insuficiencia hepática.
  - Situaciones de estrés (infecciones o cirugías).
- ✅ **Riesgo cardiovascular.** Dado el mayor riesgo de hipoglucemias son fármacos que aumentan el riesgo cardiovascular y, de hecho, se recomienda su retirada en pacientes frágiles (ancianos, hipoglucemias a repetición o enfermedad renal crónica) (MIR 2015-2016, P083).

- ✔ **Metiglinidas:** tienen las mismas indicaciones que las sulfonilureas e igual mecanismo de acción. Poseen una vida media de 1 hora. Provocan hipoglucemias, pero con menor frecuencia que las sulfonilureas. Su principal indicación es en aquellos pacientes con hiperglucemia posprandial. La **repaglinida** no necesita ajuste de función renal. Contraindicadas en embarazo e insuficiencia hepática.

7.2.3. Sistema de incretinas

- ✔ **Inhibidores de la dipeptidilpeptidasa IV (IDPP-IV):**
  - ✅ **Fármacos.** Vildagliptina, sitagliptina, linagliptina, saxagliptina, alogliptina.
  - ✅ **Mecanismo de acción.** Inhiben la DPP-IV, otorgando una mayor vida media al GLP-1 endógeno y por lo tanto una mayor secreción de insulina y menor secreción de glucagón.
  - ✅ **Efecto sobre el peso.** Neutro.
  - ✅ **Hipoglucemias.** No producen hipoglucemias en monoterapia.
  - ✅ **Precauciones.** Se requiere ajuste de dosis de vildagliptina y sitagliptina en pacientes con tasa de filtración glomerular (TFG)< 50 mL/min mientras que linagliptina se puede utilizar en cualquier estadio sin ajuste de dosis dada su excreción biliar. Requieren vigilancia de las transaminasas ya que se han reportado casos aislados de afección hepática. Finalmente, se han reportado casos de pancreatitis aguda, sin embargo, no se ha establecido un potencial efecto causal, aunque en caso de pancreatitis aguda se recomienda la retirada del fármaco.
  - ✅ **Riesgo cardiovascular.** Saxagliptina aumentó las tasas de insuficiencia cardíaca en los ensayos clínicos. El resto demostró no ser inferior frente a placebo al estudiar la morbimortalidad cardiovascular.

- ✔ **Agonistas del receptor del GLP-1 (inyectables no insulínicos):**
  - ✅ **Fármacos.** Exenatida, exenatida LAR, lixisenatida, liraglutida, dulaglutida, semaglutide.
  - ✅ **Mecanismo de acción.** Aumentan la secreción de insulina e inhiben la producción de glucagón. Retrasan el vaciamiento gástrico y actúan en el centro de saciedad en el hipotálamo.
  - ✅ **Efecto sobre el peso.** Inducen pérdida de peso, siendo más marcada con liraglutide y semaglutide. Liraglutide y semaglutide están aprobados por la FDA y la EMA para el tratamiento de la obesidad en pacientes sin diabetes (MIR 2023-2024, P190; MIR 2022-2023, P159).

- ✅ **Hipoglucemias.** No inducen hipoglucemias.
- ✅ **Efectos adversos.** Gastrointestinales (náuseas, vómitos, diarreas). Pancreatitis aguda, sin que se haya podido establecer claramente que sean los verdaderos responsables.
- ✅ **Contraindicaciones.** 1) Exenatida y lixisenatida están contraindicadas en casos de tasa de filtrado glomerular inferior a 30 mL/min y enfermedad gastrointestinal grave (gastroparesia); 2) están contraindicadas en pacientes con historia personal o familiar de carcinoma medular de tiroides o neoplasia endocrina múltiple (MEN) 2A o 2B.
- ✅ **Riesgo cardiovascular.** Liraglutide, dulaglutide y semaglutide han demostrado disminuir el compuesto de morbilidad-mortalidad cardiovascular en sus respectivos ensayos clínicos. Exenatide, lixisenatide demostraron, por el contrario, no ser inferiores a placebo.

7.2.4. Inhibidores de cotransportadores de sodio-glucosa tipo 2 (SGLT-2)

- ✔ **Fármacos.** Dapaglifozina, empaglifozina, canagliflozina.
- ✔ **Mecanismo de acción.** Inhiben el SGLT-2 a nivel del túbulo renal, evitando la reabsorción de hasta un 50 % de glucosa a nivel renal, produciendo glucosuria y pérdida de peso al excretar calorías. Producen además un leve descenso de la presión arterial.
- ✔ **Efecto sobre el peso.** Pérdida de peso.
- ✔ **Hipoglucemias.** No hay riesgo de hipoglucemias.
- ✔ **Efectos adversos.** Infecciones genitales (MIR 2017-2018, P089). Riesgo de CAD en pacientes con DM1. Depleción de volumen. La canagliflozina se ha asociado con mayor riesgo de fracturas y amputación de miembros inferiores.
- ✔ **Contraindicaciones.** Es ineficaz en pacientes con TFG < 30 mL/min. Ajustar diuréticos en caso de uso concomitante. Se recomienda retirarlos en casos de situación de estrés físico.
- ✔ **Riesgo cardiovascular.** Beneficio cardiorrenal. Los tres fármacos han demostrado disminuir el compuesto de morbilidad-mortalidad cardiovascular en sus respectivos ensayos clínicos, así como detener la progresión de enfermedad renal crónica (MIR 2020-2021, P164; MIR 2021-2022, P050).

 Paciente que, tras tratamiento con ADO, no muestra mejoría y presenta valores de HbA$_{1c}$ > 10 %, si está hospitalizado o presenta una descompensación hiperglucémica aguda, deberá recibir insulina.

La Tabla 5-7 resume las características de los principales ADO.

7.3. Insulinoterapia

7.3.1. Generalidades

- ✔ Es indicación absoluta en pacientes con DM1 desde el momento del diagnóstico, de por vida.
- ✔ En pacientes con DM2 se puede emplear en cualquier escalón terapéutico, incluso como tratamiento inicial en aquellos pacientes que debutan con niveles muy elevados de glucemia,

con clínica cardinal y con importante pérdida de peso, ya sea sola o en combinación con un ADO (MIR 2014-2015, P087; MIR 2005-2006, P073). De igual manera está indicada en caso de no lograr un adecuado control metabólico tras el tratamiento con fármacos (MIR 2013-2014, P096).
- ✔ Es el tratamiento de elección en pacientes hospitalizados y durante descompensaciones agudas hiperglucémicas (MIR 2009-2010, P004; MIR 2018-2019, P088).
- ✔ Existen insulinas de **acción prolongada**, que simularán la secreción basal de insulina pancreática, e insulinas de **acción rápida y ultrarrápida**, que simularán la secreción posprandial de insulina, todas ellas con distintos parámetros farmacocinéticos (Tabla 5-8).
- ✔ Actualmente hay análogos de insulina de acción prolongada de reciente comercialización que han demostrado una reducción significativa en las hipoglucemias nocturnas (insulina degludec e insulina glargina U300).
- ✔ Existen situaciones en las que los requerimientos de insulina aumentarán, tales como: tratamiento corticoideo, infecciones, estrés psíquico o físico, reducción de la actividad física, etc.
- ✔ En caso de deterioro de la función renal suelen disminuir las necesidades de insulina (MIR 2012-2013, P058).
- ✔ La terapia intensiva con insulina ha demostrado un perfil cardiovascular relacionado con la presencia de hipoglucemias (MIR 2022-2023, P194).

7.3.2. Pautas de insulinoterapia

(Fig. 5-5)

- ✔ **Basal:** se emplean una o dos inyecciones al día de análogos de acción prolongada; es útil en pacientes con reserva de insulina endógena.
- ✔ **Basal plus:** se emplea una pauta de insulina rápida en la comida más importante del día.
- ✔ **Intensiva (bolo-basal):** tratamiento intensivo que consiste en una pauta basal junto con una pauta de insulina rápida antes de cada comida; se emplea **siempre** en pacientes con DM1 y en aquéllos con déficit total de reserva pancreática (fibrosis quística, pancreatectomía total, etc.).
- ✔ **Infusión subcutánea continua de insulina:** consiste en la administración de insulina de acción corta mediante un catéter subcutáneo desde una bomba de infusión pequeña. Se emplea actualmente en el tratamiento de DM1 (Fig. 5-6).

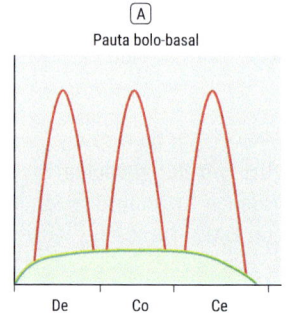
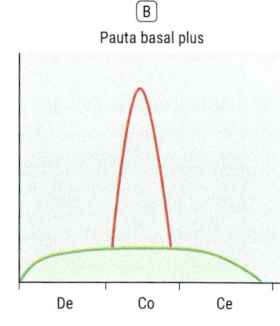

Fig. 5-5 | Pautas de insulina. Las curvas rojas representan la insulina rápida y la curva verde la insulina basal. A: pauta bolo-basal intensiva. B: pauta basal plus. Ce: cena; Co: comida; De: desayuno.

Tabla 5-7. Características de los diferentes antidiabéticos orales

	Biguanidas	Tiazolidinedionas	Sulfonilureas	Metiglinidas	Inhibidores de la DPP-IV	Agonistas del receptor de GLP-1	Inhibidores del SGLT-2
Mecanismo de acción	Aumentan la sensibilidad hepática a la insulina	Disminuyen la resistencia periférica a la insulina	Estimulan la secreción de insulina por la célula β	Estimulan la secreción de insulina por la célula β	Inhiben la enzima DPP-IV, aumentando la vida media del GLP-1 endógeno	Actúan sobre los receptores del GLP-1, tanto a nivel pancreático como periférico	Aumentan la excreción renal de glucosa mediante la inhibición del SGLT-2 renal
Efecto sobre el peso	Neutro. Leve pérdida de peso en obesos	Ganancia de peso	Ganancia de peso	Ganancia de peso	Neutro	Pérdida de peso	Pérdida de peso
Hipoglucemias	No	No	Sí (graves)	Sí	No	No	No
Efectos adversos	Molestias digestivas Déficit de vitamina B_{12}	Retención hídrica, IC, osteoporosis, hepatotoxicidad, riesgo de cáncer de vejiga	Hipoglucemias	Hipoglucemias	Se han descrito cuadros de pancreatitis con sitagliptina. Elevación de transaminasas con vildagliptina	Molestias digestivas Vigilar riesgo de pancreatiitis	Infecciones genitales, CAD en pacientes DM1, depleción de volumen
Contraindicaciones	Insuficiencia renal, respiratoria, situaciones de estrés	Hepatopatía, IC, hematuria no filiada	Insuficiencia renal, hepatopatía	Hepatopatía	Hepatopatía moderada a grave	Insuficiencia renal grave, pancreatitis	Estrecha vigilancia en pacientes con DM1
Beneficio cardiovascular	Sí	Aumentan tasa de IC	No, a expensas de las hipoglucemias	No, a expensas de las hipoglucemias	Neutro. Saxagliptina aumenta la tasa de IC	Liraglutide, dulaglutide y semaglutide han demostrado beneficio cardiovascular	Disminuyen compuesto de enfermedad cardiovascular

CAD: cetoacidosis diabética; DM: diabetes mellitus; DPP-IV: dipeptidilpeptidasa tipo IV; GLP-1: péptido similar al glucagón tipo 1; IC: insuficiencia cardíaca; SGLT-2: cotransportador de sodio-glucosa tipo 2.

Tabla 5-8. Tipos de insulina

	Fast Aspart	Aspart, lispro o glulisina	Regular o cristalina	NPH o NPL	Glargina	Detemir	Glargina U-300	Degludec
Acción	Ultracorta	Ultracorta	Corta	Intermedia	Prolongada	Prolongada	Ultra prolongada	Ultra prolongada
Inicio	10 minutos	15 minutos	30 minutos	2 horas	2-3 horas	2-3 horas	2-3 horas	2-3 horas
Pico	1-3 horas	1-3 horas	2-3 horas	4-6 horas	No presenta	No presenta	No presenta	No presenta
Duración	3-5 horas	3-5 horas	5-6 horas	12 horas	20-24 horas	12-24 horas	30-36 horas	8-40 horas

NPH: protamina neutra de Hagedorn; NPL: insulina lispro protamina.

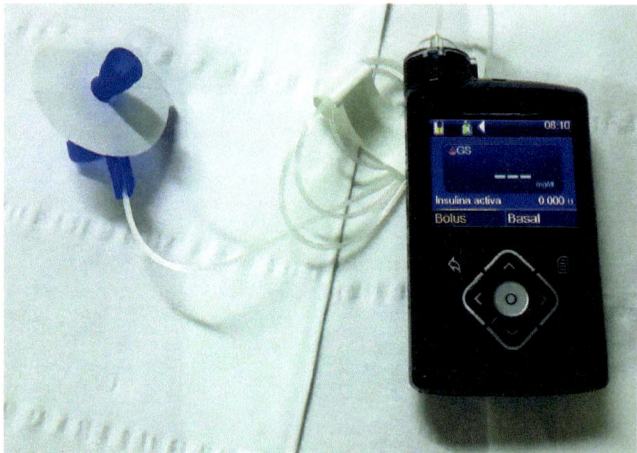

Fig. 5-6 | Bomba de insulina.

7.3.3. Reglas de la insulinoterapia

Las necesidades de insulina son variables según los individuos y dependen fundamentalmente del peso corporal, variando en la mayoría de los casos entre 0,5-1 UI/kg/día. Aproximadamente la mitad de la insulina se debe administrar para cubrir las necesidades basales y la otra mitad como insulina prandial, repartida antes de las comidas.

Por tanto, siempre se debe tener en cuenta:

- Cubrir la secreción basal del páncreas (insulina lenta) ≈ 50 % de la dosis total diaria.
- Cubrir la secreción prandial (siempre en DM1), con insulina rápida ≈ 50 % de la dosis total diaria (repartida en tres dosis antes de cada comida).
- Pauta de corrección, con insulina de acción corta, para corregir hiperglucemias inesperadas.

 Las pautas de insulina basadas únicamente en pautas correctoras sin insulina basal no se recomiendan en el momento actual debido a su escasa efectividad.

7.3.4. Automonitorización de glucosa y autocorrección

Es importante que el paciente controle sus niveles de glucemia para poder realizar un ajuste adecuado.

Clásicamente, la monitorización de la glucosa la ha realizado el paciente mediante glucosa capilar, medida en reflectómetros, realizando un perfil mínimo de 6 mediciones al día (antes y 2 horas después de comida), sobre todo en pacientes con DM1 quienes precisan una pauta bolo-basal.

La glucosa que obtenemos en ayunas y antes de las comidas debe oscilar en un rango entre 80-130 mg/dL, mientras que la posprandial debe estar entre 140-180 mg/dL (MIR 2022-2023, P193). En caso de glucemias al despertar por encima o debajo del objetivo se realizará el ajuste de la insulina lenta; mientras que, si la glucemia fuera de objetivo es la posprandial, se ajustará la insulina rápida según se precise.

En los últimos años, se ha pasado al control de la glucemia medida en sangre intersticial, a través de sensores de glucemia que permiten al paciente conocer sus niveles de glucosa a cualquier hora del día.

7.4. Escalón terapéutico del manejo de la diabetes mellitus tipo 2

La metformina sigue siendo el fármaco de primera línea en el manejo de la diabetes por su perfil de seguridad, bajo coste y mayor experiencia de uso.

La gran diferencia se marca a la hora de escoger el segundo fármaco (tras fracaso de monoterapia o incluso desde el diagnóstico) y se basará en función de priorizar:

- Enfermedad cardiovascular establecida.
- Hipoglucemias.
- Evitar ganancia ponderal.
- Economía.

La insulina puede usarse en cualquier momento de la enfermedad en pacientes insulinopénicos o en caso de fracaso del tratamiento con antidiabéticos orales o inyectables no insulínicos.

La Tabla 5-7 revisa el esquema de tratamiento haciendo un énfasis específico en lo mencionado previamente.

 En caso de enfermedad cardiovascular establecida se debe emplear ISGLT2 o ARGLP1 al tratamiento con metformina (independiente de los niveles de HbA_{1c}).

7.5. Prevención de factores de riesgo cardiovascular

- **Hipertensión arterial (HTA):** en pacientes con DM e HTA, las guías de la ADA recomiendan mantener cifras de presión inferiores a 140/90 mm Hg; en caso de pacientes jóvenes, con microalbuminuria u otros FRCV, se recomiendan cifras inferiores a 130/80 mm Hg.
- **Abandono del hábito tabáquico:** es uno de los principales FRCV (MIR 2011-2012, P087).
- **Enfermedad cardiovascular ateroesclerótica:** se recomienda el uso de estatinas en función del riesgo cardiovascular, independientemente de las cifras de colesterol LDL (Tabla 5-9).
- **Tratamiento con antiagregantes plaquetarios:** las guías actuales recomiendan el uso de ácido acetilsalicílico como antiagregante de elección. Las indicaciones de antiagregación se encuentran en la Tabla 5-10.

7.6. Cribado de complicaciones microangiopáticas y macroangiopáticas

(MIR 2011-2012, P088)

- **Fondo de ojo:** para el diagnóstico de retinopatía.

Tabla 5-9. Recomendaciones del uso de estatinas en pacientes diabéticos (ADA 2024)

Prevención primaria	Prevención secundaria
✔ Pacientes 40-75 años, sin enfermedad cardiovascular establecida, valorar iniciar estatinas de moderada potencia ✔ Pacientes 40-75 años en alto riesgo cardiovascular o múltiples FRCV, valorar iniciar estatinas de alta potencia hasta alcanzar un LDL < 70 mg/dl, o una reducción del 50 % de sus valores basales ✔ Pacientes con RCV > 20 %, valorar añadir ezetimibe o un inhibidor de la PCSK9 al tratamiento previo con estatinas con el objetivo de reducir el LDLc en un 50 % ✔ Pacientes entre 20 - 39 años con varios FRCV, podría ser razonable el inicio de terapia con estatinas (bajo nivel de evidencia) ✔ En pacientes > 75 años, podría ser razonable de estatinas de moderada potencia, considerando los beneficios y riesgos de dicha intervención ✔ En pacientes con intolerancia a estatinas o que no alcancen los objetivos de reducción de LDLc, se podría plantear el uso de ácido bempedoico	✔ Se recomienda el uso de estatinas de alta intensidad (atorvastatina / rosuvastatina) o de la estatina a la mayor dosis que pueda tolerar el paciente ✔ En caso de no lograr los objetivos, considerar añadir ezetimibe, ácido bempedoico o inhibidores de la PCSK9 (evolocumab, alirocumab) ✔ En mayores de 75 años: si tomaba previamente estatinas, mantenerla; si no tomaba estatinas, valorar iniciarlo previa discusión de riesgo beneficio

FRCV: factores de riesgo cardiovascular.

- ✔ **Microalbuminuria:** para la detección precoz de nefropatía.
- ✔ **Ecocardiograma:** para valorar la función ventricular.
- ✔ **Índice tobillo-brazo:** para la detección precoz de arteriopatía periférica.
- ✔ **Exploración neurológica con monofilamento y diapasón:** como cribado de neuropatía.

El cribado de complicaciones debe realizarse en el momento del diagnóstico en pacientes con DM2. En pacientes con DM1, el cribado se realizará a los 5 años del diagnóstico.

Los objetivos de control tanto glucémico como de los FRCV se resumen en la Tabla 5-11.

7.7. Objetivos del control glucémico

En el paciente joven, excepto en la mujer embarazada, el tratamiento tiene como objetivo alcanzar unas cifras de $HbA_{1c} < 7$ %, o el mínimo posible siempre y cuando no aumentemos el número de hipoglucemias. En aquellos con múltiples comorbilidades asociadas a la diabetes se recomienda un objetivo de control glucémico entre 7-8 %.

En los pacientes ancianos, en quienes hay un mayor riesgo de hipoglucemia, se mantiene un objetivo de < 7,5 % en caso de ancianos sanos sin comorbilidades, < 8 % en aquellos con más de dos comorbilidades y expectativa intermedia de vida; mientras que en aquellos con corta expectativa de vida, dependientes para todas las actividades basales o deterioro cognitivo moderado-grave se busca un objetivo entre 8-8,5 % (MIR 2019-2020, P163). En aquellos pacientes que alcancen objetivos de control glucémico se

Tabla 5-10. Recomendaciones tratamiento antiagregante (ADA 2024)

1. Como prevención primaria en pacientes alto riesgo de enfermedad cardiovascular (riesgo/beneficio)
2. Como prevención secundaria en todos aquellos con enfermedad ateroesclerótica cardiovascular y diabetes
3. En casos de alergia a AAS se recomienda el uso de clopidogrel
4. El tratamiento AAS + clopidogrel está indicado durante el año posterior a un síndrome coronario agudo

AAS: ácido acetilsalicílico; FRCV: factores de riesgo cardiovascular.

recomienda la determinación de HbA1c cada 6 meses, mientras que en aquellos con mal control esta debería ser obtenida a los 3 meses (MIR 2021-2022, P192).

En el paciente hospitalizado y en el manejo perioperatorio del paciente con diabetes, nuestra prioridad es evitar las hipoglucemias y grandes excursiones de hiperglucemias, buscando un objetivo de glucosa entre 100-180 mg/dL (MIR 2022-2023, P163).

8. Complicaciones agudas

Entre las complicaciones agudas se halla la CAD, el SHH y las hipoglucemias.

8.1. Cetoacidosis diabética

Es una descompensación metabólica aguda que refleja una deficiencia absoluta de insulina. Puede ser la primera manifestación de una DM1 en un 30 % de los casos o presentarse en diabéticos ya conocidos, desencadenada por transgresiones dietéticas, suspensión del tratamiento insulínico, infecciones, traumatismos, cirugías, etc.

Bioquímicamente se define por una acidosis metabólica por exceso de cuerpos cetónicos e hiperglucemia superior a 250 mg/dL, aunque en ciertos casos puede producirse con cifras inferiores (aquellas desencadenadas por inhibidores de SLGT-2).

8.1.1. Fisiopatogenia

El déficit de insulina, junto con el aumento de hormonas contrarreguladoras, como el glucagón, producirá:

1. Aumento de la gluconeogénesis y glucogenólisis hepática.
2. Disminución de la utilización periférica de la glucosa.
3. Hiperglucemia (MIR 2010-2011, P074).

Además, el déficit de insulina y el aumento de catecolaminas producirán un **aumento de la lipólisis** y de la **producción de**

Tabla 5-11. Objetivos de control glucémico y metabólico

Parámetro	Objetivo
Colesterol LDL	< 70 mg/dL < 55 mg/dL en caso de enfermedad ateroesclerótica cardiovascular
Colesterol HDL	> 40 mg/dL en hombres y > 50 mg/dL en mujeres
Triglicéridos	< 150 mg/dL
HbA$_{1c}$	✔ En menores de 70 años, sin complicaciones microangiopáticas: < 7 % o la más baja posible sin generar hipoglucemias. ✔ Alto riesgo de hipoglucemia, complicaciones macro- o microangiopáticas, corta expectativa de vida, ancianos estables: < 8 % ✔ Anciano frágil con corta expectativa de vida y enfermedad avanzada: < 8,5 %
Presión arterial	< 140/90 mm Hg < 130/80 mm Hg en caso de pacientes jóvenes, con microalbuminuria u otros FRCV

FRCV: factores de riesgo cardiovascular; HbA$_{1c}$: hemoglobina glucosilada.

ácidos grasos libres y la **transformación de éstos en cuerpos cetónicos**, facilitado por la acción del glucagón.

8.1.2. Manifestaciones clínicas

(MIR 2010-2011, P073)

Los afectos de CAD presentan clínica cardinal de hiperglucemia, acompañada de náuseas, vómitos, dolor abdominal y, en caso de progresar, estupor y coma. En casos graves se observa taquipnea, respiración de Kussmaul, hipotensión y signos de deshidratación.

8.1.3. Laboratorio

✔ Hiperglucemia > 250 mg/dL.
✔ pH < 7,30 con bicarbonato < 18 mEq/L, cetonuria y cetonemia positivas.
✔ Hiponatremia dilucional en caso de hiperglucemia importante.
✔ Hipertrigliceridemia.
✔ Leucocitosis intensa sin datos de infección.

8.1.4. Tratamiento

✔ **Insulinoterapia**: se emplea por vía intravenosa en perfusión continua hasta corregir el pH, y es el tratamiento indispensable para el manejo de la CAD. Una vez corregido, se puede iniciar tratamiento por vía subcutánea.
✔ **Hidratación**: se emplean soluciones isotónicas para corregir las necesidades de hidratación (3 a 6 L). Una vez corregidas, se usa suero glucosado o glucosalino junto al tratamiento con insulina.
✔ **Bicarbonato**: está únicamente indicado con cifras de pH < 6,9, bicarbonato < 5mEq/L o hiperpotasemia grave (MIR 2012-2013, P059).
✔ **Potasio**: deben vigilarse los niveles de potasio, ya que estos suelen descender tras el tratamiento con insulina. Cifras de potasio < 3,3 contraindican el tratamiento con insulina, requi-

riendo la normalización previa del mismo. Deben monitorizarse además los niveles de fósforo, ya que suelen descender con el tratamiento.

8.2. Síndrome hiperglucémico hiperosmolar

Es la descompensación hiperglucémica aguda más grave de la DM2 caracterizado por una deshidratación grave, hiperglucemia marcada y en ocasiones alteraciones del nivel de consciencia. Tiene una muy elevada mortalidad, y se asocia a factores desencadenantes como: infecciones hasta en un 60 % de los casos, incumplimiento o abandono del tratamiento (MIR 2009-2010, P074).

Bioquímicamente los pacientes presentan hiperglucemia marcada (> 600 mg/dL), con aumento de la osmolaridad plasmática efectiva, sin acidosis metabólica y producción escasa o nula de cuerpos cetónicos.

8.2.1. Fisiopatología

Al igual que en la CAD, el mecanismo de base es la disminución de la cantidad de insulina circulante junto con un aumento de las hormonas contrarreguladoras, con la diferencia de que la escasa reserva insulínica en estos pacientes evita la cetogénesis, pero no la hiperglucemia.

8.2.2. Manifestaciones clínicas

La deshidratación es la manifestación clínica característica, la cual acompaña a una clínica cardinal de hiperglucemia y asocia en algunos casos alteraciones del nivel de consciencia hasta llegar al estado de coma. Además, pueden presentar microtrombosis y coagulación vascular diseminada, asociados al estado de hiperosmolaridad.

8.2.3. Laboratorio

(MIR 2011-2012, P086)

1. Hiperglucemia > 600 mg/dL.
2. pH > 7,30 con bicarbonato > 18 mEq/L.
3. Osmolaridad plasmática efectiva > 320 mOsm/kg.
4. Hiponatremia dilucional.
5. Fracaso renal agudo en relación con la deshidratación.

 En ocasiones pueden aparecer cuerpos cetónicos en el SHH en relación con el ayuno, e incluso un componente de acidosis metabólica láctica por hipoperfusión.

8.2.4. Tratamiento

✔ **Hidratación:** es el pilar de tratamiento en el SHH; se utilizan soluciones cristaloides (suero salino fisiológico) para un déficit aproximado de 10 a 12 L.
✔ **Insulina:** su objetivo es normalizar la hiperglucemia y la diuresis osmótica; se recomienda utilizar insulina en perfusión continua por vía endovenosa hasta la normalización de la hiperglucemia y pasar posteriormente a pauta subcutánea.
✔ **Bicarbonato:** sólo en casos de acidosis láctica importante.
✔ **Potasio:** se deben vigilar los niveles de potasio dado el tratamiento con insulina; el déficit de potasio suele ser menor que en la CAD.

 En el SHH se recomienda la anticoagulación profiláctica debido a la elevada incidencia de trombosis venosa profunda.

En la Tabla 5-12 se resumen las diferencias entre la CAD y el SHH.

8.3. Hipoglucemias

Es una complicación frecuente en el paciente, principalmente en aquel con tratamiento insulínico intensivo, aunque también se ha observado tras tratamiento con ADO como las sulfonilureas. Hay que tener en cuenta la existencia de circunstancias que puedan disminuir los requerimientos de insulina, entre ellas la insuficiencia renal (MIR 2012-2013, P058), los fármacos concomitantes (fluoroquinolonas, pentamidina, tetraciclinas), el alcoholismo, etc.

8.3.1. Manifestaciones clínicas

✔ **Autonómicos:** por estimulación adrenérgica (palpitaciones, temblor, ansiedad, palidez) o por estimulación parasimpática (hambre, sudoración) (MIR 2004-2005, P072).
✔ **Neuroglucopénicas:** cuando la glucemia desciende por debajo de 50 mg/dL, se manifiestan desde cefalea, visión borrosa hasta estupor, pérdida de consciencia y coma.

8.3.2. Tratamiento

Si no existe pérdida de consciencia se deben administrar hidratos de carbono de absorción rápida hasta obtener cifras de glucemia en un rango de seguridad (> 70-80 mg/dL), para posteriormente continuar con hidratos de absorción lenta. En caso de pérdida de consciencia se debe administrar glucagón por vía intramuscular o intravenosa y derivar a un hospital.

 Las hipoglucemias por sulfonilureas suelen ser graves y prolongadas, y requieren observación hasta por 48 horas dado su vida media larga.

9. Complicaciones crónicas

Se distinguen las complicaciones vasculares macroangiopáticas y microangiopáticas, además del pie diabético.

9.1. Complicaciones vasculares macroangiopáticas

Es la principal causa de muerte en pacientes diabéticos. Dentro de este grupo se encuentra la cardiopatía isquémica, la enfermedad cerebrovascular y la enfermedad arterial periférica, dada la presencia de una ateroesclerosis de instauración más precoz y extensa (MIR 2008-2009, P254).

 Los pacientes diabéticos pueden desarrollar infartos agudos de miocardio silentes, por lo que ante la aparición de insuficiencia ventricular izquierda debe descartarse esta posibilidad.

La arteriopatía periférica es de alta prevalencia en estos pacientes y puede manifestarse con síntomas de claudicación intermitente y disminución de pulsos periféricos. En casos asintomáticos, esta se puede detectar de manera precoz con la determinación del **índice tobillo-brazo**.

9.2. Complicaciones vasculares microangiopáticas

✔ **Neuropatía diabética:** típicamente es de afectación distal, bilateral, simétrica y sensitiva (MIR 2007-2008, P071). Suele ser de predominio nocturno e interferir en el sueño. Para su tratamiento tenemos fármacos de primera línea como antidepresivos (duloxetina, venlafaxina o amitriptilina) o anticonvulsivantes (pregabalina, valproato) (MIR 2015-2016, P082).
✔ **Nefropatía diabética:** es una complicación microvascular que ocurre tanto en la DM1 como en la DM2 y que puede afectar al glomérulo, al intersticio o a los vasos. En cuanto al manejo, está indicado el uso de un IECA o ARA2, incluso en aquellos pacientes normotensos. Adicionalmente, la terapia con

Tabla 5-12. Diferencias entre la cetoacidosis diabética y el síndrome hiperglucémico hiperosmolar

	Cetoacidosis diabética	Síndrome hiperglucémico hiperosmolar
Tipo de DM	DM1	DM2
Velocidad de instauración	Brusca	Progresiva
Mecanismo fisiopatológico	Cetogénesis	Deshidratación/hiperosmolaridad
Cifras de glucemia	Variables	> 600 mg/dL
Cetonemia/cetonuria	Positiva (+++)	Negativa/débil
Tratamiento principal	Insulinoterapia	Hidratación
Mortalidad	< 1 %	5-25 %

DM: diabetes mellitus.

ISGLT2 o Agonistas del GLP1 han demostrado prevención de la albuminuria o incluso regresión de la misma.

✔ **Retinopatía diabética:** El factor de riesgo más importante es la duración de la diabetes (factor predictivo para el desarrollo de maculopatía y enfermedad proliferativa), el mal control metabólico y factores de riesgo cardiovascular como la hipertensión arterial. El objetivo del tratamiento incluye preservar y/o mejorar la visión y evitar la progresión de la enfermedad hacia estadios proliferativos y el edema macular.

✔ **Disfunción neuroautonómica:** una de las manifestaciones más frecuentes es la gastroparesia diabética que consiste en un enlentecimiento de la motilidad gástrica. El tratamiento de elección son los procinéticos como la metoclopramida o domperidona. (MIR 2021- 2022, P051).

9.3. Pie diabético

Se produce debido a la afectación neuropática, la cual conduce a una disminución de la sensibilidad y distribución anómala de la carga, mientras que la afectación macroangiopática producirá un escaso aporte tisular de oxígeno. Todo esto conlleva la aparición de úlceras tras mínimos traumatismos, en ocasiones imperceptibles por el paciente; de ahí la importancia en el cuidado de los pies del paciente (Fig. 5-7).

 Siempre debe realizarse una radiografía de pie ante la sospecha de osteomielitis, siendo la técnica más sensible y específica para su diagnóstico la RM.

Con respecto al tratamiento es importante.

1. Ortesis de descarga.
2. Curas locales y desbridamiento quirúrgico.
3. Empleo de antibióticos de amplio espectro.

 La otitis externa por Pseudomona aeruginosa, la mucormicosis rinocerebral, la colecistitis enfisematosa y la pielonefritis enfisematosa se han asociado específicamente con la diabetes.

10. Diabetes y las nuevas tecnologías

Recientemente, el uso de dispositivos electrónicos ha cobrado una gran relevancia en el campo de la diabetes, gracias a la aparición de dispositivos de infusión subcutánea de insulina, de monitores de glucosa intersticial en tiempo real o de sistemas integrados de infusión y monitorización de glucosa.

10.1. Bombas de infusión subcutánea continua de insulina

Las bombas de infusión subcutánea continua de insulina (ISCI) son dispositivos que permiten infundir insulina de acción rápida en pequeña cantidad y de forma continua en el tejido celular sub-

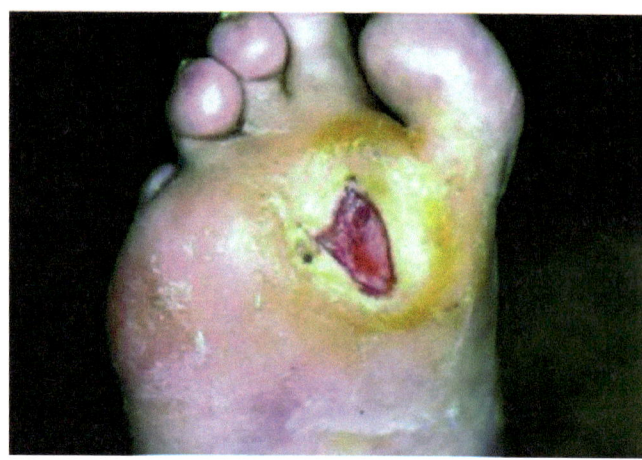

Fig. 5-7 | Pie diabético. Tomada de: Viadé Julia J, Royo Serrando J. Pie diabético. Guía para la práctica clínica. Madrid: Editorial Médica Panamericana; 2013.

cutáneo, cubriendo así las necesidades de insulina de una manera más fisiológica. La ISCI permite administrar de forma independiente bolus de insulina antes de las comidas o como corrección de hiperglucemia y una liberación basal continua de insulina variable según tramos horarios y según las diferentes necesidades de los pacientes.

El uso de ISCI está especialmente indicado en pacientes con insuficiente control a pesar de buena adherencia al tratamiento, planificación de embarazo con insuficiente control con múltiples dosis de insulina, pacientes con hipoglucemias graves, fenómeno del alba marcado, variabilidad glucémica, o gastroparesia. El principal riesgo es la aparición de cetosis en caso de oclusión accidental del catéter o desconexiones prolongadas de la bomba.

10.2. Monitorización continua de glucosa

La monitorización continua de glucosa (MCG) se basa en la medición de forma continuada de la glucosa en el espacio intersticial a través de sensores de inserción subcutánea. En situaciones de estabilidad glucémica la glucemia intersticial está en equilibrio con la glucemia plasmática, mientras que en situaciones de alta variabilidad glucémica la glucemia intersticial puede presentar un retraso de 10 minutos.

Los sistemas de MCG muestran en tiempo real, cada pocos minutos, el valor actual de glucosa intersticial, así como la dirección y la velocidad de cambio de la misma mediante flechas de tendencia. Gracias a su uso podemos obtener el perfil de glucosa de un paciente durante 24 horas y analizar en las últimas semanas cuál ha sido su variabilidad, el tiempo en rango objetivo (habitualmente 70-180 mg/dL), así como el porcentaje de tiempo que un paciente presenta hipoglucemia e hiperglucemia y la variabilidad glucémica, siendo este un parámetro de gran interés en la diabetología moderna. Su uso y la presencia de alarmas son especialmente útiles para disminuir el riesgo de hipoglucemias.

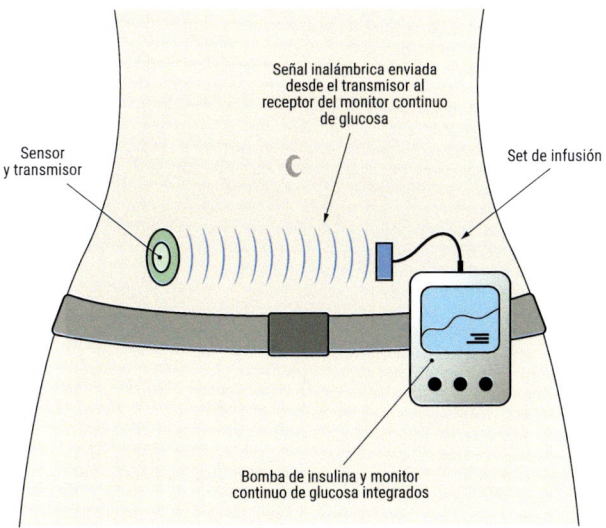

Fig. 5-8 | Sistemas integrados ISCI+MCG

10.3. Sistemas integrados: ISCI+MCG

La mejora de los dispositivos de ICSI y la de los sistemas de MCG en los últimos años ha permitido que algunos de estos dispositivos puedan interactuar entre sí. La ISCI actúa como un radiorreceptor que recibe los datos de la MCG que el sensor detecta. Actualmente algunas de las bombas ISCI disponibles permiten la suspensión automática de la infusión de insulina ante la hipoglucemia o antes de que esta ocurra, con reanudación posterior de la infusión. Este sistema permite mejorar el control y disminuir las hipoglucemias.

Por último, desde 2019 con el sistema híbrido (Medtronics 670G®), el dispositivo integra el sensor con el infusor ajustando en forma automática la entrega de insulina basal (**Fig. 5-8**).

 Puntos clave

✔ La DM1 se produce por la destrucción de la célula β, de etiología autoinmune, que conduce a un déficit absoluto de insulina, y por lo tanto, su tratamiento es la insulinoterapia para poder vivir.

✔ La DM2 se produce por la resistencia a la acción de la insulina, lo que conduce a un déficit relativo. Se trata con ADO y puede requerir insulina para mejorar su control glucémico.

✔ La CAD es la descompensación más frecuente en la DM1. Se caracteriza por una acidosis metabólica con cuerpos cetónicos elevados. Su tratamiento principal es la insulinoterapia hasta corregir la acidosis, vigilando las cifras de fósforo y de potasio.

✔ El SHH es más frecuente en la DM2, se asocia con cifras de glucemia > 600 mg/dL y un aumento de la osmolaridad efectiva. Presenta una elevada mortalidad y se acompaña de comorbilidad tromboembólica. La hidratación intensiva es la base del tratamiento.

✔ La insulina puede utilizarse en cualquier escalón terapéutico, incluso como tratamiento inicial en sujetos delgados con importante pérdida de peso y con mal control glucémico crónico. También es el tratamiento indicado en pacientes hospitalizados.

✔ El tratamiento con ADO debe ser individualizado, siendo la metformina el tratamiento inicial en todo paciente con DM2, salvo intolerancia a dicho fármaco.

6 Enfermedades del colon

Orientación MIR

Es un tema amplio y complejo además de muy preguntado. Se divide en dos grandes bloques. En el primero se trata la enfermedad inflamatoria intestinal, en la que hay que incidir en el diagnóstico diferencial de colitis ulcerosa y enfermedad de Crohn y en el tratamiento de los brotes de ambas enfermedades. El segundo bloque incluye los pólipos de colon (fundamental el seguimiento endoscópico), los síndromes hereditarios (el más importante el síndrome de Lynch) y el cáncer de colon (hay que saberse bien el cribado) (véase videoclase **Vídeo 6-1**).

1. Enfermedad inflamatoria intestinal

> Es un tema muy preguntado, por lo que es muy rentable estudiarlo bien. La colitis ulcerosa y la enfermedad de Crohn son dos entidades que tienen más diferencias que similitudes, por lo que, al contrario que habitualmente se suele hacer, nos parece mucho más interesante estudiarlas por separado aunque se repitan conceptos ya que muchas de las preguntas obligan a tener claro las diferencias entre ambas (**Vídeo 6-2**).

1.1. Colitis ulcerosa

Enfermedad inmunológica de perfil inflamatorio que **afecta de manera exclusiva al colon,** y a la mucosa y submucosa, respetando el resto de las capas.

1.1.1. Patogenia

Es desconocida; se cree que se debe a una combinación de factores genéticos, ambientales e infecciosos. Varias interleucinas y el factor de necrosis tumoral α (TNF-α) actúan como mediadores proinflamatorios. Es más frecuente que la enfermedad de Crohn. Su mayor incidencia se da entre los 15 y 25 años aunque hay un segundo pico a los 60-70. Curiosamente, el consumo de tabaco no incide en la evolución de la enfermedad e, incluso, su abandono se ha relacionado con la aparición de brotes y de peor control sintomático.

1.1.2. Manifestaciones clínicas

La clínica cardinal y característica de la colitis ulcerosa es la **diarrea con sangre**. El dolor abdominal, la fiebre, la anorexia y la pérdida de peso son también habituales.

La colitis ulcerosa se manifiesta en brotes, estando los pacientes generalmente asintomáticos en los períodos interbrotes. La colitis ulcerosa es una enfermedad que comienza en el recto y se extiende de forma continua hacia partes más proximales del colon. El grado de progresión proximal es variable entre los pacientes; es decir, puede haber afectación exclusiva rectal (proctitis ulcerosa), o llegar hasta el ángulo esplénico (colitis izquierda), el ángulo hepático (colitis extensa) o el ciego (pancolitis).

La afectación rectal condiciona una sintomatología específica: tenesmo, incontinencia y pujos; y tiene implicación en el tratamiento, como veremos.

Los brotes pueden ser graves e incluso comprometer la vida del paciente. En la **Tabla 6-1** se recoge la escala de gravedad de la colitis ulcerosa.

La colitis ulcerosa es una de las enfermedades que típicamente aumenta la calprotectina fecal. La calprotectina es secretada por los neutrófilos de la pared del colon, así que si está elevada es que hay mas neutrófilos en la pared del colon y por lo tanto hay más inflamación. Sus niveles tienen una buena correlación con la actividad inflamatoria de la colitis ulcerosa vista por endoscopia (mucho mejor que con el Crohn ya que en este último se afectan más tramos además del colon). Por lo tanto es de utilidad en el seguimiento de la enfermedad: se ha visto que pacientes sin síntomas pero con calprotectina fecal elevada acaban teniendo un brote (**MIR 2021-2022, P147**).

Tabla 6-1. Gravedad de la colitis ulcerosa. Índice de TRUELOVE-WITTS

Variable	3 puntos	2 puntos	1 punto
Número de deposiciones	>6	4-6	<4
Sangre en las deposiciones	++/+++	+	-
Hemoglobina (g/dL)	<10	10-14	>14
- Hombre	<10	10-12	>12
- Mujer			
Albúmina (g/L)	<30	30-32	>32
Temperatura (°C)	>38	37-38	<37
Taquicardia (lpm)	>100	80-100	<80
Velocidad de sedimentación globular	>30	15-30	<15
Leucocitos (x 1.000)	>13	10-13	<10
Potasio (mEq/L)	<3	3-3,8	>3,8

Valoración del índice:
Inactivo: < 11
Brote leve: 11-15
Brote moderado: 16-21
Brote grave: 22-27

En el síndrome de intestino irritable no hay inflamación intestinal, es un problema funcional.

En un brote, cuanta más sangre, más deposiciones y más fiebre, mayor gravedad.

La **complicación** más grave de la colitis ulcerosa es el megacolon tóxico, que afecta al 5 % de los pacientes con enfermedad inflamatoria intestinal (EII). Provoca una dilatación aguda del colon, dolor abdominal, fiebre, taquicardia, *shock* y puede terminar en perforación intestinal, que requiere colectomía urgente, y pone en riesgo la vida del paciente (20 % mortalidad). El tratamiento inicial del brote es la reposición de volumen, los antibióticos y corticoides intravenosos. Si no hay respuesta rápida se debe progresar a un imnunomodulador más potente (infliximab o ciclosporina), reservando la cirugía como tratamiento final. Sin embargo, en casos graves con dilatación del colon mayor de 6 cm puede ser necesaria la cirugía directamente (MIR 2005-2006, P006).

El **diagnóstico** es endoscópico, la imagen es muy sugerente y las biopsias confirman el diagnóstico (Fig. 6-1 y e-Figuras 6-2 a 6-5).

En la **endoscopia** vemos una **afectación continua desde el recto,** con eritema, edema, exudados y, en casos graves, ulceraciones. Aparecen también seudopólipos inflamatorios (MIR 2022-2023, P014), acortamiento colónico, pérdida de haustación (imagen en tubo de plomo) y rigidez. En las **biopsias** son característicos los abscesos crípticos (presencia de neutrófilos en las criptas intestinales) y algo de fibrosis (MIR 2005-2006, P232; MIR 2008-2009, P251) (Fig. 6-6 y e-Figuras 6-7 a 6-11).

1.1.2.1. Manifestaciones hematológicas

- **Anemia multifactorial:** por sangrado, déficit de vitamina B_{12}, ácido fólico, por ferropenia, proceso crónico o toxicidad farmacológica.
- **Trombosis:** la actividad inflamatoria aumenta el riesgo de fenómenos trombóticos (tromboembolismo pulmonar, trombosis venosas profundas). Por ello, en brotes graves está indicada la anticoagulación profiláctica aun cuando exista sangrado digestivo, siempre y cuando éste no sea grave.

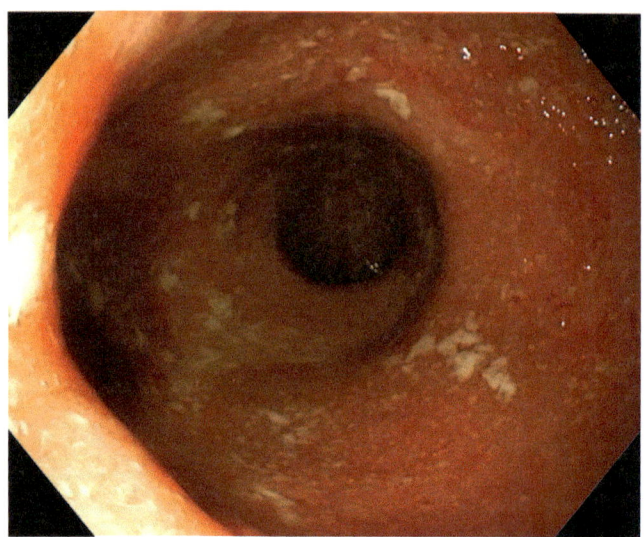

Fig. 6-1 | Colitis ulcerosa con afectación endoscópica leve-moderada.

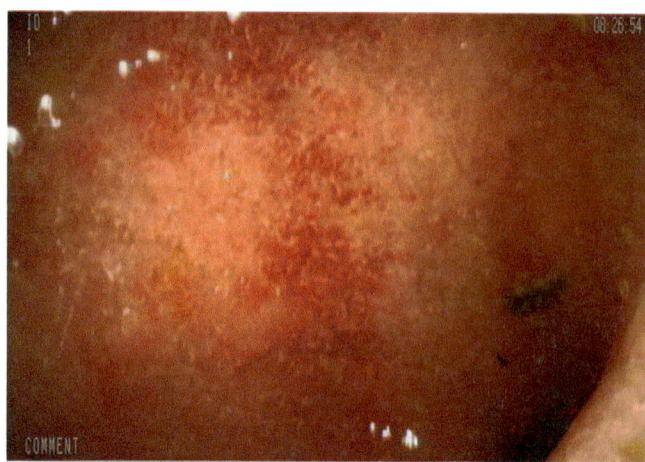

Fig. 6-6 | Eritema y edema en un brote leve-moderado de colitis ulcerosa.

1.1.2.2. Manifestaciones urológicas

- **Nefrolitiasis:** por ácido úrico u oxalato de calcio.

1.1.2.3. Amiloidosis secundaria

Debido a que es una enfermedad inflamatoria de carácter crónico.

1.1.2.4. Colitis ulcerosa y embarazo

El embarazo es perfectamente posible en la EII; además, la mayoría de los fármacos usados en el tratamiento no tienen riesgos teratogénicos. Están contraindicados: ciclosporina, metrotrexato, metronidazol y ciprofloxacino. Es más, la actividad inflamatoria es causa de aborto y de bajo peso fetal, por lo que es importante controlarla durante el embarazo.

1.1.3. Tratamiento médico

La colitis ulcerosa es una enfermedad que cursa en brotes por lo que el paciente puede requerir tratamiento durante los mismos y, además, tratamiento de mantenimiento para prevenirlos.

1.1.3.1. Fármacos disponibles

Los principales fármacos disponibles para el tratamiento son:

- **Aminosalicilatos o ácido 5-aminosalicílico (5-ASA).** Por vía oral actúan fundamentalmente en el colon y algo en el íleon terminal. Son poco potentes por lo que se utilizan en brotes leves o moderados, o como tratamiento de mantenimiento. Tienen pocos efectos secundarios: dentro de lo infrecuente, la pancitopenia, la nefritis intersticial y la pancreatitis aguda son los más característicos. Los 5-ASA se usan en ocasiones en casos de Crohn muy leve, pero en general no son considerados realmente eficaces en esta enfermedad.

Por vía tópica (rectal) se utilizan en casos de colitis izquierda o para la proctitis, y son mucho más eficaces que los orales, por lo que son de primera elección cuando la afectación es izquierda.

- ✔ **Corticoides.** Son los fármacos fundamentales para el tratamiento del brote moderado-grave o grave, pero no son útiles como tratamiento de mantenimiento pues se asocian a efectos adversos y además no alteran de manera significativa el curso de la enfermedad. Por lo tanto, se usan para controlar el brote y se va disminuyendo la dosis lentamente hasta suspenderlos (MIR 2009-2010, P030). Se pueden utilizar los corticoides de acción sistémica (principalmente prednisona y metilprednisolona), ya sea orales o intravenosos; o de acción tópica (beclometasona, budesonida), fármacos que en su primer paso hepático se convierten en metabolitos inactivos, por lo que casi no tienen efectos sistémicos.
- ✔ **Inmunomoduladores:**
  - ⌀ **Azatioprina (AZA)** (o su metabolito activo 6-mercaptopurina, 6-MP): es el fármaco más usado como mantenimiento en los pacientes que no responden a corticoides pero no tienen un brote grave (corticorrefractarios) o que no los pueden abandonar por recaída (corticodependiente). Además, se usan en la prevención de la recurrencia posquirúrgica de la enfermedad de Crohn, en la enfermedad de Crohn fistulizante y en la reservoritis. Su inicio de acción es lento, hasta 6 meses, por lo que no son útiles en brotes graves. La complicación más característica es la pancreatitis aguda, y pueden producir intolerancia digestiva y mielosupresión.
  - ⌀ **Ciclosporina A:** se emplea en brotes graves de colitis ulcerosa, con múltiples efectos secundarios (MIR 2013-2014, P083).
  - ⌀ **Metrotrexato:** de mantenimiento cuando no se puede usar AZA o 6-MP; es más eficaz en la enfermedad de Crohn. Es hepatotóxico.
- ✔ **Agentes biológicos.**
  - ⌀ **Anti-TNF.** Son anticuerpos monoclonales anti-TNF, de alta potencia pero con efectos adversos importantes: reactivación de tuberculosis, reactivación del virus de la hepatitis B (VHB) e infecciones oportunistas. Antes de su administración hay que realizarle al paciente serologías virales (VHB, virus de la hepatitis C, virus de inmunudeficiencia humana, varicela, etc.), radiografía de tórax y Mantoux (PPD), y pautar las vacunaciones y profilaxis pertinentes (MIR 2013-2014, P093). Hay tendencia a usarlos junto con fármacos inmunomoduladores (en especial AZA) para evitar la pérdida de eficacia. Los que han demostrado utilidad en la EII son:
    - Infliximab: fármaco intravenoso que se utiliza tanto en el tratamiento de brotes graves corticorrefractarios como en el de mantenimiento. También es útil en la enfermedad fistulizante.
    - Adalimumab: tiene la ventaja de ser subcutáneo.
    - Golimumab: sólo para colitis ulcerosa.
    - Certolizumab.
  - ⌀ Otros fármacos biológicos de aprobación reciente para la EII:
    - Ustekinumab: actúa contra las interleucinas IL12 e IL23.
    - Vedolizumab. Acción antiintegrinas. Se une y bloquea la integrina $\alpha_4\beta_7$, disminuyendo la actividad inflamatoria intestinal (MIR 2019-2020, P046).
    - Tofacitinib: inhibidores de la JAK.
- ✔ **Granulocitoaféresis.** Hay poca evidencia. Se usa en la colitis ulcerosa cuando no se pueden utilizar biológicos o han fracasado.
- ✔ **Trasplante de precursores hematopoyéticos.** Uso de forma excepcional.

1.1.3.2. Tratamiento del brote de colitis ulcerosa

En la Fig. 6-12 se muestra el algoritmo de tratamiento en los brotes de colitis ulcerosa (MIR 2005-2006, P006; MIR 2012-2013, P001; MIR 2013-2014, P083). (Véase Videoclase Vídeo 6-3).

1.1.3.3. Tratamiento de mantenimiento

- ✔ Si el paciente ha tenido un brote leve o moderado o un brote grave que ha respondido a corticoides: 5-ASA.
- ✔ Para los pacientes corticodependientes: AZA.
- ✔ Tras un brote grave corticorrefractario: AZA +/- agente biológico.

Los paciente tratados quirúrgicamente con proctocolectomía total (ver más adelante) no requieren tratamiento de mantenimiento.

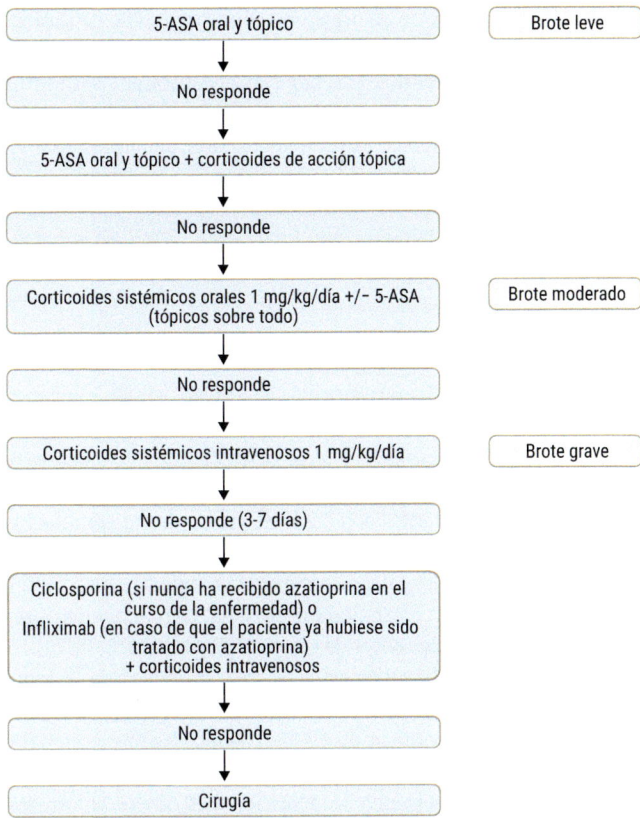

Fig. 6-12 | Algoritmo de tratamiento de los brotes de colitis ulcerosa. NOTA: en los brotes moderados que requieren ingreso hospitalario, y también en todos los graves, a la vez que se comienza con el tratamiento estándar del brote se debe realizar una recto-sigmoidoscopia con toma de biopsias para valorar la presencia de citomegalovirus.

1.1.4. Tratamiento quirúrgico

El tratamiento quirúrgico de la colitis ulcerosa se aplica en dos situaciones:

✔ **Megacolon tóxico o brote grave que no responde a ningún tratamiento:** se realiza una colectomía total e ileostomía terminal de urgencia. Se deja un manguito rectal. Posteriormente, cuando la enfermedad está controlada y el paciente más estable, se realiza la resección del recto y la reconstrucción del tránsito (MIR 2005-2006, P006; MIR 2011-2012, P226).

✔ Paciente con **mal control sintomático a pesar de tratamiento adecuado, aparición de displasia grave o neoplasia colónica,** intolerancia a la medicación o enfermedades extraintestinales que no se controlan con tratamiento: proctocolectomía con ileostomía terminal o con reconstrucción con reservorio ileoanal (en J) (MIR 2010-2011, P035).

En la colitis ulcerosa no está indicada la realización de colectomías parciales, siempre se extirpa todo el colon y el recto. En el caso del megacolon tóxico, inicialmente se respeta un manguito rectal al ser una cirugía de urgencia que no permite la reconstrucción con reservorio en ese momento.

La **complicación más característica tras una proctocolectomía** con reconstrucción mediante reservorio ileoanal es la aparición de **reservoritis** («pouchitis») (MIR 2009-2010, P029), una inflamación del reservorio de origen no claro (inmunológico/infeccioso) que produce una clínica muy invalidante por incontinencia, diarrea y tenesmo rectal. En las biopsias encontraremos un infiltrado inflamatorio agudo (polimorfonucleares, abscesos en las criptas, úlceras) o crónico (atrofia vellositaria, hiperplasia de las criptas y metaplasia cólica). El tratamiento son los antibióticos y probióticos; si no responde, se utilizarán corticoides, inmunomoduladores y agentes biológicos, y, finalmente, la cirugía con desmontaje del reservorio y la implantación de una ileostomía terminal definitiva.

1.1.5. Seguimiento y manejo de la displasia

Una de las complicaciones a largo plazo de la colitis ulcerosa es el riesgo incrementado de aparición de displasia y cáncer de colon (también en los pacientes con enfermedad de Crohn con afectación colónica).

Los factores de riesgo son: enfermedad extensa, enfermedad de larga evolución, la colangitis esclerosante primaria y los antecedentes familiares de cáncer de colon (MIR 2017-2018, P079).

El cribado se realiza con colonoscopia, en busca de lesiones sospechosas, o, si no existen, con biopsias seriadas (3-4 biopsias cada 10 cm) para identificar displasia o neoplasias intraepiteliales (MIR 2015-2016, P069).

Los salicilatos previenen la aparición del cáncer colorrectal (CCR) y retrasan la evolución de displasia a carcinoma.

En la Fig. 6-13 se muestra un algoritmo del manejo de la displasia en la EII (MIR 2003-2004, P007; MIR 2005-2006, P007; MIR 2008-2009, P007; MIR 2014-2015, P038).

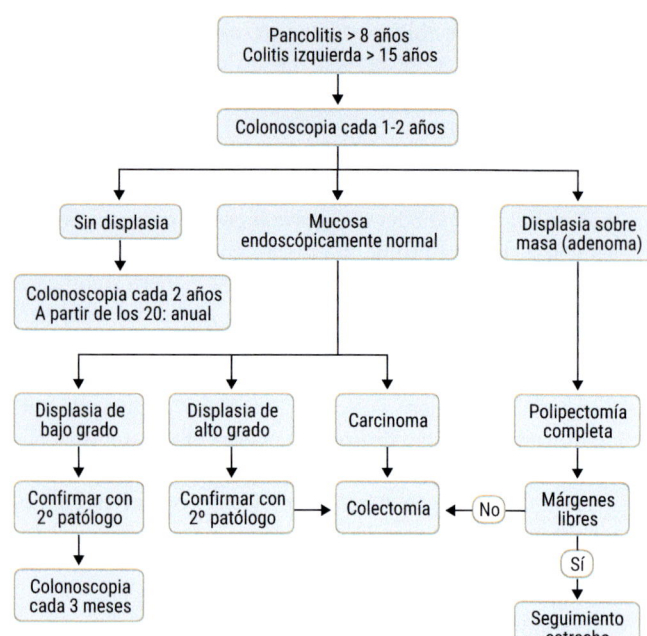

Fig. 6-13 | Algoritmo de manejo de la displasia en la enfermedad inflamatoria intestinal.

1.2. Enfermedad de Crohn

Enfermedad inflamatoria que **puede afectar a cualquier tramo del aparato digestivo.** Lo hace de forma parcheada y **se diferencia de la colitis ulcerosa en que la afectación es transmural y no sólo mucosa.**

1.2.1. Patogenia

Nuevamente es desconocida. Se han relacionado factores infecciosos, ambientales y genéticos. Igualmente cursa en brotes y tiene dos picos de incidencia (al igual que en la colitis ulcerosa, uno entre los 15-25 años y un segundo pico entre los 50-70 años). El consumo de tabaco empeora el curso evolutivo de la enfermedad (MIR 2007-2008, P007).

El tabaco es malo para el Crohn y «bueno» para la colitis.

1.2.2. Manifestaciones clínicas y clasificación

El síntoma fundamental en la enfermedad de Crohn es el **dolor.** Dado que la localización más frecuente es el íleon terminal el dolor suele localizarse en la fosa ilíaca derecha (diagnóstico diferencial: apendicitis aguda). Cursa en brotes. Como la afectación del aparato digestivo es por tramos, la clínica puede variar:

✔ Afectación gastroduodenal: sintomatología similar a la úlcera péptica.
✔ Afectación colónica: diarrea con o sin sangre.

Debido a que la afectación es transmural (MIR 2007-

2008, P007) (que condiciona fibrosis) aparecen como **complicaciones**:

- ✔ Estenosis: obstrucción intestinal.
- ✔ Masas o plastrones: abscesos.
- ✔ Fístulas:
  - ⊘ Enteroentéricas, enterovesicales, enterovaginales, enteroprostáticas.
  - ⊘ Enterocutáneas: enfermedad perianal.

También aparece sintomatología inespecífica como fiebre, malestar general, pérdida de peso, anorexia, aumento de reactantes de fase aguda, anemia, etc.

La Tabla 6-2 muestra la clasificación de la enfermedad de Crohn.

1.2.3. Diagnóstico

El diagnóstico también depende de la localización: en la afectación alta o en la afectación colónica o ileocecal se establece mediante endoscopia y biopsias.

La **imagen endoscópica** muestra pequeñas úlceras lineales o serpiginosas rodeadas de mucosa normal, pudiendo asociarse fístulas. En el **estudio histológico** son característicos los granulomas no caseificantes (aunque sólo se ven en el 40 % de los casos) y la presencia de abundante fibrosis. Son raros los abscesos crípticos. Con frecuencia el recto está respetado (MIR 2006-2007, P006; MIR 2007-2008, P007; MIR 2007-2008, P017).

En la enfermedad de Crohn la afectación intestinal es parcheada y no continua, y suele respetar el recto.

En la colitis ulcerosa, la afectación es continua, progresando desde el recto una extensión variable hacia segmentos más proximales.

La **afectación de otros tramos de intestino delgado** se puede determinar con la realización de **pruebas de imagen**:

- ✔ Tránsito gastrointestinal: demuestra úlceras, estenosis, fístulas enteroentéricas; en desuso por existir otras técnicas mejores.
- ✔ Entero-RM: actualmente de elección, sustituye al tránsito.

Tabla 6-2. Clasificación de Montreal de la enfermedad de Crohn		
Edad al diagnóstico	**Localización**	**Patrón evolutivo**
A1: ≤ 16 años	L1: ileal	B1: no obstructivo-no fistulizante (inflamatorio)
A2: 17-40 años	L2: cólica	B2: obstructivo (fibroestenosante)
A3: > 40 años	L3: ileocólica L4: gastrointestinal alta (se añade a cualquiera de las anteriores si está presente)	B3: fistulizante Añadir «p» a cualquiera de las anteriores si existe participación perianal

- ✔ Cápsula endoscópica: permite la visualización directa de la mucosa. Contraindicada si existen estenosis.
- ✔ Tomografía computarizada (TC) abdominal: no es el método diagnóstico ideal para la enfermedad inflamatoria aunque puede ser muy sugerente, especialmente cuando la afectación es del íleon terminal (MIR 2015-2016, P011).

1.2.4. Enfermedad perianal

La enfermedad perianal en la enfermedad de Crohn es una de las complicaciones que más interfiere en la calidad de vida de los pacientes. Se caracteriza por la presencia de fisuras, abscesos y fístulas enterocutáneas en la región perianal.

 La evolución de la enfermedad perianal es independiente de la actividad inflamatoria (MIR 2007-2008, P007).

El tratamiento es complejo y multidisciplinar. Inicialmente se tratan con antibióticos (metronidazol); cuando fracasan, se utilizan los inmunosupresores y los fármacos biológicos, recurriendo a la cirugía como tratamiento último. Sin embargo, este orden puede variar. Si existen fístulas infectadas o abscesos no se deben utilizar los fármacos inmunosupresores o biológicos, por lo que puede ser necesario el drenaje quirúrgico o la colocación de setones (hilos de drenaje) antes de administrar el tratamiento médico.

1.2.5. Tratamiento médico

El tratamiento médico de la enfermedad de Crohn **varía en función tanto de la localización de la afectación como de la intensidad del brote**. En general los salicilatos sólo se utilizan cuando la afectación es exclusiva del colon y el brote es leve. El pilar del tratamiento agudo son los glucocorticoides (locales y sistémicos) y los fármacos biológicos. En la Fig. 6-14 se muestra un **esquema de tratamiento del brote agudo** de la enfermedad de Crohn.

Tras este primer brote, el paciente puede necesitar tratamiento de mantenimiento; esta decisión se basa en la gravedad y el número de brotes (a mayor gravedad y número, mayor necesidad) y en el tipo de afectación (la inflamatoria menos y la estenosante y fistulizante casi siempre). Fundamentalmente se utiliza la AZA, aunque otros inmunomoduladores o el metrotexato también son útiles en el mantenimiento.

1.2.6. Tratamiento quirúrgico

Cuando **fracasan** los tratamientos médicos o existen **complicaciones** de la enfermedad se recurre al tratamiento quirúrgico. Hay que señalar que la cirugía en la enfermedad de Crohn no es curativa puesto que, al poder afectar a cualquier parte del tracto digestivo, es habitual la recurrencia (75 %) (Tabla 6-3).

Consiste en la resección del tramo afecto y la anastomosis término-terminal intentando preservar la mayor cantidad de intestino viable (MIR 2023-2024, P131).

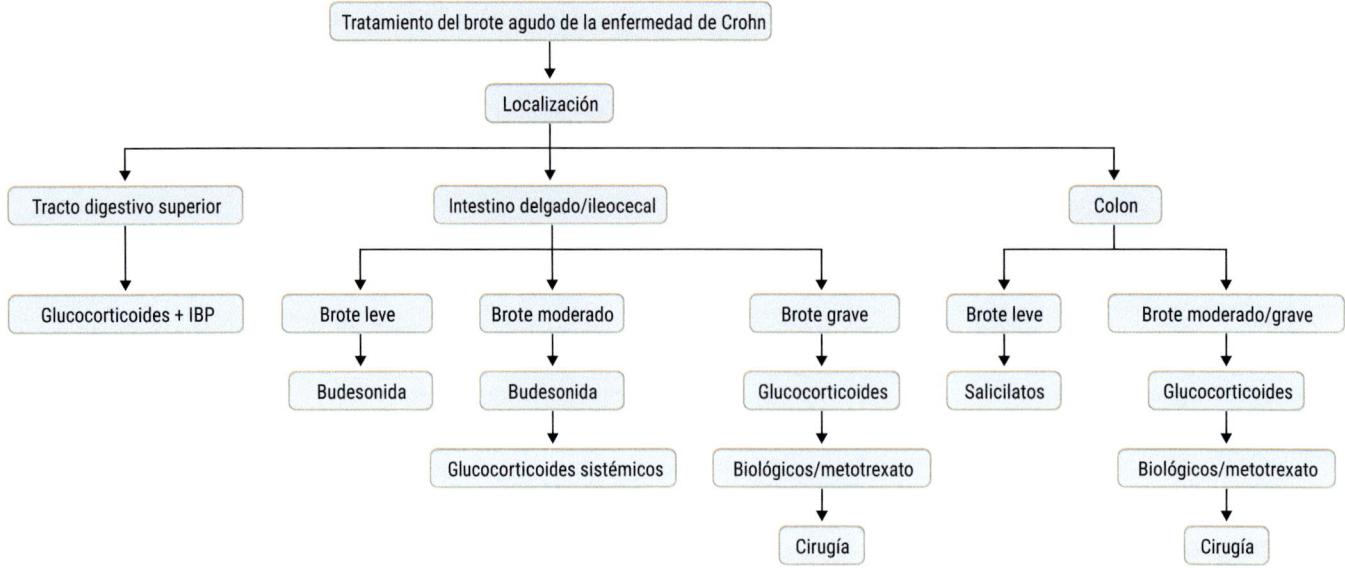

Fig. 6-14 | Algoritmo de tratamiento del brote agudo de la enfermedad de Crohn.

Dada la alta tasa de recurrencia, los pacientes se tratan con inmunosupresores como la azatioprina o el metotrexato posquirúrgicamente para evitarla. En pacientes de alto riesgo de recidiva se emplea la azatioprina profilácticamente. En los pacientes de bajo riesgo se realiza una colonoscopia tras la cirugía y sólo se iniciaría tratamiento si existiese actividad inflamatoria endoscópica.

A modo de repaso, en la Tabla 6-4 se muestras las **diferencias entre la colitis ulcerosa y enfermedad de Crohn** (MIR 2006-2007, P006; MIR 2007-2008, P007; MIR 2007-2008, P017; MIR 2010-2011, P036). (Véase Videoclase Vídeo 6-4.

◇ Esta tabla es fundamental de cara al examen.

1.3. Manifestaciones extraintestinales en la enfermedad inflamatoria intestinal

La EII se asocia con manifestaciones extraintestinales hasta en el 35 % de los pacientes. Son más frecuentes en la enfermedad de Crohn, **excepto el pioderma gangrenoso, la colangitis esclerosante y el colangiocarcinoma, que son más frecuentes en la colitis ulcerosa.**

Además, el pioderma, la colangitis esclerosante, la uveítis y la sacroileítis/espondilitis anquilosante, al igual que la enfermedad

perianal, tienen un curso independiente de la actividad inflamatoria intestinal.

✔ **Manifestaciones cutáneas:**
  ⊘ **Eritema nodoso:** es la manifestación cutánea más típica y frecuente. Nódulos subcutáneos rojos-violáceos, dolorosos, múltiples y bilaterales, predominantemente en la región pretibial. No dejan cicatriz. Responde al tratamiento de la enfermedad (MIR 2011-2012, P034).

Tabla 6-3. Riesgo de recurrencia posquirúrgica en la enfermedad de Crohn

Alto riesgo de recurrencia	Bajo riesgo de recurrencia
Fumadores	No fumadores
Patrón fistulizante	Patrón estenosante
Varias resecciones	Primera resección

Tabla 6-4. Diferencias entre colitis ulcerosa y enfermedad de Crohn

	Colitis ulcerosa	Enfermedad de Crohn
Localización	Colon, continua, recto afectado. Afectación mucosa-submucosa	Ileocecal, cualquier tramo, parcheada, recto poco afectado. Afectación transmural
Endoscopia	Eritema, úlceras, exudados, afectación continua	Úlceras, afectación discontinua o parcheada
Anatomía patológica	Microabscesos crípticos	Granulomas no caseificantes
Síntomas	Diarrea con sangre	Dolor abdominal
Complicaciones locales	Megacolon tóxico	Estenosis. Abscesos. Fístulas. Enfermedad perianal
Cáncer de colon	Levemente incrementado	Sólo si afectación colónica
Manifestaciones extraintestinales	Pioderma gangrenoso. Colangitis esclerosante. Colangiocarcinoma	Eritema nodoso. Aftas. Uveítis anterior aguda. Cálculos de oxalato

- Pioderma gangrenoso: pústula eritematosa que se extiende formando una úlcera violácea de bordes irregulares y recubierta de pus, aunque no es infecciosa. Se localiza fundamentalmente en las extremidades inferiores aunque puede aparecer en cualquier localización y deja cicatriz. El tratamiento son los esteroides y el infliximab. Aunque cursa independientemente de la actividad de la enfermedad, puede responder a la resección intestinal del segmento afecto.
- Estomatitis aftosas: aftas orales, más común en la enfermedad de Crohn.

- **Manifestaciones articulares** (afectan al 20 % de los pacientes):
  - Osteoporosis y osteomalacia: como consecuencia del tratamiento esteroideo y por disminución de la absorción de la vitamina D y el calcio.
  - Artritis periférica de grandes articulaciones: no deformante y seronegativa, responde al tratamiento de la enfermedad intestinal.
  - Artropatía axial: espondilitis y sacroileítis anquilosante HLAB27+.

- **Manifestaciones oculares** (< 10 %):
  - Epiescleritis: enrojecimiento sin pérdida de visión.
  - Uveítis anterior aguda: se asocia a HLAB27+. Se presenta con un cuadro de ojo rojo, doloroso asociado a fotofobia. Es una urgencia pues puede producir ceguera.

> La colitis ulcerosa y la enfermedad de Crohn se asocian con uveítis anterior aguda. La enfermedad de Whipple con uveítis posterior.

- **Colangitis esclerosante primaria (CEP):** es una asociación más que una manifestación extraintestinal. Implica un riesgo añadido de cáncer de colon y colangiocarcinoma. De hecho, en todo paciente con colangitis esclerosante primaria se debe realizar una colonoscopia para descartar la presencia de una EII. Además, la asociación de EII-CEP es de alto riesgo para el desarrollo de cáncer de colon, por lo que estos pacientes tienen que someterse a una colonoscopia anual (MIR 2012-2013, P002; MIR 2018-2019, P079).

2. Colitis microscópica

Es una enfermedad del colon, que como su nombre indica el aspecto macroscópico de la mucosa es normal. El diagnóstico requiere múltiples biopsias del colon. El cuadro clínico típico es una mujer de edad intermedia (45-65 años), que refiere **diarrea crónica, típicamente acuosa.** La causa es desconocida, aunque se han relacionado factores autoinmunes, bacterianos, y algunos fármacos (IBP, estatinas, AINE). Además en los últimos años se ha sugerido una relación etiológica entre la colitis microscópica y la enfermedad celíaca (MIR 2004-2005, P235).

Al observar en el microscopio las biospias de colon se pueden diferenciar dos tipos de colitis microscópica:

1. Colitis linfocítica: presencia de infiltrado inflamatorio en lámina propia, típicamente mononucleares **sin que haya neutrófilos.** También se observa un elevado número de linfocitos intraepiteliales (igual que en la celíaca: aumento de linfocitos intraepiteliales. Que eso sirva para recordar que ambas parecen estar relacionadas).

2. Colitis colágena: caracterizada por un infiltrado inflamatorio en la lámina propia con la existencia de una banda subepitelial de colágeno (MIR 2020-2021, P152).

En cuanto al tratamiento, el primer escalón es el tratamiento sintomático con antidiarréicos. Si fracasa se utiliza un corticoide oral de acción tópica, con mucho metabolismo hepático de primer paso y por tanto con poca biodisponibilidad sistémica (la budesonida oral); como alternativa se pueden utilizar los 5-ASA (mesalazina) o la colestiramina. Si se sospecha que la colitis microscópica está causada por un fármaco debe retirarse. Responde mucho mejor la colitis linfocítica que la colágena, la cual, puede no resolverse y requerir tratamiento crónico o de forma intermitente.

3. Pólipos de colon. Cáncer de colon

 Tema realmente importante por el número de preguntas que se hacen cada año y por su implicación en la práctica clínica habitual. Hay que saberse muy bien el síndrome de Lynch, el seguimiento de los pólipos y el diagnóstico y tratamiento del cáncer de colon.

3.1. Pólipos esporádicos

Los pólipos de colon son neoformaciones que se proyectan en la luz del colon. Se diagnostican generalmente por colonoscopia (que permite además biopsiarlos y en muchas ocasiones extirparlos) y más rara vez en un enema opaco. La colono-TC y la cápsula de colon son técnicas de diagnóstico emergentes pero que aún no se han asentado en la práctica clínica.

3.1.1. Clasificación

Los **pólipos esporádicos** (los que no se asocian a ninguna poliposis familiar o enfermedad genética predisponente al cáncer; ver más adelante) son los más frecuentes, hasta en el 70 % de los casos son adenomas y en el 10 % hiperplásicos.

Por razones prácticas los pólipos se clasifican en **neoplásicos (adenomas)** y **no neoplásicos (hiperplásicos, inflamatorios y hamartomas).** Independientemente de su histología también se clasifican por su forma, ya sean **pediculados, sésiles o planos.**

El crecimiento de los pólipos es lento, y aunque los adenomas pueden degenerar en cáncer de colon, se estima que un pólipo menor de 1 cm necesita al menos 10 años para que se produzca la transformación maligna. Aun así, se recomienda la extirpación de todos los pólipos que se encuentren en una colonoscopia. Generalmente se realiza por endoscopia, reservándose la cirugía para aquéllos en los que, por su tamaño o disposición, no se pudiera realizar técnicamente la extirpación endoscópica.

3.1.2. Seguimiento

Una vez extirpados se deben analizar histológicamente (**MIR 2006-2007, P234**). El seguimiento se realiza en función de los hallazgos (**Fig. 6-15**) (**MIR 2015-2016, P226**).

Cuando en el análisis histológico de un pólipo se informa de la presencia de células carcinomatosas, es fundamental conocer el grado de invasión. Ello nos permite estimar el riesgo de invasión linfática y, por tanto, considerar si hace falta realizar algún otro tratamiento además de la polipectomía. Para ello se usan 2 clasificaciones:

✔ Clasificación de Haggitt: se aplica a los pólipos pediculados (**Fig. 6-16**):
  - ◉ Nivel 0: limitado a la mucosa sin sobrepasar la muscular de la mucosa.

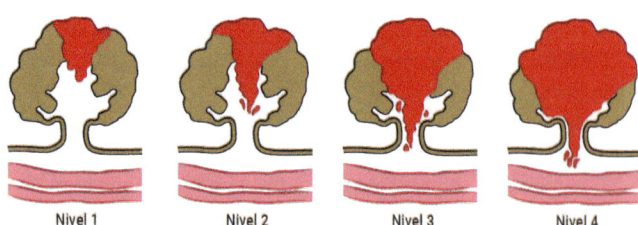

Fig. 6-16 | Clasificación de Haggitt.

- ◉ Nivel 1: invade a través de la muscular de la mucosa, pero está limitado a la cabeza del pólipo.
- ◉ Nivel 2: invade el cuello o la unión entre cabeza del pólipo y el tallo.
- ◉ Nivel 3: invade el tallo del pólipo.
- ◉ Nivel 4: invade la submucosa por debajo de la zona de implantación del tallo.
✔ Clasificación de Kikuchi: se aplica a los pólipos sésiles y nos informa del grado de invasión de la submucosa (**Fig. 6-17**):

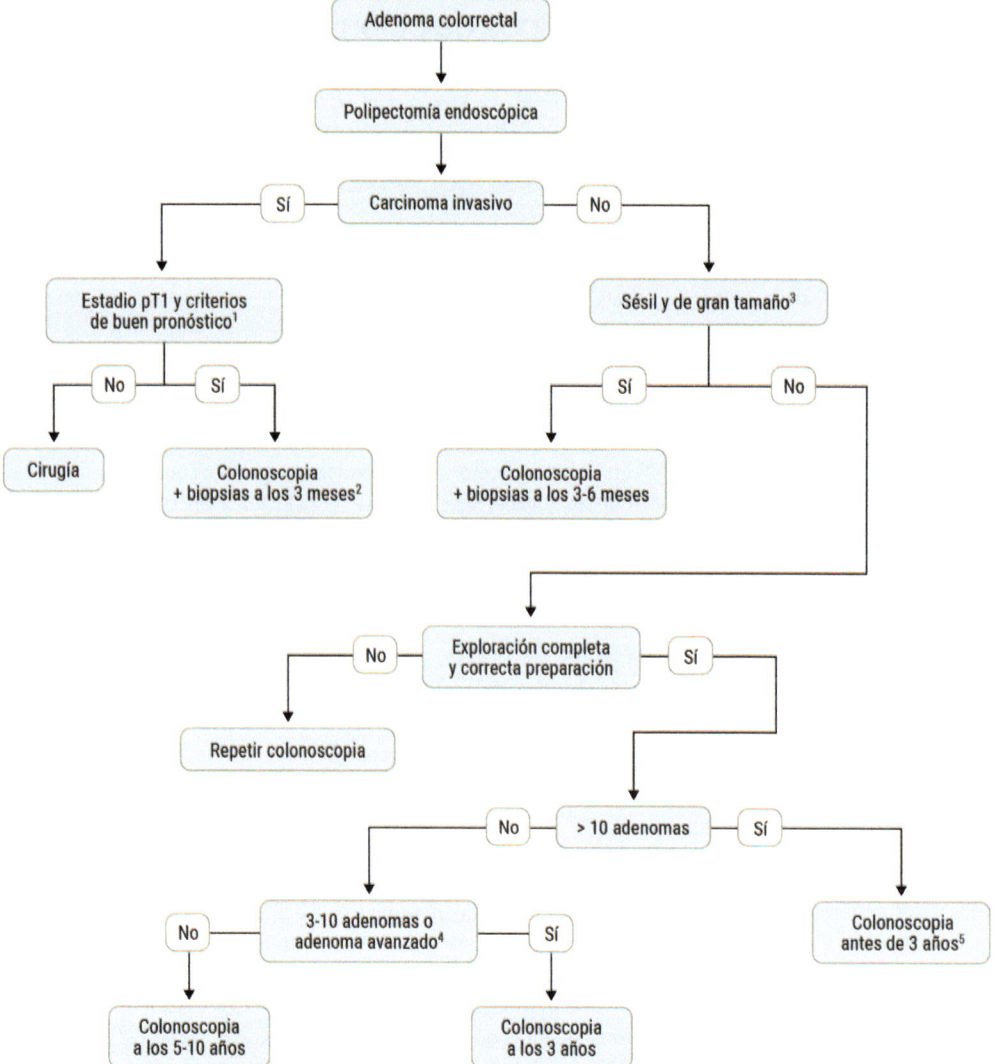

Fig. 6-15 | Algoritmo de seguimiento de los pólipos de colon.

¹ Criterios de buen pronóstico: margen de resección libre, carcinoma bien o moderadamente diferenciado y ausencia de invasión linfática y vascular. Nivel de Haggitt 1-2-3 o nivel de Kikuchi SM1 y SM2 (v. explicación en el texto).
² En caso de pólipos sésiles, debe valorarse la realización de una resección quirúrgica.
³ Fundamentalmente aquéllos que requieren una resección fragmentada.
⁴ Adenoma avanzado: ≥ 10 mm, con componente velloso o con displasia de alto grado.
⁵ Descartar la presencia de un síndrome poliposico familiar.

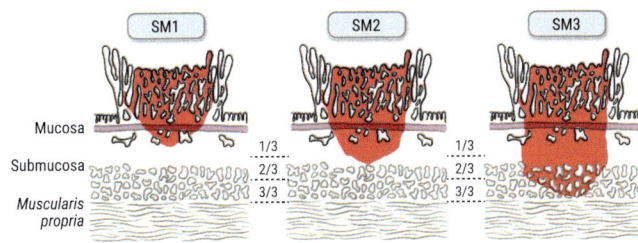

Fig. 6-17 | Clasificación de Kikuchi.

- ✅ **SM1:** invade el 1/3 superior de la submucosa.
- ✅ **SM2:** invade los 2/3 superior de la submucosa.
- ✅ **SM3:** invade el 1/3 más profundo de la submucosa.

> ⭐ **Importante:** en caso de Haggitt 0, 1, 2 y 3; y SM1 y SM2 se considera que el riesgo de invasión ganglionar es tan bajo que la extirpación endoscópica es suficiente y no hace falta realizar ni cirugía ni añadir ningún otro tratamiento. Si es nivel 4 de Haggitt o SM3 es necesario realizar cirugía (MIR 2023-2024, P139).

3.1.3. Cribado poblacional

Desde hace unos años, en la lucha por disminuir la incidencia y la mortalidad del cáncer de colon, se están implantando de forma generalizada los programas de cribado poblacional. Consisten en la detección de las lesiones precursoras (adenomas) para su extirpación precoz. **Se realiza en las personas de riesgo medio,** es decir, en los mayores de 50 años sin antecedentes familiares de cáncer de colon (MIR 2023-2024, P191).

Aunque todas las estrategias de cribado poblacional han resultado ser coste-eficaces, la más implantada es la determinación de **sangre oculta en heces** (SOH) en la población diana de forma anual o bianual, reservando la colonoscopia para los casos positivos.

3.2. Poliposis colónicas

Las poliposis son un grupo de síndromes caracterizados por la aparición de pólipos en el colon (adenomatosos, hiperplásicos y hamartomatosos). **Se asocian con un incremento en el riesgo de aparición de cáncer de colon.** La mayoría de ellas se deben a una mutación germinal en los genes supresores tumorales (*APC, MYH, SKT11*). También se asocian a neoplasias extraintestinales.

3.2.1. Poliposis adenomatosa familiar

La poliposis adenomatosa familiar (PAF) es una enfermedad autosómica dominante (por lo que los hijos del paciente tienen un 50 % de probabilidad de padecer la misma enfermedad), caracterizada por la presencia de cientos o miles de pólipos en el colon. **Se produce por una mutación en el gen** *APC* (un gen supresor tumoral), aunque en el 20 % de las familias no se consigue identificar la mutación causal. Su incidencia es de 1 cada 10.000-20.000 habitantes. El desarrollo de pólipos se inicia en la pubertad. Tiene un alto potencial de malignización, y el cáncer de colon suele producirse antes de los 50 años de vida. Se asocia con manifestaciones extraintestinales.

El **diagnóstico** se realiza si se cumple uno de los siguientes:

- ✔ Presencia de más de 100 pólipos adenomatosos en el colon.
- ✔ Entre 10 y 100 adenomas colónicos en un familiar de primer grado de un paciente diagnosticado de PAF.
- ✔ Presencia de la mutación *APC*.

El **seguimiento** de los pacientes portadores de la mutación y de los familiares de riesgo debería ser mediante una endoscopia cada 1-2 años desde los 13-15 años hasta los 40 años, y posteriormente a intervalos de 5 años hasta los 50-60, en caso de que no haya habido pólipos en colonoscopias previas. Debido a que los adenomas aparecen difusamente en todo el colon, **la realización de una sigmoidoscopia es suficiente para establecer si un individuo expresa la enfermedad.** Una vez detectada la presencia de adenomas, debe realizarse una colonoscopia anual para extirpar los pólipos que vayan apareciendo. En caso de que el número de pólipos sea inabordable desde el punto de vista endoscópico, es decir imposible de extirpar tal cantidad de pólipos, se plantea al paciente el tratamiento definitivo: la cirugía.

El **tratamiento definitivo es la cirugía profiláctica** antes de la aparición del CCR, que debería hacerse antes de los 25 años de edad (MIR 2010-2011, P037). Existen dos posibilidades:

- ✔ Proctocolectomía total y anastomosis ileoanal con reservorio: conlleva más morbilidad y peor resultado funcional (incontinencia, diarrea).
- ✔ Colectomía con preservación de recto y anastomosis ileorrectal: permite una mejor situación funcional pero, al respetar el recto, no elimina el riesgo de cáncer a este nivel. Sólo puede realizarse en pacientes en los que no exista afectación rectal o ésta sea mínima y permita la extirpación endoscópica de los pólipos. Aun así, el riesgo de cáncer de colon es del 4 %, 12 % y 32 % a los 10, 20 y 40 años, respectivamente.

Puede realizarse **quimioprofilaxis** con antiinflamatorios no esteroideos (AINE) o inhibidores de la ciclooxigenasa 2 (COXIB), que han demostrado una relativa disminución en el número y tamaño de los pólipos. Esto no evita el tratamiento quirúrgico.

Poliposis adenomatosa familiar atenuada. La PAF atenuada es una variante de la forma clásica cuya diferencia fundamental es que el número de pólipos es mucho menor (20-100), con un mayor predominio de localización en el colon derecho y con edad de presentación 10 años más tarde. También puede deberse a una mutación en el gen *APC*, aunque las mutaciones en el gen *MYH* pueden manifestar el mismo fenotipo. El cribado se inicia a los 15-25 años y debe realizarse con colonoscopia completa por la predominancia de afectación en el colon derecho. El tratamiento, cuando es posible por el número de pólipos, puede realizarse mediante polipectomía endoscópica y vigilancia exhaustiva, aunque en muchos casos es necesaria finalmente la colectomía por la aparición de displasia grave o aumento del número de pólipos.

Manifestaciones extracolónicas. La PAF se asocia a multitud de manifestaciones fuera del colon (que están presentes hasta en el 40 % de los pacientes); se conoce como **síndrome de Gardner:**

- Adenomas y adenocarcinomas duodenales: riesgo incrementado de adenocarcinoma duodenal, se realiza cribado, aunque no ha demostrado claramente beneficio.
- Tumores desmoides: de lento crecimiento, localmente agresivos. Dan lugar a grandes problemas por perforación, obstrucción y abscesos.
- Hipertrofia del epitelio pigmentado de la retina (MIR 2015-2016, P068).
- Otras neoplasias:
  - Carcinoma papilar de tiroides.
  - Adenocarcinoma pancreático.
  - Hepatoblastoma.
  - Meduloblastoma del ángulo pontocerebeloso (síndrome de Turcot).

3.2.2. Otras poliposis hereditarias

Poliposis asociadas al gen *MYH* (PAM). Enfermedad autosómica recesiva. Los pacientes presentan más de 10 pólipos adenomatosos cuyo seguimiento y tratamiento es igual a los de la PAF atenuada.

Síndrome de Peutz-Jeghers. Enfermedad hereditaria autosómica dominante debida a la mutación en el gen *STK11* (también llamado *LKB1*). Su incidencia es de 1/200.000. Provoca la aparición de pólipos hamartomatosos en el tracto gastrointestinal. **Su característica diferenciadora, sin embargo, es la presencia de máculas mucocutáneas pigmentadas, preferentemente en la región perioral, en la mucosa bucal y en los dedos** (de hecho, no es infrecuente que el diagnóstico lo haga el dermatólogo). No necesitan tratamiento más allá del estético. Los pacientes con Peutz-Jeghers tienen un riesgo elevado de cáncer en diversas localizaciones, entre las que destacan: mama (50 % a lo largo de la vida), colon (40 %), páncreas, estómago, ovario y testículos (tumores de células de Sertoli). El riesgo global de cáncer es del 93 % a los 65 años. Se asocia también a pólipos benignos en la nariz, bronquios, vejiga, vesícula biliar y conductos biliares.

Cribado:

- Entre el nacimiento y los 8 años de edad: búsqueda activa de rasgos fenotípicos y exploración testicular.
- A los 8 años: endoscopia gastroduodenal y cápsula endoscópica cada 3-5 años.
- A partir de los 18 años: endoscopia gastroduodenal, colonoscopia y cápsula endoscópica cada 2-3 años y exploración ginecológica/testicular anual.
- A partir de los 25 años: añadir mamografía o RM anual y ecoendoscopia pancreática cada 2-3 años.

El tratamiento es la extirpación de los pólipos grandes o sintomáticos y de los tumores que pudieran aparecer.

Poliposis juvenil. Enfermedad autosómica dominante con diversos genes implicados, entre los que destacan *SMAD4* y *BMPR1A* (y en menor grado *ENG* y *PTEN*). Su incidencia es de 1:100.000. Se define por la presencia de múltiples pólipos hamartomatosos a lo largo de todo el tracto gastrointestinal. Los pacientes tienen riesgo incrementado de cáncer gástrico, CCR y cáncer de intestino delgado.

Criterios diagnósticos:

- Presencia de tres o más pólipos juveniles colorrectales.
- Presencia de pólipos juveniles a lo largo del tracto gastrointestinal.
- Cualquier número de pólipos juveniles en un paciente con historia familiar de poliposis juvenil.

Cribado:

- A partir de los 15-18 años: colonoscopia cada 1-2 años. A partir de los 40 años, si no se han encontrado pólipos, se puede alargar el intervalo.
- A partir de los 25 años: cápsula endoscópica cada 1-2 años.
- Desde la adolescencia: prueba de imagen (TC o ecoendoscopia) cada 2-3 años, **dado el riesgo aumentado de neoplasia pancreática en estos pacientes**.

El tratamiento es la extirpación de los pólipos endoscópicamente o quirúrgicamente cuando no sea posible.

Síndrome de poliposis hiperplásica. Es un síndrome que se ha descrito recientemente y que consiste en la presencia de numerosos pólipos hiperplásicos a lo largo del colon, especialmente en el colon derecho, y con potencial de malignización.

Criterios diagnósticos:

- Presencia de cinco o más pólipos hiperplásicos proximales al sigma, dos o más de ellos mayores de 1 cm de tamaño.
- Presencia de más de 30 pólipos hiperplásicos distribuidos a lo largo del colon.
- Cualquier número de pólipos hiperplásicos en un familiar de primer grado de un paciente diagnosticado de poliposis hiperplásica.

Cribado: colonoscopia cada 1-2 años a partir de los 40 años de edad, o 10 años antes del familiar más joven afecto.

El tratamiento es la resección endoscópica cuando es posible, reservando la cirugía para una gran cantidad de pólipos o malignización (colectomía total con anastomosis ileorrectal).

Enfermedad de Cowden. Lesiones cutáneas (triquilemomas faciales, queratosis acra, pápulas papilomatosas), enfermedad fibroquística mamaria bilateral, cáncer de mama, bocio multinodular, carcinoma medular de tiroides. Riesgo aumentado de cáncer de endometrio. Se asocia a hamartomas gastrointestinales, sin riesgo incrementado de cáncer de colon.

Cribado:

- Desde los 15 años: colonoscopia, endoscopia digestiva alta y cápsula endoscópica cada 2 años.
- Desde los 30 años: autoexploración mamaria mensual y mamografía anual.
- Desde la adolescencia: examen clínico tiroideo anual.

Síndrome de Cronkhite-Canada. Es el **único síndrome no hereditario** (MIR 2013-2014, P081). Es similar a la poliposis juvenil y se asocia a alteraciones ectodérmicas: atrofia ungueal, alopecia e hiperpigmentación.

3.3. Síndrome de Lynch

El **cáncer colorrectal hereditario no asociado a poliposis** (CCHNP) comprende el **síndrome de Lynch** y el **cáncer colorrectal familiar tipo X** (cuya única diferencia es que no se detectan mutaciones germinales). Dada su importancia, nos referiremos al síndrome de Lynch.

Se trata de una enfermedad autosómica dominante con mutaciones en los genes germinales *MLH1* (59 %), *MSH2* (38 %) y, en un pequeño porcentaje, *MSH6* y *PMS2*, genes encargados de la reparación del ADN. La mutación de estos genes conlleva un proceso de inestabilidad de microsatélites, lo que favorece la aparición de CCR y otras neoplasias a edades tempranas, habitualmente antes de los 50 años (MIR 2023-2024, P129; MIR 2018-2019, P052; MIR 2008-2009, P141; MIR 2005-2006, P136).

Provoca:

- CCR precoz, habitualmente antes de los 50 años de edad. Es típico que en el síndrome de Lynch los cánceres de colon asienten más frecuentemente en el colon derecho (MIR 2019-2020, P131).
- Neoplasias extracolónicas, básicamente a dos niveles:
  - A nivel digestivo: estómago, intestino delgado, páncreas y vía biliar.
  - A nivel genitourinario: sistema urinario, endometrio, ovario (MIR 2004-2005, P176).
- Tumores cerebrales (glioblastoma): es el **síndrome de Turcot**.
- Tumores cutáneos (queratoacantomas, adenomas sebáceos o adenocarcinomas sebáceos): es el **síndrome de Muir-Torre**.

Los cánceres de colon en el síndrome de Lynch tienen una histología característica: mucinosa, con células «en anillo de sello», crecimiento medular, bajo grado de diferenciación celular, infiltración linfocitaria y/o reacción Crohn-*like* (MIR 2014-2015, P214).

3.3.1. Diagnóstico

El diagnóstico del síndrome de Lynch es difícil puesto que los pacientes no presentan un fenotipo característico. Por ello, hay que realizarlo con la combinación de la historia personal y los antecedentes familiares de neoplasias a edades tempranas.

Los **criterios de Ámsterdam** (revisados en Ámsterdam II) (Tabla 6-5) (MIR 2011-2012, P212; MIR 2012-2013, P038) diagnostican con alta especificidad a los pacientes con síndrome de Lynch, pero tienen baja sensibilidad por lo que se han establecido unos criterios más laxos (Bethesda; Tabla 6-6) que seleccionan mejor a las personas con riesgo de padecerlo.

Los pacientes que cumplan estos criterios (Amsterdam o Bethesda) y que tengan un tumor de la esfera Lynch diagnosticado se realiza el **estudio de inestabilidad de microsatélites y pérdida de expresión de la proteína mutada** en la pieza tumoral. En aquellos pacientes que tengan alteración en alguna de estas dos herramientas se realiza el estudio de mutaciones germinales en sangre. Los microsatélites son pequeños fragmentos de ADN cuya secuencia se repite a lo largo del genoma y cuyas mutaciones se pueden detectar (inestabilidad). Detectar la pérdida de expresión de la proteína mutada tiene la ventaja de que permite dirigir el

Tabla 6-5. Criterios de Ámsterdam II para el diagnóstico del síndrome de Lynch

Se deben cumplir los cuatro criterios:

- Tres o más familiares afectos de una neoplasia asociada al CCHNP (puede ser cualquiera de éstas: CCR, cáncer de endometrio, intestino delgado, uréter o pelvis renal), uno de ellos familiar de primer grado de los otros dos.
- Dos o más generaciones sucesivas afectas.
- Uno o más familiares afectos de cáncer diagnosticado antes de los 50 años de edad.
- Exclusión de la PAF en los casos de CCR.

CCHNP: cáncer colorrectal hereditario no asociado a poliposis; CCR: cáncer colorrectal; PAF: poliposis adenomatosa familiar.

análisis genético al gen mutado (MIR 2007-2008, P246; MIR 2010-2011, P206).

3.3.2. Manejo

Lo primero que hay que remarcar es que el cribado en el síndrome de Lynch es eficaz y ha demostrado una disminución de la incidencia de CCR del 62 % y una disminución global de la mortalidad del 66 %. No así para el resto de neoplasias.

Cribado:

- A partir de los 20-25 años, o 10 años antes del familiar más joven: colonoscopia cada 1-2 años.
- A partir de los 30-35 años: ecografía pélvica (especialmente en las familias con la mutación *MSH6*) cada 1-2 años.
- A partir de los 30-35 años: gastroduodenoscopia cada 1-2 años.
- A partir de los 30-35 años: ecografía renovesical y citología urinaria cada 1-2 años.

El **tratamiento de los pólipos** de colon es la resección endoscópica. Cuando aparece un CCR la decisión de tratamiento puede ser la resección segmentaria aunque existe una tendencia a reco-

Tabla 6-6. Criterios de Bethesda (revisados) para el diagnóstico del síndrome de Lynch

- Paciente con CCR diagnosticado antes de los 50 años, o
- Paciente con CCR sincrónico o metacrónico, o con otro tumor asociado al síndrome de Lynch (CCR, endometrio, estómago, ovario, páncreas, uréter y pelvis renal, tracto biliar, intestino delgado, cerebral, adenomas sebáceos y queratoacantomas), independientemente de la edad al diagnóstico, o
- Paciente con CCR con histología característica del síndrome de Lynch (presencia de infiltrado linfocítico, reacción Crohn-*like*, diferenciación mucinosa/anillo de sello, o crecimiento medular) diagnosticado antes de los 60 años, o
- Paciente con CCR y un familiar de primer grado con un tumor asociado al síndrome de Lynch, uno de los cánceres diagnosticados antes de los 50 años, o
- Paciente con CCR y dos familiares de primer o segundo grado con un tumor asociado al síndrome de Lynch, independientemente de la edad al diagnóstico

CCR: cáncer colorrectal.

mendar colectomía total o proctocolectomía por el riesgo de aparición de tumores metacrónicos; en general hay tendencia a conservar el recto (colectomía total con anastomosis ileorrectal), reservando la proctocolectomía con anastomosis ileoanal para los casos en que esté afectado el recto por cáncer o pólipos no extirpables (MIR 2011-2012, P035). **En principio no se recomienda la colectomía profiláctica (a diferencia de la PAF).**

3.4. Cáncer colorrectal

El CCR continúa siendo el segundo en mortalidad en la mayoría de los países desarrollados. La mayoría de ellos afectan al recto (37 %) y al sigma (32 %) aunque puede aparecer en cualquier tramo del colon.

3.4.1. Factores de riesgo

Aproximadamente el 70 % de los CCR son esporádicos, el 25 % relacionados con agregación familiar y el resto asociado a formas hereditarias. Es por ello que, además de las estrategias de cribado poblacional, es interesante conocer los factores de riesgo que identifican población susceptible de padecer CCR:

- ✔ Pertenencia a familias con formas hereditarias de CCR (Lynch, PAF, MYH, etc.).
- ✔ Enfermedad inflamatoria intestinal.
- ✔ Antecedentes familiares de CCR.
- ✔ Signos o síntomas sugerentes de CCR.
- ✔ Edad > 50 años.
- ✔ Dieta: parece que la carne roja o procesada incrementa ligeramente el riesgo de CCR frente a dietas ricas en fibra y fruta.
- ✔ Obesidad.
- ✔ Falta de ejercicio físico.
- ✔ Alcohol.
- ✔ Tabaco.
- ✔ Ureterosigmoidostomía previa.
- ✔ Radioterapia abdominal.

 La bacteriemia por *Streptococcus bovis* es una consecuencia del CCR, no un factor de riesgo.

El ejercicio físico, la dieta rica en calcio y omega 3, y el uso de aspirina y antiinflamatorios podrían ser factores protectores.

3.4.2. Diagnóstico

Cualquier paciente con manifestaciones clínicas sugerentes de CCR debe ser valorado para realizársele una colonoscopia. Las más importantes son la **rectorragia** (MIR 2022-2023, P200) y la **anemia ferropénica** (MIR 2011-2012, P036; MIR 2013-2014, P082).

En la Tabla 6-7 se recogen los síntomas y signos de alto y bajo riesgo de CCR (MIR 2006-2007, P018; MIR 2007-2008, P134; MIR 2010-2011, P001; MIR 2010-2011, P003).

Tabla 6-7. Manifestaciones clínicas de alto y bajo riesgo de cáncer colorrectal

Síntomas/signos de alto riesgo de CCR	Síntomas/signos de bajo riesgo de CCR
Rectorragia con cambio del ritmo deposicional (frecuencia aumentada o menor consistencia)	Cambio del ritmo deposicional (frecuencia aumentada o menor consistencia)
Rectorragia sin síntomas anales (picor, escozor o dolor anal)	Rectorragia con síntomas anales (picor, escozor o dolor anal)
Masa abdominal o rectal palpable	
Obstrucción intestinal	Dolor abdominal sin signos de obstrucción intestinal

CCR: cáncer colorrectal.

En función de dónde se localice el cáncer de colon, la clínica puede ser variable (Fig. 6-18). Las **neoplasias del colon izquierdo** suelen cursar con alteraciones del ritmo de deposición y producir cuadros de obstrucción intestinal al ser la parte más estrecha del colon. Por el contrario, las **neoplasias del colon derecho o ascendente** son más propensas a sangrar, siendo una causa de anemia crónica o ferropenia.

En cualquier caso, ante la sospecha de un CCR la prueba diagnóstica ideal es la **colonoscopia,** que permite la visualización directa de la lesión y la toma de biopsias para la confirmación histológica. Debe existir afectación de la muscular de la mucosa para hablar de CCR (MIR 2003-2004, P234; MIR 2010-2011, P004). En caso de no poder realizarse colonoscopia, hay pruebas alternativas como el enema opaco y la colono-TC («colonoscopia virtual»), pero no permiten el estudio histológico. Además, la colonoscopia permite la implantación de prótesis autoexpandibles como tratamiento de los tumores oclusivos de colon.

En las personas que tengan familiares con CCR debe realizarse también un seguimiento distinto al de la población general para intentar detectar las lesiones precursoras (adenomas) o, al menos, el diagnóstico precoz del CCR (Fig. 6-19).

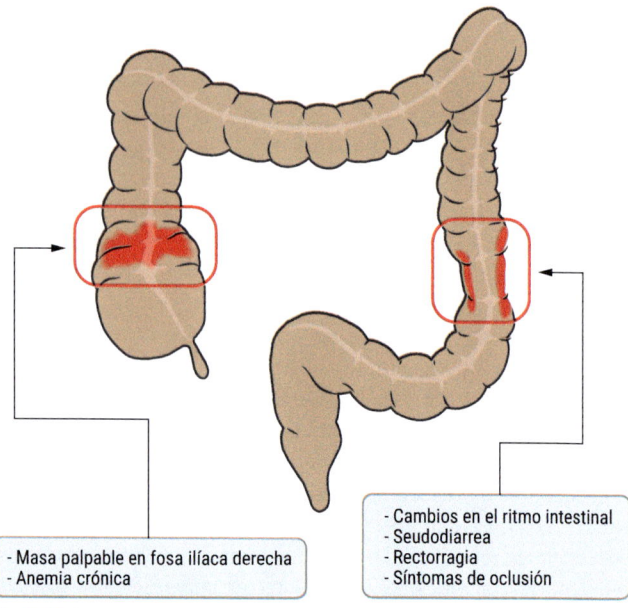

- Masa palpable en fosa ilíaca derecha
- Anemia crónica

- Cambios en el ritmo intestinal
- Seudodiarrea
- Rectorragia
- Síntomas de oclusión

Fig. 6-18 | Manifestaciones clínicas del cáncer de colon.

3.4.3. Estadificación

En un primer lugar hay que realizar una TC toracoabdominopélvica para descartar la presencia de metástasis (se puede sustituir eventualmente por ecografía abdominal y radiografía de tórax). En el caso de tumores de recto hay que añadir, además, la realización de una resonancia pélvica o de una ecoendoscopia endorrectal, por sus implicaciones en el tratamiento, como veremos más adelante. Asimismo, dada la particular vascularización del recto por las hemorroidales, puede metastatizar en pulmón sin afectación hepática (**MIR 2004-2005, P005**).

En general se usa la clasificación TNM para la estadificación de los tumores colorrectales (**Tabla 6-8**).

3.4.4. Tratamiento

El pilar del tratamiento del CCR es la cirugía. Dos consideraciones son importantes a la hora de estudiar el tratamiento del CCR. Por un lado, que el tratamiento del cáncer de colon y el del cáncer de recto son muy diferentes; por otro, que actualmente los tratamientos con dianas terapéuticas (con anticuerpos monoclonales) están cambiando radicalmente el pronóstico de los pacientes con metástasis (estadio IV) aumentando significativamente la supervivencia.

La supervivencia media a 5 años ronda el 55-65 %, que varía en función del estadio tumoral: con estadio I, II, III y IV de acuerdo a la clasificación TNM, la supervivencia a 5 años es de 95-100 %, 70-85 %, 50-70 % y 5-15 %, respectivamente.

El **pronóstico** se ve ensombrecido en los tumores con complicaciones locales (obstrucción, perforación), edad avanzada, pobre diferenciación celular, invasión vascular, antígeno carcinoembrionario (CEA) basal elevado y alteraciones moleculares (como sobreexpresión de p53 e hipometilación) (**MIR 2009-2010, P233**; **MIR 2017-2018, P078**).

3.4.4.1. Tratamiento del cáncer de colon no metastásico

El tratamiento de elección es la **cirugía,** que consiste en la resección del tramo donde se encuentra la lesión con márgenes de seguridad y los ganglios de la zona. Dependiendo de la localización de la lesión, la anatomía vascular obliga a determinadas resecciones:

✔ Ciego o colon ascendente: hemicolectomía derecha y anastomosis ileocólica.
✔ Colon transverso: hemicolectomía derecha ampliada (hasta ángulo esplénico) y anastomosis ileocólica.
✔ Ángulo esplénico y colon descendente: hemicolectomía izquierda y anastomosis del colon transverso con recto.
✔ Sigma: resección segmentaria y anastomosis término-terminal.

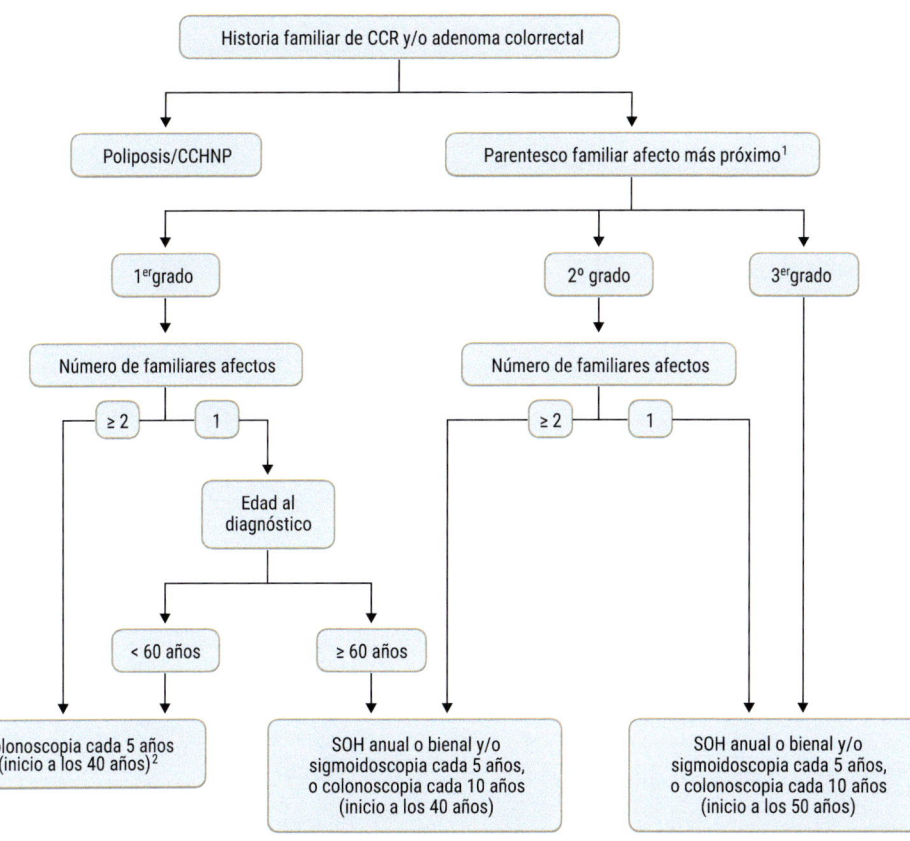

Fig. 6-19 | Algoritmo de seguimiento en personas con antecedentes familiares de cáncer colorrectal. CCHNP: cáncer colorrectal hereditario no asociado a poliposis; CCR: cáncer colorrectal; SOH: sangre oculta en heces.

[1]Familiares de primer grado: padres, hermanos e hijos; segundo grado: abuelos, tíos y sobrinos; tercer grado: bisabuelos y primos
[2]Inicio del cribado a los 40 años o 10 años antes de la edad de diagnóstico del familiar afecto más joven (lo primero que ocurra)

Tabla 6-8. Clasificación TNM y estadios del cáncer colorrectal

Tumor primario (T)	
TX	No puede ser determinado
T0	No hay evidencia de tumor primario
Tis	Carcinoma *in situ*
T1	Invasión submucosa
T2	Invasión de la *muscularis* propia
T3	Invasión de la grasa pericólica o perirrectal antes de invadir el peritoneo visceral
T4a	Invasión de la superficie del peritoneo visceral
T4b	Invade o se adhiere a estructuras u órganos vecinos

Ganglios regionales (N)	
NX	No pueden ser determinados
N0	Ausencia de metástasis ganglionares
N1	Afectación de 1-3 ganglios
N2	Afectación de 4 o más ganglios
N2a	Afectación de 4-6 ganglios
N2b	Afectación de 7 o más ganglios

Metástasis a distancia (M)	
M0	No metástasis a distancia
M1	Metástasis a distancia
M1a	Metástasis confinadas a una localización
M1b	Más de un órgano o peritoneo

Estadio	T	N	M	Dukes
0	Tis	N0	M0	-
I	T1	N0	M0	A
	T2	N0	M0	A
IIA	T3	N0	M0	B
IIB	T4a	N0	M0	B
IIC	T4b	N0	M0	B
IIIA	T1-T2	N1	M0	C
	T1	N2a	M0	C

Tabla 6-8. Clasificación TNM y estadios del cáncer colorrectal				(Cont.)
Estadio	T	N	M	Dukes
IIIB	T3-T4a	N1	M0	C
	T2-T3	N2a	M0	C
	T1-T2	N2b	M0	C
IIIC	T4a	N2a	M0	C
	T3-T4a	N2b	M0	C
	T4b	N1-N2	M0	C
IVA	Cualquier T	Cualquier N	M1a	-
IVB	Cualquier T	Cualquier N	M1b	-

Hay una tendencia cada vez mayor al uso de la **cirugía laparoscópica,** que permite igualmente una cirugía oncológica segura y efectiva (MIR 2008-2009, P022).

Cuando en la pieza de resección existen ganglios con invasión tumoral (estadio III) o afectación de las capas profundas del colon (estadio II) se recomienda la administración de **quimioterapia adyuvante** (MIR 2017-2018, P186) (generalmente 5-fluorouracilo, capecitabina, oxaliplatino o irinotecán) (MIR 2003-2004, P019).

 Todos los fármacos que terminan en *-mab* son anticuerpos monoclonales (Del ingles: *-mab: monoclonal antibody*).

3.4.4.2. Tratamiento del cáncer de colon metastásico

El tratamiento fundamental es la **quimioterapia,** que, como hemos dicho, actualmente consigue supervivencias prolongadas y se espera mejorar las tasas actuales del 15 % a 5 años. Se suelen utilizar los mismos fármacos que en la adyuvancia: generalmente 5-fluorouracilo, capecitabina, oxaliplatino o irinotecán. Cuando los tumores expresan los receptores correspondientes, se utilizan los anticuerpos monoclonales como cetuximab (anti-EGFR), que puede producir un *rash* cutáneo acneiforme directamente proporcional a la eficacia antitumoral (MIR 2011-2012, P123) y bevacizumab (anti-VEGF), que han demostrado aumentos importantes en la supervivencia (MIR 2009-2010, P126).

En determinados pacientes seleccionados, con metástasis hepáticas únicas o en número escaso (menos de cuatro), se puede utilizar la **quimioterapia en neoadyuvancia,** identificando a los pacientes respondedores en los que se puede intentar una cirugía de rescate con metastasectomía inicial (terapia inversa) y posteriormente la cirugía del colon con intención curativa (MIR 2003-2004, P251).

3.4.4.3. Tratamiento del cáncer de recto

Existen dos **diferencias fundamentales con el cáncer de colon:**

✔ **Técnica quirúrgica:**
  - Tumores a una distancia de más de 10 cm del ano: resección anterior y anastomosis colorrectal.
  - Tumores a una distancia de 5-10 cm del ano: resección anterior baja, con anastomosis colorrectal (con el manguito rectal remanente).
  - Tumores a una distancia de menos de 5 cm del ano: amputación abdominoperineal de Miles (sigma, recto, esfínteres y ano) con colostomía permanente.
✔ **Neoadyuvancia:** la **radioquimioterapia** previa al tratamiento quirúrgico ha demostrado disminuir de forma significativa la recurrencia locorregional y permite rescatar algunos pacientes evitándoles la amputación abdominoperineal. Está indicada en tumores grandes (T3/T4) o con ganglios afectos (por ello es necesaria la RM pélvica o la ecoendoscopia) (MIR 2009-2010, P038).

3.4.4.4. Tratamiento en situaciones clínica s especiales

Estos tratamientos anteriormente expuestos pueden variar significativamente en determinadas situaciones clínicas:

✔ **Obstrucción colónica:** que generalmente se produce en el colon izquierdo y es una situación de urgencia:
  - Pacientes con comorbilidades importantes o afectación metastásica: se recomienda la implantación de una prótesis de colon para solucionar la obstrucción y planear, diferidamente, el tratamiento definitivo.
  - Pacientes con buen estado general y metástasis: se puede plantear la prótesis o directamente cirugía de Hartmann, que consiste en una colostomía temporal y reconstrucción posterior.
✔ **Perforación intestinal:** nuevamente es una urgencia, la indicación es la cirugía de Hartmann.

✔ **Microcirugía endoscópica transanal:** es una cirugía mínimamente invasiva reservada para tumores T1 y T2 sin afectación ganglionar en pacientes con comorbilidades importantes, ya que al no realizarse linfadenectomía puede aumentar el riesgo de recurrencia locorregional (MIR 2014-2015, P037; MIR 2008-2009, P018).

4. Divertículos

Es un tema muy rentable, ya que es bastante fácil y corto de estudiar y muchos años cae alguna pregunta. Hay que tener claro la diferencia entre diverticulitis aguda y sangrado diverticular.

4.1. Clínica

Los divertículos son herniaciones de pequeño tamaño de la mucosa, submucosa y serosa del colon, que se adquieren a lo largo de la vida.

Existen divertículos congénitos, que se diferencian por que son herniaciones de toda la pared intestinal. Estos pueden aparecer en todo el tubo digestivo. El divertículo congénito más característico es el **divertículo de Meckel,** que consiste en la persistencia del conducto onfalomesentérico y que se puede inflamar o causar hemorragia, siendo necesaria la extirpación quirúrgica como tratamiento (Fig. 6-20).

Los divertículos de colon (**diverticulosis**) son en su mayoría asintomáticos y, por tanto, un hallazgo casual, pero **cuando producen sintomatología lo hacen de dos formas características:**

✔ **Hemorragia:** cualquier divertículo puede sangrar y lo puede hacer profusamente, siendo una de las causas más frecuentes de hemorragia digestiva baja que se atienden en los servicios de urgencia. Suele aparecer en mayores de 65 años y se manifiesta como rectorragia o hematoquecia. Los divertículos del colon derecho son más propensos a sangrar.

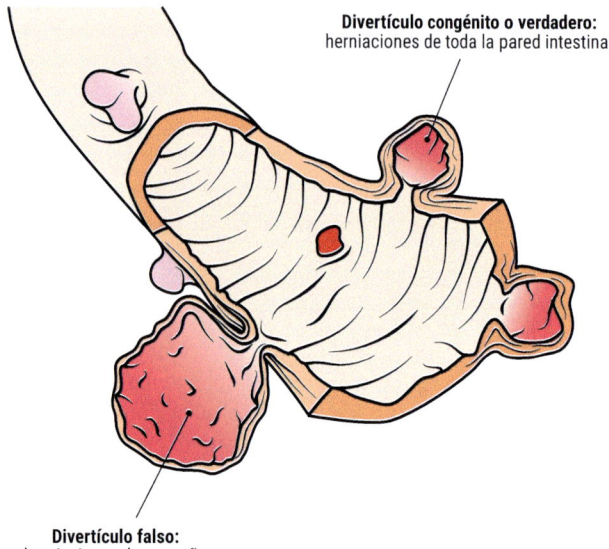

Divertículo congénito o verdadero:
herniaciones de toda la pared intestinal

Divertículo falso:
herniaciones de pequeño tamaño de la mucosa, submucosa y serosa del colon

Fig. 6-20 | Divertículos de colon.

✔ **Diverticulitis:** es la inflamación aguda de uno o varios divertículos, la mayor parte de las veces debida a la obstrucción por un fecalito. Los divertículos más propensos a complicarse de esta manera son los ubicados en colon izquierdo (sigma). Producen **dolor progresivo** en la zona afectada (generalmente fosa ilíaca izquierda), fiebre, signos de irritación peritoneal y, en los casos más graves, perforación intestinal y peritonitis.

✔ **Enfermedad diverticular sintomática no complicada.** Se trata de una forma clínica novedosa en la que los divertículos dan síntomas sin ser hemorragia ni diverticulitis. Los síntomas son hinchazón, molestias, dolor abdominal, leve alteración de ritmo intestinal. Se cree que se debe a microinflamación producida por bacterias que se acantonan en los divertículos. Para el tratamiento de esta forma clínica se utiliza la rifaximina, que es un antibiótico no absorbible, en ciclos de 7 días al mes (MIR 2018-2019, P013; MIR 2020-2021, P150).

La diverticulitis no suele cursar con rectorragia (MIR 2007-2008, P020; MIR 2008-2009, P138).

La diverticulitis aguda simula una apendicitis pero del lado izquierdo.

4.2. Diagnóstico

La mayoría de las veces los divertículos se diagnostican de forma incidental en una colonoscopia, enema opaco o TC. Cuando son sintomáticos varía el proceder diagnóstico:

✔ **Hemorragia:** lo ideal en estos casos es realizar el diagnóstico mediante **colonoscopia,** ya que, además, permite realizar el tratamiento mediante esclerosis del divertículo sangrante. Sin embargo, en no pocas ocasiones esto no es posible; bien por la cantidad de la hemorragia que impide la visualización óptica o bien por la inestabilidad hemodinámica del paciente. Se recurre entonces a la realización de una **angio-TC,** que permite visualizar los divertículos y el punto sangrante.

✔ **Diverticulitis:** la sospecha clínica de una diverticulitis aguda **contraindica la realización de una colonoscopia y el enema de contraste baritado** (MIR 2005-2006, P018), pues la insuflación de aire puede favorecer la perforación intestinal. En estos casos se recurre a las pruebas de imagen, la ecografía y la TC, que permite, además, detectar complicaciones asociadas como abscesos, perforación, fístulas (colovesical la más frecuente) (MIR 2003-2004, P016; MIR 2011-2012, P041) u obstrucción intestinal.

4.3. Tratamiento

Si son asintomáticos no precisan tratamiento, aunque se recomienda la ingestión de fibra para prevenir las complicaciones. En caso contrario:

✔ **Hemorragia:** el tratamiento es inicialmente conservador, pues en la mayoría de los casos el sangrado es autolimitado. Hay que controlar los factores predisponentes a la hemorragia (retirar antiagregación o anticoagulación si es factible), estabilizar hemodinámicamente al paciente y transfundir si es necesario. Si no cede el sangrado, se procede a la realización de una colonoscopia para la esclerosis del punto sangrante (MIR 2008-2009, P005). En casos de sangrado masivo puede ser necesario la embolización mediante radiología intervencionista y, en último extremo, la cirugía, con resección del segmento sangrante. Si no se identifica el punto de sangrado puede ser necesario, incluso, la realización de una colectomía (respetando el recto, donde no hay divertículos).

✔ **Diverticulitis:** los pilares del tratamiento son el reposo intestinal y la antibioterapia (aunque hay una tendencia reciente a manejar de forma ambulatoria los casos leves con antibióticos orales y dieta blanda) (MIR 2007-2008, P022). Si aparecen complicaciones (MIR 2013-2014, P080):

⌀ Abscesos: si son mayores de 3-4 cm se requiere drenaje para su tratamiento, bien percutáneo o quirúrgico. En algunos centros el punto de corte que se utiliza son 5 cm pero esto depende del estado del paciente, comorbilidades, experiencia del equipo médico. Los de menor tamaño se pueden tratar con antibióticos de forma exclusiva.

⌀ Perforación: cirugía urgente, resección del segmento afecto y colostomía de descarga (Hartmann); en casos seleccionados sin peritonitis fecaloidea se podría intentar la anastomosis primaria.

⌀ Diverticulitis de repetición: la tendencia era la cirugía con resección del segmento afecto y anastomosis primaria. Actualmente se es más conservador; parece que el tratamiento con antibióticos no absorbibles (rifaximina) disminuye el número de recidivas (MIR 2018-2019, P013). Sin embargo, si aparecen complicaciones asociadas a los episodios repetidos de diverticulitis (estenosis inflamatorias), a pesar de la profilaxis con rifaximina, el tratamiento es sigmoidectomía (MIR 2021-2022, P143).

5. Patología perianal

Tema algo farragoso del que suele caer una pregunta cada 2 años, pero en general son preguntas sencillas. Saberlo bien lleva su tiempo, por lo que debes valorar «sacrificarlo» si el tiempo apremia.

5.1. Anatomía y fisiología

El ano es el conducto final del colon hacia el exterior. Se forma por dos músculos, el esfínter anal **interno,** con inervación vegetativa y por tanto de control inconsciente, y el esfínter anal **externo,** que se controla voluntariamente mediante el sistema nervioso somático (nervio pudendo) (MIR 2014-2015, P045). En la defecación se produce un **descenso del suelo pélvico** para dejar avanzar el contenido fecal y la **relajación de ambos esfínteres.**

5.2. Evaluación funcional

Comprende la anamnesis dirigida, los métodos de visualización directa y diversas técnicas exploratorias:

✔ **Anamnesis:** hay que preguntar por síntomas como dolor, sangrado, supuración y tenesmo. Además, es necesario interrogar sobre la frecuencia y consistencia de las heces (escala de Bris-

tol, Fig. 6-21: figura meramente informativa, nunca la han preguntado en el examen MIR), así como por la presencia de incontinencia o estreñimiento.

✔ **Visualización directa:** mediante anuscopio. La colonoscopia no evalúa de forma correcta el canal anal.

✔ **Técnicas:**

⌀ Ecoendoscopia endorrectal: permite evaluar la morfología de los esfínteres anales y su integridad. También ayuda a la caracterización de las fístulas (MIR 2008-2009, P019).

⌀ RM pélvica: en abscesos, tumores y fístulas.

⌀ Manometría anal: cuantifica las presiones de los esfínteres anales.

⌀ Test de defecación: estudia la coordinación en la defecación.

⌀ Estudios electrofisiológicos: valoran la inervación (especialmente de los nervios pudendos).

5.3. Incontinencia anal

Es una de las patologías del suelo pélvico y consiste en la pérdida involuntaria de material fecal por el ano. La **causa más frecuente** es la lesión obstétrica durante el parto; se daña el esfínter anal externo e inicialmente no produce clínica al compensarse con el interno. Con la edad (60-70 años), los músculos pierden fuerza y aparece la clínica.

Para el **diagnóstico** es necesaria una cuidadosa evaluación funcional que determine si la lesión es anatómica o funcional, pues el tratamiento cambia radicalmente.

5.3.1. Tratamiento médico

El tratamiento médico es útil en los casos de incontinencia anal de tipo funcional **por pérdida de fuerza de los esfínteres o por lesión nerviosa.**

Existen numerosos **ejercicios que fortalecen el suelo pélvico** y mejoran la continencia, como los ejercicios de Kegel. En casos más graves se utilizan las técnicas de *biofeedback*: se le coloca al

Tipo 1	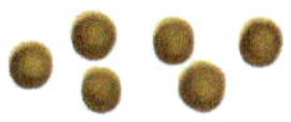	Pedazos duros separados, como nueces (difíciles de excretar)
Tipo 2	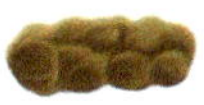	Con forma de salchicha pero llena de bultos
Tipo 3	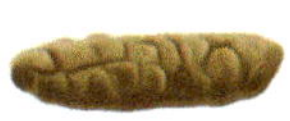	Como una salchicha pero con rajaduras en la superficie
Tipo 4	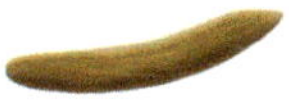	Como una viborita, suave y blanda
Tipo 5	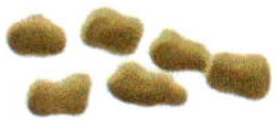	Pedazos blandos con bordes claros (se excretan fácilmente)
Tipo 6	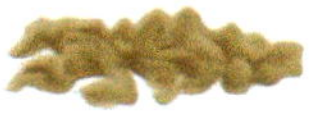	Pedazos blandos con bordes deshechos
Tipo 7	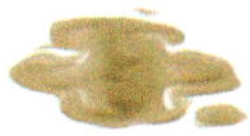	Aguado, sin trozos sólidos. Enteramente líquido

Fig. 6-21 | Escala de heces de Bristol.

paciente un sensor que detecta los ejercicios y movimientos del suelo pélvico y los transforma en una señal visual o sonora. El paciente aprende a realizar los ejercicios correctamente aunque tenga la sensibilidad disminuida. También se utiliza la **estimulación nerviosa**.

Afortunadamente, cada vez hay una mayor conciencia de este problema y en muchas de las unidades obstétricas se crean unidades del suelo pélvico con el objeto de la detección y tratamiento precoz de esta patología.

5.3.2. Tratamiento quirúrgico

Es el tratamiento indicado en caso de **alteración anatómica** de los esfínteres con función nerviosa conservada. Consiste, en la mayoría de los casos, en la **esfinteroplastia** (MIR 2011-2012, P042).

5.4. Estreñimiento

Es prácticamente una pandemia. Su forma de expresión es múltiple pues, aunque se considera ritmo normal entre tres veces al día y tres veces a la semana, la sensación de dificultad al defecar o de no realizarlo a un ritmo adecuado también es definitoria de estreñimiento.

El **diagnóstico** es clínico y se debe preguntar por los **síntomas de alarma habituales** (aparición reciente, tenesmo, rectorragia, pérdida de peso, anemia, etc.), por si fuera necesaria una **colonoscopia**.

La **evaluación funcional** puede comprender el estudio de los esfínteres o la realización de un **tiempo de tránsito colónico**, que es diagnóstico de estreñimiento funcional.

El **tratamiento** son los hábitos dietéticos (agua, ejercicio y fibra), siendo a veces necesario el uso de laxantes. Parece que los laxantes osmóticos, en particular los que se componen de polietilenglicol, son los que mejor efecto tienen a medio-largo plazo.

5.5. Fisuras anales

Son desgarros de la piel del ano, que se localizan en más del **90 % de los casos en la parte posterior** (MIR 2022-2023, P134) (sólo un 10 % son anteriores) (Fig. 6-22). Se dividen en agudas y crónicas según el tiempo de evolución, siendo el punto de corte para diferenciarlas, 8 semanas (MIR 2023-2024, P018). Como consecuencia se produce un espasmo muy intenso del **esfínter anal interno** que origina un intenso dolor punzante y lancinante al defecar. Aparece miedo a defecar por el dolor, por lo que se genera estreñimiento. Se establece así un círculo vicioso: más dolor → evita la defecación → más estreñimiento → más fuerza para hacer deposición → más dolor → más estreñimiento... (MIR 2005-2006, P019).

 Ante una fisura que se localice en un sitio atípico (margen anterior del ano), pensar en enfermedad de Crohn.

El **tratamiento** se basa en evitar el estreñimiento y el uso de

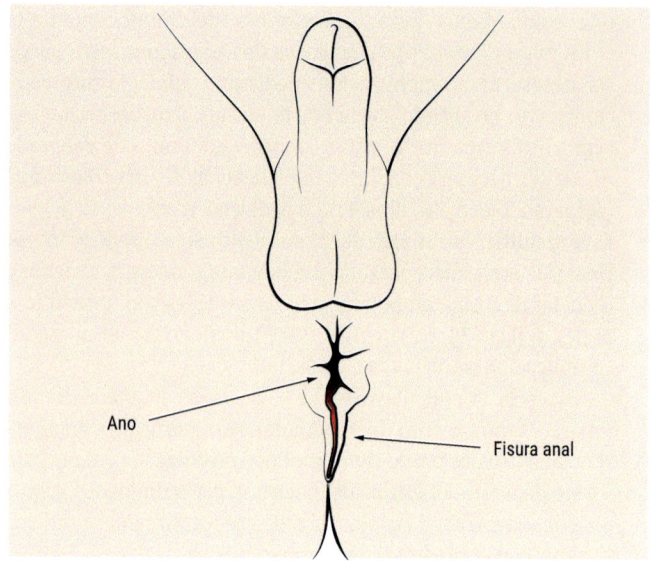

Fig. 6-22 | Fisura anal.

lubricantes, pomadas con nitratos que relajen el esfínter anal y toxina botulínica. Si no responde, se debe tratar con cirugía mediante esfinterotomía lateral interna (ELI).

5.6. Fístulas y abscesos perianales

Una fístula perianal es una comunicación que va desde el interior del conducto anal o rectal a la piel de la región perianal, por donde se nota salida de material fecal. Se originan frecuentemente en un absceso.

La **relación entre el trayecto fistuloso y los esfínteres es muy importante**, y las fístulas se clasifican en función de ello (Fig. 6-23).

 Truco (regla de Goodsall):
- ✔ Orificios por delante del ano = trayecto anterior no complejo: corto y recto. Excepción: si el orificio anterior está alejado más de 3 cm del ano, el orificio interno estará en la parte posterior del ano.
- ✔ Orificios por detrás del ano = trayecto largo, curvo y más complejo.

El **tratamiento** consiste en la apertura del trayecto fistuloso (fistulotomía). Hay que identificar bien qué tipo de fístula es para no lesionar los esfínteres del ano.

Los **abscesos anorrectales** son infecciones de las glándulas anales producidas por bacterias; resultan de la abscesificación aguda de una fístula anorrectal crónica. Tienen alto riesgo de recurrencia. Al igual que las fístulas, pueden ser simples si están cerca de la piel superficial o muy complejos si se localizan más profundos y afectan a varios planos musculares (v. Fig. 6-23). El más frecuente es el **absceso perianal**. Se localiza por debajo de la piel que rodea al ano, y cursa con fiebre y con signos de infección locales (calor, dolor, eritema, hinchazón). El **tratamiento** es quirúrgico mediante drenaje externo (MIR 2023-2024, P137; MIR 2017-2018, P226; MIR 2008-2009, P020).

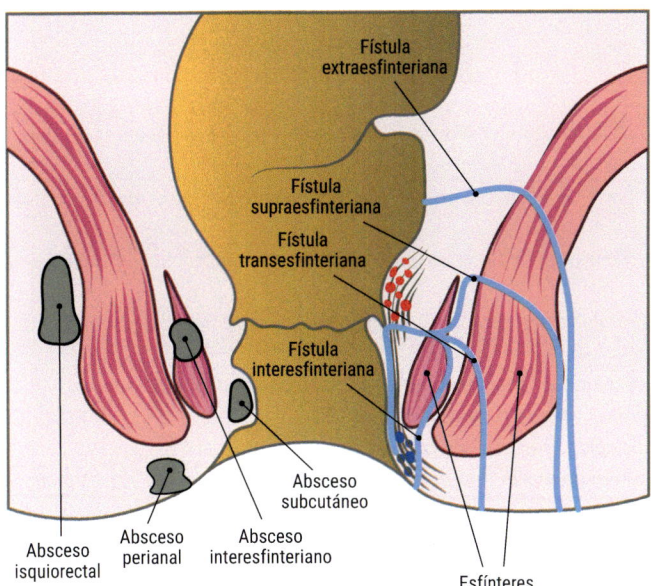

Fig. 6-23 | Localización anatómica de los abscesos y tipos de fístulas.

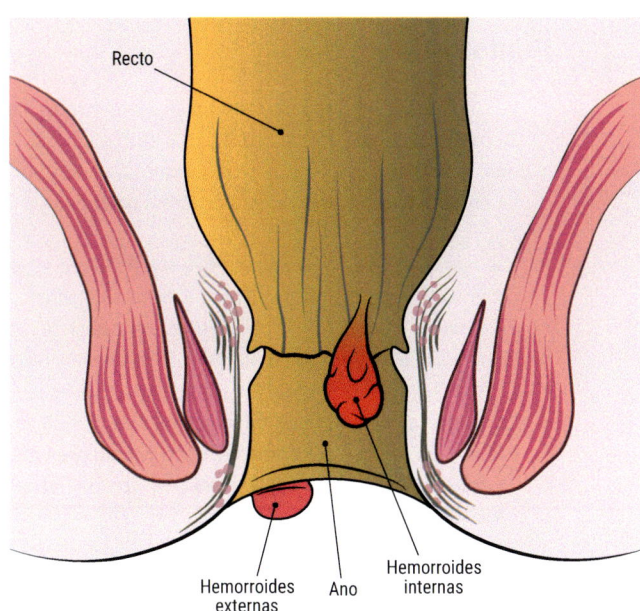

Fig. 6-24 | Hemorroides internas y externas.

 El absceso anorrectal es la forma aguda de una fístula anorrectal.

5.7. Hemorroides

Todos tenemos venas hemorroidales en el ano (Fig. 6-24), sin embargo, en algunos casos generan clínica que puede variar entre dolor, molestia, sangrado hemorroidal y trombosis hemorroidal. La trombosis hemorroidal cursa con un dolor tipo punzada muy intenso y de días de duración. Hay cuatro grados de hemorroides, que se muestran en la Tabla 6-9 (MIR 2006-2007, P019).

 Nunca se puede atribuir una rectorragia a un sangrado hemorroidal de entrada. Es necesario realizar una colonoscopia para descartar otras causas: divertículos, angiodisplasias, pero sobre todo neoplasias de colon.

En el tratamiento de las hemorroides hay que diferenciar entre:

- Episodio agudo: AINE, baños de asiento, pomadas con corticoides y anestésicos en caso de persistencia de la sintomatología. En caso de una trombosis hemorroidal que no se resuelva con las medidas iniciales antes descritas se debe realizar una pequeña incisión sobre la hemorroide para extraer el coagulo (trombectomía).
- De mantenimiento: mantener una buena higiene, evitar el estreñimiento con dieta rica en fibra.

En caso de que aparezcan síntomas muy frecuentemente o bien se controlen mal con el tratamiento médico existen varias

técnicas quirúrgicas para el tratamiento de las hemorroides: esclerosis, bandas, láser, etc.

 Las venas rectales medias e inferiores drenan directamente a la cava (y no al territorio portal como las superiores, que drenan en la mesentérica inferior) (MIR 2008-2009, P238), por lo que los tumores del tercio inferior del recto no producen metástasis hepáticas sino pulmonares.

5.8. Cáncer de ano

Es una neoplasia muy rara. Puede ser de la parte glandular del ano (**adenocarcinoma**) o de la parte del epitelio escamoso del ano (**epidermoide**), siendo el segundo (el epidermoide o espinocelular) el más frecuente. El prurito es el síntoma más frecuente. Ambos son de tratamiento quirúrgico.

Tabla 6-9. Clasificación de las hemorroides	
Grado	**Descripción**
Grado 1	Hemorroides no prolapsadas (permanecen en el recto)
Grado 2	Prolapsan durante la defecación pero se reducen espontáneamente
Grado 3	Prolapsan durante cualquier esfuerzo y precisan de la reducción manual
Grado 4	Hemorroides permanentemente prolapsadas

Puntos clave

- La enfermedad inflamatoria intestinal es una patología **sistémica.**
- La **colitis ulcerosa** se caracteriza por la afectación colónica, y su síntoma característico es la **diarrea con sangre.** No fistuliza porque afecta a la mucosa.
- La **enfermedad de Crohn** afecta de forma **parcheada** a cualquier parte del aparato digestivo y es **fistulizante** porque la afectación es transmural.
- Las manifestaciones extraintestinales son más frecuentes en la enfermedad de Crohn excepto el pioderma gangrenoso y el colangio-carcinoma, que son más frecuentes en la colitis ulcerosa.
- El pioderma gangrenoso, la colangitis esclerosante, la uveítis, la sacroileítis o espondilitis anquilosante y la enfermedad perianal tienen un curso independiente de la actividad inflamatoria intestinal.
- El tratamiento de los **brotes** se basa fundamentalmente en los **corticoides** y el **mantenimiento** en fármacos **inmunomoduladores.**
- La cirugía se reserva para el tratamiento de las complicaciones y para el fracaso del tratamiento médico.
- Los pólipos de colon **adenomatosos** son **precursores del cáncer de colon.** Precisan ser extirpados.
- Se debe realizar **cribado poblacional** de pólipos en las personas de **riesgo medio** (mayores de **50 años** sin antecedentes familiares de cáncer de colon).
- Las **poliposis** son entidades diversas en las que se asocia presencia de **múltiples pólipos** en el colon con **riesgo incrementado de cáncer** (digestivo o extradigestivo).
- El síndrome de **Lynch** es la **principal entidad del CCR no asociado a poliposis** y debe sospecharse en caso de familiar con cáncer de colon **antes de los 50 años de edad.**
- El cáncer de colon debe sospecharse en toda persona con **rectorragia o anemia ferropénica.**
- El pilar del **tratamiento** del CCR es la **cirugía.**
- **La adyuvancia y la neoadyuvancia** han **mejorado** sensiblemente el **pronóstico** de los pacientes con CCR.
- La **radioquimioterapia** está recomendada en los pacientes con cáncer de recto en tumores grandes **(T3/T4) o con ganglios afectos.**
- Los **divertículos** de colon pueden causar **hemorragia o inflamación** (diverticulitis).
- El diagnóstico se realiza por **colonoscopia** (no hacer en caso de sospecha de diverticulitis) o por pruebas de **imagen.**
- El tratamiento depende de la situación clínica, siendo conservador inicialmente y reservando la cirugía para las complicaciones.
- Ante cualquier patología perianal es necesaria una cuidadosa anamnesis y evaluación funcional.
- La **incontinencia fecal** no es normal y requiere tratamiento médico y/o quirúrgico.
- El **estreñimiento** puede ser un síntoma de alarma de un cáncer de colon.
- Las **fístulas** pueden ser complejas y requerir tratamiento quirúrgico.
- La **patología hemorroidal es muy frecuente** y, aunque es causa habitual de rectorragia, no se puede atribuir el sangrado a las hemorroides hasta que se hayan descartado patologías más importantes.

La enfermedad en las personas mayores

Orientación MIR

Este es un capítulo muy importante y que ha generado gran número de preguntas MIR. Prácticamente todos los años se incluye en el examen alguna pregunta sobre algún síndrome geriátrico, y en los últimos años se incluye siempre alguna pregunta sobre fragilidad y sobre sarcopenia, conceptos que hay que saber diferenciar. Como puede verse por las preguntas referenciadas, el delírium aparece casi todos los años. Del resto de los síndromes geriátricos casi todos los años hay alguna pregunta. Por ello, es aconsejable un buen conocimiento de estos síndromes.

1. Características de la enfermedad en los mayores

Debido al proceso de envejecimiento ya comentado, las enfermedades no se comportan de igual manera en los sujetos mayores que en los adultos jóvenes. Los mayores tienen algunos cambios fisiológicos, no sólo cuantitativos sino también cualitativos, que explican estas diferencias. Las enfermedades, cuando asientan en individuos mayores, pueden tener rasgos nosológicos diferentes. Esto puede hacer que la propia definición nosológica de una enfermedad sea menos precisa, al estar basada, generalmente, en estudios realizados en personas más jóvenes y rara vez en investigaciones específicas en los mayores. Esto hace que en algunos casos se considere que la que aparece en el anciano sea una entidad nosológica diferente, al menos en parte, de la que se presenta en el joven. Sin embargo, no son enfermedades diferentes, lo que cambia es la forma de manifestarse la enfermedad en función del individuo en el que se asienta. La frecuencia de los signos y síntomas de una enfermedad dada varía con la edad, y los mismos instrumentos diagnósticos y los medios terapéuticos se utilizan en los mayores de forma distinta (**MIR 2018-2019, P212**). Por otro lado, el deterioro de una función fisiológica puede afectar a la susceptibilidad ante una enfermedad; por ejemplo, los cambios en la respuesta inmunitaria pueden contribuir a una mayor incidencia de ciertas infecciones en el anciano.

Además, aunque las determinaciones analíticas más habituales (glucosa, enzimas hepáticas, hormonas tiroideas, electrólitos) no muestran cambios en el sujeto adulto, las pruebas diagnósticas deben también utilizarse de forma especialmente juiciosa en el mayor para descartar o confirmar sospechas clínicas previas. Existen diferencias significativas en la sensibilidad y la especificidad de las pruebas diagnósticas, cuyo valor predictivo varía en cada situación individual. En muchos casos ni siquiera existen rangos de normalidad bien aceptados en el mayor, consecuencia en parte de la escasez de estudios y en parte de la dificultad para definir la situación de normalidad en el envejecimiento (**MIR 2018-2019, P212**).

Las características fundamentales de la enfermedad en el mayor son:

- La cronicidad.
- La pluripatología.
- El deterioro funcional.
- La presentación atípica de las enfermedades.
- La presencia de síndromes geriátricos.

- La enfermedad puede tener características nosológicas diferentes en los mayores.
- La variabilidad aumenta con la edad: los mayores son por definición muy heterogéneos.

1.1. Cronicidad

La cronicidad o prolongación en el tiempo de una enfermedad es inevitable siempre que existan enfermedades que, apareciendo a cualquier edad, no se puedan curar, pero tampoco causen, al menos de forma rápida, la muerte del individuo. La medicina moderna cada vez es más capaz de evitar o retrasar la muerte derivada de muchas enfermedades, aunque es incapaz de curarlas por completo o hacerlo sin secuelas. Esto explica la acumulación de enfermedades en el mayor.

1.2. Pluripatología

Una consecuencia de la cronicidad es la pluripatología o coexistencia de varias enfermedades en un solo individuo y por tanto su presencia en los ancianos es muy frecuente. Los mayores presentan un elevado número de procesos crónicos que periódicamente, pueden mostrar reagudizaciones y condicionar ingresos hospitalarios.

La acumulación de enfermedades a lo largo de la vida hace que una de las principales características del proceso de enfermedad en los ancianos sea su presentación agrupada, en forma de multimorbilidad, y no de manera aislada, como ocurre en poblaciones de adultos jóvenes, y en numerosas ocasiones se produce con patrones fijos de acumulación, o *clusters*, de enfermedades crónicas.

La pluripatología dificulta el diagnóstico de muchas maneras (por ejemplo, cuando un síntoma relacionado con el esfuerzo no aparece porque otra enfermedad limita la realización de esfuerzos) y dificulta también el tratamiento (por ejemplo, mediante las interacciones o los efectos secundarios de los medicamentos). Las propias enfermedades interactúan entre sí agravando o protegiendo una enfermedad a la otra.

La presencia de enfermedades crónicas concurrentes puede empeorar el pronóstico, favorecer la presencia y la gravedad del deterioro funcional, provocar la aparición de yatrogenia farmacológica, así como aumentar el riesgo de muerte. Por ello, en vez de intentar un manejo adecuado de cada enfermedad de manera individual, la presencia de pluripatología obliga a realizar un abordaje integral e individualizado de cada paciente que permita efectuar un adecuado diagnóstico de todos sus problemas para evitar interacciones farmacológicas, interacciones fármaco-enfermedad y el deterioro funcional y de la calidad de vida del paciente.

1.3. Deterioro funcional

En los ancianos las enfermedades pueden producir un deterioro funcional y cognitivo, aunque no sean enfermedades graves. Esto no suele producirse cuando es un adulto joven el que enferma. Además, la gravedad de una enfermedad no siempre se correlaciona con el deterioro funcional que causa. Por ello, el deterioro funcional y cognitivo debe evaluarse de manera independiente de la enfermedad que los ha causado. No es raro que un paciente mayor ingrese en el hospital por un problema médico determinado, que este problema se maneje con éxito con todos los medios diagnósticos y terapéuticos disponibles y que, sin embargo, durante este tiempo se favorezca su deterioro funcional de tal forma que se exponga a ese paciente (teóricamente curado) a una espiral de dependencia. Por ejemplo, un paciente ingresa en el hospital por una neumonía. Durante el ingreso se mantiene al paciente en la cama. La neumonía se trata de manera adecuada y se resuelve, pero aparece un síndrome de inmovilidad que si no se trata dará lugar a un importante deterioro funcional.

1.4. Presentación atípica de las enfermedades

Muchos de los procesos de enfermedad que acontecen en ancianos se caracterizan por tener una presentación atípica, de la cual son responsables los cambios fisiológicos del envejecimiento y la disminución de la reserva funcional, o fragilidad. Cuando un paciente mayor enferma sucede un hecho diferencial: puede fracasar en primer lugar lo más vulnerable, es decir, aquel órgano o sistema con menor reserva fisiológica para responder al estímulo nocivo, por lo que la enfermedad puede manifestarse en un órgano lejano al que sufre el proceso patológico. Por ejemplo, una infección urinaria puede tardar más en producir los síntomas locales de infección que en deteriorar la situación mental o la marcha, presentándose en forma de cuadro confusional agudo o de caída. En los mayores aumenta así la frecuencia con la que las enfermedades se presentan de forma atípica o inespecífica (MIR 2018-2019, P212).

Por otro lado, los rangos de referencia de pruebas utilizadas en la práctica clínica, como pruebas de función respiratoria, estudios cardiológicos o pruebas de laboratorio, pueden estar alterados en relación con los cambios fisiológicos. Además, la variabilidad de cualquier determinación aumenta con el paso de los años, incluso en aquellos casos en que las medidas centrales permanecen estables.

 En el anciano, una enfermedad puede manifestarse por síntomas derivados del fracaso del órgano, o sistema más vulnerable, antes que por síntomas específicos del órgano afectado: presentación atípica de las enfermedades.

1.5. Presencia de síndromes geriátricos

Como se ha comentado más arriba, en los mayores las enfermedades pueden presentar síntomas y signos atípicos. Algunas de estas presentaciones atípicas, denominadas *síndromes geriátricos*, componen problemas de salud muy prevalentes y específicos de edades avanzadas como vamos a ver en el siguiente punto.

2. Síndromes geriátricos

Algunas de las presentaciones atípicas son los denominados **síndromes geriátricos** que componen problemas de salud muy prevalentes y específicos de edades avanzadas (MIR 2019-2020, P145). Son cuadros clínicos cuyo origen es multifactorial (plurietiológicos), están relacionados con la disminución de la reserva funcional y fisiológica del individuo y se asocian a episodios graves de salud. Los síndromes geriátricos tradicionales se recogen en la Tabla 7-1. Los que se han denominado **«gigantes de la geriatría»** son así considerados por su alta frecuencia en los ancianos. En general, la presencia de síndromes geriátricos se asocia a un aumento de la estancia hospitalaria, de la mortalidad, de la institucionalización o de los reingresos hospitalarios, todo ello con mayor intensidad que el propio recuento de enfermedades crónicas y repercuten en la autonomía y en la calidad de vida de los pacientes.

A la presentación de los síndromes geriátricos contribuyen múltiples mecanismos fisiopatológicos y en ellos están implicados múltiples sistemas orgánicos, lo que da lugar a la presencia de síntomas no claramente relacionados con la lesión patológica. Algunos de estos factores de riesgo son susceptibles de intervención y ello podría determinar que, de alguna manera, los síndromes geriátricos pudieran prevenirse y, por tanto, su asociación a peores resultados de salud a largo plazo.

Dado que potencialmente son prevenibles y que con frecuencia son infradiagnosticados, será necesario un sistema de atención, individualizado y especializado, basado en el trabajo en equipo interdisciplinar, que incluya el manejo de la multimorbilidad y la polifarmacia que esta conlleva, aspectos funcionales (rehabilitación y movilización precoces), cognitivos y afectivos, nutricionales y una evaluación social precoz, para evitar la iatrogenia y el deterioro funcional, mejorar la calidad de vida y favorecer que el anciano pueda volver a su domicilio habitual. En muchos casos, tras el alta hospitalaria será necesario un tratamiento específico para conseguir la rehabilitación funcional del paciente o incluso para prevenir un posible deterioro aún mayor del que presenta al salir del hospital.

Vamos a desarrollar de forma breve algunos de estos síndromes geriátricos.

2.1. Síndrome de inmovilidad

El síndrome de inmovilidad se caracteriza por la presencia de un deterioro en la capacidad de desplazamiento y de realización de actividades de la vida diaria de una persona debido a una restricción del movimiento, generalmente involuntaria, y secundaria a distintas causas. Es una forma frecuente de presentación de la enfermedad en los ancianos generada por una serie de cambios

Tabla 7-1. Síndromes geriátricos
Deterioro cognitivo
Inestabilidad y caídas
Síndrome de inmovilidad
Incontinencia
Deterioro funcional
Fragilidad
Sarcopenia
Delírium
Privación sensorial
Dolor persistente
Malnutrición
Trastornos del sueño
Trastornos afectivos/depresión
Disfagia
Polifarmacia
Úlceras por presión

Algunos autores denominan a los conceptos en negrita «los gigantes de la geriatría».

fisiopatológicos en múltiples sistemas condicionados por la inmovilidad y el desuso acompañante. Es un cuadro clínico generalmente multifactorial y, potencialmente, reversible y prevenible. Una de sus causas más frecuentes es la yatrogenia generada durante la hospitalización al mantener al paciente encamado.

Las consecuencias de la inmovilidad serán más graves cuanto mayor sean el grado y la duración de la inmovilización, y afectan a diversos órganos y funciones dando lugar entre otros a (MIR 2020-2021, P174).:

✔ Reducción de la fuerza muscular y atrofia muscular/sarcopenia por desuso.
✔ Fibrosis y anquilosis de las articulaciones.
✔ Osteoporosis.
✔ Úlceras por presión.
✔ Trastornos del mecanismo de la tos. Reducción de la capacidad vital (trastorno restrictivo).
✔ Hipotensión ortostática.
✔ Tromboflebitis y embolia pulmonar.
✔ Intolerancia al ejercicio por disminución de la reserva cardíaca y aumento de la frecuencia cardíaca.
✔ Anorexia.
✔ El decúbito supino facilita el reflujo gastroesofágico, que predispone a la aspiración pulmonar del contenido gástrico.
✔ Estreñimiento.

✔ Aumento del catabolismo proteico y reducción de la sensibilidad a la insulina con intolerancia hidrocarbonada, que se acompaña de hiperlipidemia.
✔ Incontinencia urinaria, retención urinaria o la micción incompleta.

2.2. Delírium o síndrome confusional agudo

El delírium (no debe confundirse con delirio) se define como un síndrome clínico agudo y fluctuante que se caracteriza por una disfunción cognitiva asociada a una alteración en la atención y en el nivel de conciencia que se desarrolla en un breve período de tiempo y que no puede ser explicado solo por la preexistencia o desarrollo de una demencia (ni confundirse con ella) (MIR 2023-2024, P193). Constituye uno de los grandes síndromes geriátricos y es una de las formas frecuentes de manifestación de las enfermedades.

Las características que lo definen están reflejadas en el *Manual diagnóstico y estadístico de los trastornos mentales*, 5.ª ed. (DSM-5):

✔ Criterio A: alteración de la atención y la conciencia (reducción de la orientación al entorno).
✔ Criterio B: la alteración se desarrolla en un corto período de tiempo (horas o pocos días) y tiende a fluctuar a lo largo del día.
✔ Criterio C: alteración adicional en la cognición (p.e., déficit de memoria, desorientación, lenguaje, habilidad visoespacial o percepción).
✔ Criterio D: las alteraciones de los criterios A y C no se explican por otra alteración neurocognitiva prexistente, establecida o en curso, ni sucede en el contexto de un nivel de estimulación reducido, como puede ser situación de coma.
✔ Criterio E: se evidencia en la historia, en la exploración física o en los hallazgos de laboratorio que la alteración es una consecuencia fisiológica de otra alteración médica, intoxicación de sustancias o su retirada, por ejemplo, debido a drogas de abuso o medicación, exposición a tóxicos o debido a múltiples etiologías.

Estas características son las que nos sirven para su diagnóstico y pueden ser evaluadas por diferentes escalas específicas de las que la más utilizada por su sensibilidad y especificidad es la escala *Confusion Assessment Method* (CAM) (Tabla 7-2). No se deben utilizar herramientas de cribado de deterioro cognitivo para el diagnóstico de delírium.

La fisiopatología del delírium aún no se conoce en profundidad. Los mecanismos por los que se produce se asocian a un incremento de la vulnerabilidad y a una menor reserva cerebral y neurocognitiva, entendida como la capacidad del sistema nervioso central para responder a las agresiones. Su etiología y clínica de presentación es heterogénea estando implicadas diferentes vías patogénicas. Se han propuesto como mecanismos involucrados, interrelacionados y no excluyentes el daño neuronal, la neuroinflamación y el estrés oxidativo, la disregulación neuroendocrina y la interferencia en el sistema de neurotransmisión. Respecto a la interferencia en la neurotransmisión, son múltiples los neurotransmisores implicados pero los involucrados con mayor frecuencia son el déficit colinérgico y el exceso de dopamina.

Tabla 7-2. *Confusion Assessment Method*

Criterio 1	Cambio agudo en el estado mental con curso fluctuante
Criterio 2	Inatención
Criterio 3	Pensamiento desorganizado
Criterio 4	Alteración del nivel de conciencia

El diagnóstico de delírium requiere la presencia del criterio 1 y 2 + el criterio 3 o 4

En concreto, la presencia de bajos niveles de acetilcolina a nivel central y su asociación con niveles de acetilcolinesterasa es un mecanismo fisiopatológico de gran relevancia por su implicación en los procesos de atención y memoria. La disminución de la acetilcolina con el envejecimiento o en relación con el uso de fármacos anticolinérgicos o procesos de enfermedad que determinan mayor actividad anticolinérgica en sangre están frecuentemente implicados en la patogenia.

También se ha relacionado la presentación del delírium con exceso de actividad dopaminérgica, fundamentalmente con sus formas psicóticas de presentación. La dopamina tiene un papel importante en la actividad motora, la atención, la memoria, el pensamiento y la percepción. Un dato que apoya esta teoría es su asociación con el uso de levodopa, agonistas dopaminérgicos u opioides que aumentan la actividad dopaminérgica, o su mejoría con fármacos neurolépticos que inhiben receptores dopaminérgicos D2 (MIR 2022-2023, P153).

Para que el delírium aparezca hay una serie de **factores de riesgo** (MIR 2021-2022, P058). Estos factores pueden ser clasificados en factores predisponentes y factores precipitantes y actúan de forma independiente y acumulativa en su génesis. El número de factores predisponentes que cada individuo tiene son determinantes en el desarrollo del delírium. Cuanto más vulnerable es un paciente (más factores previos predisponentes presenta) los desencadenantes que requiere para presentar un delírium son más pequeños y viceversa. En la Tabla 7-3 se exponen estos factores de riesgo (MIR 2023-2024, P193). Estrategias entre las que se incluyen soporte nutricional, manejo de la enfermedad y de la polifarmacia, monitorización en el proceso quirúrgico y un adecuado sistema de atención multidisciplinar durante el ingreso hospitalario podrían disminuir la incidencia de delírium o minimizar su gravedad. Se han diseñado algunos modelos que intentan predecir la posibilidad de que pacientes ingresados presenten delírium para, así, implementar estrategias tempranas para reducir su incidencia.

En caso de cirugía pueden considerarse factores predisponentes adicionales: mal control glucémico en perioperatorio y postoperatorio, niveles elevados de bilirrubina y disfunción hepática, nivel elevado de proteína C reactiva, cirugía urgente y duración de la cirugía y la necesidad de transfusión.

Muchos autores consideran el delírium como una urgencia médica por lo que su **diagnóstico** debe ser lo más precoz posible para que sea tratado adecuadamente y así evitar un deterioro mental y/o funcional del paciente. Este diagnóstico requiere, en primer lugar, el reconocimiento de la presencia de este síndrome y, en segundo lugar, el de la causa o causas que han dado lugar a su aparición. Ya se señalaron más arriba, las características del delírium que sirven para diagnosticarlo. Para el diagnóstico del delírium no deben utilizarse test de cribado cognitivo sino escalas específicas como el CAM ya descrito.

Existen diferentes formas de presentación del delírium: el *delírium hiperactivo* que es el que se reconoce más fácilmente y se caracteriza por la presencia de sintomatología psicótica y agitación; el *delírium hipoactivo*, considerado como el más frecuente y de peor pronóstico, está caracterizado por letargia, bradipsiquia y bradicinesia; y el *delírium mixto* en el que alternan características de ambos.

Se trata de un cuadro reversible y transitorio, pero es frecuente que persista en un porcentaje variable en el momento del alta hospitalaria y al mes de seguimiento. La persistencia del cuadro se asocia a una mayor gravedad del paciente, pacientes de más edad y demencia subyacente.

El delírium es un síndrome de alta prevalencia que se asocia a muchas complicaciones pero que, potencialmente, puede ser prevenible. La estrategia de mayor beneficio para su **prevención primaria** es la intervención no farmacológica multicomponente que incluye reorientación, movilización temprana, promoción de la higiene del sueño, adaptaciones para mejorar la visión y la audición, reducción de medicación psicoactiva, mantenimiento de la hidratación y nutrición, actuaciones sobre la eliminación y la continencia, la adecuada oxigenación y el control del dolor entre otras medidas. Los beneficios de las intervenciones farmacológicas para la prevención del delírium no están demostrados y no existen recomendaciones para su uso.

El **tratamiento** del delírium (MIR 2021-2022, P166) es el de la causa/causas que han dado lugar a su aparición. Mientras se consiguen corregir las causas del delírium puede ser necesario realizar un tratamiento sintomático. También en este caso, como para la prevención, se debe de recurrir, en primer lugar, a medidas no farmacológicas, con actuación sobre factores de riesgo potencialmente reversibles y el uso de estrategias similares a las comentadas en prevención, a las que habría que añadir medidas para prevenir las complicaciones derivadas de la inmovilidad y evitar o minimizar el uso de restricciones físicas. Si las medidas no farmacológicas no son suficientes será necesario realizar un manejo farmacológico sintomático. Actualmente no existe ningún fármaco aprobado por la US Food and Drug Administration, pero las sociedades científicas recomiendan el tratamiento con antipsicóticos previa evaluación de riesgo-beneficio y solo cuando los síntomas impidan la administración del tratamiento etiológico, supongan riesgo de lesiones o cuando interfiera de forma significativa con la calidad de vida del paciente. Los antipsicóticos habitualmente utilizados para el tratamiento sintomático del delírium son el haloperidol, la risperidona, quetiapina, olanzapina y ziprasidona. Deben utilizarse durante períodos de tiempo cortos y requieren una reevaluación continua. Las benzodiazepinas solo estarían indicadas cuando el delírium sea motivado por abstinencia a esta familia de fármacos. En general, su uso fuera de este contexto puede empeorar el delírium.

2.3. Caídas

Los ancianos con frecuencia sufren caídas y estas suelen atribuirse a una consecuencia natural del proceso del envejecimiento. Sin embargo, existe evidencia, de que las caídas no son una consecuencia fisiológica de envejecer y de que, además, tienen un alto impacto en la salud de los mayores siendo un claro marcador

Tabla 7-3. Factores de riesgo de delírium (MIR 2023-2024, P193)

Factores predisponentes	Edad muy avanzada, generalmente mayores de 80 años
	Deterioro funcional
	Deterioro visual o auditivo
	Deterioro cognitivo, demencia o depresión
	Historia de delírium previo
	Multimorbilidad
	Gravedad de enfermedad crónica/enfermedad terminal
	Ictus previo, enfermedad neurológica
	Polifarmacia. Abuso de tóxicos, sedantes, psicótropos
	Nutrición o hidratación deficientes
	Fragilidad
	Deterioro de la función renal/hepática
Factores precipitantes	Infecciones: urinarias, respiratorias...
	Enfermedades cardíacas: insuficiencia cardiaca, infarto agudo de miocardio, arritmias...
	Enfermedades neumológicas: Insuficiencia respiratoria, hipoxemia...
	Deterioro de la función renal
	Deterioro de la función hepática
	Enfermedades neurológicas: ictus, meningitis, encefalitis, traumatismo craneal, tumor, epilepsia...
	Enfermedades gastrointestinales
	Enfermedades metabólicas
	Cáncer, especialmente en estadio terminal
	Alteraciones metabólicas: hidroelectrolíticas, descompensaciones glucémicas
	Dolor intenso prolongado
	Cirugía
	Anemia
	Retención urinaria
	Estreñimiento: impactación fecal
	Intoxicación o abstinencia de alcohol o drogas

Tabla 7-3. Factores de riesgo de delírium (MIR 2023-2024, P193)   (Cont.)

	Fármacos: fundamentalmente aquellos que tengan efectos anticolinérgicos	✔ Antiinflamatorios no esteroideos ✔ Opioides ✔ Benzodiazepinas ✔ Psicótropos (fenotiazinas, olanzapina) ✔ Antidepresivos (tricíclicos) ✔ Antiarrítmicos y otros tratamientos cardiovasculares: digoxina, betabloqueantes, procainamida, diuréticos, IECA ✔ Corticoides ✔ Anticomiciales: fenitoína, carbamazepina, fenobarbital ✔ Metrotexato ✔ Levodopa y agonistas dopaminérgicos ✔ Antihistamínicos ✔ Antidiabéticos orales ✔ Antibióticos y antivirales (cefalosporinas, quinolonas, aminoglucósidos, macrólidos, linezolid, aciclovir, zidovudina, interferón) ✔ Antitusígenos ✔ Antieméticos ✔ Antiespasmódicos ✔ Loperamida ✔ Privación/retirada de fármacos
Factores precipitantes		
	Factores asociados a hospitalización	✔ Estrés psicosocial por entorno no familiar Ingreso en unidades de cuidados intensivos, unidad coronaria, reanimación ✔ Uso de sondas ✔ Uso de vías periféricas o centrales ✔ Uso de sujeciones mecánicas ✔ Fomento de incontinencias ✔ Desaferentación sensorial ✔ Privación de sueño o alteración del ritmo sueño-vigilia

de discapacidad en el anciano, que lo sitúa dentro de lo que se ha llamado *anciano frágil o vulnerable*.

La caída no es una enfermedad en sí misma, sino que suele ser (como en el caso de otros síndromes geriátricos) la expresión de múltiples patologías, tanto crónicas como agudas, que se suman a los cambios a los que da lugar el proceso del envejecimiento (MIR 2021-2022, P166).

Existen múltiples **factores de riesgo** que predisponen a sufrir caídas (Tabla 7-4), siendo frecuente la presencia de varios de ellos en el mismo individuo. Identificarlos nos ayudará a conocer el riesgo que tiene una persona de sufrir caídas e identificar aquellos que son modificables puede ayudar a prevenirlas. Clásicamente, los factores de riesgo de las caídas se clasifican en factores intrínsecos (o específicos de la persona) y en factores extrínsecos (o ambientales).

Los factores intrínsecos son aquellos directamente relacionados con el paciente y su enfermedad, y entre ellos están los cambios propios de la edad, la comorbilidad, las enfermedades agudas o la combinación de estos tres. Actúan alterando la capacidad de mantener el control postural (la capacidad de mantener el centro de gravedad dentro de la base de sustentación) (MIR 2022-2023, P151).

Su **tratamiento y prevención** son complejos y difíciles, y no existe un único abordaje efectivo.

El primer paso es evaluar el riesgo de que aparezcan caídas (MIR 2023-2024, P159). Para ello, pueden utilizarse instrumentos estandarizados como la escala de riesgo de Dowton o la escala STRATIFY (*St. Thomas Risk Assessment Tool in Falling Elderly Inpa-*

tients), o pruebas duales en las que se pide al paciente que realice una actividad (como hablar) mientras camina. En un paciente que se cae deben evaluarse:

1. Las circunstancias de las caídas y la comorbilidad.
2. La medicación.
3. La movilidad y la velocidad de la marcha: pueden utilizarse pruebas específicas como la velocidad de la marcha (una velocidad menor de 0,8 m/s es un predictor de futuras caídas) (Fig. 7-1) o el *Get Up and Go*.

Cuando la caída es la expresión de un proceso agudo como puede ser un proceso infeccioso, el riesgo de caída se habrá revertido al tratar y controlar la causa que la produjo. Sin embargo, la mayoría de las caídas con consecuencias graves ocurren en mayores de 75 años y tienen más de una causa. En estos casos, el tratamiento es complejo y requiere un abordaje multidisciplinario. Las tres medidas que tienen mayor impacto en la disminución de la incidencia de caídas en mayores no institucionalizados son reducir la polimedicación, realizar ejercicios para mejorar la fuerza y el equilibrio, y mejorar el entorno físico y topográfico del paciente. Además, en ancianos con deficiencia de vitamina D, la suplementación con esta vitamina resulta una medida eficaz para reducir las caídas (MIR 2023-2024, P160).

Si bien se ha demostrado que el ejercicio, particularmente el multicomponente, tiene múltiples beneficios en los pacientes mayores, la aplicación de ejercicios inespecíficos como caminar, por sí solos, no tiene ningún efecto en la reducción del riesgo de

Tabla 7-4. Factores de riesgo de caídas	
Factores intrínsecos	**Factores extrínsecos**
Edad	Escasa iluminación
Sexo y grupo étnico	Barreras
Alteraciones de la marcha y del equilibrio	Obstáculos o elementos que pueden provocar tropiezos
Caídas previas	Ausencia de objetos protectores
Uso de bastón u otras ayudas técnicas	Calzado inadecuado
Disminución de la fuerza	
Déficits visuales	
Enfermedad cardiovascular	
Deterioro cognitivo y demencia	
Depresión	
Fármacos, especialmente hipotensores, antiarrítmicos y psicofármacos (MIR 2022-2023, P154), así como también la polifarmacia	
Osteoartrosis	
Necesidad de ayuda para la realización de actividades de la vida diaria	

caídas. No obstante, sí existe una fuerte evidencia de la eficacia de dichos ejercicios cuando a ellos se suman otras medidas de baja tecnología, como la reducción de la polimedicación (especialmente de benzodiazepinas y de otros psicofármacos), o cuando estos son tutelados.

2.4. Úlceras por presión

Las úlceras por presión (UPP) son lesiones de la piel que pueden afectar al músculo e incluso al hueso y están causadas por una combinación de factores entre los que destacan la presión, la tracción y el cizallamiento, siendo determinante la relación pre-

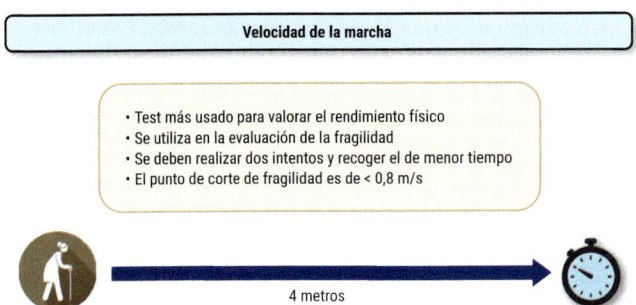

Velocidad de la marcha

• Test más usado para valorar el rendimiento físico
• Se utiliza en la evaluación de la fragilidad
• Se deben realizar dos intentos y recoger el de menor tiempo
• El punto de corte de fragilidad es de < 0,8 m/s

4 metros

Fig. 7-1 | Prueba de la velocidad de la marcha.

sión/tiempo para su aparición. Pueden darse en cualquier localización, aunque las más frecuentes son las prominencias óseas.

Para conocer la gravedad de las UPP se utiliza la siguiente escala (MIR 2022-2023, P060):

✔ Grado I: piel intacta con eritema que no blanquea con la presión sobre él.
✔ Grado II: pérdida parcial del grosor de la piel que afecta a la epidermis, a la dermis o a ambas. Úlcera superficial que tiene aspecto de abrasión, ampolla o cráter superficial.
✔ Grado III: pérdida de todo el espesor de la piel, con exposición de la grasa subcutánea, pero sin alcanzar tejidos nobles (músculo, hueso, tendón).
✔ Grado IV: alcanza hueso u otros tejidos nobles.

La prevención es la herramienta esencial de las UPP y en el caso de los pacientes en la fase final de la vida, si no pueden prevenirse totalmente, es importante retrasar al máximo su aparición para minimizar el impacto en la calidad de vida del paciente.

El alivio de la presión se consigue mediante cambios posturales (MIR 2013-2014, P165) y, cuando sea necesario, la utilización de dispositivos para este fin. Existen muy diferentes modelos de colchones útiles para intentar prevenir la aparición de UPP.

Respecto a la prevención de las UPP los cambios posturales (respuesta correcta), las superficies especiales de apoyo, el buen estado nutricional y la hidratación de la piel son las mejores estrategias de prevención.

Por lo demás, las medidas de cuidado de la piel son: mantenerla limpia, seca e hidratada; evitar las arrugas en la ropa del paciente o de la cama, y no elevar la cabecera de la cama más de 30 grados.

Los ácidos grasos hiperoxigenados han demostrado su utilidad en la prevención de UPP.

3. Síndrome de fragilidad

El envejecimiento hace que el individuo pueda sufrir una pérdida de la reserva funcional que le permite enfrentarse a situaciones de estrés. Esta pérdida condiciona que estímulos de baja intensidad, que en otras personas no producirían enfermedad, puedan causarla en los mayores. Esta predisposición se conoce en la clínica como fragilidad, es más frecuente cuanto más avanzada sea la edad y no debe confundirse con una enfermedad.

💡 Fragilidad y discapacidad son conceptos diferentes. La fragilidad puede dar lugar a la aparición de discapacidad.

Campbell y Buchner definieron el término *fragilidad* en 1997 como un «síndrome biológico de disminución de la reserva funcional y de la resistencia a los estresores, debido al declive acumulado de múltiples sistemas fisiológicos que originan una pérdida de la capacidad homeostática y un aumento de la vulnerabilidad a eventos adversos». Es un predictor de discapacidad y predispone a la presentación de episodios adversos en salud. Debe diferenciarse de los conceptos de discapacidad y comorbilidad, aunque con frecuencia se producen de forma simultánea. En la fragilidad puede producirse la alteración de múltiples dominios de función (física, psicológica, social y espiritual), y su detección precoz permite aplicar intervenciones para su manejo y recuperación.

Posteriormente se han propuesto numerosas definiciones, aunque todas tienen unas bases comunes, como son la disminución de la reserva funcional, un desequilibrio energético-metabólico y la vulnerabilidad.

 La fragilidad es un síndrome biológico de disminución de la reserva funcional y de la resistencia a los estresores debido al declive acumulado de múltiples sistemas fisiológicos que originan una pérdida de la capacidad homeostática y un aumento de la vulnerabilidad a eventos adversos.

Simplificando, existen **dos marcos teóricos** desde los que se ha abordado la fragilidad:

- El de Linda Fried, que establece la fragilidad como una situación de riesgo para desarrollar discapacidad.
- El de Kenneth Rockwood, que defiende el uso de índices de fragilidad que cuantifican la acumulación de déficits.

Pese a que ambos marcos divergen tanto en su concepto como en el abordaje operativo de la fragilidad, cada vez existe un mayor consenso respecto a que la fragilidad es un estado o una condición que antecede a la discapacidad y que está intrínsecamente unido al fenómeno biológico del envejecimiento, siendo un importante predictor de eventos adversos en ancianos. Existe un alto porcentaje de acuerdo respecto a ciertos aspectos:

- La fragilidad es un síndrome de disminución de la reserva funcional y de la resistencia a estresores que provoca vulnerabilidad.
- Identifica sujetos en riesgo de sufrir un declive funcional y otros eventos adversos de salud.
- Es multidimensional, dinámica y no lineal.
- Es diferente de discapacidad y comorbilidad.
- La velocidad de la marcha, la movilidad y la actividad física pueden ser útiles para el diagnóstico, al igual que las valoraciones del estado mental y nutricional.
- Puede ser reversible. La actividad física es un tratamiento.

Un grupo de consenso liderado por J. E. Morley ha definido la fragilidad como un «síndrome médico de causas múltiples caracterizado por la pérdida de fuerza y resistencia con disminución de la función fisiológica, que aumenta la vulnerabilidad individual para desarrollar dependencia o fallecer», y establece cuatro puntos a destacar sobre ella:

- Es un síndrome médico importante.
- Puede ser prevenida y tratada con el ejercicio, los suplementos calórico-proteicos, la vitamina D y la reducción de la polifarmacia.
- Puede ser identificada de manera objetiva mediante pruebas simples y rápidas de cribado, como la escala FRAIL.
- Todos los mayores de 70 años y aquellos con pérdida de peso mayor del 5 % debido a enfermedades crónicas deberían ser cribados para comprobar si presentan fragilidad.

Independientemente del modelo empleado en la evaluación de la fragilidad, todos los utilizados han demostrado capacidad predictiva de aparición de los siguientes episodios adversos: pérdida de movilidad, caídas, fracturas, discapacidad en actividades instrumentales y básicas de la vida diaria, hospitalización, institucionalización y muerte.

3.1. Marcos teóricos de la fragilidad

Se han utilizado diferentes marcos teóricos para definir la fragilidad; entre ellos, el fenotipo de Fried y la acumulación de déficits:

- **Fenotipo de Fried** (Tabla 7-5) (MIR 2023-2024, P158; MIR 2018-2019, P211). Es el más generalizado. Una persona será frágil si cumple tres o más criterios, prefrágil si cumple uno o dos y robusto si no cumple ninguno
- **Acumulación de déficits.** Rockwood y Mitnitsky desarrollaron el constructo de fragilidad basándose en la acumulación de déficits de diferentes áreas: enfermedades, deterioro funcional o cognitivo, aspectos sociales y psicológicos, e incluyeron 70 ítems. Mitnitsky redujo los ítems a 20. También con muchos de estos ítems se ha construido una escala jerárquica de siete niveles que abarcaban desde la fragilidad hasta un estado de robustez. La principal crítica a estos criterios es la inclusión de ítems de discapacidad, cuando se parte de la premisa de que la fragilidad es un estado que la antecede.

Parece claro que ambos modelos presentan diferencias relevantes y que, por lo tanto, podrían ser complementarios, siendo útiles para fines diferentes.

Pero estos no son los únicos marcos teóricos de fragilidad. Otros autores han incluido en sus criterios la presencia de marcadores biológicos o de disminución de reserva funcional, la existencia de síndromes geriátricos o el deterioro en pruebas funcionales, con resultados dispares. La Tabla 7-6 muestra los instrumentos más empleados para determinar fragilidad y a continuación describiremos algunos de ellos.

 Existen diferentes marcos teóricos en el abordaje de la fragilidad. Los más utilizados son el de Fried (fragilidad como situación de riesgo) y el de Rockwood (fragilidad como acúmulo de déficits).

Criterios del fenotipo de fragilidad de L. P. Fried: se realiza una medición de 5 ítems: pérdida involuntaria de peso, debilidad muscular (medida con dinamómetro de mano), baja resistencia o agotamiento autorreferido, lentitud de la marcha y nivel bajo de actividad física. Clasifica a las personas mayores como no frágiles o robustas, prefrágiles y frágiles atendiendo a si cumplen ninguno, entre uno y dos o entre tres y cinco criterios, respectivamente.

La **escala clínica de fragilidad** (*Clinical Frailty Scale*) es una herramienta semicuantitativa que clasifica a los pacientes en 9 categorías (Fig. 7-2).

Tabla 7-5. Fenotipo de fragilidad de Fried	
Pérdida de peso	Pérdida de peso no intencionada en el último año mayor de 4,5 kg o mayor del 5 % del peso previo en el último año
Baja energía y resistencia	Respuesta afirmativa a cualquiera de las dos preguntas de la *Depression Scale* del *Center for Epidemiologic Studies* (CES-D): «¿Sentía que todo lo que hacía suponía un esfuerzo en la última semana?» o «¿Sentía que no podía ponerse en marcha la última semana?» *Criterio de fragilidad:* respuesta a una de ellas: «Moderada cantidad de tiempo (3-4 días) o la mayor parte del tiempo»
Bajo nivel de actividad física	Kilocalorías gastadas por semana usando el *Minnesota Leisure Time Activity Questionnaire* (MLTAQ), estratificado por sexo. *Criterio de fragilidad:* quintil inferior: • Hombres < 383 kcal/semana • Mujeres < 270 kcal/semana
Baja velocidad de la marcha	Tiempo que se tarda en andar 15 pasos (4,6 m), estratificado por altura y sexo. *Criterio de fragilidad:* quintil inferior: • Hombres: altura ≤ 173 cm ≥ 7 s; altura > 173 cm ≥ 6 s • Mujeres: altura ≤ 159 cm ≥ 7 s; altura > 159 cm ≥ 6 s
Disminución de la fuerza prensora	Medido en kilogramos y estratificado por sexo e índice de masa corporal (IMC). *Criterio de fragilidad:* quintil inferior: **Hombres:** IMC ≤ 24 ⇒ ≤ 29 IMC 24,1-26 ⇒ ≤ 30 IMC 26,1-28 ⇒ ≤ 30 IMC > 28 ⇒ ≤ 32 **Mujeres:** IMC ≤ 23 ⇒ ≤ 17 IMC 23,1-26 ⇒ ≤ 17,3 IMC 26,1-29 ⇒ ≤ 18 IMC > 29 ⇒ ≤ 21

- Frágil: cumple tres o más criterios.
- Prefrágil: cumple uno o dos criterios.
- Robustos o no frágiles: no cumplen ningún criterio.

La **escala** *Short Physical Performance Battery* está compuesta de tres subtest (**Fig. 7-3**) (**MIR 2023-2024, P158**; **MIR 2022-2023, P152**):

- Equilibrio: equilibrio con pies juntos, en semitándem y en tándem.
- Velocidad de marcha a ritmo normal a lo largo de 4 m.
- Empuje de piernas: levantarse y sentarse de una silla sin reposabrazos cinco veces lo más rápido que se pueda.

Se ha propuesto como prueba de elección para el cribado de fragilidad. Su puntuación oscila entre 0 y 12 puntos; calificaciones por debajo de 10 son sugestivas de fragilidad y riesgo de discapacidad y caídas. Pérdidas anuales de entre 0,27 y 0,5 puntos implican cambios mínimos significativos, mientras que pérdidas anuales de entre 0,99 y 1,34 puntos son indicativas de cambios sustanciales.

Tabla 7-6. Instrumentos para medir la fragilidad (MIR 2021-2022, P162)
- Fenotipo de Fried
- Escala clínica de fragilidad (*Clinical Frailty Scale*)
- Escala *Short Physical Performance Battery*
- Índice de fragilidad de Rockwood (70 ítems)
- Índice de fragilidad de Mitnitsky (20 déficits en la valoración geriátrica integral)
- Escala de fragilidad clínica (7 niveles progresivos)
- Índice de fragilidad de Groningen
- VES-13
- Escala de Ravaglia
- Escala de Puts
- Escala de Chin A Paw
- Instrumento SOF
- GCIC-PF (Studenski)
- Herramienta FRAIL (3 o más: frágil; 1 o 2: prefrágil)
- Indicador de fragilidad de Tilburg
- Escala del rasgo de fragilidad (ETES)
- Frágil-VIG

Además de las herramientas incluidas en la **Tabla 7-6** existen otras herramientas para evaluar la fragilidad. La prueba **«levántese y ande»** (*Get Up and Go* y *Timed Up and Go*) es una herramienta para valorar la movilidad y la función de los miembros inferiores. Mide el tiempo en segundos que tarda el sujeto en levantarse de una silla, caminar 3 m, girar, volver caminando a paso normal y sentarse. Es una herramienta cuantitativa, aunque no es específica para medir la fragilidad sino que ayuda a su cribado (**Fig. 7-4**).

 1. En muy buena forma. Personas que están fuertes, activas, vigorosas y motivadas. Son personas que suelen practicar ejercicio con regularidad. Son de los que están en mejor forma para su edad.

 2. En forma. Personas sin síntomas de enfermedad activa, pero que están menos en forma que las de la categoría 1. Suele ocurrir que se ejercitan o están muy activas por temporadas, por ejemplo, según la estación.

 3. En buen estado. Personas que tienen bien controlados sus problemas médicos, pero que no llevan actividad física regular más allá de los paseos habituales.

 4. Vulnerables. Aunque no dependen de otros que les ayuden en la vida diaria, a menudo los síntomas limitan sus actividades. Suelen quejarse de estar «lentos» o cansados durante el día.

 5. Levemente frágiles. Estas personas a menudo tienen un enlentecimiento más evidente y necesitan ayuda para las actividades de la vida diaria importantes (economía, transporte, labores domésticas, medicación). Es típico que la fragilidad leve vaya dificultando salir solos de compras o a pasear y hacer la comida o las tareas del hogar.

 6. Moderadamente frágiles. Personas que necesitan ayuda para todas las actividades en el exterior y para realizar las tareas domésticas. En casa, suelen tener problemas con las escaleras y necesitan ayuda con el baño, y pueden requerir alguna asistencia para vestirse (guía y acompañamiento).

 7. Con fragilidad grave. Dependen totalmente para el cuidado personal, sea cual fuere la causa (física o cognitiva). Aun así, parecen estables y sin riesgo de muerte (en los siguientes ~6 meses)

 8. Con fragilidad muy grave. Totalmente dependientes, se acercan al final de la vida. Es típico que ni siquiera se recuperen de afecciones menores.

 9. Enfermo terminal. Se aproximan al final de la vida. Esta categoría se aplica a personas con esperanza de vida < 6 meses y sin otros signos de fragilidad.

Fig. 7-2 | Escala clínica de fragilidad. En personas con demencia el grado de fragilidad se corresponde con el grado de demencia

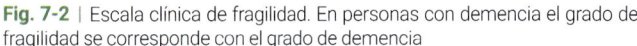

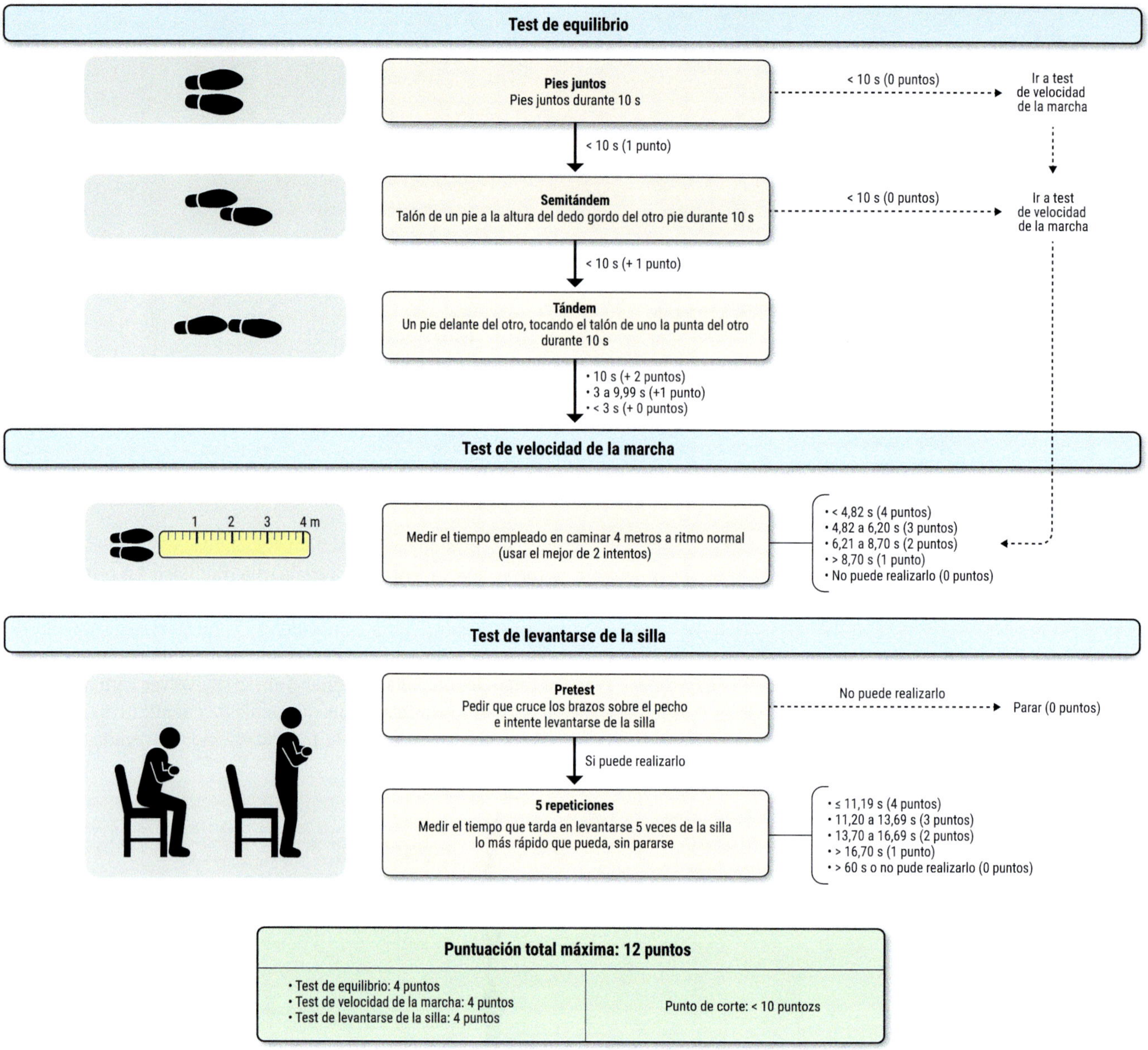

Test de equilibrio

Pies juntos
Pies juntos durante 10 s

< 10 s (0 puntos) → Ir a test de velocidad de la marcha

< 10 s (1 punto)

Semitándem
Talón de un pie a la altura del dedo gordo del otro pie durante 10 s

< 10 s (0 puntos) → Ir a test de velocidad de la marcha

< 10 s (+ 1 punto)

Tándem
Un pie delante del otro, tocando el talón de uno la punta del otro durante 10 s

• 10 s (+ 2 puntos)
• 3 a 9,99 s (+1 punto)
• < 3 s (+ 0 puntos)

Test de velocidad de la marcha

1 2 3 4 m

Medir el tiempo empleado en caminar 4 metros a ritmo normal (usar el mejor de 2 intentos)

• < 4,82 s (4 puntos)
• 4,82 a 6,20 s (3 puntos)
• 6,21 a 8,70 s (2 puntos)
• > 8,70 s (1 punto)
• No puede realizarlo (0 puntos)

Test de levantarse de la silla

Pretest
Pedir que cruce los brazos sobre el pecho e intente levantarse de la silla

No puede realizarlo → Parar (0 puntos)

Si puede realizarlo

5 repeticiones
Medir el tiempo que tarda en levantarse 5 veces de la silla lo más rápido que pueda, sin pararse

• ≤ 11,19 s (4 puntos)
• 11,20 a 13,69 s (3 puntos)
• 13,70 a 16,69 s (2 puntos)
• > 16,70 s (1 punto)
• > 60 s o no pude realizarlo (0 puntos)

Puntuación total máxima: 12 puntos

• Test de equilibrio: 4 puntos • Test de velocidad de la marcha: 4 puntos • Test de levantarse de la silla: 4 puntos	Punto de corte: < 10 puntozs

Fig. 7-3 | *Short Physical Performance Battery.*

3.2. Tratamiento

La fragilidad es un proceso reversible que tiene una etiología multidimensional. Por ello hay que tratarla. Dada la gran variabilidad en la etiología, en la forma de presentación del síndrome y en los condicionantes personales y ambientales de cada individuo, el tratamiento debe ser individualizado para cada sujeto y las intervenciones deben ser multidimensionales (físicas, cognitivas y sociales). Además, estas intervenciones han de ser lo suficientemente largas y mantenidas en el tiempo como para garantizar la recuperación o el mantenimiento de las funciones perdidas, así como para prevenir y controlar los estresores intercurrentes, entre los que destacan la hospitalización, la institucionalización, las caídas y los accidentes; asimismo, deben estar orientadas a que el an-

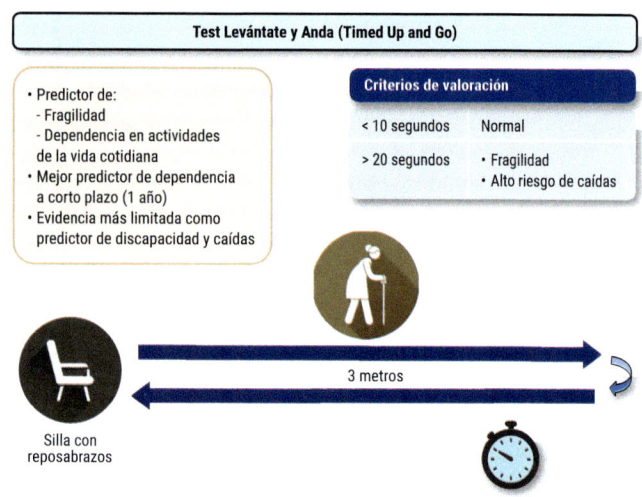

Test Levántate y Anda (Timed Up and Go)

• Predictor de:
- Fragilidad
- Dependencia en actividades de la vida cotidiana
• Mejor predictor de dependencia a corto plazo (1 año)
• Evidencia más limitada como predictor de discapacidad y caídas

Criterios de valoración

| < 10 segundos | Normal |
| > 20 segundos | • Fragilidad
• Alto riesgo de caídas |

Silla con reposabrazos

3 metros

Fig. 7-4 | *Timed Up and Go.*

ciano mantenga su independencia y autocuidado en su domicilio preferido.

La terapia que ha demostrado mayor eficacia hasta el momento para prevenir y tratar la fragilidad es el **ejercicio físico** (MIR 2020-2021, P175), que ha mostrado reducir la mortalidad y la discapacidad en ancianos al mantener la masa muscular, aumentar la fuerza y la funcionalidad, estabilizar la densidad mineral ósea y favorecer el metabolismo hidrocarbonado y la dinámica cardiovascular. Los programas de ejercicio multicomponente han demostrado ser superiores al entrenamiento de fuerza aislado de las extremidades inferiores, al igual que las intervenciones duraderas (más de 5 meses) con una frecuencia de dos o tres veces por semana.

 La fragilidad puede ser reversible; por ello hay que tratarla. El tratamiento debe ser individualizado para cada sujeto y las intervenciones han de ser multidimensionales. El ejercicio es el tratamiento principal.

4. Sarcopenia

La sarcopenia (MIR 2021-2022, P163) se ha definido como una enfermedad progresiva y generalizada del músculo esquelético que implica la pérdida acelerada de la **masa muscular** y la **función**. Aunque durante un tiempo solo se tuvo en cuenta la pérdida de masa muscular para definirla, ahora las definiciones de consenso incluyen el deterioro de la función muscular en el concepto de sarcopenia. Podríamos hablar de fallo o insuficiencia del músculo esquelético. En la práctica clínica se establece que será diagnosticada de sarcopenia una persona que presente una disminución de la fuerza muscular y de la masa o calidad muscular. Específicamente, la sarcopenia es probable cuando se detecta una fuerza muscular baja. El diagnóstico de sarcopenia se confirma por la presencia de una disminución de la masa o de la calidad muscular. Cuando a la disminución de fuerza muscular y de la cantidad/calidad de la masa muscular se añade un deterioro en el desempeño físico, la sarcopenia es considerada grave (MIR 2023-2024, P161). Además del envejecimiento, otras muchas causas contribuyen a la aparición de la sarcopenia.

La sarcopenia aumenta el riesgo de caídas y fracturas, altera la movilidad, deteriora la capacidad de realizar actividades de la vida diaria, se asocia con enfermedad cardíaca, enfermedad respiratoria y deterioro cognitivo y contribuye a la disminución de la calidad de vida y a la pérdida de independencia, así como a la necesidad de institucionalización e incluso a la muerte.

Debe tenerse presente que la fragilidad y la sarcopenia son entidades distintas: la fragilidad es un síndrome geriátrico y la sarcopenia una enfermedad. Si bien la sarcopenia contribuye al desarrollo de la fragilidad física, el síndrome de fragilidad representa un concepto mucho más amplio. La fragilidad se debe al declive a lo largo de la vida de múltiples sistemas fisiológicos, con consecuencias negativas en las dimensiones física, cognitiva y social por lo que las herramientas de diagnóstico de la fragilidad tienen que reflejar estas múltiples dimensiones.

La sarcopenia se suele asociar con delgadez, pero la sarcopenia también puede estar presente en la obesidad, hecho que aumenta la discapacidad y la mortalidad. La obesidad sarcopénica hace referencia a la asociación, en un individuo, de baja masa muscular con el aumento de la adiposidad. Puede pasar desapercibida cuando el foco de atención es la obesidad, lo que lleva a resultados adversos. Así, por ejemplo, la existencia de sarcopenia puede aumentar el riesgo de muerte y de discapacidad durante la pérdida de peso en personas con obesidad. Todavía no se ha alcanzado un consenso sobre la definición de obesidad sarcopénica y cómo se debe utilizar la fuerza muscular para su diagnóstico.

Además, se ha identificado una asociación entre sarcopenia y disfagia (disfagia sarcopénica) que merece un enfoque específico en la práctica clínica.

Para la detección de la sarcopenia se recomienda la utilización del cuestionario SARC-F (Tabla 7-7). Se puede autoadministrar y tiene una baja sensibilidad, pero alta especificidad, por lo que puede ser una buena manera de iniciar la identificación de casos de sarcopenia en la práctica clínica. Este instrumento de detección tiene cinco preguntas que abordan los signos característicos de la sarcopenia: la fuerza, asistencia para caminar, levantarse de una silla, subir escaleras y caídas.

Cuando existe sospecha de sarcopenia, su diagnóstico comienza con una medida de la fuerza muscular, generalmente la fuerza de prensión, que tiene un protocolo bien validado. Si la fuerza de prensión está por debajo de los valores de referencia para el género, entonces se debe sospechar sarcopenia. Sin embargo, el diagnóstico diferencial es amplio y se deben considerar otras causas potenciales de baja fuerza muscular, por ejemplo, la osteoartritis de la mano y los trastornos neurológicos.

Como se indicó más arriba, la medida de la gravedad de la sarcopenia nos la da la evaluación del desempeño físico (MIR 2022-2023, P156). El desempeño físico se define como la capacidad de realizar tareas físicas que permiten a un individuo ser independiente en la vida diaria. Esta capacidad resulta de la función de todo el cuerpo y no de la función de un solo órgano y depende no solo del músculo esquelético, sino también de un sistema muscu-

Tabla 7-7. Cuestionario SARC-F. Cribado para evaluar el riesgo de sarcopenia

Fuerza	¿Qué dificultad encuentra en levantar 4,5 kg?	0: ninguna 1: alguna 2: mucha/incapaz
Asistencia para andar	¿Qué dificultad encuentra en cruzar una habitación?	0: ninguna 1: alguna 2: mucha/ayuda
Levantarse de una silla	¿Qué dificultad encuentra para trasladarse desde una silla/cama?	0: ninguna 1: alguna 2: mucha/ayuda
Subir escaleras	¿Qué dificultad encuentra en subir un tramo de diez escalones?	0: ninguna 1: alguna 2: mucha/incapaz
Caídas	¿Cuántas veces se ha caído en el pasado año?	0: ninguna 1: 1-3 veces 2: ≥ 4 veces

Puntuaciones ≥ 4: riesgo elevado de sufrir sarcopenia

loesquelético intacto integrado con los sistemas nerviosos central y periférico y la participación del resto de los sistemas corporales. Se puede estimar mediante una evaluación subjetiva u objetiva de la movilidad, la fuerza y el equilibrio. La evaluación unidimensional más utilizada incluye la velocidad de la marcha y la caminata de 400 metros cronometrada. También se utilizan para medir el desempeño físico herramientas compuestas más complejas, como la *Short Physical Performance Battery* (**Fig. 7-3**) o la prueba *Timed Up and Go*.

En el diagnóstico diferencial de la sarcopenia deberá tenerse presente la malnutrición, la caquexia, y la fragilidad. Se ha incluido la reducción de la masa muscular como uno de los tres criterios fenotípicos de desnutrición y la definición de sarcopenia se ha centrado en la función muscular, por lo que un hallazgo de reducción de la masa muscular con fuerza muscular normal sería más sugestivo de desnutrición que de sarcopenia, mientras que la reducción de la masa muscular con una función muscular deteriorada conduciría a un diagnóstico de sarcopenia. La caquexia es un término que se ha utilizado durante décadas para describir la pérdida de peso intensa y el deterioro muscular asociado con el cáncer, el sida o la insuficiencia orgánica en etapa terminal. Tiene una fisiopatología compleja que incluye catabolismo e inflamación, cambios endocrinos y cambios neurológicos, los cuales son diferentes a los descritos en la sarcopenia. El papel de la inflamación y las citocinas parece ser más relevante en la caquexia que en la sarcopenia. La fragilidad física es un subconjunto de la fragilidad caracterizada por el fenotipo de fragilidad que implica pérdida de peso involuntaria, sensación de agotamiento, debilidad (fuerza de agarre baja), velocidad lenta de la marcha y baja actividad física. Por lo tanto, la fragilidad física y la sarcopenia están estrechamente relacionadas y la sarcopenia se ha descrito como el sustrato biológico de la fragilidad física. Todas estas entidades pueden coexistir.

El tratamiento de la sarcopenia se basa en la actividad física, fundamentalmente en ejercicios de resistencia. La evidencia sobre la intervención nutricional es menos consistente y hace referencia a la recomendación de un incremento de la ingesta de proteínas y de omega-3. Vitamina D, testosterona y bimagrumab son algunos de los tratamientos probados.

 ### Puntos clave

- La enfermedad puede tener características nosológicas diferentes en los mayores. Si nos guiamos por la definición nosológica (que se ha realizado en base a las características de la enfermedad en el adulto joven) podríamos no ser capaces de hacer un adecuado diagnóstico de lo que le pasa al paciente anciano.

- Los ancianos no tienen enfermedades diferentes de las que sufren los adultos jóvenes, lo que es diferente es la manera en la que estas aparecen y esto va a depender de las características del individuo sobre el que se asientan.

- La variabilidad aumenta con la edad, por ello los mayores son muy heterogéneos y la forma en la que en ellos se presentan las enfermedades puede serlo también.

- En los mayores, la enfermedad se caracteriza por cronicidad, pluripatología, deterioro funcional y presentación atípica.

- La cronicidad o prolongación en el tiempo de una enfermedad es inevitable siempre que existan enfermedades que, apareciendo a cualquier edad, no se puedan curar, pero tampoco causen, al menos de forma rápida, la muerte del individuo.

- Una consecuencia de la cronicidad es la pluripatología o coexistencia de varias enfermedades en un solo individuo y por tanto su presencia en los ancianos es muy frecuente.

- En vez de intentar un manejo adecuado de cada enfermedad de manera individual, la presencia de pluripatología obliga a realizar un abordaje integral e individualizado de cada paciente que permita efectuar un adecuado diagnóstico de todos sus problemas para evitar interacciones farmacológicas, interacciones fármaco-enfermedad y el deterioro funcional y de la calidad de vida del paciente.

- En los ancianos las enfermedades pueden producir un deterioro funcional y cognitivo, aunque no sean enfermedades graves. La gravedad de una enfermedad no siempre se correlaciona con el deterioro funcional que causa. Por ello, el deterioro funcional y cognitivo debe de evaluarse de manera independiente de la enfermedad que los ha causado.

- Muchos de los procesos de enfermedad que acontecen en ancianos se caracterizan por tener una presentación atípica, de la cual son responsables los cambios fisiológicos del envejecimiento y la disminución de la reserva funcional, o fragilidad. Cuando un paciente mayor enferma, puede fracasar, en primer lugar, lo más vulnerable, es decir, aquel órgano o sistema con menor reserva fisiológica para responder al estímulo nocivo, por lo que la enfermedad puede manifestarse en un órgano lejano al que sufre el proceso patológico.

- Algunas de estas presentaciones atípicas (con relación al adulto joven pero no en el anciano) constituyen los denominados «síndromes geriátricos», y constituyen problemas de salud muy prevalentes y específicos en edades avanzadas.

- El síndrome de inmovilidad es un síndrome geriátrico. Se caracteriza por la presencia de un deterioro en la capacidad de desplazamiento y de realización de actividades de la vida diaria debido a una restricción del movimiento, generalmente involuntaria, y secundaria a distintas causas. Una de las causas más frecuentes es el encamamiento del paciente durante un ingreso.

- Deben conocerse las consecuencias del síndrome de inmovilidad para darle la importancia que merece y así poner las medidas adecuadas para prevenirlo y tratarlo.

- El delírium (no debe confundirse con delirio) se define como un síndrome clínico agudo y fluctuante que se caracteriza por una disfunción cognitiva asociada a una alteración en la atención y en el nivel de conciencia que se desarrolla en un breve período de tiempo y que no puede ser explicado solo por la preexistencia o desarrollo de una demencia. Constituye uno de los grandes síndromes geriátricos y es una de las formas frecuentes de manifestación de las enfermedades.

✔ El delírium se caracteriza por alteración de la atención y la conciencia; esta alteración se desarrolla en un corto período de tiempo (horas o pocos días) y tiende a fluctuar a lo largo del día; existencia de una alteración adicional en la cognición (p.ej., déficit de memoria, desorientación, lenguaje, habilidad visoespacial o percepción); las alteraciones no se explican por otra alteración neurocognitiva preexistente, establecida o en curso, ni sucede en el contexto de un nivel de estimulación reducido, tal como situación de coma y la evidencia en la historia, en la exploración física o en los hallazgos de laboratorio que la alteración es una consecuencia fisiológica de otra alteración médica, intoxicación de sustancias o su retirada, por ejemplo, debido a drogas de abuso o medicación, exposición a tóxicos o debido a múltiples etiologías.

✔ El tratamiento del delírium es el de la causa o causas que lo han producido. En su prevención y en su tratamiento son muy importantes las medidas no farmacológicas.

✔ Es muy importante conocer bien los factores predisponentes y precipitantes del delírium para poder hacer una adecuada prevención y un tratamiento de este síndrome.

✔ Los ancianos con frecuencia sufren caídas que tienen un alto impacto en la salud de los mayores. Estas **NO** son una consecuencia fisiológica de envejecer y su presencia son un claro marcador de discapacidad en el anciano, que lo sitúa dentro de lo que se ha llamado *anciano frágil o vulnerable.*

✔ La caída no es una enfermedad en sí misma, sino que suele ser (como en el caso de otros síndromes geriátricos) la expresión de múltiples patologías, tanto crónicas como agudas, que se suman a los cambios a los que da lugar el proceso del envejecimiento.

✔ El tratamiento y prevención de las caídas son complejos y no existe un único abordaje efectivo. Son útiles la asociación de ejercicio a otras medidas de baja tecnología, como la reducción de la polimedicación.

✔ La fragilidad y la discapacidad son conceptos diferentes. La fragilidad puede dar lugar a la discapacidad.

✔ La fragilidad es un síndrome biológico de disminución de la reserva funcional y de la resistencia a los estresores debido al declive acumulado de muchos sistemas fisiológicos que originan una pérdida de la capacidad homeostática y un aumento de la vulnerabilidad a eventos adversos.

✔ Existen diferentes marcos teóricos en el abordaje de la fragilidad. Los más utilizados son el de Fried (fragilidad como situación de riesgo) y el de Rockwood (fragilidad como acumulación de déficits).

✔ La fragilidad puede ser reversible. Por ello hay que tratarla.

✔ El tratamiento de la fragilidad debe ser individualizado para cada sujeto y las intervenciones deben ser multidimensionales. El tratamiento principal es el ejercicio físico.

✔ La sarcopenia se ha definido como una enfermedad progresiva y generalizada del músculo esquelético que implica la pérdida acelerada de la masa muscular y de la función.

✔ La fragilidad y la sarcopenia son entidades diferentes: la fragilidad es un síndrome geriátrico y la sarcopenia una enfermedad del músculo esquelético.

✔ El tratamiento de la sarcopenia se basa en la actividad física, fundamentalmente en ejercicios de resistencia.

8 Enfermedades del intestino delgado

◄ Orientación MIR

En la malabsorción, la celiaca es lo más rentable. La obstrucción intestinal debes identificarla en los casos clínicos y estar familiarizado con la radiología que presenta. La apendicitis también es un tema muy preguntado y es util manejar el diagnóstico diferencial. Los trastornos vasculares debes saber identificarlos en los casos clínicos.

1. Anatomía y fisiología

 Tema muy extenso y muy difícil, sobre todo la fisiología de la absorción de nutrientes. Muy poco preguntado y por lo tanto muy poco rentable.

El intestino delgado consta de tres partes: duodeno, yeyuno e íleon. El duodeno tiene forma de C y abraza a la cabeza pancreática, con una estrecha relación con los vasos mesentéricos superiores (**Fig. 8-1**). La única porción retroperitoneal del intestino delgado es el duodeno.

Histológicamente, destaca el gran número de vellosidades, cuyo objetivo es aumentar la superficie de absorción (**Fig. 8-2**). El intestino delgado es un órgano con gran riqueza de células del sistema inmune (**MIR 2018-2019, P004**).

Su función es la absorción de los nutrientes. En cada parte del intestino delgado predomina la absorción de un tipo de nutriente (**Tabla 8-1**) (**MIR 2005-2006, P249**).

La peristalsis intestinal es un proceso fisiológico muy complejo cuyo objetivo es propulsar el contenido intestinal hacia adelante. Para ello existen ondas de contracción rápidas y lentas siendo estas últimas las que fundamentalmente determinan el ritmo de las contracciones gastrointestinales. La despolarización de estas ondas lentas se determina únicamente por la entrada de calcio (**MIR 2021-2022, P030**).

Para que se produzca movimiento muscular debe existir previamente un estímulo nervioso (potencial de acción). Existen dos tipos: en espiga y en meseta. El potencial de acción en espiga es el que produce el inicio de la contracción muscular; son muy rápidos y cortos. El principal ion responsable del potencial en espiga es el calcio.

2. Diarrea y malabsorción

 Tema muy extenso y complejo. A veces muy académico y poco práctico. Es mejor estudiarse bien cada enfermedad del intestino delgado.

En primer lugar, distinguiremos entre diarrea aguda y diarrea crónica:

✔ **Diarrea aguda:** la causa más frecuente son las infecciones. Las causas de diarrea aguda infecciosa y sus características principales se explican en la **Tabla 8-2** y en la **Tabla 8-3**.

✔ **Diarrea crónica** (**Tabla 8-4**): se define como la que dura más de 1 mes (**MIR 2003-2004, P006**).

Ante una diarrea es **importante diferenciar una diarrea funcional de una orgánica:**

✔ **Diarrea funcional:** el ejemplo típico es el síndrome de colon irritable (v. apartado correspondiente más abajo).

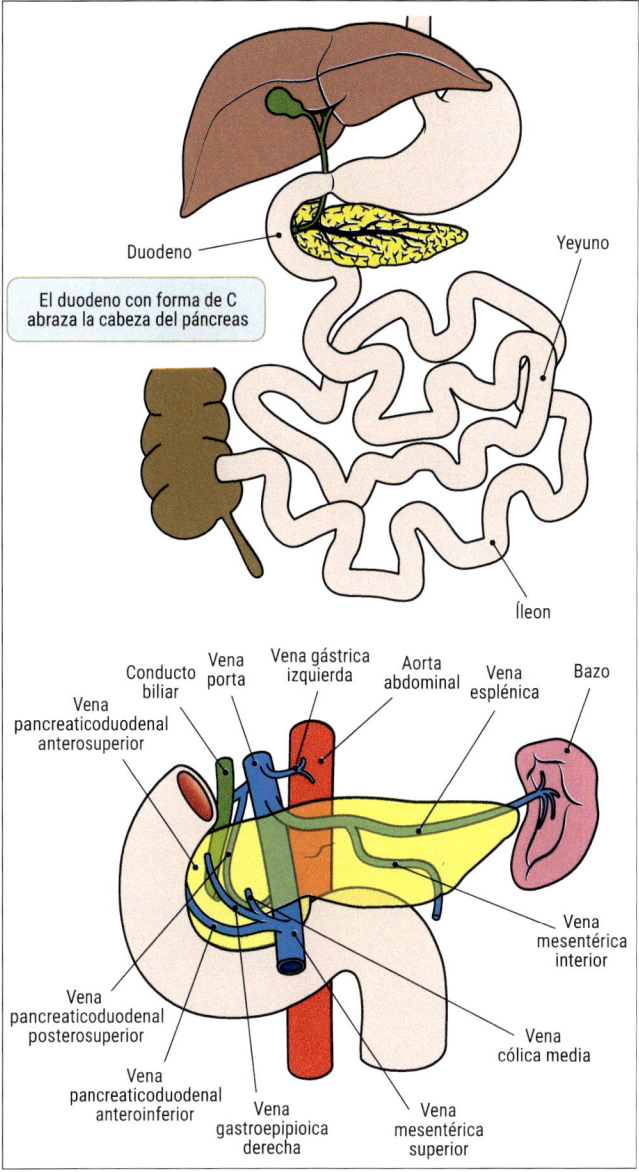

Fig. 8-1 | Anatomía del intestino delgado.

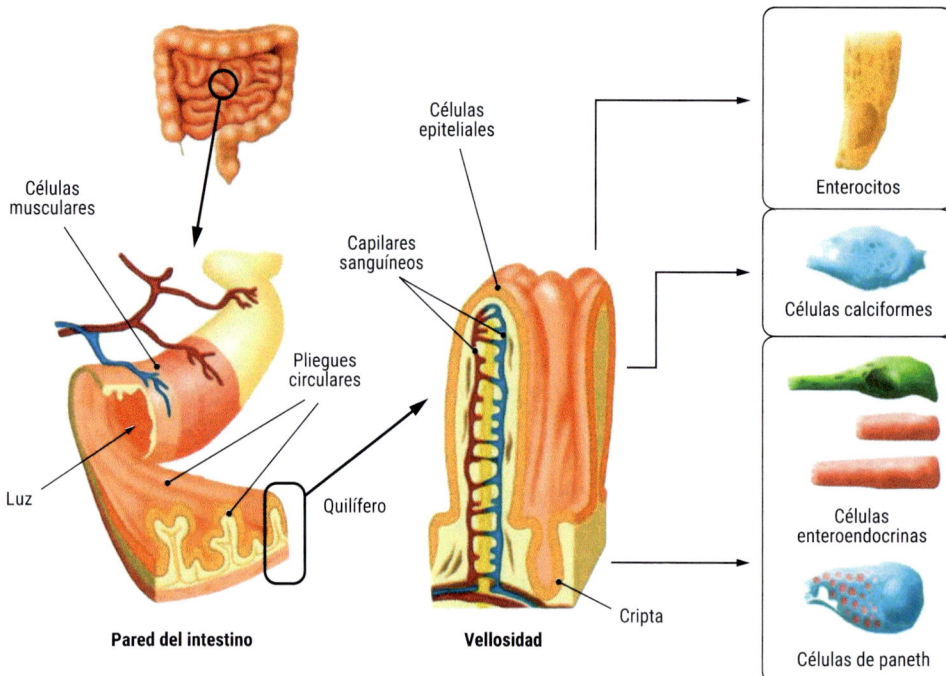

Fig. 8-2 | Histología del intestino delgado. Vellosidades intestinales. Tratado de neurogastroenterología y motilidad digestiva. Lacima Vidal G, Serra Pueyo J, Mínguez Pérez M, Accarino Garaventa A. © 2015 Editorial Médica Panamericana.

✔ **Diarrea orgánica:** presenta unos **criterios de organicidad,** que son: que persista por la noche, pérdida de peso, con alteraciones analíticas, expulsión de sangre mezclada con las heces y fiebre (MIR 2011-2012, P033; MIR 2018-2019, P084).

Para estudiar una diarrea lo más importante es la **historia clínica.** Posteriormente, se pueden realizar distintas pruebas complementarias en función de la sospecha clínica:

✔ **Analítica de sangre:** estudio del tiroides (TSH, anticuerpos), anticuerpos de celiaquía, proteína C reactiva (PCR), inmunoglobulinas.
✔ **D-xilosa en orina:** la D-xilosa se absorbe en yeyuno e íleon, pero **requiere** específicamente **una completa integridad de la mucosa.** Si la mucosa tiene cualquier daño, la D-Xilosa no se absorbe y no aparecerá en la orina. **En desuso** por falsos negativos y falsos positivos.
✔ **Test de secretina-pancreozima:** es la mejor prueba para estudiar la función pancreática y diagnosticar insuficiencia pancreática exocrina (pancreatitis crónica) (MIR 2005-2006, P014).
✔ **Endoscopia** con toma de biopsias.

 Hay biopsias patognomónicas (Tabla 8-5) (MIR 2008-2009, P006).

✔ **Pruebas radiológicas:** en función de la sospecha. La mejor prueba para ver el intestino es la enterorresonancia magnética pero es cara, poco disponible y requiere de un radiólogo experto. Otras: tomografía computarizada (TC) con enteroclisis, cápsula endoscópica, enteroscopia, tránsito baritado.
✔ **Pruebas respiratorias:** se resumen en la Tabla 8-6 (MIR 2003-2004, P004).
✔ **Estudios en heces:** se resumen en la Tabla 8-7.

2.1. Enfermedad celíaca

◇ Tema muy importante y muy preguntado

Es una enfermedad **inmune** del intestino delgado. Se debe a la **intolerancia permanente** a la **gliadina,** que es la fracción soluble del gluten en alcohol. La fracción del gluten no soluble en alcohol es la glutenina, que no es tóxica.

 La fracción **NO** soluble en alcohol (glutenina) **NO** es tóxica.

Los alimentos que contienen gluten son cuatro cereales: trigo, avena, centeno y cebada.

 El gluten a**TACC**a al intestino (**T**rigo, **A**vena, **C**enteno, **C**ebada).

En la Fig. 8-3 se muestra un resumen.

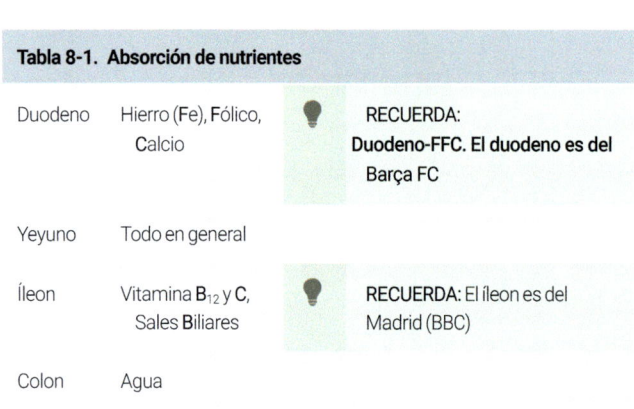

Tabla 8-1. Absorción de nutrientes		
Duodeno	Hierro (Fe), Fólico, Calcio	**RECUERDA:** Duodeno-FFC. El duodeno es del Barça FC
Yeyuno	Todo en general	
Íleon	Vitamina B$_{12}$ y C, Sales Biliares	**RECUERDA:** El íleon es del Madrid (BBC)
Colon	Agua	

Tabla 8-2. Etiología y características de la diarrea aguda infecciosa por bacterias

Mecanismo	Por toxinas	Invasiva (por el germen)
Localización	Duodeno y yeyuno	Íleon y colon
Estado de la mucosa	Mucosa normal	Mucosa inflamada y ulcerada
Clínica	Diarrea acuosa de muy rápida aparición	Diarrea con moco, sangre, dolor abdominal, fiebre
Riesgo de	Deshidratación	Bacteriemia (invasiva)
Causa	*Clostridium*, *S. aureus*, S-S (*Salmonella*, *Shigella*), *Bacilus cereus* (arroz), *Escherichiacoli* enterotoxigénico	*Campilobacter* (pollo), *Yersinia*, *Eschaerichia coli* enteroinvasivo, S-S(*Salmonella*, *Shigella*)
Diagnóstico (común a toxinas y a invasivas)	Difícil. Se maneja empíricamente. Coprocultivos muy poco rentables. Serología de dudosa utilidad	
Tratamiento (común a toxinas y a invasivas)	Hidratación No tomar lactosa hasta curación. No se tolera por la afectación temporal de las vellosidades Antibióticos: muy controvertido. En función de la gravedad del cuadro. Si eso: Ciprofloxacino, metronidazol, azitromicina o eritromicina Antidiarreicos: no deben darse	

2.1.1. Epidemiología

De la misma forma que la punta de un iceberg, sólo están diagnosticados un pequeño porcentaje de todos los enfermos celíacos. Como todas las enfermedades autoinmunes, es más frecuente en **mujeres**. Tiene **dos picos de incidencia:** 1) niños y 2) a los 30-40 años (**Fig. 8-4**).

Tabla 8-3. Etiología y características de la diarrea aguda infecciosa por virus

Etiología	Niños	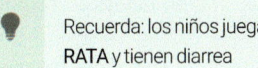 Rota, Astrovirus, Torovirus, Adenovirus. **RATA.**
		Recuerda: los niños juegan con el virus **RATA** y tienen diarrea
	Adultos	Calicivirus
Clínica		Clínica: diarrea acuosa 4-5 días, +/- fiebre, autolimitada

2.1.2. Etiopatogenia

✔ **Genética.** La enfermedad celíaca se desarrolla en pacientes genéticamente predispuestos. Los sistemas de histocompatibilidad HLA más frecuentes son el **DQ2 (95 %)** (**MIR 2015-2016, P047**) o el **DQ8 (5 %).** El **valor predictivo positivo es bajo,** ya que el 30 % de la población tiene este HLA y sólo un 3 % de ellos desarrollará la enfermedad. La utilidad del HLA es para **descartar enfermedad celíaca (alto valor predictivo negativo),** ya que si no se tiene ese HLA, es casi imposible padecer celiaquía. Dado que la enfermedad celíaca tiene una base genética se debe estudiar a los familiares de los pacientes.

✔ **Anticuerpos.** En respuesta a la acción tóxica de la gliadina se forman varios anticuerpos que producen daño en la mucosa. Hay varios tipos:

⊘ **Anticuerpos antigliadina:** son de tipo IgG e IgA. Sensibilidad +; especificidad +. Actualmente se han detectado otros anticuerpos de la gliadina (los **anticuerpos antipéptido deaminado de la gliadina tipo IgG**) con mucha más **sensibilidad y especificidad +++.**

Tabla 8-4. Tipos fisiopatológicos de diarrea crónica

Secretora: muy voluminosa, persiste a pesar de ayuno. Causas: aumento de hormonas intestinales (VIPoma, GASTRINoma, carcinoide), adenoma velloso, malabsorción de sales biliares

 RECUERDA la rima: Secretora-VIPoma/GASTRINoma

Esteatorreica: heces grasas, amarillas, que flotan. Causas: enfermedades pancreáticas, sobrecrecimiento bacteriano, linfangiectasia intestinal

Facticia: diarrea provocada por el propio paciente por abuso de laxantes

Osmótica: por presencia de sustancias con poder osmótico en la luz intestinal que atraen y arrastran agua. Cede con el ayuno. Causa: intolerancia a la lactosa

Inflamatoria: sangre, moco, tenesmo, urgencia. Ej.: colitis ulcerosa, enfermedad de Crohn, colitis seudomembranosa, colitis por secuela de radioterapia

Por alteración de la motilidad: síndrome de colon irritable, hipertiroidismo, *dumping* tras cirugía gástrica

Tabla 8-5. Biopsias patognomónicas en la diarrea crónica/malabsorción

Enfermedad	Descripción
Enfermedad de Whipple	Macrófagos cargados de gránulos PAS postivos y Ziehl-Neelsen negativos
Infección por *Mycobacterium aviumintracellulare* (MAI)	Macrófagos con gránulos PAS positivos y Ziehl-Neelsen positivos
Abetalipoproteinemia	Enterocitos llenos de gotas de grasa
Agammaglobulinemia	Ausencia completa de células plasmáticas en la mucosa

Nota: hay enfermedades de difícil diagnóstico mediante la biopsia, al presentar una afectación de la mucosa parcheada: Crohn, linfoma, mastocitosis, amiloidosis. En otras enfermedades las biopsias no son específicas: celiaquía, sobrecrecimiento bacteriano (MIR 2008-2009, P006).

- ✅ Anticuerpos antitransglutaminasa tisular (anti-TG) de tipo IgA: **sensibilidad +++; especificidad +++. El mejor, el más utilizado.**
- ✅ Anticuerpos antiendomisio de tipo IgA: **sensibilidad ++; especificidad +++.** Requieren de un procesamiento complejo en el laboratorio. Dan mucho más trabajo que los anti-TG y su rentabilidad es similar.
- ✅ Anticuerpos antirreticulina: poco utilizados (MIR 2006-2007, P004).

Tabla 8-6. Pruebas respiratorias para el diagnóstico de algunas enfermedades malabsortivas

Prueba del aliento con **lactulosa-H2** y prueba del aliento con **xilosa-C14**: sobrecrecimiento bacteriano (MIR 2003-2004, P004)

Prueba del aliento de la **lactosa-H2** déficit de lactasa

Prueba del aliento de ácidos biliares marcados con C14 (**C14-coliglicina**): sobrecrecimiento bacteriano y malabsorción de ácidos biliares

Prueba del aliento con **triglicéridos marcados con C-13**: diagnóstico de insuficiencia pancreática exocrina (mucho más precisa que la elastasa en heces y la grasa fecal)

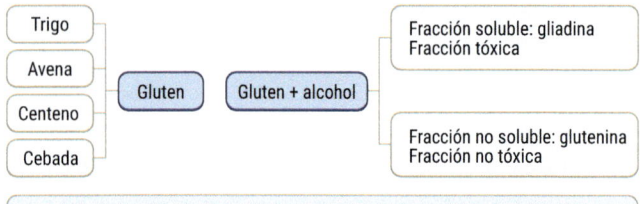

La soja, el maíz, el arroz y los productos lácteos ¡¡NO tienen gluten!!

Fig. 8-3 | Origen y fracciones del gluten.

 Los anticuerpos de la enfermedad celíaca son todos de tipo IgA salvo los antigliadina, que son también IgG.

2.1.3. Clínica

El cuadro clásico de **malabsorción, diarrea y desnutrición** es **muy raro.** La mayoría de pacientes tiene síntomas inespecíficos y no tan evidentes, por lo que casi ante cualquier síntoma digestivo o intestinal se deben pedir los anticuerpos de la enfermedad celíaca.

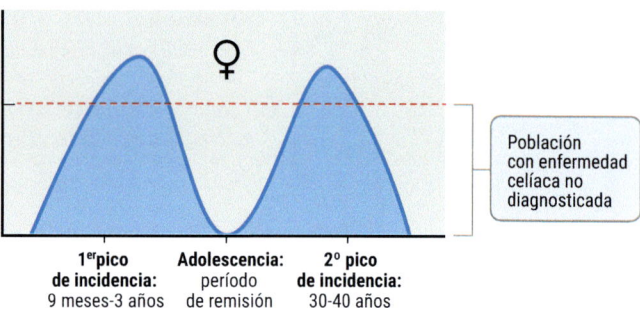

1er pico de incidencia: 9 meses-3 años	Adolescencia: período de remisión	2° pico de incidencia: 30-40 años

Fig. 8-4 | Epidemiología de la enfermedad celíaca.

En la **edad adulta** lo más frecuente es que sea **asintomática** o paucisintomática (80 %). Si da clínica, esta es bastante **inespecífica:** astenia, cansancio, dolor abdominal, hinchazón, diarrea y adelgazamiento. El hallazgo más frecuente es la **anemia ferropénica o sólo ferropenia,** que suele responder mal al tratamiento con hierro oral.

Es importante destacar que puede existir **clínica extradigestiva:** alteraciones del carácter, aumento de las transaminasas, aftas bucales, talla baja, ataxia, deterioro cognitivo y otros síntomas neurológicos.

La enfermedad celíaca se **asocia frecuentemente a otras enfermedades:**

- ✔ **Dermatitis herpetiforme:** hay que tener en cuenta que la mayoría de los pacientes con dermatitis herpetiforme tienen enfermedad celíaca. Por el contrario, muy pocos pacientes con enfermedad celíaca desarrollan dermatitis herpetiforme.
- ✔ Otras **enfermedades autoinmunes:** diabetes tipo 1, colitis ulcerosa, enfermedades reumatológicas, enfermedades tiroideas autoinmunes.
- ✔ **Déficit de IgA:** el déficit de IgA es en sí mismo una causa frecuente de malabsorción intestinal y diarrea crónica. Esta deficiencia tiene **mucha trascendencia para interpretar bien el resultado de los anticuerpos** ya que muchos son de tipo IgA. En caso de sospecha de enfermedad celíaca se deben pedir las inmunoglobulinas para descartar déficit de IgA y que el resultado negativo de los anticuerpos de tipo IgA no nos confunda (sería un resultado falso negativo). **En caso de déficit de IgA los anticuerpos clave son los de la gliadina de tipo IgG.**
- ✔ **Colitis microscópica:** ante un paciente con enfermedad celíaca que asegura comer sin gluten y tiene los anticuerpos negativos (marcador de que realmente come sin gluten) pero persis-

Tabla 8-7. Estudios en heces para la evaluación de diarrea crónica

Calprotectina: indica inflamación de la mucosa. Alto valor predictivo negativo. Si el resultado es normal, descarta bastante bien inflamación, pero si está elevada no se puede asegurar nada. Es normal en el colon irritable
Nota. Muy de moda. La pueden preguntar dentro de un caso clínico, o de forma directa a modo de pregunta teórica.

Sangre en heces: si es positivo pensar en diarrea inflamatoria (invasiva), cáncer de colon, colitis isquémica, presencia de divertículos

Coprocultivos: muy poco sensibles; son más útiles para infección por *Clostridium difficile* y análisis de su toxina. Útil en caso de sospechar parásitos

Grasa en heces: si está elevada (> 6 gr/día) sugiere malabsorción

Elastasa: si está muy baja sugiere malabsorción de grasas por insuficiencia pancreática exocrina (diarrea por pancreatitis crónica)

Aclaramiento de α_1-antitripsina: si se sospecha enteropatía pierde-proteínas

ten los síntomas, se debe descartar colitis microscópica (MIR 2004-2005, P235), (nunca lo han preguntado, pero podría ser una típica pregunta del examen MIR).

2.1.4. Diagnóstico

Para establecer el diagnóstico se emplean el estudio de anticuerpos, la biopsia y estudios genéticos (Fig. 8-5) (MIR 2013-2014, P082).

2.1.4.1. Anticuerpos

Útiles para el diagnóstico, para el cribado de familiares (MIR 2007-2008, P006) y para el seguimiento porque son marcadores del cumplimiento terapéutico (Fig. 8-6).

Los **anticuerpos antigliadina** son IgG e IgA pero no son muy útiles por tener menos sensibilidad y especificidad que los otros. Únicamente son útiles cuando el paciente tiene un déficit de IgA y el resto de anticuerpos más valiosos son negativos (al ser tipo IgA). En ese caso, el diagnóstico se basa en los **anticuerpos antigliadina tipo IgG.**

 En el déficit de IgA el diagnóstico lo da la Ig**G** anti**G**liadina.

Recientemente se han desarrollado unos anticuerpos de la gliadina que mejoran la sensibilidad y especificidad, siendo equiparables a los anticuerpos antitransglutaminasa y antiendomisio, y que además no se afectan por el déficit de IgA. Son los **anticuerpos antipéptido deaminado de la gliadina (IgG).**

Los anticuerpos **más importantes** en la enfermedad celíaca son los anticuerpos **antitransglutaminasa (IgA) (anticuerpos anti-TG)** y los antiendomisio (IgA). Los anticuerpos anti-TG se solicitan de rutina, pero los antiendomisio son más difíciles de conseguir, requieren más trabajo en el laboratorio y no se realizan sistemáticamente. Estos dos son los mejores anticuerpos, con una sensibilidad y especificidad que ronda el 95-100 %. **Los anticuerpos anti-TG son los más utilizados.**

La normalización de los anticuerpos en el seguimiento indica que el paciente no toma gluten, pero **no es sinónimo de que la mucosa esté curada.** Por el contrario, cuanto más altos son los títulos de los anticuerpos, más daño habrá en la mucosa. Los anticuerpos son muy útiles en el seguimiento, ya que si son positivos, indican que el paciente está comiendo con gluten (ya sea voluntaria o involuntariamente) (MIR 2005-2006, P004; MIR 2004-2005, P004).

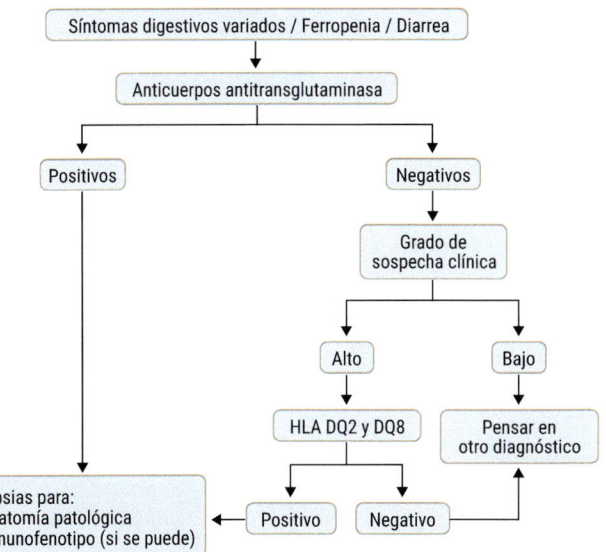

Fig. 8-5 | Algoritmo diagnóstico de la enfermedad celíaca.

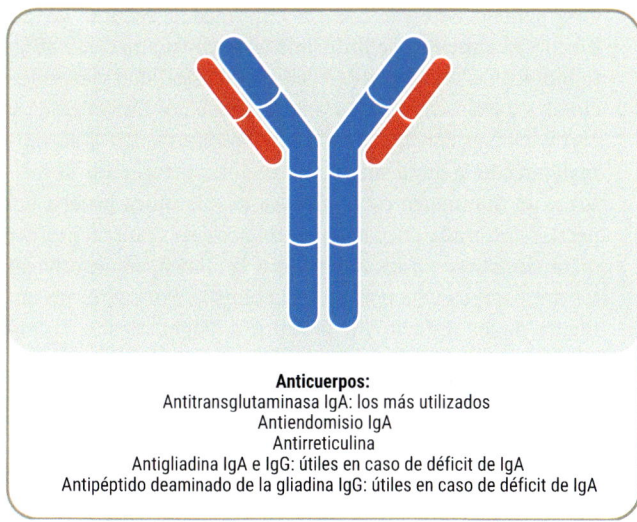

Anticuerpos:
Antitransglutaminasa IgA: los más utilizados
Antiendomisio IgA
Antirreticulina
Antigliadina IgA e IgG: útiles en caso de déficit de IgA
Antipéptido deaminado de la gliadina IgG: útiles en caso de déficit de IgA

Fig. 8-6 | Anticuerpos en la enfermedad celíaca.

La causa más frecuente de persistencia de anticuerpos positivos en un paciente con enfermedad celíaca es el incumplimiento de la dieta sin gluten.

2.1.4.2. Biopsia

Si los anticuerpos son positivos, se realiza una **biopsia** en la que se analiza:

✔ **Anatomía patológica** (Fig. 8-7). Las lesiones son más intensas en el bulbo y en la segunda porción duodenal que en segmentos más distales del intestino delgado. La gravedad de la enfermedad celíaca está en relación con la extensión del intestino afecta. Ojo: **son lesiones parcheadas, por lo que puede haber error de muestra a la hora de biopsiar la mucosa**. Aunque la histología es muy sugestiva, **no es patognomónica** (MIR 2019-2020, P081) y se puede observar una histología similar en otras enfermedades: linfomas, hipogammaglobulinemia, enfermedad de Crohn, uso de antiinflamatorios no esteroideos, enteropatía autoinmune, afectación por el virus de la inmunodeficiencia humana. En la histología típica se observa un **aumento de linfocitos intraepiteliales** (se considera patológico cuando hay más de 15 linfocitos intraepiteliales por cada 100 células epiteliales intestinales), **una atrofia vellositaria y una hiperplasia de las criptas**. Se utiliza la clasificación de Marsh: correlación con la gravedad (Tabla 8-8) (MIR 2014-2015, P033; MIR 2010-2011, P033; MIR 2008-2009, P260). En el caso de que un paciente presente anticuerpos positivos, biopsia compatible y mejore al retirar el gluten con negativización de los anticuerpos, no es necesario repetir la biopsia para demostrar curación mucosa. Sólo se hará la segunda biopsia en caso de duda diagnóstica. La mucosa tarda en curar 1-2 años. Es muy controvertida la necesidad de biopsiar a los 2 años para demostrar tal curación.

✔ **Inmunofenotipo** (Fig. 8-7). No se realiza de rutina y no está disponible en todos los centros. El inmunofenotipo de la enfermedad celíaca se caracteriza por un aumento de los linfocitos αβ y γδ, y una disminución de las células *natural killer* (CD3-/CD7+). Este patrón inmunofenotípico es la primera anormalidad detectable en la enfermedad celíaca, la más precoz. El **aumento de linfocitos γδ se considera casi patognomónico de la enfermedad celíaca (sensibilidad y especificidad > 95 %**, similar a los anticuerpos). Los linfocitos αβ se correlacionan con la actividad de la enfermedad y **se normalizan con la dieta sin gluten**. Por el contrario, los linfocitos γδ se mantienen en la mucosa y es la **única prueba que persiste alterada** en pacientes celíacos en tratamiento con dieta sin gluten en los que mejora la clínica, se negativizan los anticuerpos y se normaliza la biopsia. Por tanto, **un aumento de los linfocitos γδ permitiría diagnosticar a un paciente de enfermedad celíaca aunque no tomase gluten y tuviese los anticuerpos y biopsia negativos**.

 La biopsia de la enfermedad celíaca no es patognomónica.

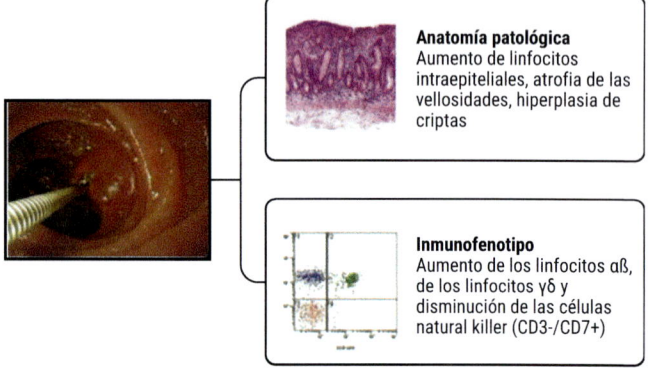

Anatomía patológica
Aumento de linfocitos intraepiteliales, atrofia de las vellosidades, hiperplasia de criptas

Inmunofenotipo
Aumento de los linfocitos αβ, de los linfocitos γδ y disminución de las células natural killer (CD3-/CD7+)

Fig. 8-7 | Biopsias de la enfermedad celíaca.

2.1.4.3. Genética

La genética **no es un elemento propiamente diagnóstico. Vale para descartar la enfermedad** (Fig. 8-8).

Aproximadamente el 25-30 % de la población tiene un HLA de riesgo para el desarrollo de celiaquía (DQ2 o DQ8). Esto es una condición necesaria pero no suficiente para el desarrollo de la enfermedad celíaca. Por tanto si el paciente es DQ2 negativo y DQ8 negativo, la enfermedad celíaca queda descartada. El HLA DQ2 supone el 90 % de los casos (MIR 2015-2016, P047). De todos ellos, solo un 3 % desarrolla la enfermedad. Por ello, el **valor predictivo positivo no es bueno: no vale para confirmar la enfermedad celíaca**. La gran mayoría de pacientes celíacos tienen un HLA de riesgo (DQ2 > DQ8), por lo que **la mayor utilidad del HLA es para descartar que un paciente tenga enfermedad celíaca**: el HLA DQ2 o DQ8 tiene un **alto valor predictivo negativo** (MIR 2013-2014, P082; MIR 2019-2020, P081). El estudio HLA no se realiza de rutina, y solo está indicado en aquellos pacientes con anticuerpos negativos con una alta sospecha de enfermedad celíaca, ya que si no sale DQ2-DQ8 la celiaquía está descartada (MIR 2016-2017, P082).

2.1.5. Tratamiento

Se basa en una dieta sin gluten indefinidamente, de por vida (MIR 2014-2015, P034). Pueden comer: arroz, maíz, soja, verduras y productos lácteos (MIR 2014-2015, P093). No deben comer trigo, avena, centeno, cebada.

Tabla 8-8. Clasificación de Marsh de la enfermedad celíaca			
GRAVEDAD	+	Marsh I	Aumento de linfocitos intraepiteliales
	++	Marsh II	Hiperplasia de las criptas
	+++	Marsh III	Atrofia de las vellosidades
	++++	Marsh IV	Hipoplasia

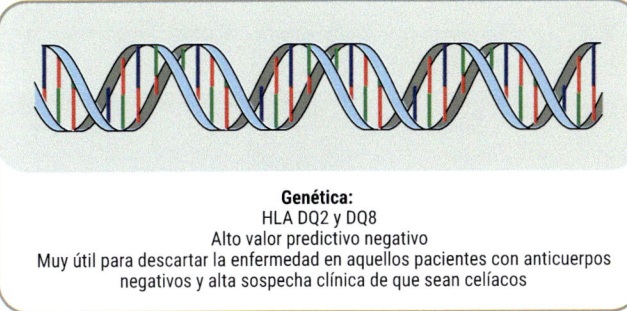

Genética:
HLA DQ2 y DQ8
Alto valor predictivo negativo
Muy útil para descartar la enfermedad en aquellos pacientes con anticuerpos negativos y alta sospecha clínica de que sean celíacos

Fig. 8-8 | Genética de la enfermedad celíaca.

 El gluten a**TACC**a al intestino.

2.1.6. Complicaciones

La causa más frecuente de que, a pesar de no comer gluten, **persistan los síntomas** y los anticuerpos positivos es el incumplimiento de la dieta ya sea consciente o inconscientemente (MIR 2005-2006, P004; MIR 2004-2005, P004). Un gran problema para los enfermos celíacos es la **contaminación con trazas de gluten de multitud de alimentos** (legalmente permitida), sobre todo los alimentos procesados y manipulados industrialmente. En ocasiones, para asegurar una dieta sin gluten es necesaria la colaboración de un nutricionista.

Si estamos completamente seguros de que el paciente no consume gluten pero no hay mejoría clínica se debe valorar la posibilidad de:

✔ **Enfermedad celíaca refractaria:** cuadro muy grave con alto riesgo de desarrollo de linfoma intestinal. Se trata con corticoides e inmunosupresores. Tiene muy mal pronóstico. Hay dos tipos: **tipo I,** sin monoclonalidad: mejor respuesta al tratamiento; y **tipo II,** con linfocitos monoclonales: más grave y mayor riesgo de linfoma intestinal.

✔ **Linfoma intestinal:** muy asociado a la enfermedad celíaca **refractaria tipo II.** Es el tumor maligno más frecuente en la enfermedad celíaca. Es un linfoma de estirpe T. Los pacientes celíacos también tienen el riesgo aumentado de otras neoplasias de tubo digestivo.

✔ **Colitis microscópica.**

✔ **Yeyunoileítis ulcerativa** (MIR 2017-2018, P085).

A continuación se expone en la siguiente vídeoclase Vídeo 8-1 un resumen práctico de la enfermedad celiaca.

 NOVEDAD: una entidad clínica nueva y controvertida es la denominada «hipersensibilidad al gluten no celíaca». Nunca ha sido preguntada, pero debe tenerse en cuenta para detectarla en los casos clínicos. Como su nombre indica, se trata de pacientes que, sin ser celíacos y con todas las pruebas de enfermedad celíaca negativas (anticuerpos, biopsia, genética e inmunofenotipo), presentan mejoría de sus síntomas digestivos (molestias, hinchazón, flatulencia, meteorismo) al realizar una

dieta sin gluten, y en los que la reexposición al gluten origina la reaparición de los síntomas.

 NOTA ESPECIAL: una enfermedad sintomáticamente parecida a la celíaca es el esprúe tropical, típico de zonas tropicales. La causa es desconocida. Las diferencias residen en que no presenta anticuerpos ni HLA compatibles con enfermedad celíaca. Solamente presenta una biopsia similar. El tratamiento no es la dieta sin gluten, sino que se cura con 1 mes de tetraciclinas.

2.2. Sobrecrecimiento bacteriano

Síndrome malabsortivo debido al **excesivo número de bacterias en el intestino delgado.** Se debe a cualquier causa que disminuya los factores defensivos que controlan habitualmente el número de bacterias (Fig. 8-9):

✔ Disfunción del sistema inmune intestinal debida a cualquier estado de inmunosupresión.

✔ Disminución del ácido por hipoclorhidria, gastrectomía (MIR 2015-2016, P065) o anemia perniciosa.

✔ Disminución de la peristalsis debida al estasis intestinal por multitud de enfermedades intestinales o secuelas poscirugía intestinal: estenosis, asa ciega posquirúrgica (asa aferente) (MIR 2015-2016, P065), divertículos, diabetes (neuropatía diabética), esclerodermia, amiloidosis, secuelas postradioterapia, etc.

Clínica. Malabsorción de multitud de nutrientes. La clínica es inespecífica y variada en función del déficit. Es típica la **anemia macrocítica** por consumo bacteriano de la vitamina B_{12} (está baja) con **cifras normales de ácido fólico,** esteatorrea y edemas (por hipoproteinemia) (MIR 2003-2004, P004).

Diagnóstico. El cultivo de aspirado yeyunal es para la investigación y el test de Schilling está en desuso. Actualmente el diagnóstico más preciso se realiza con el **test de la D-xilosa marcada con C-14** (MIR 2003-2004, P004) (poco disponible), el test del

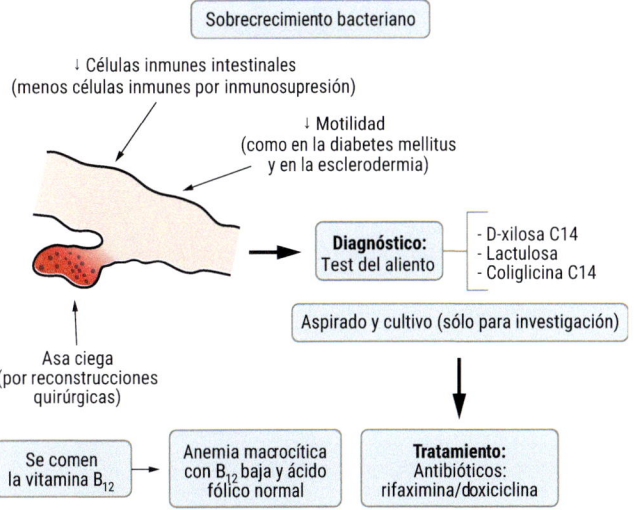

Fig. 8-9 | Sobrecrecimiento bacteriano.

aliento con **coliglicina C14** y, más frecuentemente, el test del aliento con **lactulosa** (v. Tabla 8-6). La biopsia es inespecífica y no es patognomónica (MIR 2008-2009, P006; MIR 2016-2017, P081).

Tratamiento. Incluye:

✔ El tratamiento de la causa que lo origina (diabetes, esclerodermia, asa ciega).
✔ Corregir los déficits nutricionales.
✔ Antibióticos: **rifaximina** en ciclos de 7 días al mes por la alta tasa de recurrencia tras un único ciclo. Antibiótico no absorbible de acción local a nivel intestinal. Otros antibióticos muy usados anteriormente eran las tetraciclinas (doxiciclina).

2.3. Enfermedad de Whipple

Enfermedad rara causada por una bacteria llamada *Tropheryma whipplei* (grampositiva) (Fig. 8-10).

Clínica. Cursa con la tríada de **artritis/artralgias migratorias** (es lo primero que aparece) + **diarrea** (tipo pierde-proteínas) + **fiebre con poliadenopatías**. Puede haber hiperpigmentación cutánea y, en formas graves y avanzadas, afecta al **sistema nervioso central** y a todas las partes del **corazón**. Es una enfermedad sistémica que puede producir multitud de síntomas.

Diagnóstico. La **histología intestinal es patognomónica**: macrófagos en la mucosa intestinal cargados de gránulos **PAS positivos** (son las bacterias dentro de los macrófagos) y **Ziehl-Neelsen negativos**.

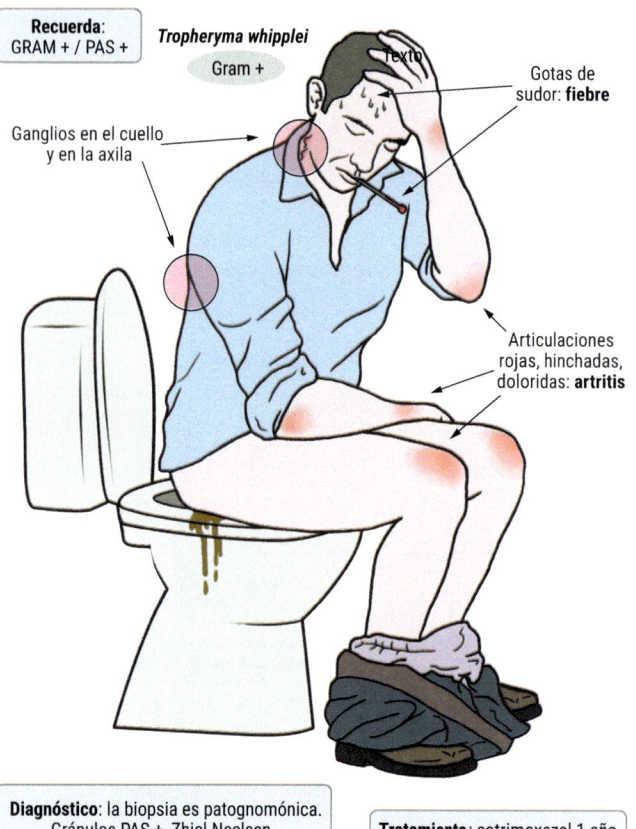

Recuerda: GRAM + / PAS +

Tropheryma whipplei
Gram +

Ganglios en el cuello y en la axila

Gotas de sudor: **fiebre**

Articulaciones rojas, hinchadas, doloridas: **artritis**

Diagnóstico: la biopsia es patognomónica. Gránulos PAS +, Zhiel-Neelsen -

Tratamiento: cotrimoxazol 1 año

Fig. 8-10 | Enfermedad de Whipple.

✔ PAS positivo y Ziehl-Neelsen negativo: enfermedad de Whipple.
✔ PAS positivo y Ziehl-Neelsen positivo: *Mycobacterium avium intracellulare*.

Otro dato patognomónico de la enfermedad de Whipple es la positividad en la PCR para el **ARN ribosómico 16S**, que además es un marcador de seguimiento.

Tratamiento. El tratamiento debe hacerse con antibióticos que pasen la barrera hematoencefálica, como **cotrimoxazol** o **ceftriaxona**, para evitar los síntomas neurológicos. En la actualidad, se aconseja ceftriaxona o meropenem por vía intravenosa 7-10 días, seguido de cotrimoxazol por vía oral, unos 12 meses. En caso de que el paciente tenga sintomatología neurológica se debe administrar un primer ciclo de antibiótico (hay muchas opciones: ceftriaxona, penicilina G, cloranfenicol) durante 15-30 días, para después continuar con cotrimoxazol (trimetoprim/sulfametoxazol) durante 1 año.

2.4. Otros síndromes diarreicos malabsortivos

(MIR 2012-2013, P045; MIR 2003-2004, P185)

✔ **Enteritis eosinofílica**. Es una enfermedad rara de causa desconocida que afecta más a varones. Aunque puede afectar a cualquier zona del tubo digestivo, el estómago y el duodeno son las más frecuentes. La clínica varía en función de las capas afectadas (mucosa, muscular, serosa - la forma que afecta a la serosa produce ascitis). Se suele observar eosinofilia en sangre periférica, aumento IgE, y un cuadro de malabsorción inespecífico. La endoscopia muestra una mucosa eritematosa, friable, ulcerada y en ocasiones nodular. Las biopsias son fundamentales en el diagnóstico ya que demuestran los infiltrados eosinofílicos. Los corticoides por vía sistémica son el tratamiento de elección con muy buena respuesta. Buen pronóstico, aunque puede haber recaídas de la enfermedad que requieren retratamiento.
✔ **Esprúe colágeno**. Enfermedad rara intestinal debida a la presencia de una banda de colágeno subepitelial. Es una **entidad controvertida**: algunos la consideran una enfermedad celíaca avanzada. Clínica: diarrea acuosa con malabsorción. Más frecuente en mujeres de mediana edad. Diagnóstico: presencia de atrofia de las vellosidades y una **banda de colágeno subepitelial**. Se trata con corticoides e inmunosupresores. Sin tratamiento tiene muy mal pronóstico por la malnutrición y el alto riesgo de linfoma.
✔ **Intolerancia a la lactosa**. Enfermedad muy frecuente en la población ya que con la edad va disminuyendo la concentración de lactasa intestinal (enzima metabolizadora de la lactosa). También aparece tras una gastroenteritis, hasta que se recupera el epitelio intestinal, por lo que no se debe tomar leche en la fase de resolución de una enteritis infecciosa. Hay otras formas primarias más raras. Este déficit enzimático hace que no se hidrolicen bien los azúcares y se acumulen en la luz intestinal, donde son reducidos por las bacterias intestinales y generan gas y ácidos. Clínica: **distensión abdominal y diarrea acuosa muy explosiva, ácida e irritante para el ano (eritema perianal)** coincidente con la toma de alimentos con lactosa.

Diagnóstico: el diagnóstico se basa en el cuadro clínico y la positividad del **test del aliento con lactosa-H2**, (test oral de intolerancia a la lactosa). Tratamiento: evitar productos con lactosa. Pueden tomar yogur y quesos porque tienen lactasas de las bacterias. Existe la lactasa como fármaco, y pueden tomarla a demanda cuando vayan a comer productos con lactosa.

✔ **Fibrosis quística** (v. asignaturas de neumología y pediatría).
✔ **Insuficiencia pancreática exocrina** (v. pancreatitis crónica). Incapacidad del páncreas para sintetizar suficientes enzimas pancreáticas necesarias para digerir los alimentos. La causa principal es la **pancreatitis crónica** pero cualquier disminución del parénquima pancreático (cirugía, fibrosis quística) puede originarla. El páncreas tiene una gran reserva funcional, de forma que hasta que no se pierde el 80-90 % de la función pancreática no aparece la insuficiencia pancreática exocrina. Clínica: diarrea, esteatorrea, déficit nutricional. Diagnóstico: mediante el **test de secretina-pancreozima o test del aliento con triglicéridos marcados con C13**. La **elastasa fecal** no es fiable porque tiene muy baja sensibilidad y especificidad. Tratamiento: **enzimas pancreáticas** durante las comidas.
✔ **Intestino corto**. Actualmente denominado **fracaso intestinal**. Se produce por resecciones amplias de intestino delgado, por ejemplo, en la enfermedad de Crohn, isquemia intestinal aguda, traumatismos o radiación. Clínica: depende del segmento y la cantidad resecada. Si no se ha resecado demasiado intestino o el colon está conservado, ambos se adaptan para volver a absorber los nutrientes de la parte deficitaria. Complicaciones: sobrecrecimiento bacteriano, litiasis renal de oxalato (aunque suena como una paradoja hay hiperabsorción intestinal de oxalato), litiasis biliar. El tratamiento es **dieta baja en grasas**. Se pueden tomar **triglicéridos de cadena media ya que se absorben solos sin necesidad de ningún metabolismo ni de ningún trasportador** (MIR 2005-2006, P249; MIR 2004-2005, P250).
✔ **Linfangiectasia intestinal**. Es la obstrucción al drenaje linfático del intestino. Se produce por multitud de causas como tumores retroperitoneales, linfoma, sarcoidosis, etc. Cursa con enteropatía pierde-proteínas, esteatorrea y una hipogammaglobulinemia. En la biopsia se observan **vasos linfáticos aumentados de calibre**.
✔ **Abetalipoproteinemia**. Enfermedad autosómica recesiva caracterizada por la **ausencia de apolipoproteína B (ApoB)**, que es la que forma los quilomicrones y las VLDL (lipoproteínas de muy baja densidad). Clínica: se manifiesta en recién nacidos como ausencia de LDL (lipoproteínas de baja densidad), VLDL, ApoB, acantocitosis, ataxia y retinosis pigmentaria de la retina. Diagnóstico: mediante biopsia (patognomónica): **acúmulo de grasa en los enterocitos** (v. Tabla 8-5) porque la grasa no puede salir hacia el hígado por falta de ApoB, que es el trasporte. Tratamiento: dieta pobre en grasas (se pueden tomar triglicéridos de cadena media, ya que pasan solos a la circulación) y reposición de vitaminas liposolubles (KADE).
✔ **Anisakis intestinal**. El anisakis es un parásito que se encuentra en el pescado de mar y en los cefalópodos (pulpo, sepia, calamar, etc.). Puede provocar dos cuadros clínicos:
  ⌀ Anisakiasis: la larva se ancla, al ser ingerida, en una zona del tubo digestivo, más frecuentemente en el íleon, produciendo una ileítis (que puede dar diarrea). Es un cuadro de

abdomen agudo que entra dentro del diagnóstico diferencial de abdomen agudo por dolor en fosa ilíaca derecha (apendicits, ileítis por enfermedad de Crohn, ileítis por enterobacterias, enfermedad inflamatoria pélvica, etc.). A veces se ve la larva en la endoscopia. En pocas horas o días la larva muere y se expulsa en las heces, cediendo el cuadro clínico de forma autolimitada.
  ⌀ Reacciones alérgicas, mediadas por IgE. Se puede determinar la IgE específica antianisakis en una analítica. Este tipo de reacciones se dan en individuos que han tenido exposición previa al anisakis (bien sea consciente o inconscientemente).

Para evitar los problemas con el anisakis:

✔ Si se cocina el pescado fresco, debe de hacerse a un mínimo de 60 grados durante 1 minuto y toda la pieza. Es difícil de asegurar que no se cometa algún error y es difícil estar seguro de que ha quedado bien cocinada.
✔ Recomendación general: congelar el pescado de mar y los cefalópodos (incluso el marinado) al menos a -20 grados, durante 5 días (MIR 2021-2022, P039). Nota: no hace falta congelar previamente los moluscos bivalvos (dos valvas: mejillones, almejas, berberechos, ostras), bacalao desecado, anchoas en conserva ni el pescado de agua dulce (trucha, carpa).

En la Tabla 8-9 se resumen las características más importantes de los síndromes malabsortivos.

3. Obstrucción intestinal

 Entenderlo y saber detectarlo en los casos clínicos.

Es la **dificultad del paso del contenido intestinal**. Se diferencian dos grandes tipos de obstrucción intestinal: la mecánica y la funcional.

3.1. Obstrucción intestinal mecánica

La obstrucción se debe a un **obstáculo físico o mecánico**.
Etiología. Pueden causarla bridas o adherencias, hernias, íleo biliar (litiasis biliar que sale al intestino y se enclava en la válvula ileocecal), (MIR 2021-2022, P139) neoplasias, cuerpos extraños, masas, vólvulos, cualquier enfermedad que origine estenosis (enfermedad de Crohn).

✔ La causa más frecuente de obstrucción de **intestino delgado** son las **bridas o adherencias posquirúrgicas** (MIR 2007-2008, P021; MIR 2005-2006, P017) y en segundo lugar las **hernias**.
✔ La causa más frecuente de obstrucción a nivel del **colon** es el **cáncer de colon** (MIR 2023-2024, P009).

Clínica. Cuando se produce una obstrucción mecánica, el tramo intestinal por encima de la obstrucción se dilata por acumulación del contenido intestinal. Las asas intestinales por enci-

Tabla 8-9. Resumen de los principales síndromes malabsortivos

Enfermedad	Pista, clave, peculiaridad
Enfermedad celíaca	Otras enfermedades **autoinmunes** A veces **paucisintomática** (ferropenia, astenia, bajo crecimiento) **Anticuerpos** antitransglutaminasa positivos, biopsia **compatible** (¡no es patognomónica!) Tratamiento: dieta sin gluten
Sobrecrecimiento bacteriano	**Factores de riesgo: estasis intestinal** (cirugía previa, disminución de motilidad intestinal), **inmunosupresión,** disminución del **ácido** controlador de las bacterias **Test del aliento** con lactulosa o con coliglicina-C14 o con D-xilosa marcada con C14 Tratamiento: **rifaximina** 1 semana al mes
Enfermedad de Whipple	*Tropheryma whipplei* **Tríada:** diarrea + artritis + fiebre con ganglios **Biopsia patognomónica:** gránulos PAS+ en el interior de los macrófagos Tratamiento: **cotrimoxazol** 1 año
Esprúe colágeno	Banda de colágeno subepitelial Tratamiento: corticoides, inmunosupresores
Intolerancia a la lactosa	Test del aliento con lactosa-H2
Fibrosis quística	Enfermedad **sistémica** (v. **neumología** y **pediatría**)
Insuficiencia pancreática exocrina	**Pancreatitis crónica.** Daño de al menos el 75-80 % del páncreas **Diagnóstico:** test de la secretina. Test del aliento con triglicéridos-C13 Tratamiento: **enzimas pancreáticas**
Intestino corto	Antecedente de resección quirúrgica **Desnutrición** Pueden comer **triglicéridos de cadena media**
Linfangiectasia intestinal	Obstrucción del drenaje linfático intestinal. Multitud de causas **Biopsia:** dilatación de vasos linfáticos
Abetalipoproteinemia	**Déficit de ApoB:** ausencia de lipoproteínas de muy baja densidad, quilomicrones Clínica en recién nacidos **Biopsia patognomónica:** acúmulo de gotas de grasa en los enterocitos Tratamiento: pueden comer triglicéridos de cadena media
Agammaglobulinemia	Niveles muy bajos de IgG, IgM, IgA **Biopsia patognomónica:** ausencia de células plasmáticas en la mucosa intestinal

ma de la obstrucción luchan para empujar el contenido. Todo ello origina **distensión,** dolor abdominal cólico, náuseas y vómitos, **ausencia de expulsión de gases y estreñimiento.** En las fases ini-

ciales de la obstrucción se **ausculta** un aumento de ruidos normales por el **peristaltismo de lucha.** Tras unas horas (variables según los pacientes), los ruidos pasan a ser menos frecuente y de carácter **metálico.** Finalmente por agotamiento de la peristalsis no se escucha nada, que es a lo se llama **silencio abdominal.** Además, casi desde el principio hay **timpanismo** a la percusión por el acúmulo de aire que no puede progresar distalmente a la obstrucción. Si no se resuelve la obstrucción pueden aparecer trastornos hidroelectrolíticos y deshidratación.

La obstrucción intestinal es una **urgencia.** Si no se resuelve hay riesgo de sufrimiento e isquemia de la mucosa intestinal → úlceras → perforación intestinal → sepsis. La clínica puede ser algo diferente en función de la localización de la obstrucción:

✔ Las **obstrucciones altas** (**Fig. 8-11**), a nivel del intestino delgado, son más agudas y cursan con vómitos abundantes y precoces, lo que altera la analítica (trastornos iónicos, ácido-base). La distensión puede no ser muy manifiesta y la radiografía de abdomen muestra pocos segmentos de intestino delgado dilatado.

✔ Por el contrario, las **obstrucciones bajas** (**Fig. 8-12**), a nivel del colon, son de instauración más lenta e insidiosa, y los vómitos son tardíos y fecaloideos (**MIR 2005-2006, P020**). No suele haber tantas alteraciones analíticas. Las obstrucciones de colon pueden cursar con:

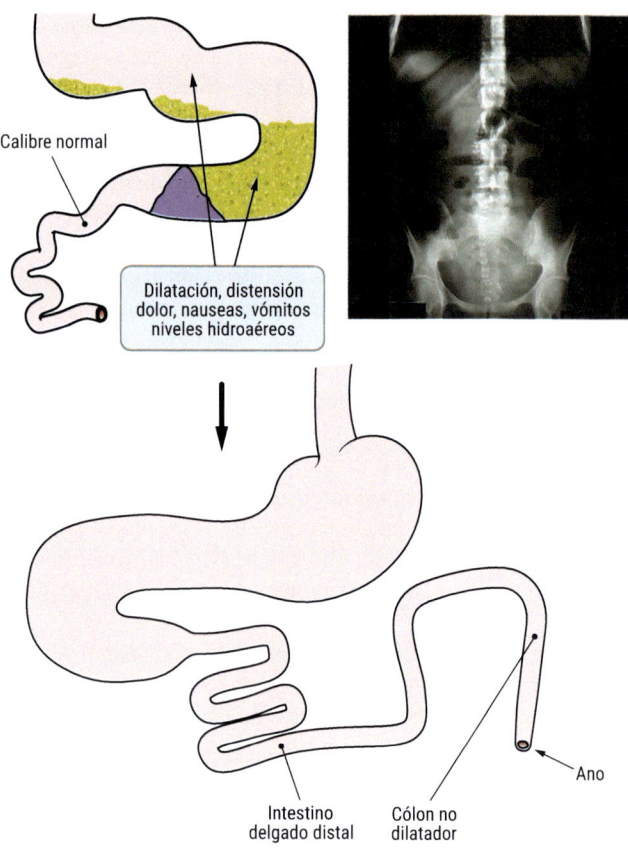

Calibre normal

Dilatación, distensión dolor, nauseas, vómitos niveles hidroaéreos

Intestino delgado distal

Cólon no dilatador

Ano

Obstrucción alta Instauración rápida de la clínica con náuseas y vómitos
Abdomen no muy distendido porque está implicado poco tramo del intestino delgado
En la radiografía, pocas asas dilatadas

Fig. 8-11 | Obstrucción intestinal alta. SERAM. Radiología esencial. ©2010 Editorial Médica Panamericana.

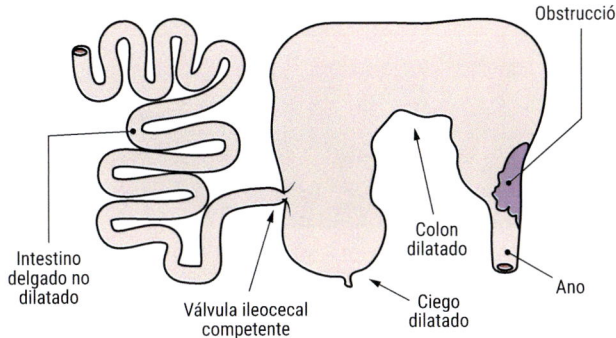

[A] **Con válvula ileocecal competente (cierra el paso)**

Obstrucción

Colon
dilatado

Ano

Ciego
dilatado

Válvula ileocecal
competente

Intestino
delgado no
dilatado

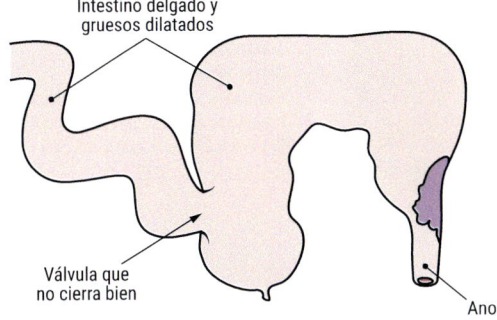

[B] **Con válvula ileocecal no competente (no cierra bien)**

Intestino delgado y
gruesos dilatados

Válvula que
no cierra bien

Ano

> Clínica de instauración más lenta ya que hay más sitio (todo el intestino) donde ir almacenando el contenido retenido. Vómitos tardíos, fecaloideos, más distensión abdominal, radiografía con más asas dilatadas

Fig. 8-12 | Obstrucción intestinal baja con válvula ileocecal competente **A.** y no competente **B.**

- **Válvula ileocecal competente:** permanece cerrada, por lo que el colon se dilata de forma masiva sin que de forma retrógrada se dilate el intestino. En este caso el riesgo de perforación del ciego es máximo si alcanza un tamaño de 10-12 cm.
- **Válvula ileocecal incompetente:** no cierra bien la unión intestino delgado-colon y el contenido colónico pasa al intestino delgado. El cuadro será de instauración más lenta dado que se dilatará tanto el intestino grueso como el delgado, pues el contenido que se va acumulando en el colon pasa de forma retrógrada al intestino delgado. En este caso se observará dilatación del colon y de las asas del intestino delgado (MIR 2010-2011, P001).

Diagnóstico. Es **clínico**, pero se apoya en las **técnicas de imagen:**

- Radiografía simple de abdomen en bipedestación y en decúbito supino, donde se observan la imagen típica de «pilas de monedas», ausencia de gas distal, niveles hidroaéreos (Fig. 8-13) y, en caso de perforación, se objetivará neumoperitoneo (MIR 2009-2010, P003). La presencia de aerobilia en una radiografía con datos de obstrucción de intestino delgado nos debe hacer sospechar el diagnóstico de íleo biliar (MIR 2021-2022, P139). Con la radiografía simple se puede diferenciar la dilatación de asas del intestino delgado de la del intestino grueso (Fig. 8-14).
- TC: en muchas ocasiones permite conocer la causa de la obstrucción (Fig. 8-15).

Tratamiento. En la obstrucción mecánica el tratamiento es quirúrgico (MIR 2019-2020, P022). Sin embargo, frecuentemente **la intervención no es una emergencia quirúrgica** y se debe individualizar cada caso en función del cuadro clínico, comorbilidades y evolución. Inicialmente, si el paciente está estable y no muestra signos de alarma o de mal pronóstico, se debe instaurar dieta absoluta, sueroterapia, sonda nasogástrica y vigilancia con analítica y radiografía (MIR 2012-2013, P047), lo que a su vez nos permite ganar tiempo para realizar una evaluación con otras pruebas de imagen, como la TC, para llegar al diagnóstico etiológico de la obstrucción (MIR 2010-2011, P002).

3.1.1. Formas especiales de obstrucción intestinal mecánica

Vólvulos intestinales: son una forma especial de obstrucción intestinal mecánica. Se producen por una torsión de una parte del intestino. Las zonas más frecuentes son el sigma y en segundo lugar el ciego.

- **Clínica:** cursan con la clínica de la obstrucción intestinal: dolor y distensión abdominal, estreñimiento, ausencia de ventoseo, y a la percusión abdomen timpánico, ruidos inicialmente aumentados, luego metálicos y finalmente silencio abdominal, etc. Si no se resuelven originan isquemia focal en la zona de la torsión, sufrimiento de la mucosa y perforación intestinal.
- **Diagnóstico:** la radiografía simple de abdomen muestra el signo típico del «**grano de café**», que corresponde al asa intestinal torsionada, retorcida y dilatada (MIR 2016-2017, P072), (Fig. 8-16, Fig. 8-17, Fig. 8-18, Fig. 8-19, Fig. 8-20, Fig. 8-21 y Fig. 8-22). Se observa tanto en el vólvulo de sigma (el más frecuente) como en el de ciego (MIR 2003-2004, P017).
- **Tratamiento.**
  - Vólvulo de **ciego: tratamiento quirúrgico.** La colonoscopia no es útil porque está muy lejos.
  - Vólvulo de **sigma** (el más frecuente):
    - Si no hay datos de sufrimiento intestinal (fiebre, leucocitosis, estado de *shock*): sonda rectal, enemas, colonoscopia para desvolvular y aprovechar para dejar una sonda rectal por encima de la zona de torsión (MIR 2016-2017, P072; MIR 2020-2021, P154). El problema es el alto porcentaje de recurrencia, cercano al 50%.
    - Si hay datos de alarma (peritonismo, *shock*) o fracaso del tratamiento conservador: cirugía.

Síndrome de Wilkie o síndrome de la arteria mesentérica superior: también denominado *pinza aortomesentérica* es un atrapamiento de la tercera porción duodenal, la cual, queda atrapada entre la arteria aorta y la salida de la arteria mesentérica superior, lo que provoca una obstrucción intestinal alta. Es frecuente que el paciente previamente haya perdido mucho peso bien por enfermedades graves o trastornos alimentarios. Esa pérdida de peso origina la pérdida de grasa intraabdominal que normalmente separa estructuras vasculares abdominales. Al bajar la grasa se produce una compresión de la 3ª porción duodenal por parte de la arteria mesentérica superior sobre la aorta. El diagnóstico es clínico y radiológico, midiendo el ángulo entre la aorta y la salida de

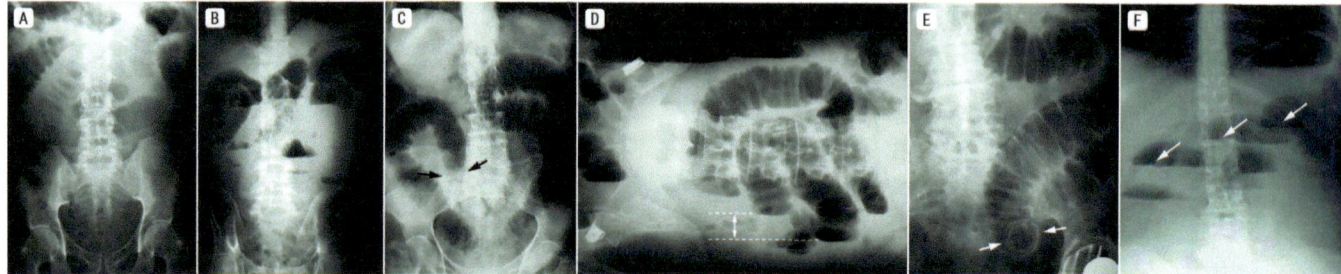

Fig. 8-13 | Imágenes radiológicas de obstrucción intestinal (radiografía simple): niveles hidroaéreos, asas dilatadas, imagen «en pilas de monedas». Semiología médica. Álvarez ME. ©2013 Editorial Médica Panamericana.SERAM. Radiología esencial. ©2010 Editorial Médica Panamericana.La fisiopatología como base fundamental del diagnóstico clínico. Gutiérrez Vázquez IR. ©2011 Editorial Médica Panamericana.Cirugía de urgencia. Perera SG, García HA. ©2006 Editorial Médica Panamericana.

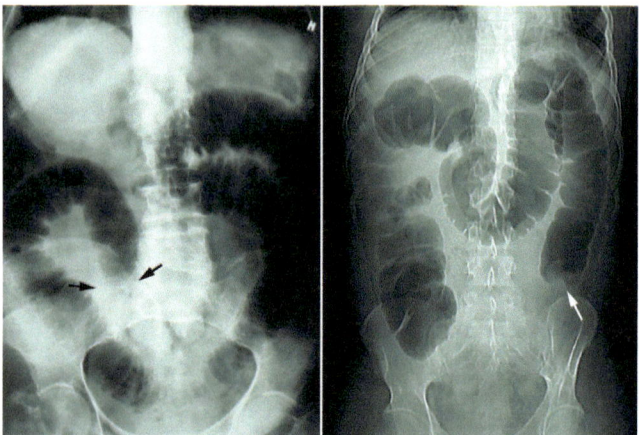

Fig. 8-14 | Dilatación del intestino delgado y grueso. SERAM. Radiología esencial. ©2010 Editorial Médica Panamericana.

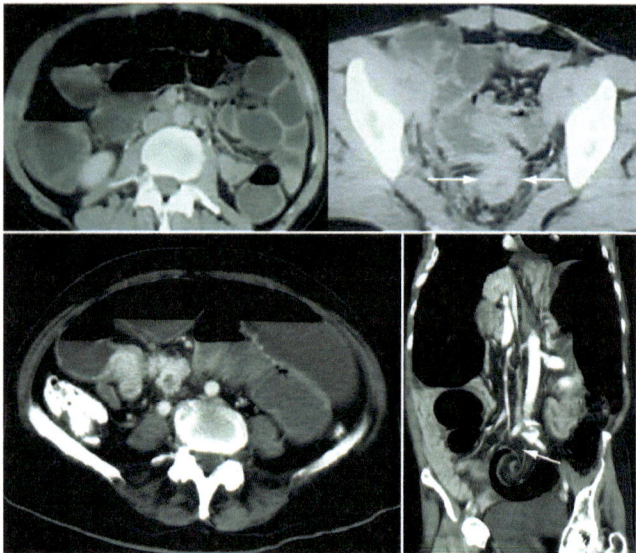

Fig. 8-15 | Imágenes radiológicas de obstrucción intestinal (TC). Asas dilatadas y niveles hidroaéreos. Cirugía de urgencia. Perera SG, García HA. ©2006 Editorial Médica Panamericana. SERAM. Radiología esencial. ©2010 Editorial Médica Panamericana.

la arteria mesentérica superior. El tratamiento en casos leves es conservador: evitar dieta muy copiosa y utilizando algún procinético. Sin embargo en casos graves el tratamiento quirúrgico de elección es la duodenoyeyunostomía por vía laparoscópica de forma que se realiza un *bypass* en la región duodenal comprimida. Como alternativas técnicas también se puede realizar la división del ligamento de Treitz (pero no es la primera opción) (MIR 2020-2021, P159).

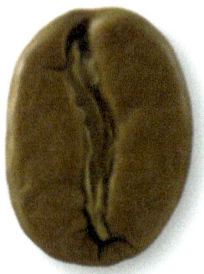

> **Tratamiento:**
> Sonda recta y enemas.
> Si no se resuelve: colonoscopia para desvolvular.
> Problema: alta tasa de recurrencia.
> Si hay recurrencia: valorar cirugía

Fig. 8-16 | Imagen de vólvulo en "grano de café".

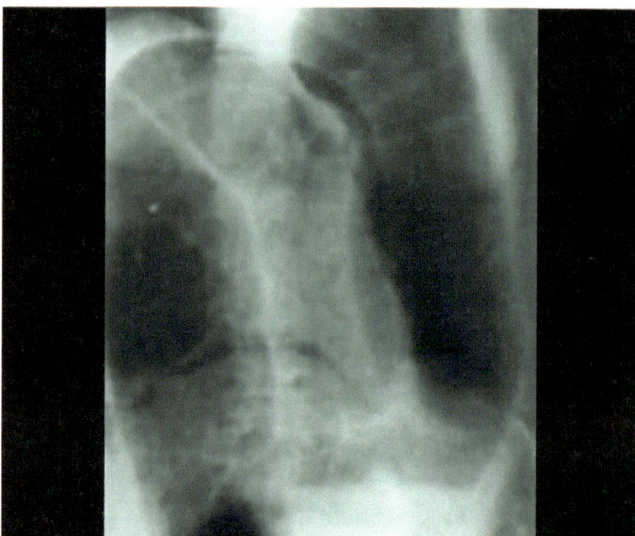

Fig. 8-17 | Vólvulo de colon sigmoide (de pie). Cirugía Fundamentos para la práctica clínico-quirúrgica. Giménez. © Editorial Médica Panamericana.

3.2. Obstrucción intestinal funcional

Otra forma de obstrucción intestinal es la **seudoobstrucción intestinal o íleo.** En este caso no existe una obstrucción mecánica sino una parálisis del intestino debida a una alteración motora o neuronal que anula los movimientos peristálticos y hace ineficaz la progresión del contenido intestinal (MIR 2016-2017, P083).

Etiología. Pueden causarla fármacos (opiáceos), enfermedades que afectan a la inervación intestinal o a la propia musculatura intestinal (diabetes, esclerodermia, amiloidosis), infecciones, isquemia intestinal, pacientes encamados, cuadros inflamatorios abdominales (apendicitis, pancreatitis, colangitis), pacientes posquirúrgicos.

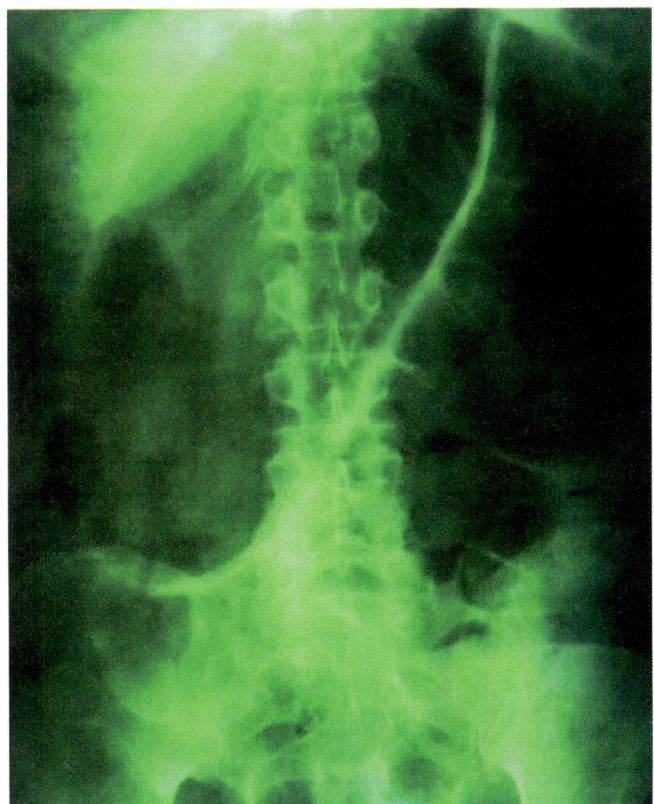

Fig. 8-18 | Vólvulo de sigma. Cirugía AEC. Manual de la Asociación Española de Cirujanos Asociación Española de Cirujanos. ©2010 Editorial Médica Panamericana.

Clínica. Es **similar a la de la obstrucción mecánica:** dolor abdominal, distensión, ausencia de expulsión de gases, náuseas. Mediante la clínica es muy difícil distinguir una u otra entidad.

Diagnóstico. Clínico y radiológico.

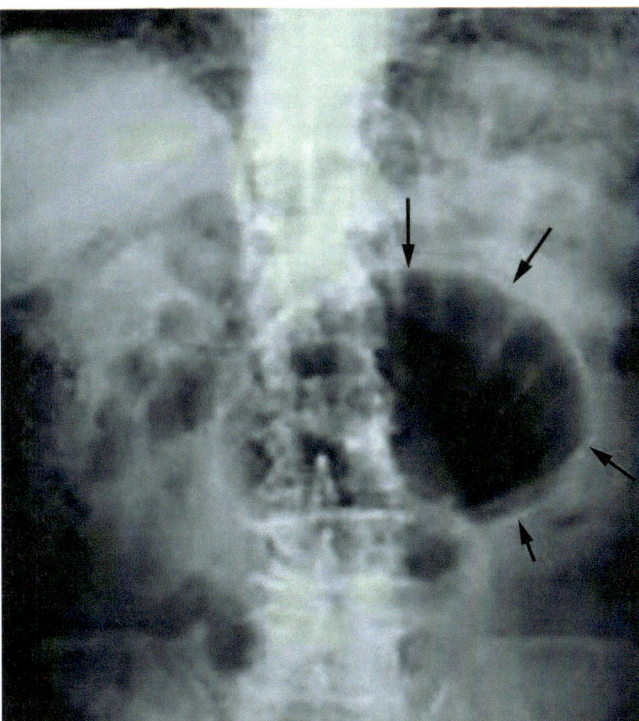

Fig. 8-19 | Vólvulo sigmoideo con clásica imagen de grano de café del colon volvulado (flechas). Cirugía de Urgencia. Perera García. © Editorial Médica Panamericana.

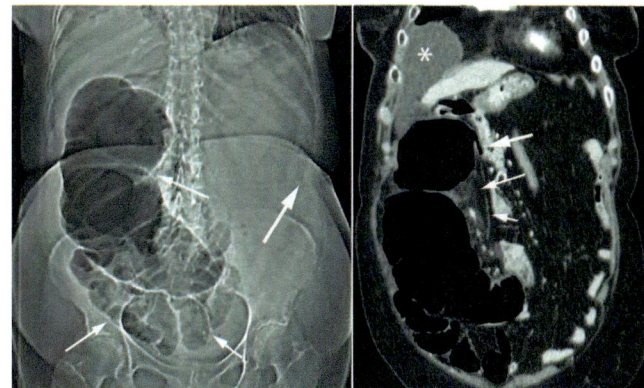

Fig. 8-20 | Vólvulo de ciego. **A.** La radiografía abdominal muestra asas intestinales dilatadas en FID (flechas finas) y ciego dilatado (flecha gruesa), sin aire distal. **B.** La TC permite la visualización del apéndice en el hipocondrio derecho (flecha), confirmando la existencia de un vólvulo de ciego, asociado a edema de su meso (flechas finas) y ascitis perihepática (asterisco).

Tratamiento. El de la causa (ver causas más arriba); en estos casos la cirugía no es tan resolutiva como en las formas de obstrucción mecánica.

Hay una forma típica de seudoobstrucción intestinal denominada **síndrome de Ogilvie** (MIR 2015-2016, P013). Es un cuadro que afecta a pacientes mayores, con multitud de comorbilidades (sobre todo neuropsiquiátricas) y que cursa con una **parálisis del colon descendente y transverso, con gran dilatación del mismo.** Se trata con procinéticos y enemas en un primer tiempo. Si no mejora, se administra neostigmina, o se realiza una colonoscopia descompresiva. Si no se resuelve, el tratamiento es quirúrgico.

4. Tumores del intestino delgado

 Tema poco preguntado y difícil.

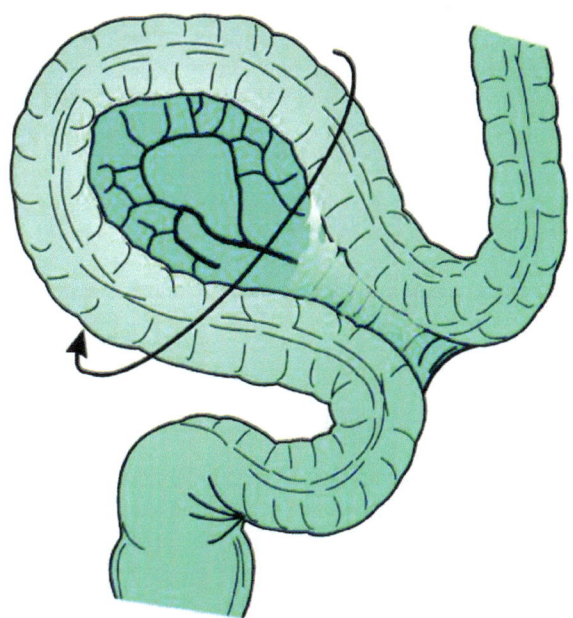

Fig. 8-21 | Vólvulo de sigmoides. Rotación sobre su eje mesentérico. Cirugía. Fundamentos para la práctica clínico-quirúrgica. Giménez. © Editorial Médica Panamericana.

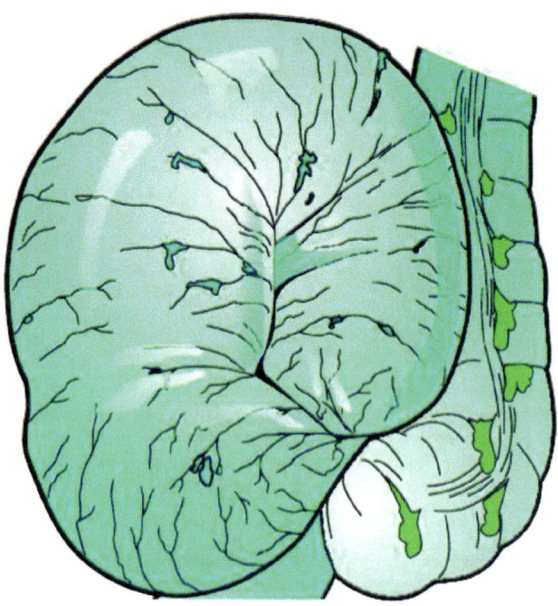

Fig. 8-22 | Vólvulo de sigmoides. Rotación sobre su eje mesentérico. Cirugía. Fundamentos para la práctica clínico-quirúrgica. Giménez. © Editorial Médica Panamericana.

Son **muy poco frecuentes** y **difíciles de diagnosticar** porque el intestino delgado es difícil de explorar. Datos que nos pueden hacer **sospechar un tumor de intestino delgado**:

✔ Brotes intermitentes, repetidos y autolimitados de obstrucción intestinal.
✔ Pérdidas crónicas de sangre (sangre oculta en heces positiva) con endoscopias alta y baja normales.
✔ Pacientes con síndromes poliposicos.

4.1. Tumores benignos

Los adenomas, leiomiomas y lipomas son los más frecuentes. Suelen ser asintomáticos y cuando dan síntomas cursan con clínica de **obstrucción** y **anemia** por pérdidas digestivas. El diagnóstico se realiza con pruebas de imagen: entero-TC, entero-RM o cápsula endoscópica.

4.2. Tumores malignos

En este grupo se incluyen el adenocarcinoma, el linfoma intestinal y el tumor carcinoide.

4.2.1. Adenocarcinoma

Es el tumor maligno más frecuente del intestino delgado. Se localiza con más frecuencia en el **intestino proximal** (duodeno y yeyuno). Cursa con obstrucción intestinal, predominando la sensación de saciedad precoz y vómitos. Puede haber datos de pérdidas digestivas de sangre. El diagnóstico es por endoscópica y por pruebas de imagen. El tratamiento depende del estadío tumoral pero incluye cirugía agresiva (por ejemplo, en los de duodeno se realiza duodenopancreatectomía cefálica) y/o quimiorradiotera-

pia. El pronóstico es malo, ya que suele haber una gran demora diagnóstica, lo que hace que esté muy avanzado en el momento del diagnóstico (MIR 2004-2005, P020).

4.2.2. Linfoma intestinal

Hay dos tipos:

✔ **Linfoma primario o linfoma occidental.** Se define como primario porque no existen adenopatías y está limitado al tejido linfoide intestinal. Es un **linfoma no Hodgkin** que afecta sobre todo al íleon. Se cree que es de extirpe linfocitaria **T**. Son factores de riesgo la enfermedad de Crohn, la enfermedad celíaca, el SIDA y otras inmunodeficiencias. Se presenta como una masa focal que puede producir obstrucción y hemorragia. El diagnóstico se realiza mediante técnicas de imagen y biopsia. El tratamiento es quirúrgico o con quimiorradioterapia en función del estadío tumoral.
✔ **Linfoma mediterráneo, enfermedad de Seligman o enfermedad de las cadenas pesadas** α. Es un tumor de linfocitos **B**. Es mucho más frecuente en pacientes con nivel socioeconómico bajo, habiéndose relacionado con parasitación intestinal por *Giardia lamblia.* La clínica es de malabsorción. Es típica la detección analítica de un **pico monoclonal de la cadena pesada de la IgA.** Tratamiento: en fases precoces, administrar tetraciclinas para eliminar el estímulo parasitario. En fases avanzadas, cuando el linfoma está instaurado, quimioterapia.

 Si hay **inmunoglobulinas** de por medio, es que es un **linfoma de linfocitos B.** Y el otro linfoma intestinal es **T.**

4.2.3. Tumor carcinoide

Supone aproximadamente uno de cada cinco tumores malignos de intestino delgado. Es el **tumor endocrino más frecuente del aparato digestivo.**

Deriva de células madre de la mucosa intestinal. Por tanto, además de localizarse en **íleon y apéndice** como zonas más frecuentes, también se puede desarrollar en los **bronquios** dado que embriológicamente el árbol respiratorio proviene del intestino anterior. Ojo: no tiene relación con el tabaco.

Clínica. Muchos son **asintomáticos** y son un **hallazgo casual.** Cuando producen síntomas, suele tratarse de una clínica inespecífica o bien manifestarse como cualquier tumor de intestino delgado (obstrucción intestinal y hemorragia). Una minoría de tumores carcinoides (< 10 %) son **productores de hormonas** como la serotonina, glucagón, péptido intestinal vasoactivo (VIP) o histamina. Estas sustancias, sobre todo la serotonina, son las causantes del denominado **síndrome carcinoide (es raro, sólo en un 10 % de todos los tumores carcinoides).** Los carcinoides del aparato respiratorio (**bronquiales**) pueden generar un síndrome carcinoide **aun estando localizados.** Sin embargo, las sustancias vasoactivas generadas por los carcinoides intestinales pasan al hígado y éste metaboliza e inactiva dichas hormonas. Por lo tanto, a diferencia de los carcinoides respiratorios, **los carcinoides intestinales requieren que haya metástasis hepáticas** para que las hormonas pasen directamente a la sangre sistémica sin que el hígado las metabolice y producir los síntomas del síndrome carcinoide. El síndrome carcinoide cursa con: rubefacción facial, que puede ser desencadenada y agravada por antidepresivos del tipo inhibidores selectivos de la recaptación de serotonina (ISRS), diarrea, dolor abdominal, valvulopatía (derecha en caso de carcinoides intestinales, o izquierda en caso de los bronquiales), hipotensión o hipertensión, taquicardia, telangiectasias, dermatosis pelagroide (sólo en fases avanzadas), miastenia, fibrosis mesentérica o cardíaca, broncoespasmo.

Diagnóstico. En el **90 %** de los casos el tumor carcinoide **no es funcionante** (no produce hormonas) por lo que el diagnóstico se basa en: a) endoscopia y biopsias; b) técnicas de imagen incluyendo la gammagrafía con octreótido ya que es un tumor muy rico en células con receptores para la somatostatina. Si existe síndrome carcinoide puede determinarse en orina el ácido 5-hidroxindolacético (5-HIAA), aunque da muchos falsos positivos y falsos negativos.

Pronóstico. Son marcadores de mal pronóstico el **tamaño de más de 2 cm** (el 100 % se asocian con metástasis) y la **localización intestinal** (peor que la bronquial). La localización digestiva con mejor pronóstico es el recto.

Tratamiento:

✔ **Localizado y sin metástasis:** cirugía. En el acto quirúrgico utilizar somatostatina para evitar la liberación de multitud de sustancias vasoactivas.

✔ **Con metástasis:** quimioterapia.

Para el **tratamiento del síndrome carcinoide:** somatostatina o sus análogos (octreótido, lanreótido), antagonistas de la serotonina (metisergida, ciproheptadina, ondansetrón, alosetrón), antihistamínicos.

5. Patología del apéndice cecal

◇ Tema muy preguntado. Se expone aquí, en el tema del intestino delgado, porque los casos clínicos se presentan con dolor en fosa ilíaca derecha y el diagnóstico diferencial se hace sobre todo con enfermedades que afectan al íleon terminal.

El apéndice cecal se localiza en el ciego. La causa de la apendicitis aguda es controvertida: a) **obstrucción** de la luz (con distensión retrógrada, acumulación de secreciones, sobrecrecimiento bacteriano, infección, inflamación y apendicitis), y b) **infección** directa (con formación de una úlcera, inflamación y apendicitis).

5.1. Epidemiología

Es la **urgencia quirúrgica más frecuente.** Es la causa de abdomen agudo más común en pacientes de 10-40 años. La incidencia ha disminuido y es menor en países desarrollados. En **niños y ancianos da lugar a un cuadro muy engañoso,** y frecuentemente se produce una demora diagnóstica que origina una mayor frecuencia de complicaciones con mayores tasas de perforación y mortalidad, respecto a los jóvenes (MIR 2003-2004, P018).

5.2. Clínica

Pueden aparecer los llamados **síntomas de Murphy** (sólo presentes en la mitad de los casos). Se suceden los siguientes síntomas **por este orden:** 1º) dolor epigástrico; 2º) náuseas y vómitos, y 3º) al cabo de 4-6 horas el dolor se localiza en la fosa ilíaca derecha (Fig. 8-23). El dolor es de tipo visceral: aumenta con la palpación, con la tos y cursa con irritación peritoneal. Es frecuente la febrícula.

Debemos dudar del diagnóstico de apendicitis aguda si las náuseas y vómitos aparecen en primer lugar, o si el paciente tiene hambre o apetito.

5.3. Diagnóstico

✔ **Exploración física** (muy importante para el diagnóstico):
  ⊘ **Dolor a la palpación en la fosa ilíaca derecha,** en el punto de **McBurney:** unión del tercio externo con los dos tercios internos de la línea que va desde la espina ilíaca anterosuperior al ombligo (Fig. 8-24).
  ⊘ **Signos de irritación peritoneal:** son inespecíficos, solamente indican irritación peritoneal, pero no la causa (Tabla 8-10).
✔ **Analítica:** leucocitosis, aumento de reactantes de fase aguda.
✔ **Radiografía de abdomen:** no se recomienda de rutina cuando hay alta probabilidad de apendicitis aguda, ya que la radiografía muy pocas veces altera el manejo de los pacientes.
✔ **Ecografía abdominal y TC:** útiles para ver el apéndice y órganos vecinos (**importancia para el diagnóstico diferencial**). Aunque la TC abdominal es más precisa para localizar las lesiones causantes del abdomen agudo, la ecografía abdominal se utiliza cada vez más para no emplear radiación, especialmente en mujeres jóvenes (MIR 2008-2009, P017; MIR 2006-2007, P022). Si bien la confirmación por imagen cada vez se utiliza más para evitar intervenciones en las que luego sea otra la causa del dolor en la fosa ilíaca derecha, **no es imprescindible para el diagnóstico,** y en ocasiones la clí-

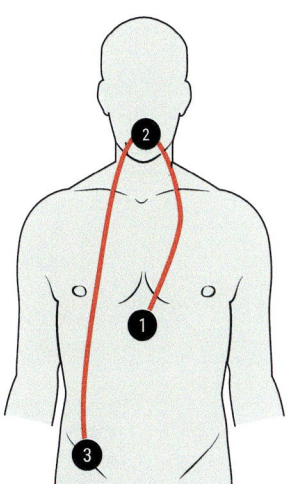

1. Dolor epigástrico 2. Náuseas, vómitos 3. Dolor en fosa ilíaca derecha

Fig. 8-23 | Clínica típica de apendicitis aguda.

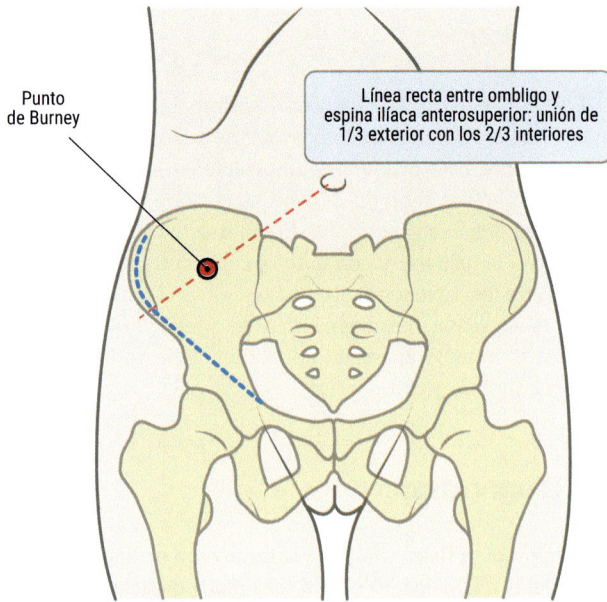

Punto de Burney

Línea recta entre ombligo y espina ilíaca anterosuperior: unión de 1/3 exterior con los 2/3 interiores

Fig. 8-24 | Punto de McBurney.

nica y exploración física son suficientes para indicar la intervención quirúrgica.

5.4. Complicaciones de la apendicitis aguda

- ✔ Perforación.
- ✔ **Peritonitis:** extensión de la infección/inflamación a todo el peritoneo.
- ✔ **Pileflebitis:** complicación rara pero muy grave; es la extensión de la infección/inflamación a los vasos abdominales y conlleva alto riesgo de sepsis, émbolos sépticos, abscesos a distancia o trombosis de los vasos abdominales.

Tabla 8-10. Signos de irritación peritoneal presentes en la apendicitis aguda (aunque inespecíficos)

Signo de Blumberg	Dolor al dejar de apretar bruscamente y soltar en fosa ilíaca derecha. Rebote positivo
Signo de Rovsing (MIR 2013-2014, P076)	Dolor en fosa ilíaca derecha al palpar la fosa ilíaca contralateral (por irritación de todo el peritoneo)
Signo del psoas	Dolor al extender la pierna totalmente. Sospecha de apéndice retrocecal (MIR 2022-2023, P132)
Tacto rectal doloroso	Sospecha de localización pélvica del apéndice
Signo del obturador	Se realiza rotando internamente el muslo. Esto contrae el músculo obturador que es un múlculo pélvico, y si hay dolor es que el apéndice está situado en al pelvis (apendicitis pélvica; MIR 2022-2023, P132)

- ✔ **Absceso en fondo de saco de Douglas:** es típico de apendicits graves (gangrenosas). Tras extirpar el apéndice queda inflamación local que al cabo de unos días se puede coleccionar formando un absceso en el fondo de saco de Douglas. Cursa con la clínica típica de un absceso (fiebre en picos) y dado que está al lado del recto, se estimulan los plexos nerviosos del mismo dando lugar a diarrea (MIR 2021-2022, P141).

5.5. Diagnóstico diferencial

Es **muy amplio**. Cualquier causa de inflamación en la fosa ilíaca derecha puede simular una apendicitis aguda (MIR 2022-2023, P021) (Tabla 8-11).

5.6. Tratamiento

El tratamiento es quirúrgico, y consiste en una **apendicectomía urgente abierta o laparoscópica**. La vía depende de la experiencia del cirujano. La vía laparoscópica tiene ciertas ventajas sobre la vía abierta, como una menor morbilidad, menor riesgo de infecciones, menor estancia hospitalaria y mejor estética (MIR 2008-2009, P021). La laparoscopia se recomienda en obesos y en casos de que persistan las dudas diagnósticas, ya que es menos agresiva y permite explorar la fosa ilíaca derecha.

Tabla 8-11. Diagnóstico diferencial del dolor en la fosa ilíaca derecha

Apendicitis aguda
Quiste ovárico roto
Enfermedad inflamatoria pélvica
Embarazo ectópico
Ileítis terminal (*Yersinia*) Una forma de ileitis terminal, o de enteritis que puede confundirse con una apendicitis es una la infección por Anisakis. Aunque puede dar un cuadro clínico muy variado, suele inflamar un segmento del intestino distal. En ocasiones puede llegar a originar una obstrucción por la inflamación que produce. La clave es el consumo previo de pescado crudo (boquerones es uno de los datos clave epidemiológicos)
Linfadenitis mesentérica (*Yersinia*)
Diverticulitis de Meckel
Diverticulitis aguda de colon derecho (raro)
Absceso del músculo psoas
Enfermedad de Crohn (brote ileal)
Cólico nefrítico
Torsión ovárica
Invaginación intestinal
Hernia inguinal complicada

La única excepción al tratamiento urgente es si se observa un **plastrón o absceso** (magma inflamatorio con adherencias a estructuras vecinas) (**MIR 2016-2017, P071**). En ese caso se debe dejar «enfriar» con antibióticos y realizar una **apendicectomía** diferida a los **1 o 2 meses**.

La **antibioterapia** es **controvertida**. Se pueden administrar antibióticos en el preoperatorio si el diagnóstico es claro. Si el diagnóstico no es claro, mejor no darlos para no enmascarar otros posibles diagnósticos.

6. Trastornos vasculares intestinales

La complejidad de este tema radica en diferenciar bien el espectro clínico de las tres patologías principales: isquemia mesentérica aguda (IMA), isquemia mesentérica crónica y colitis isquémica, cosa que es difícil incluso en la práctica habitual. Es un tema bastante preguntado para su extensión, casi siempre en forma de caso clínico, y es muy susceptible de ser preguntado vinculado a imagen. La trombosis venosa mesentérica se trata en el capítulo *Enfermedades del hígado*.

Véase la vídeoclase **Vídeo 8-2** y el **Vídeo 8-3**.

6.1. Generalidades. Conceptos anatómicos

El tracto digestivo tiene una vascularización compleja. A grandes rasgos hay que saber que esófago y estómago se irrigan a partir de numerosas ramas arteriales que forman multitud de colaterales, por lo que es extremadamente raro que sufran procesos isquémicos.

 El intestino delgado y el colon ascendente se irrigan por la arteria mesentérica superior (AMS) (**MIR 2016-2017, P003**) (**Fig. 8-25**), y el colon transverso y descendente por la arteria mesentérica inferior (AMI) (**Fig. 8-26**).

La arteria cólica media es una rama de la AMS que irriga parte del colon trasverso, territorio que comparte con la AMI. Por ello, ante una obstrucción de la AMI, el paciente puede no tener síntomas porque la arteria cólica media (rama de la AMS) se encarga de suplir el flujo arterial (**MIR 2014-2015, P203**). En el colon se forma un arco entre todas las ramas arteriales, denominado arco de Riolano, lo que permite que existan multitud de colaterales que suplan el flujo si otras arterias se cierran. El recto tiene una vascularización doble: AMI y arterias hemorroidales, por lo que suele respetarse en los procesos isquémicos.

AMS: intestino delgado y colon ascendente.

AMI: colon descendente y sigma.

Esta distinción sencilla orienta mucho al enfrentarse a casos clínicos:

✔ Si hay **afectación del intestino delgado,** pensar en **AMS** y en **isquemia mesentérica aguda.**

✔ Si la **afectación es del colon izquierdo,** pensar en **AMI** y en **colitis isquémica.**

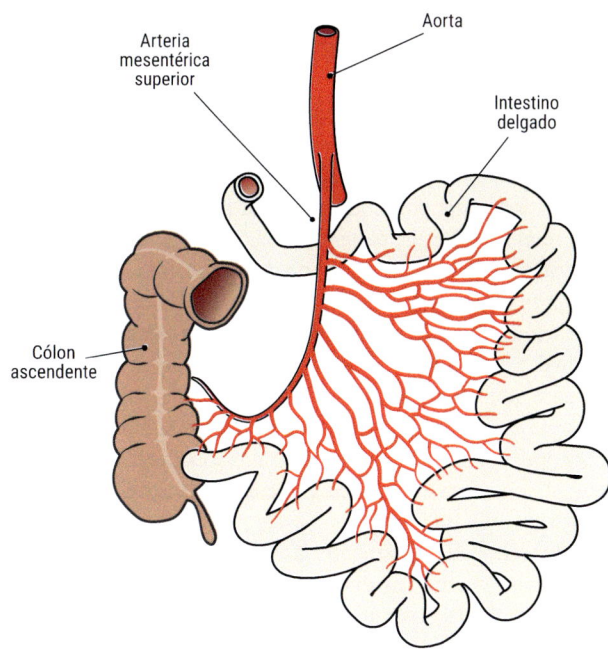

Fig. 8-25 | Anatomía vascular intestinal. Zona de irrigación de la arteria mesentérica superior.

La clínica de la patología vascular intestinal es sumamente variable, predominando el dolor abdominal. El hallazgo analítico más frecuente es la leucocitosis, y el radiológico, el engrosamiento de las paredes del intestino.

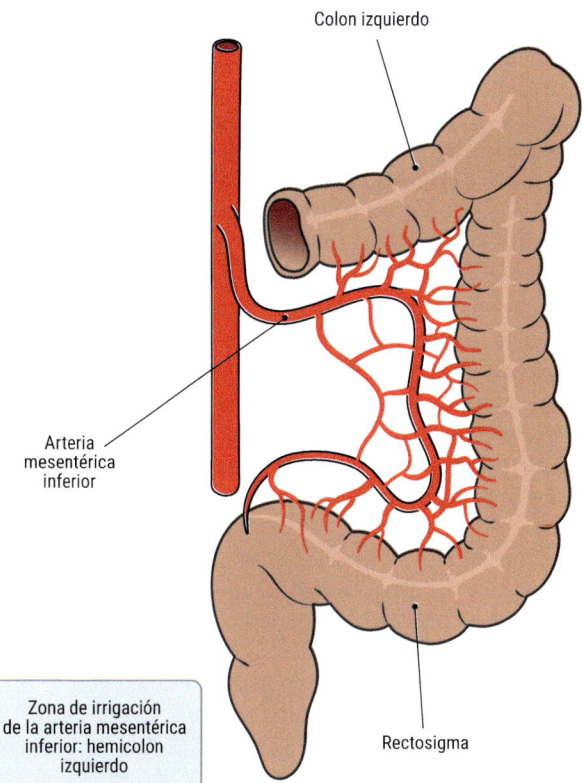

Fig. 8-26 | Anatomía vascular intestinal. Zona de irrigación de la arteria mesentérica inferior.

6.2. Isquemia mesentérica aguda

Básicamente una IMA consiste en la disminución del flujo sanguíneo (o su ausencia) de alguna de las arterias mesentéricas hasta el punto en que, cuando se prolonga en el tiempo, causa sufrimiento intestinal por isquemia hasta llegar a la gangrena intestinal con la consecuente perforación.

Típicamente se manifiesta como dolor abdominal central muy importante en un paciente con exploración abdominal anodina (**disociación clínico-exploratoria**), suele existir leucocitosis e íleo intestinal. En la radiología de abdomen se observa dilatación de asas, pero también puede ser normal (MIR 2009-2010, P001).

Cuando la isquemia progresa aparecen los signos y síntomas del sufrimiento intestinal: sangrado intestinal, acidosis, peritonismo y, si no se trata a tiempo, fracaso multiorgánico y muerte (MIR 2017-2018, P076).

Es una entidad sumamente **grave,** con elevada mortalidad, que, además, es **difícil de diagnosticar** en la práctica clínica pues los síntomas iniciales son muy **inespecíficos** y porque la exploración física es poco llamativa. Cuando evoluciona hasta dar clínica florida puede haberse establecido la isquemia y ser difícil de solucionar.

La IMA **puede ser oclusiva o no oclusiva,** dos entidades muy diferentes dentro del mismo espectro:

- ✔ La **IMA oclusiva** se produce por la obstrucción de un émbolo (lo más frecuente) o un trombo. El origen de este émbolo suele ser una fibrilación auricular, mientras que los trombos aparecen en pacientes con factores de riesgo cardiovascular y ateromatosis. El diagnóstico de la IMA oclusiva se realiza mediante arteriografía mesentérica usando la angio-TC abdominal (Fig. 8-27), que demuestra la existencia de esta oclusión, aunque en ocasiones es necesario realizar una arteriografía que confirme el diagnóstico. En la TC se pueden observar, además, datos de sufrimiento intestinal o, en casos más evolucionados, signos de perforación intestinal (MIR 2009-2010, P002; MIR 2004-2005, P021; MIR 2019-2020, P016). El tratamiento consiste en la revascularización intestinal. Siempre que sea posible, y cuando no exista daño intestinal, se realiza mediante intervencionismo percutáneo por parte del servicio de radiología vascular (trombólisis, extracción de émbolos, infusión de vasodilatadores intraarteriales). Dado que el diagnóstico suele ser tardío, se produce sufrimiento de asas intestinales siendo necesaria la intervención quirúrgica urgente con amplias zonas de resección intestinal. Precisamente para evitar grandes resecciones es frecuente que en la primera intervención no se realicen resecciones muy muy extensas. Posteriormente, a las 48 horas se realiza un *second look*: una cirugía de revisión a las 48 horas, cuando existen dudas de la viabilidad de algún segmento intestinal.
- ✔ La **IMA no oclusiva** se produce en pacientes con daño vascular crónico (arterioesclerosis) que sufren un proceso agudo que condiciona hipotensión y **bajo gasto intestinal** por deterioro hemodinámico (grandes cirugías cardíacas, sepsis, insuficiencia cardíaca). La clínica es similar a la de la oclusiva, pero en la angio-TC se observa una disminución de la perfusión intestinal sin un *stop* brusco del flujo. El pronóstico es más sombrío que el de la IMA oclusiva, pues el tratamiento consiste en la resolución del cuadro precipitante (lo que no siempre es posi-

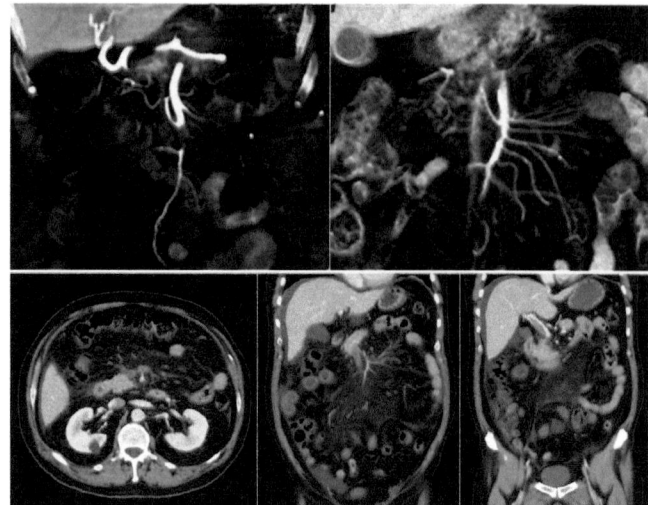

Fig. 8-27 | Signos vasculares de isquemia mesentérica aguda. SERAM. Radiología esencial. ©2010 Editorial Médica Panamericana.

ble). A veces se utiliza la infusión de vasodilatadores intraarteriales para mejorar la viabilidad intestinal, reservando la cirugía para casos extremos. Además, la propia IMA contribuye al deterioro hemodinámico del paciente, agravando el cuadro como un círculo vicioso (MIR 2006-2007, P017).

6.3. Isquemia mesentérica crónica

Como hemos explicado en el apartado anterior, el árbol vascular intestinal es muy sensible a la interrupción brusca del flujo pero tiene una gran tolerancia a la arterioesclerosis lentamente progresiva por la facilidad para formar **colaterales**. Así, la isquemia mesentérica crónica es un cuadro poco frecuente porque incluso pacientes en los que finalmente se produce obstrucción completa del flujo de la AMS o AMI pueden estar asintomáticos.

Cuando el desarrollo de colaterales es insuficiente para garantizar el aporte sanguíneo, aparece el cuadro clínico característico de la isquemia crónica: dolor abdominal muy importante tras la ingesta, lo que ocasiona que el paciente típicamente deje de comer por miedo al dolor, es lo que se conoce con el nombre de «angina intestinal»: con el «esfuerzo» de la comida, aparece el dolor, por ello estos pacientes suelen estar desnutridos.

El diagnóstico nuevamente es por técnica de imagen. La ecografía abdominal puede ser útil por ser barata, no invasiva, accesible y reproducible, aunque la sensibilidad no es muy elevada. La mejor técnica diagnóstica en la angio-TC o la arteriografía. El tratamiento es la revascularización intestinal de forma quirúrgica o intervencionista (MIR 2020-2021, P133), mediante angioplastia de colocación de *stent*, junto con consejos dietéticos (comer menos cantidad y más repartido a lo largo del día).

6.4. Colitis isquémica

La colitis isquémica consiste en la **hipoperfusión del colon,** generalmente el colon izquierdo, territorio de la AMI. La colitis isquémica del colon derecho propiamente dicha existe, pero debe considerarse, hasta que se demuestre lo contrario, como una IMA. El pronóstico de la colitis isquémica es mucho mejor que el de la IMA.

Una colitis isquémica del colon derecho será una IMA hasta que se demuestre lo contrario. Motivo: el colon derecho se irriga por la misma arteria que irriga el intestino delgado (AMS).

La colitis isquémica suele darse en pacientes mayores de 60-65 años con factores de riesgo cardiovascular y un evento precipitante (hipotensión, deshidratación, sepsis) que causa una disminución no oclusiva del flujo de la AMI.

La clínica es inconfundible: primero aparece dolor brusco en la fosa ilíaca izquierda/mesogastrio, seguido de diarrea y posteriormente rectorragia (MIR 2006-2007, P016; MIR 2018-2019, P084).

 Cuadro agudo de dolor + diarrea + rectorragia = colitis isquémica.

El diagnóstico clínico se confirma mediante una prueba de imagen (ecografía de asas o TC) (Fig. 8-28). El diagnóstico definitivo se establece mediante colonoscopia y toma de biopsias. En muchas ocasiones no hace falta hacer colonoscopia y biopsias dado el gran avance en las técnicas radiológicas (TC) que permiten diagnosticar la colitis isquémica solo con la imagen. Sin embargo, si se quiere confirmación diagnóstica sí hacen falta la colonoscopia y las biopsias. Generalmente se realiza primero una prueba de imagen para descartar cualquier complicación antes de la colonoscopia.

El tratamiento es la corrección del factor precipitante y de soporte (sueros, analgesia). A veces se asocian antibióticos para impedir la traslocación bacteriana y anticoagulantes para mejorar la perfusión intestinal. Si aparecen complicaciones como la perforación, el tratamiento es quirúrgico.

7. Síndrome del intestino irritable

(MIR 2003-2004, P003)

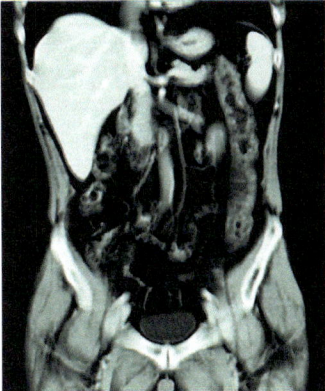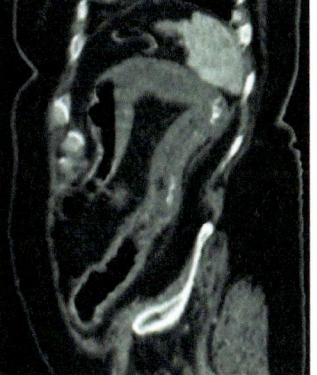

Fig. 8-28 | Signos radiológicos de colitis isquémica. La pared del colon izquierdo está engrosada con borde interno nodular y apariencia de capas. Además, la arteria cólica marginal izquierda y las arterias arcuatas están ingurgitadas. En la imagen de la derecha, además de ver el engrosamiento de la pared del colon izquierdo, se puede apreciar material de alta densidad en la luz del colon representando la extravasación de contraste i.v. por sangrado activo. SERAM. Radiología esencial. ©2010 Editorial Médica Panamericana.

 Llama la atención la escasez de preguntas de este tema en el MIR dada la gran importancia en la práctica clínica (aunque está aumentando de forma significativa en los últimos años). Quizá se deba a la ausencia de una etiopatogenia y tratamientos claramente definidos.

7.1. Definición y diagnóstico

La definición y el diagnóstico del síndrome de intestino irritable (SII) se basan en la clínica. Básicamente se trata de una enfermedad funcional del tubo digestivo caracterizada fundamentalmente por dolor y malestar abdominal junto con una alteración del ritmo intestinal (diarrea o estreñimiento) con ausencia de datos de alarma.

 Síntomas de alarma de la diarrea: diarrea que persista por la noche, con pérdida de peso, alteraciones analíticas, sangre o fiebre (MIR 2011-2012, P033).

Para el diagnóstico existen unos criterios internacionales, denominados de **Roma IV** (Tabla 8-12). Los **datos de alarma** en el SII están recogidos en la Tabla 8-13. La presencia de alguno de estos datos de alarma obliga a evaluar y descartar otras enfermedades orgánicas.

En general, con los criterios clínicos es suficiente para el diagnóstico. Sin embargo, se recomienda la realización de una analítica de sangre para descartar la presencia de anemia, enfermedad celíaca o aumento de los reactantes de fase aguda (PCR, VSG). Ademas de la analítica de sangre, existe una determinación en heces de gran valor. Es la **calprotectina fecal**. Si esta alterada pueden ser muchas cosas (diarrea infecciosa, enfermedad inflamatoria intestinal, colitis isquémica, etc.). La gran utilidad de la calprotectina es cuando es normal, ya que tiene un elevado valor predictivo negativo, para descartar inflamación en el intestino. En el síndrome de intestino irritable la calprotectina fecal es normal (MIR 2017-2018, P086; MIR 2021-2022, P147).

El **diagnóstico diferencial** se debe realizar prácticamente con cualquier patología digestiva pero fundamentalmente (por su prevalencia) con la enfermedad celíaca, la intolerancia a la lactosa y la enfermedad inflamatoria intestinal. En la Tabla 8-14 se muestran los principales diagnósticos diferenciales.

Tabla 8-12. Criterios diagnósticos Roma IV del síndrome de intestino irritable

Dolor o molestia abdominal recurrente, al menos 1 día a la semana durante los últimos 3 meses, relacionado con dos o más de los siguientes:
- ✔ Relacionado con la defecación
- ✔ Relacionado con un cambio en la frecuencia defecatoria
- ✔ Relacionado con un cambio en la consistencia de las heces

Tabla 8-13. Datos de alarma en el síndrome de intestino irritable (MIR 2020-2021, P149)

- Comienzo de los síntomas a una edad superior a los 50años
- Sangrado digestivo bajo, bien oculto (sangre oculta en heces) o bien evidente (hematoquecia, rectorragia)
- Diarrea grave y persistente
- Presencia de síntomas nocturnos
- Pérdida de peso considerable y no aclarada
- Fiebre
- Historia familiar de ciertas enfermedades digestivas orgánicas (cáncer de colon, enfermedad inflamatoria intestinal o enfermedad celíaca)
- Anemia ferropénica

7.2. Tratamiento

Dado que no tiene un tratamiento curativo y los síntomas son muy persistentes en el tiempo, lo fundamental es la relación médico-paciente para ir explorando las diversas terapias hasta encontrar la más efectiva:

- Para el estreñimiento: laxantes y fibra. En caso de estreñimientos graves que no responden bien a la medicación habitual, se ha aprobado recientemente un nuevo fármaco para su uso solamente en mujeres. Es el «linaclotide», cuyo nombre comercial es Constella®. Tiene una acción dual mejorando el ritmo intestinal y disminuyendo el dolor por la distensión abdominal.

Tabla 8-14. Diagnóstico diferencial del síndrome del intestino irritable

Trastornos digestivos por factores dietéticos:
- Malabsorción de hidratos de carbono
- Malabsorción de lactosa-fructosa-sorbitol
- Cafeína o alcohol
- Alimentos grasos y flatulentos

Trastornos por fármacos:
- Antibióticos
- Antiinflamatorios no esteroideos
- Quimioterapia

Infecciones:
- Bacterianas
- Protozoos
- Virus de la inmunodeficiencia humana
- Sobrecrecimiento bacteriano

Malabsorción tras gastrectomía
Enfermedad celíaca
Insuficiencia pancreática
Enfermedades inflamatorias:
- Enfermedad de Crohn, colitis ulcerosa
- Colitis microscópica/colágena

Miscelánea:
- Cáncer de colon
- Hiperparatiroidismo
- Colitis isquémica

- Para la diarrea: fibra y antidiarreicos (loperamida).
- Para el dolor: anticolinérgicos, espasmolíticos y antidepresivos (amitriptilina).

ⓘ Puntos clave

- **Diarrea funcional:** alternancia del ritmo intestinal con dolor abdominal que mejora con la deposición. Relacionada con el estrés.
- **Diarrea orgánica:** con sangre o moco, también de noche, con alteraciones analíticas y pérdida de peso.
- **Enfermedad celíaca:** intolerancia de por vida al gluten (trigo, centeno, avena, cebada).
- La presentación más frecuente de la enfermedad celíaca en el adulto es **paucisintomática.** El hallazgo analítico más típico es la **ferropenia.**
- **HLA DQ2-DQ8:** si es negativo, descarta la enfermedad. **Alto valor predictivo negativo,** pero poco valor predictivo positivo: tener HLA DQ2-DQ8 no implica tener la enfermedad.
- **Diagnóstico de la enfermedad celíaca:** clínica + anticuerpos (anti-TG) + biopsia (no patognomónica). Se puede combinar con el inmunofenotipo. Descartar siempre déficit de IgA.
- Los **anticuerpos** guardan relación con la **actividad de la enfermedad** y son útiles en el **seguimiento** para saber el grado de cumplimiento de la dieta sin gluten.
- **Tratamiento de la enfermedad celíaca:** dieta sin gluten.
- **Sobrecrecimiento bacteriano.** Diagnóstico: test del aliento con lactulosa, test del aliento con coliglicina C14 o test del aliento con D-xilosa C14. Tratamiento: el de la causa y rifaximina.
- **Enfermedad de Whipple.** Diagnóstico: tríada de artralgias-artritis migratoria + diarrea + fiebre con adenopatías junto con biopsia patognomónica (gránulos PAS+, Ziehl-Neelsen -). Enfermedad sistémica, puede afectar a cerebro y corazón. Tratamiento: cotrimoxazol.
- **Insuficiencia pancreática exocrina.** Causa: pancreatitis crónica. Diagnóstico: test de secretina (difícil), test del aliento con triglicéridos marcados C-13. Tratamiento: enzimas pancreáticas.
- **Intestino corto.** Los triglicéridos de cadena media se pueden dar porque se absorben solos.
- La **causa más frecuente** de obstrucción de intestino **delgado** son las **bridas.** La segunda, las hernias.
- La **causa más frecuente** de obstrucción del intestino **grueso** es el **cáncer de colon.**
- **Clínica de la obstrucción:** dolor, distensión abdominal, ausencia de expulsión de gases o heces. A la exploración, abdomen timpánico y con ruidos metálicos. La radiografía de abdomen detecta dilatación de asas y niveles hidroaéreos.
- Imagen de **vólvulo** en la radiografía: «**grano de café**».
- El **adenocarcinoma de intestino delgado** es el tumor maligno más frecuente del intestino delgado.
- La mayoría de los **tumores carcinoides no son funcionantes,** y no segregan hormonas.

- ✔ La **apendicitis aguda** es la urgencia quirúrgica más frecuente. Se trata con apendicectomía urgente (mejor laparoscópica si es posible).
- ✔ La **apendicitis aguda** cursa con 1º) epigastralgia, 2º) vómitos, 3º) dolor en fosa ilíaca derecha.
- ✔ **Diagnóstico diferencial del dolor en fosa ilíaca derecha:** muy importante y muy amplio: rotura de quiste ovárico, enfermedad inflamatoria pélvica, embarazo ectópico, ileítis terminal por *Yersinia*, gastroenteritis, linfadenitis mesentérica por *Yersinia*, diverticulitis de Meckel, absceso del músculo psoas, cólico nefrítico, etc.
- ✔ La **arteria mesentérica superior** irriga al intestino delgado y hemicolon derecho. La **arteria mesentérica inferior** irriga al hemicolon izquierdo.
- ✔ La **isquemia mesentérica aguda** puede ser **oclusiva** o **no oclusiva.** Típicamente existe una discordancia clínico-exploratoria. **Mal pronóstico: alta mortalidad.** Se requiere de un alto nivel de sospecha para el diagnóstico. El tratamiento es la revascularización mediante radiología intervencionista o cirugía.
- ✔ En la **isquemia mesentérica crónica** por **ateroesclerosis** existe dolor después de comer, que es cuando debe llegar más sangre al intestino. Diagnóstico clínico, suele haber pérdida de peso por miedo a comer. Tratamiento: revascularización y consejos dietéticos.
- ✔ **Colitis isquémica.** Es una falta de riego al colon en pacientes mayores. Clínica: tríada de **dolor + diarrea + sangrado.** Más frecuente en el colon izquierdo: ángulo esplénico o sigma. Recto preservado por múltiples colaterales. Tratamiento médico conservador.
- ✔ **Síndrome de intestino irritable.** Trastorno funcional muy frecuente. Consiste en múltiples molestias digestivas en pacientes SIN síntomas de alarma. Diagnóstico: criterios de **Roma IV.** Tratamiento **sintomático.**

Esclerodermia, miopatías inflamatorias y síndrome de Sjögren

◀ Orientación MIR

Aunque son fuente de un número limitado de preguntas, se trata de procesos con rasgos muy peculiares (fenómeno de Raynaud, elevación de la creatina-cinasa, queratoconjuntivitis seca, etc.) que los hacen fácilmente reconocibles, de modo que es relativamente sencillo responder las preguntas sin un conocimiento profundo de los procesos.

1. Esclerodermia

El término esclerodermia (induración cutánea) se emplea, a menudo de forma confusa, para referirse a distintos procesos. La esclerosis sistémica se caracteriza por la presencia no solo de la afectación cutánea, sino sobre todo por la afectación visceral, que le confiere una especial gravedad. En la esclerodermia localizada, o morfea, se afecta exclusivamente la piel. Los síndromes esclerodermiformes son procesos que muestran similitudes con las anteriores, pero peculiaridades clínicas y analíticas que las diferencian, especialmente de la esclerosis sistémica.

1.1. Esclerosis sistémica

Es una enfermedad autoinmune, rara, caracterizada por la fibrosis cutánea y de múltiples órganos (pulmón, tubo digestivo, corazón, etc.), cuya disfunción es responsable de una alta morbimortalidad.

En la esclerosis sistémica se combinan tres alteraciones: el daño vascular, la alteración inmune y la fibrosis, que dan lugar a los síntomas y alteraciones analíticas que definen la enfermedad.

1.1.1. Fenómeno de Raynaud

Es una isquemia digital transitoria debida a una excesiva respuesta vasomotora ante la exposición al frío o al estrés emocional. Da lugar a cambios de color secuenciales en forma de palidez, cianosis y finalmente eritema, que se suelen acompañar de hipoestesia (palidez) y dolor (eritema) (Fig. 9-1).

Suele aparecer (80 %) de forma aislada (fenómeno de Raynaud primario), en cuyo caso es bilateral, precoz, con moderada intensidad, sin acompañarse de úlceras ni gangrena digital, y son comunes los antecedentes familiares. En estos casos, la alteración vascular es solo funcional, limitándose a una respuesta vasoconstrictora excesiva al frío, sin lesión estructural en el vaso.

Es menos frecuente que el fenómeno de Raynaud sea secundario (Tabla 9-1) (MIR 2013-2014, P012), en cuyo caso puede iniciarse de forma tardía, ser asimétrico y acompañarse de complicaciones (úlceras o gangrena digital). Dentro de las causas de fenómeno de Raynaud secundario se encuentran las conectivopatías, especialmente la esclerosis sistémica. En ella, el fenómeno de Raynaud suele ser la manifestación inicial, por lo que es crucial en personas con este síntoma completar la valoración clínica con el estudio inmunológico (anticuerpos antinucleares) y la práctica

de una capilaroscopia. Los casos en los que se detecten alteraciones inmunológicas y alteraciones capilaroscópicas requieren seguimiento, ya que muy probablemente desarrollen clínica florida de una esclerosis sistémica.

Dentro de la esclerosis sistémica, el fenómeno de Raynaud es una manifestación frecuentísima (95 %) y expresa uno de los componentes de la enfermedad, la alteración vascular.

1.1.2. Clasificación

Las dos categorías en que se clasifica a los pacientes con esclerosis sistémica se definen por la extensión de la afectación cutánea (Fig. 9-2). En la forma de esclerosis sistémica limitada, la induración cutánea se circunscribe a la cara, los antebrazos y las

---

Tabla 9-1. Causas del fenómeno de Raynaud secundario

Reumatológicas
- Esclerosis sistémica
- Enfermedad mixta del tejido conjuntivo
- Dermatomiositis
- Síndrome de Sjögren
- Lupus
- Artritis reumatoide

Mecánicas
- Vibración (trabajadores con taladradoras, etc.)
- Síndrome de salida torácica
- Oclusión vascular

Hematológicas
- Crioglobulinemia
- Paraproteinemia
- Policitemia
- Crioaglutininas

Endocrinopatías
- Hipotiroidismo
- Feocromocitoma
- Síndrome carcinoide

Fármacos
- Simpaticomiméticos
- Triptanes
- Quimioterápicos: bleomicina, cisplatino, vinblastina
- Ergotamina
- Nicotina

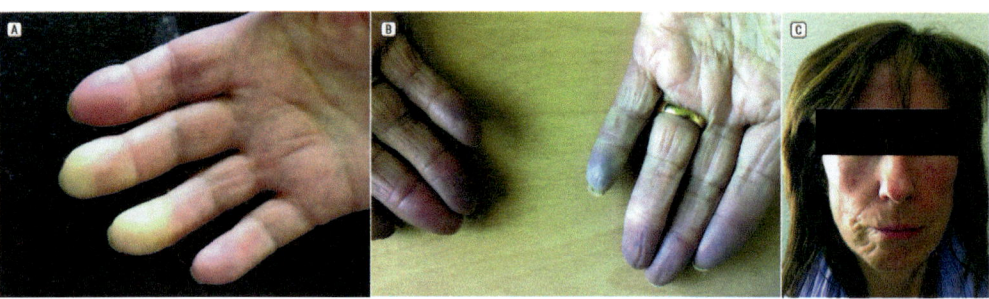

Fig. 9-1 | **A.** Fenómeno de Raynaud: palidez. **B.** Fenómeno de Raynaud: cianosis. **C.** Facies esclerodermiforme

manos (distal a los codos), las piernas y los pies (distal a las rodillas), mientras que en la forma de esclerosis sistémica difusa además se puede afectar el tronco, los muslos o los brazos. La importancia de esta clasificación es que refleja dos subtipos de enfermedad que muestran perfiles inmunológicos y clínicos diferentes (Tabla 9-2).

Otras clasificaciones incluyen conceptos que hacen referencia a determinadas situaciones clínicas:

✔ Esclerosis sistémica *sine* esclerodermia: pacientes que muestran las manifestaciones clínicas (fenómeno de Raynaud, enfermedad pulmonar intersticial difusa y alteración digestiva) e inmunológicas propias de la esclerosis sistémica, pero sin induración cutánea.

✔ Preesclerodermia/esclerodermia precoz: pacientes con fenómeno de Raynaud, anticuerpos específicos de la enfermedad (anticentrómero y antitopoisomerasa) y capilaroscopia patológica sin manifestaciones clínicas.

1.1.3. Etiopatogenia

Las tres alteraciones que caracterizan la enfermedad son:

✔ Lesión vascular: en concreto endotelial, en la que se produce una alteración en el balance de las sustancias vasodilatadoras (prostaglandinas y óxido nítrico) y vasoconstrictoras (endotelina I).

✔ Inmunológico: el 95 % de los pacientes tiene autoanticuerpos.

✔ Fibrosis: los fibroblastos producen un exceso de matriz extracelular del tejido conjuntivo.

Existe una predisposición genética a padecer la enfermedad y, al igual que en otras patologías autoinmunes, el predominio es femenino.

1.1.4. Manifestaciones clínicas

✔ **Cutáneas:** la induración cutánea es el síntoma más frecuente, da nombre a la enfermedad y su extensión permite clasificar los subtipos; sin embargo, no es fácil de apreciar e, incluso en raras ocasiones (esclerosis cutánea *sine* esclerodermia), está ausente. El engrosamiento cutáneo pasa por tres fases, edema, induración y atrofia, que se suceden de forma rápida en la afectación cutánea difusa y de forma lenta en la afectación cutánea limitada. La localización más frecuente y precoz son los dedos de la mano (esclerodactilia) (Fig. 9-3). Los cambios cutáneos confieren un aspecto facial característico, con disminución de la apertura oral, pliegues periorales confluyentes, labios finos, afilamiento nasal y disminución de la expresión facial.

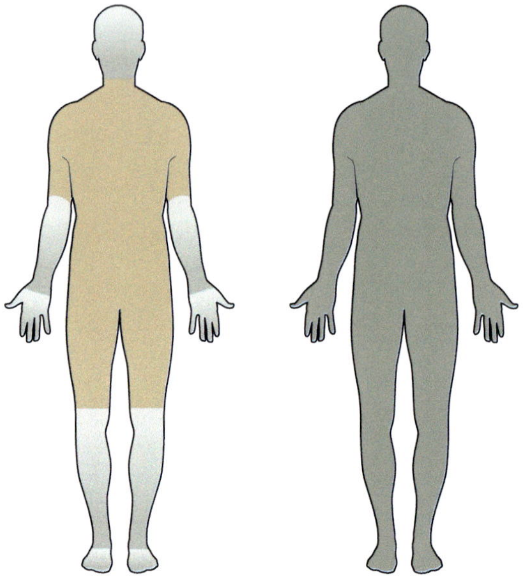

Fig. 9-2 | Clasificación de la esclerosis sistémica.

Limitada   Difusa

Tabla 9-2. Esclerosis sistémica limitada frente a difusa		
	Limitada	**Difusa**
Fenómeno de Raynaud	Larga evolución	Reciente aparición
Anticuerpos	Anticentrómero	Antitopoisomerasa (Scl-70)
Curso	Lentamente progresivo	Rápidamente progresivo
Complicación	Hipertensión pulmonar	Enfermedad intersticial pulmonar
Capilaroscopia	Megacapilares	Áreas avasculares
Pronóstico	Aceptable (salvo hipertensión arterial pulmonar)	Desfavorable

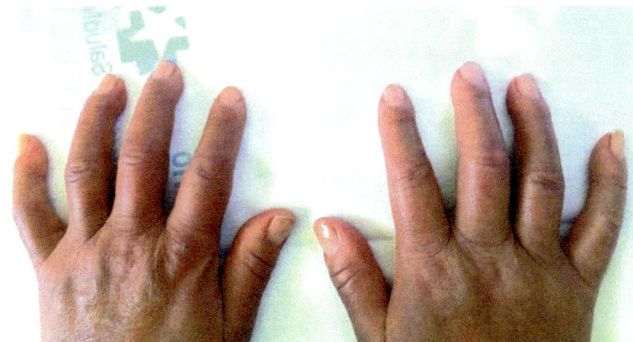

Fig. 9-3 | Esclerodactilia. Induración cutánea, retracción en flexo.

Otras alteraciones que se aprecian en la piel son las telangiectasias (**Fig. 9-4**), cambios en la pigmentación o depósitos cálcicos subcutáneos (calcinosis) (**Fig. 9-5**).

A caballo entre la afectación cutánea y la vascular está la aparición de úlceras digitales, que son muy dolorosas, evolucionan de forma tórpida y pueden infectarse, provocando osteomielitis o gangrena.

✔ **Fenómeno de Raynaud** (90 %): tiene las características de un fenómeno de Raynaud secundario de inicio tardío con asimetría, gravedad y asociación con complicaciones como las úlceras. Suele ser la primera manifestación de la enfermedad y, además de los dedos de la mano, se pueden afectar otras zonas acras, como los dedos de los pies, los pabellones auriculares, la nariz o incluso la lengua. En la valoración del fenómeno de Raynaud, resulta crucial la práctica de una capilaroscopia, que permite valorar el lecho capilar periungueal. Esta mostrará un patrón normal (**Fig. 9-6**) en la población normal y en los casos de fenómeno de Raynaud primario, y una alteración en la morfología y el patrón capilar en el Raynaud secundario a una esclerosis sistémica (**MIR 2013-2014, P011**), con predominio de megacapilares (**Fig. 9-7**) (formas limitadas) o de

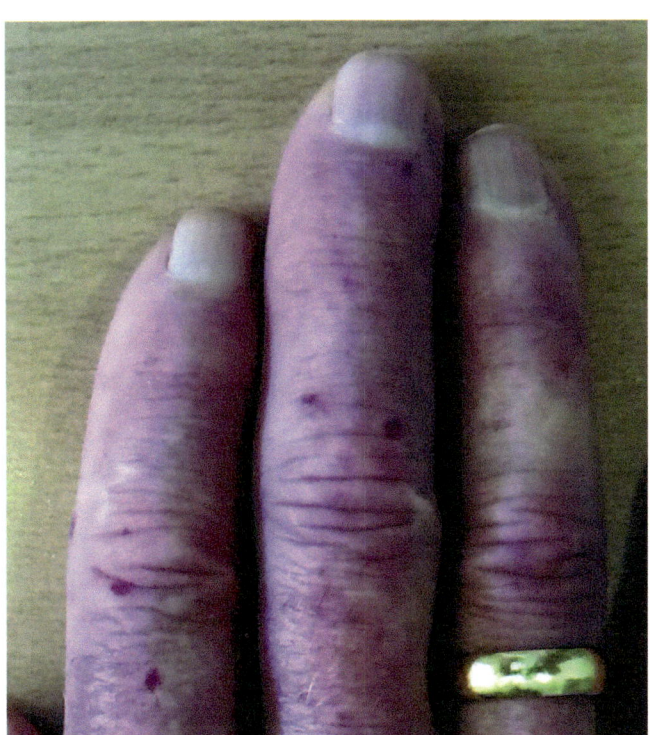

Fig. 9-4 | Telangiectasias "romas" en los dedos.

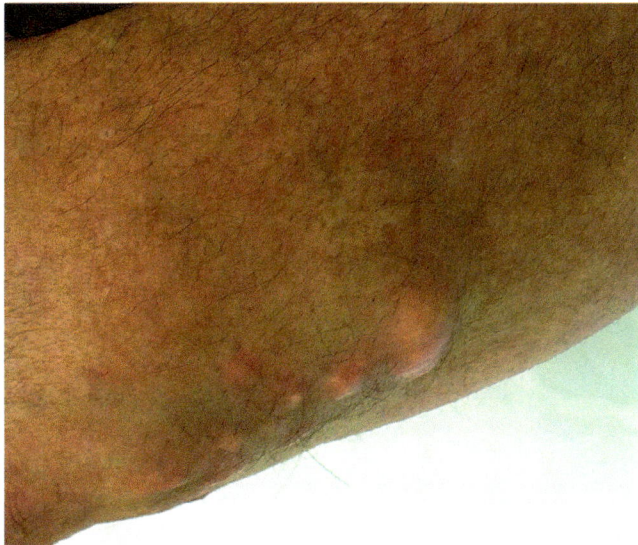

Fig. 9-5 | Calcinosis subcutánea en el antebrazo.

áreas avasculares (**Fig. 9-8**) (formas difusas) (**MIR 2022-2023, P206**).

✔ **Digestivas:** cualquier tramo del tubo digestivo puede resultar afectado por la enfermedad, pero es el esófago el más habitual, con pérdida de peristalsis eficaz de los dos tercios inferiores que provoca reflujo gastroesofágico, disfagia, y en ausencia de tratamiento esofagitis y esófago de Barrett.

En el estómago, además de la gastroparesia, pueden existir lesiones vasculares que den lugar a pérdidas hemáticas (*watermelon stomach*) (**Fig. 9-9**). La hipomotilidad del intestino delgado permite que las bacterias procedentes de áreas más distales alcancen zonas donde no se deberían encontrar, con sobrecrecimiento bacteriano. Menos común es la aparición de episodios de suboclusión. Finalmente, en el intestino grueso se produce estreñimiento e incontinencia fecal.

✔ **Musculoesqueléticas:** es muy común la presencia de artralgias y menos frecuente la artritis franca que, no obstante, puede llegar a ser erosiva. La afectación cutánea y del tejido subcutáneo puede provocar retracciones y contracturas. No es rara la resorción de los penachos distales de las falanges, que se aprecia radiológicamente (**Fig. 9-10**) y llega a producir el acortamiento del dedo. La debilidad muscular puede tener diferentes causas, una de las cuales es el desarrollo de una auténtica miopatía inflamatoria.

Los roces tendinosos se perciben como una crepitación sobre los tendones cuando estos se movilizan, son propios de la forma difusa y se asocian a mal pronóstico.

Fig. 9-6 | Capilaroscopia normal.

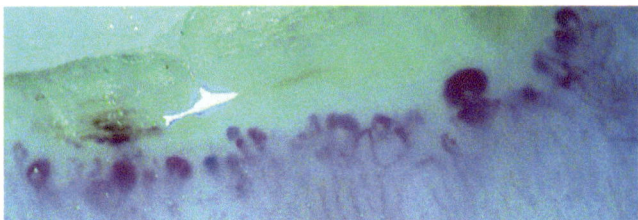

Fig. 9-7 | Capilaroscopia: megacapilares.

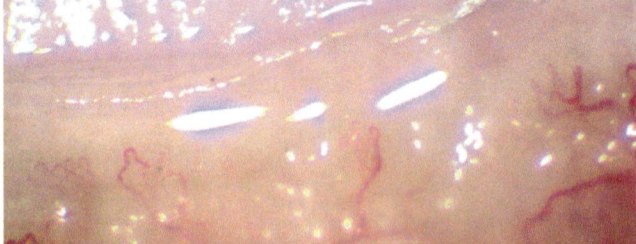

Fig. 9-8 | Capilaroscopia: áreas avasculares.

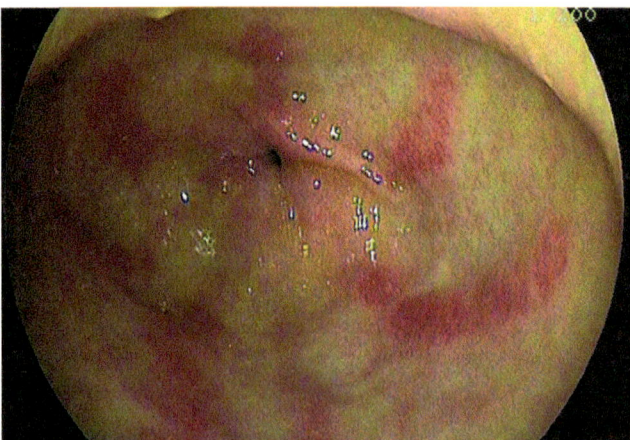

Fig. 9-9 | Watermelon stomach.

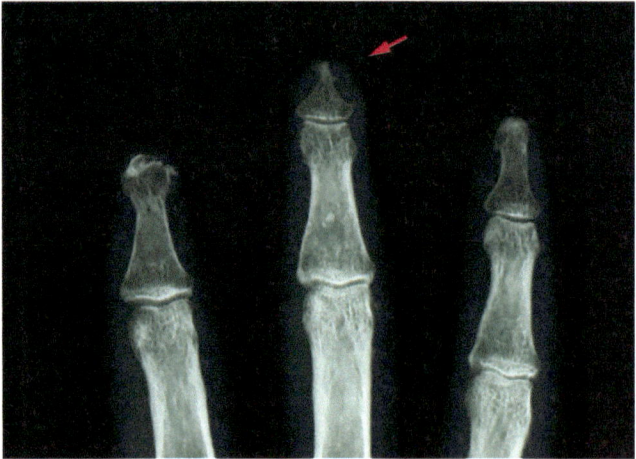

Fig. 9-10 | Acrosteólisis.

✔ **Pulmonares:** representan hoy en día la principal causa de muerte. Existen dos formas de afectación, que incluso pueden coexistir. La enfermedad intersticial pulmonar es propia de las formas de esclerosis sistémica difusas asociadas a los anticuerpos antitopoisomerasa, aparece precozmente y se detecta mediante la tomografía computarizada de tórax y el descenso de la capacidad vital forzada en la espirometría. La hipertensión arterial pulmonar es característica de las formas de esclerosis sistémica limitadas con anticuerpos anticentrómero,

suele aparecer en pacientes con larga evolución de la enfermedad y se estudia inicialmente con ecocardiograma (MIR 2020-2021, P118), aunque requiere la realización de un cateterismo de cavidades derechas para su confirmación, midiendo las presiones pulmonares.

✔ **Renales:** era la principal causa de muerte en la enfermedad hasta que se inició el uso de inhibidores de la enzima convertidora de la angiotensina. Afecta a menos del 5 % de los pacientes, habitualmente con esclerosis sistémica difusa, y es rápidamente progresiva, sobre todo si se emplean corticosteroides a dosis altas (MIR 2023-2024, P173; MIR 2014-2015, P112). Se manifiesta como una hipertensión arterial maligna (cefalea, alteración visual y convulsiones) y en ausencia de tratamiento produce deterioro de la función renal (MIR 2020-2021, P119; MIR 2022-2023, P172) y muerte (MIR 2004-2005, P084).

La biopsia renal muestra cambios similares a los de la hipertensión maligna, púrpura trombótica trombocitopénica, síndrome urémico hemolítico o la eclampsia, con hiperplasia intimal, vasoespasmo y una microangiopatía trombótica con la presencia de esquistocitos en sangre periférica.

✔ **Cardíacas:** la inflamación y posterior fibrosis del miocardio puede provocar disfunción diastólica o sistólica que acabe desencadenando clínica de insuficiencia cardíaca. Además, la participación del tejido de activación o conducción puede causar bloqueos o arritmias. La ecocardiografía puede ser útil en la detección de la disfunción sistólica o diastólica, aunque no es capaz de detectar trastornos de la conducción (electrocardiograma) o la afectación inflamatoria o fibrótica inicial del miocardio, para lo que es útil la resonancia magnética cardíaca.

✔ Otras manifestaciones que pueden aparecer en esta compleja enfermedad incluyen el síndrome seco, el síndrome del túnel del carpo, la disfunción eréctil en el varón o la dispareunia en la mujer.

1.1.5. Enfoque diagnóstico

Para establecer el diagnóstico de la enfermedad es preciso contar con manifestaciones clínicas compatibles (fenómeno de Raynaud, afectación cutánea) y resultan muy útiles la presencia de anticuerpos antinucleares (especialmente si estos son los específicos de la enfermedad, como anticentrómero o antitopoisomerasa) y las alteraciones en la capilaroscopia. En ausencia de anticuerpos antinucleares, el diagnóstico es muy poco probable.

Otros anticuerpos específicos de la esclerosis sistémica, menos frecuentes que antitopoisomerasa y anticentrómero son anti-RNA Polimerasa III, anti-U3 RNP (antifibrilarina), anti-Th/To y anti-PM/Scl. Los anticuerpos anti-RNA polimerasa III se caracterizan por aparecer en formas con extensa y rápida afectación cutánea, riesgo de crisis renal y asociación con neoplasias (MIR 2022-2023, P175).

La afectación de los diferentes órganos puede requerir innumerables técnicas. El cribado de las principales complicaciones (enfermedad pulmonar intersticial difusa e hipertensión arterial pulmonar) requieren la realización anual de una espirometría, test de difusión, electrocardiograma y ecocardiograma aun en ausencia de clínica compatible (**MIR 2005-2006, P082**).

1.1.6. Tratamiento

No existe un tratamiento que controle de forma global la progresión de la enfermedad, por lo que se debe actuar sobre cada una de las manifestaciones de forma individual (**Tabla 9-3**). No obstante, las medidas generales no farmacológicas, como la protección frente al frío, la abstinencia tabáquica, la fisioterapia que impida las retracciones, los cuidados y la hidratación de la piel, son muy importantes.

El pronóstico depende de la forma clínica y de la afectación visceral que se desarrolle. Así, es aceptable en las formas limitadas, especialmente si no presentan hipertensión pulmonar, y es muy desfavorable en los casos de afectación difusa que se a acompañen precozmente de participación pulmonar, cardíaca o renal.

1.2. Síndromes esclerodermiformes y esclerodermia localizada

Aunque muestran similitudes con la esclerosis sistémica por la induración cutánea, y de hecho la histología es similar a esta en la morfea, no presentan fenómeno de Raynaud, alteraciones en la capilaroscopia, afectación visceral ni anticuerpos.

En general, son trastornos raros con induración cutánea y diferentes peculiaridades clínicas, histológicas o patogénicas (escleromixedema, enfermedad injerto contra huésped, escleredema, síndrome del aceite tóxico, fibrosis nefrogénica, síndrome de eosinofilia, mialgia, etc.).

1.2.1. Esclerodermia localizada (morfea)

Se trata de lesiones cutáneas induradas de diferente forma (gotas, placas, lineal, etc.), tamaño, distribución y profundidad. En las más graves, como las formas profundas o generalizadas, que pueden dar lugar a secuelas, nos debemos plantear tratamiento sistémico.

1.2.2. Fascitis eosinofílica

La inflamación, fibrosis e induración se localiza a un nivel más profundo, en la fascia, y puede condicionar retracciones cutáneas y articulares. El diagnóstico se obtiene en una biopsia profunda que incluya la fascia e incluso el músculo, donde apreciaremos infiltrado inflamatorio, que puede incluir o no eosinófilos. El hemograma suele mostrar eosinofilia. Responde al tratamiento con corticosteroides y metotrexato.

1.3. Enfermedad mixta del tejido conjuntivo

Es una entidad bien definida que muestra rasgos de diferentes conectivopatías (lupus eritematoso sistémico, esclerosis sistémica, miopatía inflamatoria o artritis reumatoide), con anticuerpos antinucleares con patrón moteado en la inmunofluorescencia dirigidos frente a la ribonucleoproteína (anti-RNP).

Es habitual el fenómeno de Raynaud, que puede mostrar los mismos cambios en la capilaroscopia que en la esclerosis sistémica. Las lesiones cutáneas propias de la dermatomiositis, el lupus eritematoso sistémico o la esclerosis sistémica aparecen a menudo. Suele apreciarse edema difuso de manos que evoluciona a artritis simétrica, que puede ser erosiva. Es frecuente encontrar miopatía inflamatoria más o menos expresiva (debilidad muscular, elevación de la creatina-cinasa, mialgias). Las potenciales manifestaciones pulmonares son las propias de las enfermedades con las que comparte clínica (hipertensión arterial pulmonar, enfermedad pulmonar intersticial difusa, derrame pleural, hemorragia alveolar, etc.). Es frecuente la alteración de la motilidad esofágica, mientras que la participación renal es menos común que en el lupus eritematoso sistémico.

Para el diagnóstico es imprescindible la presencia de anti-RNP a título elevado.

Tabla 9-3. Tratamiento de la esclerosis sistémica*	
Afectación cutánea	Corticosteroides a dosis bajas, metotrexato
Fenómeno de Raynaud	Calcioantagonistas, inhibidores de la fosfodiesterasa V (sildenafilo), prostaglandinas
Afectación digestiva	Inhibidores de la bomba de protones. Procinéticos. Ciclos de antibioterapia en el sobrecrecimiento bacteriano
Afectación musculoesquelética	Corticosteroides a dosis bajas. Metotrexato
Enfermedad pulmonar intersticial difusa	Corticosteroides a dosis bajas, ciclofosfamida, micofenolato
Hipertensión arterial pulmonar	Inhibidores de la endotelina (bosentán, ambrisentán) Inhibidores de la fosfodiesterasa (sildenafilo, tadalafilo) Prostanoides (iloprost, epoprostenol)
Crisis renal	Inhibidores de la enzima convertidora de la angiotensina
Afectación cardíaca	Corticosteroides a dosis bajas. Ciclofosfamida

* El empleo de dosis bajas de corticosteroides se debe al riesgo de que dosis superiores a 15 mg/día precipiten crisis renal.

No existe un tratamiento específico y las manifestaciones se manejan de forma similar a como se hace en las enfermedades de las que «toma» estos síntomas.

2. Miopatías inflamatorias

Son un grupo de enfermedades poco frecuentes caracterizadas por la inflamación y necrosis muscular, que provocan debilidad muscular proximal como síntoma fundamental. La intensidad de la debilidad muscular, las manifestaciones viscerales asociadas (sobre todo, la enfermedad intersticial pulmonar) o la potencial asociación con neoplasias en las formas con afectación cutánea le confieren a menudo gravedad.

2.1. Clasificación

Los diferentes rasgos clínicos, analíticos e histológicos permiten diferenciar varias entidades, con matices trascendentes en cuanto a su diagnóstico y manejo (Tabla 9-4).

2.1.1. Dermatomiositis

La debilidad muscular proximal, tanto en la cintura escapular (limitación para levantar los brazos por encima de los hombros) como pélvica (dificultad para levantarse de una silla o subir escaleras) es el síntoma cardinal de la enfermedad. La debilidad de la musculatura deglutoria puede originar disfagia alta con episodios de atragantamiento.

Las lesiones cutáneas como la pápulas de Gottron (lesiones violáceas sobre los nudillos) el eritema en heliotropo (edema y eritema palpebral) o las lesiones eritematosas sobre la zona superior del tórax que produce el signo del chal (posterior) o de la V (anterior) (MIR 2005-2006, P143). En ocasiones las manifestaciones cutáneas no se acompañan de debilidad muscular ni elevación de enzimas musculares y entonces se denomina dermatomiositis clínicamente amiopática.

Entre el 15-20 % de los casos la dermatomiositis acompaña a una neoplasia que no ha sido diagnosticada hasta la aparición de esta manifestación paraneoplásica. El cribado de una neoplasia subyacente es especialmente necesario en las formas de comienzo tardío (más de 50 años).

Las formas juveniles se presentan sobre todo con afectación cutánea y son especialmente comunes en ellas la vasculitis y las calcinosis.

Tabla 9-4. Clasificación de las miopatías inflamatorias

Dermatomiositis

Miopatías necrotizantes inmunomediadas

Síndrome de solapamiento (antisintetasa)

Miopatía de cuerpos de inclusión

Polimiositis

2.1.2. Miopatía necrosante inmunomediada

Se caracteriza por el escaso o nulo infiltrado inflamatorio en la histología, donde lo que sí se aprecia es necrosis y regeneración muscular. Una de las causas de esta forma de miopatía son las estatinas. En este caso, se encuentran anticuerpos dirigidos frente a la hidroximetilglutaril- CoA reductasa (MIR 2020-2021, P008).

2.1.3. Síndrome de solapamiento (antisintetasa)

En ocasiones se presentan entidades en las que se entremezclan signos de miopatía y de esclerosis sistémica. El perfil típico del síndrome antisintetasa incluye fenómeno de Raynaud (a menudo con capilaroscopia patológica), artritis, fiebre, miopatía inflamatoria y afectación intersticial pulmonar. El anticuerpo más característico es el Anti Jo-1 dirigido frente a la t-RNA sintetasa. También forman parte de este síndrome los anticuerpos anti PL 7 y PL 12.

Otros anticuerpos que se asocian a cuadros clínicos con manifestaciones de solapamiento son Anti Pm-Scl y Anti Ku.

La enfermedad asociada a Anti-MDA 5 se caracteriza por una dermatomiositis clínicamente amiopática con una afectación intersticial rápidamente progresiva y grave, a menudo con afectación cutánea (MIR 2023-2024, P025; MIR 2022-2023, P177).

2.1.4. Miopatía de cuerpos de inclusión

Su principal rasgo clínico es que produce no solo debilidad proximal, sino también distal; además, su curso es más insidioso y no produce elevaciones marcadas de las enzimas musculares. Debe su nombre a la presencia en la biopsia muscular de unas vacuolas ribeteadas características (cuerpos de inclusión). Responde mal a la inmunosupresión.

2.1.5. Polimiositis

La polimiositis queda actualmente limitada a un diagnóstico de exclusión en ausencia de las características previamente descritas.

2.2. Manifestaciones clínicas

La sospecha clínica es evidente en caso de clínica florida, lo cual no siempre ocurre, y puede requerir un alto índice de sospecha que lleve a solicitar las exploraciones complementarias que confirmarán el diagnóstico.

2.3. Enfoque diagnóstico

✔ **Analítica**: la inflamación y la destrucción muscular provocan liberación de enzimas musculares, que se traduce en elevación de la creatina-cinasa, aldolasa (MIR 2011-2012, P072), lactato deshidrogenasa, aspartato-aminotransferasa y alanina-aminotransferasa. Es común la elevación de la proteína C reactiva

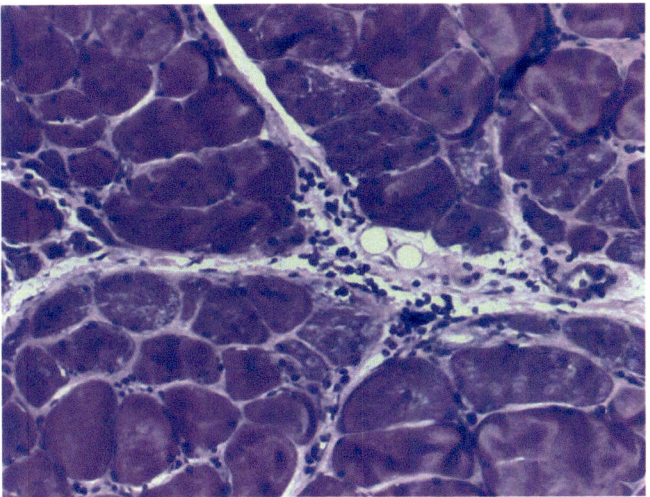

Fig. 9-11 | Dermatomiositis: infiltrado inflamatorio mononuclear perivascular rodeado de fibras musculares necróticas y regenerativas.

y la velocidad de sedimentación globular. Más de la mitad de los pacientes muestran anticuerpos antinucleares y el 60-80 % presentan los llamados anticuerpos específicos de miositis (Mi2, TIF1, NXP2).

- **Imagen:** la resonancia magnética es útil en la identificación del edema muscular que representa la inflamación aguda. Además de apoyar el diagnóstico, permite determinar la localización más rentable para la realización de la biopsia. La tomografía computarizada tiene su papel en el cribado de una neoplasia subyacente y en la valoración de la afectación intersticial pulmonar.
- **Electromiografía:** el patrón miopático se caracteriza por potenciales de amplitud y duración disminuida, polifásicos, reclutamiento precoz y actividad espontánea de reposo (MIR 2013-2014, P014).
- **Biopsia muscular:** confirma el diagnóstico y permite identificar el subtipo. Los hallazgos más valiosos son la expresión en las fibras musculares del MHC 1 propio de todas las miopatías inflamatorias, pero no de las distrofias musculares y la atrofia perifascicular, que es patognomónica de la dermatomiositis. La inflamación en la dermatomiositis predomina a nivel perimisial y perivascular (MIR 2013-2014, P013) (Fig. 9-11), mientras que en la polimiositis es más marcada en el endomisio (MIR 2009-2010, P065).

2.4. Tratamiento

La base del tratamiento son los corticosteroides, que se emplean a dosis altas que se irán disminuyendo en función de la respuesta. Dado que se suele requerir tratamiento prolongado, con los consiguientes efectos secundarios, y que en ocasiones ni siquiera los corticosteroides son capaces de controlar los síntomas, es habitual que se requiera la administración de inmunosupresores como azatioprina, metotrexato, micofenolato o ciclofosfamida.

Las inmunoglobulinas intravenosas se emplean en los casos refractarios.

3. Síndrome de Sjögren

Es una enfermedad autoinmune sistémica muy frecuente que daña especialmente las glándulas exocrinas. Tiene un marcado predominio femenino. Puede aparecer de forma aislada (síndrome de Sjögren primario) o en pacientes con otra enfermedad autoinmune como artritis reumatoide, lupus eritematoso sistémico o esclerosis sistémica (síndrome de Sjögren asociado o secundario).

La clínica más habitual, y a menudo exclusiva, es el síndrome seco. La xerostomía dificulta la ingesta y favorece las infecciones periodontales e incluso la candidiasis oral. La xeroftalmía provoca sensación de arenilla ocular, y el daño corneal produce queratoconjuntivitis seca y las úlceras corneales. La alteración de otras secreciones exocrinas origina síntomas como el aumento de las infecciones respiratorias, la xerosis cutánea o la dispareunia.

Es menos común la presencia de manifestaciones sistémicas, que pueden ser muy variadas. Las artromialgias, o incluso la artritis no erosiva, no son raras. Puede aparecer vasculitis leucocitoclástica cutánea. Más graves y menos frecuentes son la afectación intersticial pulmonar, la nefritis intersticial o la glomerulonefritis. La participación del sistema nervioso suele ser en forma de neuropatía periférica o neuritis de pares craneales.

El síndrome de Sjögren se asocia a procesos como la enfermedad tiroidea, la crioglobulinemia mixta o la cirrosis biliar primaria.

En las determinaciones analíticas se aprecia leucopenia, hipergammaglobulinemia policlonal que induce la positividad del factor reumatoide. La mayoría de los pacientes tienen anticuerpos antinucleares y la especificidad suele ser anti-Ro (anti-SS-A) y anti-La (anti-SS-B) en el 75 % y el 40 % de los casos, respectivamente.

En el diagnóstico se emplean técnicas que pongan de manifiesto la insuficiencia de la secreción exocrina o sus consecuencias. A nivel ocular, se cuantifica la secreción lacrimal mediante la prueba de Schirmer o se aprecia la presencia de queratitis o úlceras corneales. La secreción salival se evalúa mediante la gammagrafía de las glándulas salivales. Finalmente, la biopsia de la glándula salival menor permite comprobar la presencia de infiltrados linfocitarios que destruyen la glándula salival.

Una de las complicaciones del síndrome de Sjögren es el desarrollo de linfoma (MIR 2023-2024, P108; MIR 2022-2023, P176).

No existe un tratamiento específico de la enfermedad. El manejo va dirigido fundamentalmente a aliviar la xerostomía y xeroftalmía con medidas locales.

Puntos clave

- El fenómeno de Raynaud primario aparece en la adolescencia. La capilaroscopia es normal y no muestra anticuerpos.
- La esclerosis sistémica (esclerodermia) se clasifica, en función de la extensión de la afectación cutánea, en dos categorías:
    - Limitada: se asocia a anticuerpos anticentrómero y su principal complicación es la hipertensión arterial pulmonar.
    - Difusa: se asocia a anticuerpos antitopoisomerasa (anti-Scl-70) y sus principales complicaciones son la afectación pulmonar (enfermedad pulmonar intersticial difusa) y la crisis renal.
- La miopatía inflamatoria se caracteriza por debilidad muscular, elevación de las enzimas musculares, electromiograma con patrón miopático y biopsia muscular con necrosis e inflamación.
- Existen formas con afectación cutánea (dermatomiositis).

1. Patología de la cintura escapular y el hombro

Se revisan a continuación las posibles patologías del hombro y de la cintura escapular.

1.1. Malformaciones congénitas del hombro

Entre las malformaciones congénitas más frecuentes en el miembro superior se hallan:

- La **pseudoartrosis congénita de clavícula** aparece como una masa indolora en el tercio medio de la clavícula (no es una fractura). No hay limitación de la movilidad. El tratamiento es conservador y la cirugía sólo se hace si hay síntomas entre los 3-6 años con aporte de injerto y síntesis con placa.
- La **deformidad de Sprengel** es la falta de descenso del omóplato durante el período embrionario (**Fig. 10-1**). Suele haber un cuello corto y omóplato hipoplásico con déficit de movilidad del hombro. Se asocia a síndrome de Klippel-Feil, escoliosis, hueso omovertebral y otras malformaciones. En función del grado de afectación el tratamiento será conservador o quirúrgico.

Entre las **tortícolis no óseas**, destacamos las de causa muscula:

- **Tortícolis muscular congénita:** mal llamada congénita porque no suele estar presente al nacimiento, sino a las 2-4 semanas, aunque en su patogenia jueguen factores prenatales. Es la causa más frecuente de tortícolis congénita, con una incidencia de 0,3-2 % de los recién nacidos. Afecta más al sexo masculino (relación niño-niña 3:2) y es más frecuente en el lado derecho. Se produce por la contractura unilateral del músculo esternocleidomastoideo el cual presenta una fibrosis en el interior del músculo, desconociéndose la causa (**Fig. 10-2**). Se ha relacionado con partos complicados instrumentales, sobre todo en primíparas, presentación de nalgas y con displasia de cadera. Forma parte del síndrome del niño moldeado-defectos de empaquetado: la falta de espacio del feto y la adaptación de este en el útero materno puede condicionar determinadas alteraciones producidas por posiciones anómalas, de ahí que también se asocie a otras malformaciones como luxación congénita de cadera hasta en un 20 % oblicuidad pélvica (contractura en abducción de cadera), metatarso varo o plagiocefalia. Clínicamente se manifiesta por una inclinación lateral hacia el lado contracturado (acortado) y una rotación de la barbilla hacia el lado sano. A la palpación del músculo esternocleidomastoideo se aprecia una tumoración en el espesor del esternocleidomastoideo. El diagnóstico es clínico, pudiendo recurrir a la ecografía de partes blandas en caso de dudas. La mayoría curan con fisioterapia en menores de 1 año. En caso de no mejorar con rehabilitación, se realizará una zetaplastia (alargamiento muscular) del esternocleidomastoideo a partir de los 6 años de edad.

- **Tortícolis muscular adquirida o postural:** es una entidad relativamente común, de inicio agudo ante un mal hábito postural o traumatismo mínimo, benigna por cuanto se resuelve en 24-48 horas, pero en la que es fundamental descartar patología inflamatoria, tumoral y traumática, prestando atención a los signos de alarma (exploración neurológica anormal, fiebre, disfagia, disnea, síntomas constitucionales o duración > 7 días).

 La causa más frecuente de tortícolis congénita es la muscular, se presenta a las 2-4 semanas como un esternocleidomastoideo acortado en el que se puede palpar una tumoración que

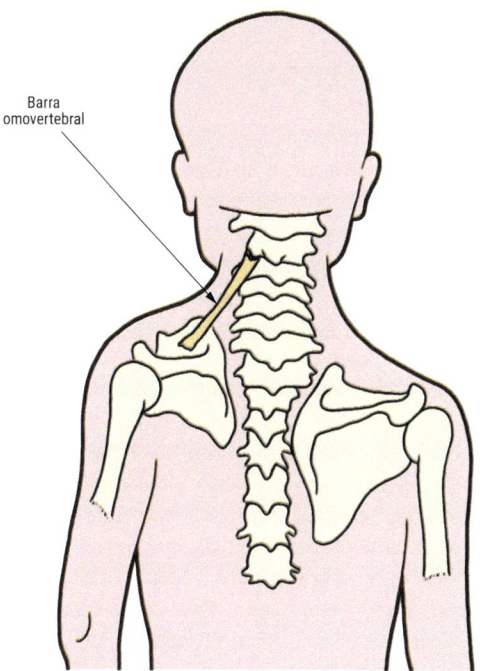

Barra omovertebral

Fig. 10-1 | Barra omovertebral en la deformidad de Sprengel. Cirugía Ortopédica y Traumatología, 3ª Ed. Delgado Martínez AD. ©2015 Editorial Médica Panamericana.

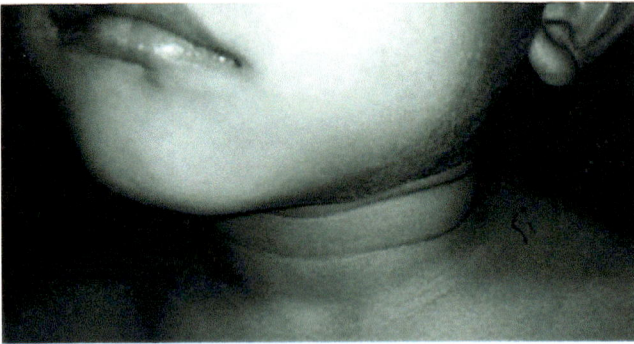

Fig. 10-2 | Tortícolis muscular congénita en un niño de 6 años de edad. Tratado inicialmente de manera conservadora con fisioterapia, finalmente requirió cirugía. Cirugía Ortopédica y Traumatología, 3ª Ed. Delgado Martínez AD. ©2015 Editorial Médica Panamericana.

consiste en una zona de fibrosis interna. Se puede asociar con otras malformaciones y el tratamiento inicial es conservador.

1.2. Hombro doloroso y reumático

La mayor parte de las lesiones del hombro proceden de **lesiones de partes blandas** y del manguito rotador, que estudiaremos a continuación. Pero también pueden proceder de fenómenos degenerativos, inflamatorios, tumorales o vasculares provenientes de la articulación glenohumeral, de la acromioclavicular o incluso de la escapulotorácica (Fig. 10-3, Fig. 10-4). También puede haber **patología irradiada** de columna cervical o compresiones neurológicas en el origen del plexo braquial o su trayecto (síndrome de salida torácica, tumor de Pancoast, etc.). Otro origen es el **dolor referido** al hombro, proveniente de patología mediastínica (tumores, lesiones de esófago), subfrénica (hepática, gástrica, etc.) o cardiovascular (coronariopatías, aneurismas, etc.).

1.2.1. Síndrome subacromial. Patología del manguito rotador

Es la **causa más frecuente de dolor de hombro**. La articulación glenohumeral tiene unos estabilizadores dinámicos que conforman un manguito de cuatro tendones (MIR 2023-2024, P029): subescapular (anterior), **supraespinoso (superior)**, infraespinoso (posterosuperior) y redondo menor (posteroinferior) (Fig. 10-5) (MIR 2003-2004, P237). La porción larga del bíceps (PLB) asciende entre el subescapular y el supraespinoso para insertarse en el tubérculo supraglenoideo, y se considera parte del manguito rotador (Fig. 10-6, Fig. 10-7, Fig. 10-8, Fig. 10-9). El supraespinoso es el tendón donde suele encontrarse más patología, al pasar por debajo del acromion la articulación acromioclavicular y el ligamento coracoacromial (espacio subacromial). En este espacio se encuentra la bursa subacromial, que separa el supraespinoso de las estructuras suprayacentes, y debido a varias causas (microtraumatismos, gestos repetitivos por encima de la cabeza, cambios degenerativos, mala vascularización o conformación anatómica del acromion) se puede producir una inflamación aguda con posibilidad de cronificarse e ir produciendo un desgaste del tendón hasta su ruptura (Fig. 10-10, Fig. 10-11).

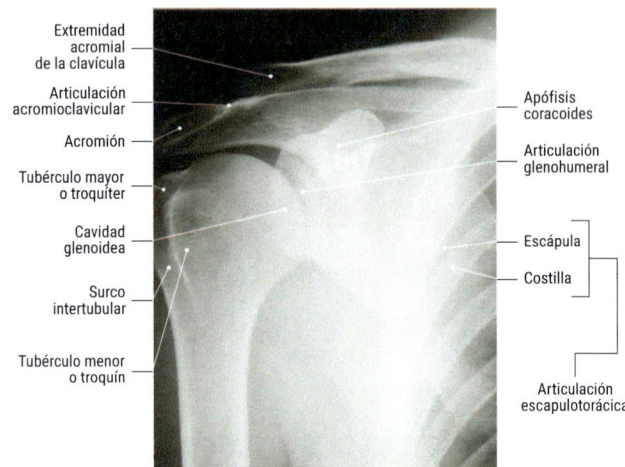

Fig. 10-3 | Anatomía radiológica del hombro normal, donde se observa la articulación glenohumeral y la acromioclavicular. Manual y Atlas Fotográfico de Anatomía del Aparato Locomotor. Llusá Pérez M, Merí Vived À y Ruano Gil D. ©2004 Editorial Médica Panamericana.

Las lesiones del manguito son degenerativas en gente mayor y de origen traumático en gente joven. En función de la inflamación y el grado de afectación de los tendones habrá más o menos dolor, muchas veces nocturno, al abducir el hombro (sobre todo **entre 60° y 120° de abducción**), que a veces irradia por el brazo. Si hay rotura de tendones, también habrá debilidad o incapacidad para abducir/rotar el hombro. Pruebas como las de Jobe (Fig. 10-12) o Neer detectan el dolor durante maniobras de abducción. Las **pruebas de imagen** más usadas son la ecografía (más barata y rápida, pero menos sensible) y la resonancia magnética (RM) (donde mejor se aprecian los detalles) (Fig. 10-13). También se puede realizar una radiografía para valorar cambios degenerativos articulares.

Exceptuando las roturas agudas en pacientes jóvenes, que son todas quirúrgicas, en general **el tratamiento** de las lesiones subacromiales o de manguito comienza por el tratamiento **conservador** (MIR 2023-2024, P100; MIR 2008-2009, P085), que consistirá en antiinflamatorios no esteroideos (AINE), fisioterapia y rehabilitación. Se puede proceder también a poner 1-3 infiltraciones de corticoides para el alivio sintomático y el control de la inflamación, aunque se ha comprobado que estos inhiben la síntesis de colágeno y empeoran la calidad del tendón, dificultando

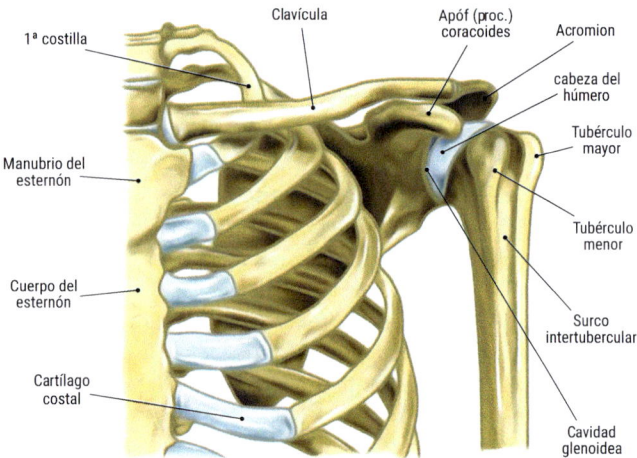

Fig. 10-4 | Anatomía ósea del hombro. Nótese la articulación glenohumeral, la acromioclavicular y la escapulotorácica. Anatomía clínica, 2ª Ed. Pró E. ©2014 Editorial Médica Panamericana.

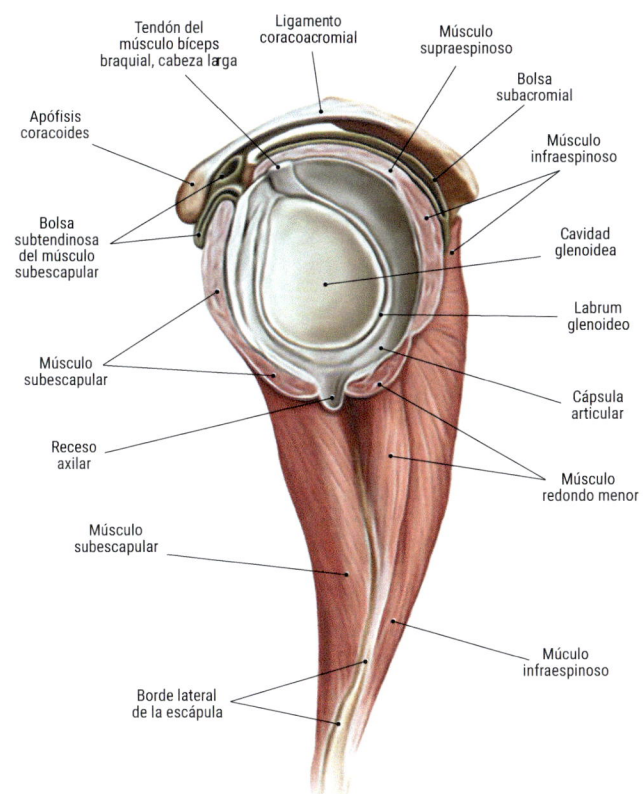

Fig. 10-5 | Visión del manguito rotador rodeando la cavidad glenoidea (formando un manguito).

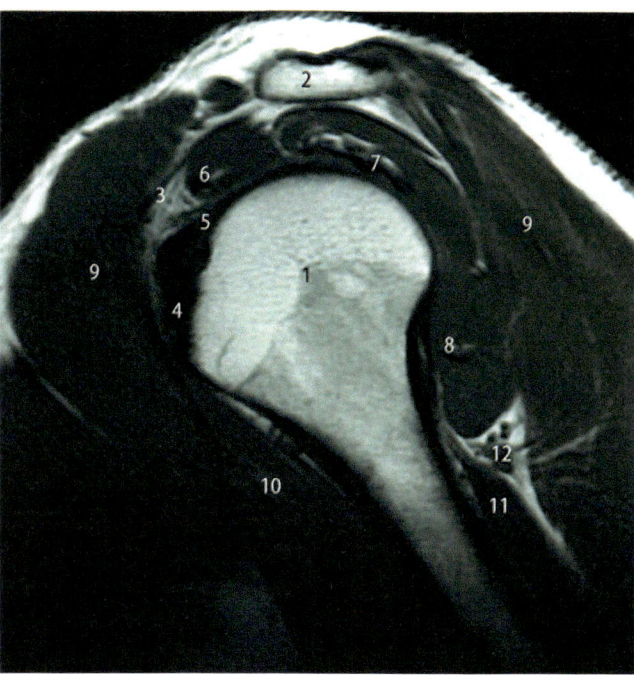

Fig. 10-7 | Manguito rotador. Imagen sagital SE potenciada en T1 del hombro. **1.** húmero; **2.** acromion; **3.** ligamento coracoacromial; **4.** tendón subescapular; **5.** tendón largo del bíceps; **6.** tendón supraespinoso; **7.** tendón infraespinoso; **8.** tendón redondo menor; **9.** deltoides; **10.** coracobraquial; **11.** tríceps; **12.** vasos circunflejos humerales posteriores. Radiología Esencial. Sociedad Española de Radiología Médica. ©2010 Editorial Médica Panamericana.

una posible ulterior reparación quirúrgica. Si tras 6 meses de tratamiento conservador el paciente no mejora, habrá que plantearse realizar una **acromioplastia** (descompresión subacromial) para liberar el espacio subacromial y evaluar el manguito rotador, por si precisa sutura. Las roturas parciales del manguito y muchas de las totales también deben iniciar el tratamiento de manera conservadora y, si no mejora, operar. Las **suturas del manguito rotador** (Fig. 10-14) evolucionan peor cuanto mayor es la edad del

paciente, sobre todo por encima de los 65 años, donde puede haber roturas extensas y mala calidad tisular.

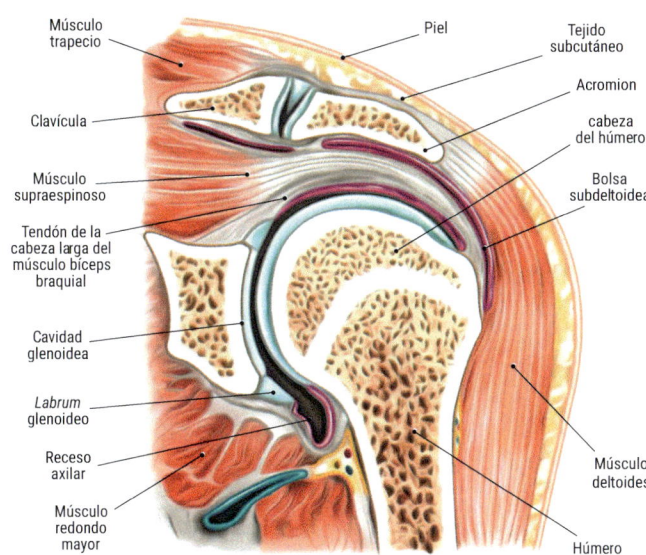

Fig. 10-6 | Articulación glenohumeral. Anatomía clínica, 2ª Ed. Pró E. ©2014 Editorial Médica Panamericana.

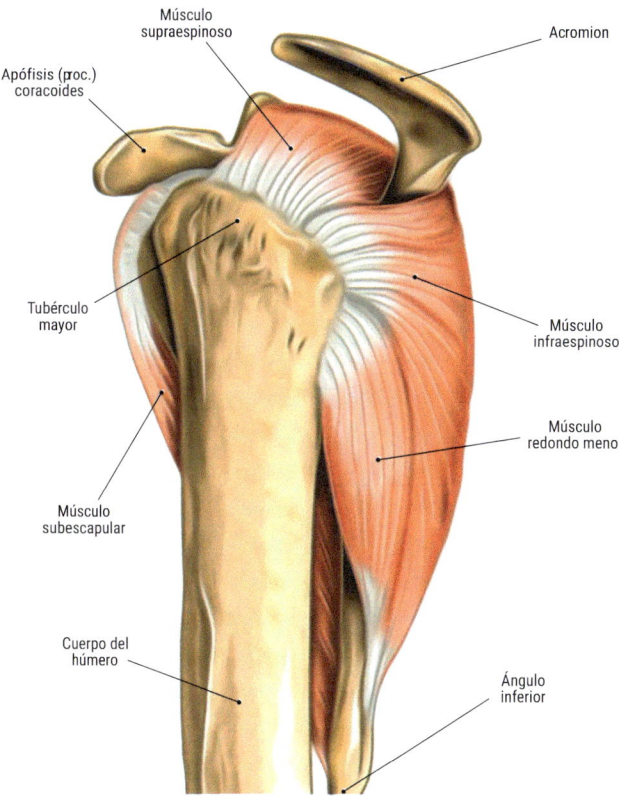

Fig. 10-8 | Músculos que rodean la articulación del hombro. Manguito rotador izquierdo. Vista lateral. Anatomía clínica, 2ª Ed. Pró E. ©2014 Editorial Médica Panamericana.

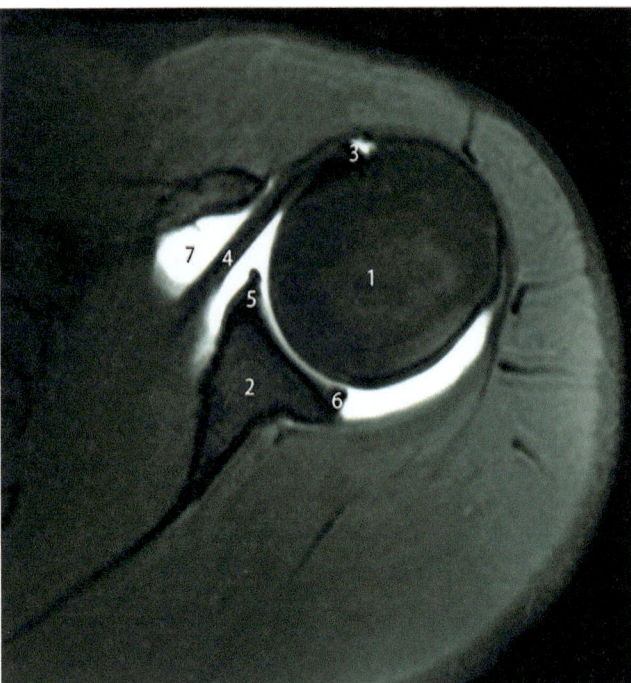

Fig. 10-9 | Artro-RM directa de hombro normal. Imagen axial SE potenciada en T1 con supresión grasa. **1.** cabeza humeral; **2.** glenoides; **3.** tendón largo del bíceps; **4.** tendón subescapular; **5.** región anterior del labrum glenoideo; **6.** región posterior del labrum glenoideo; **7.** receso subescapular de la articulación glenohumeral. Radiología Esencial. Sociedad Española de Radiología Médica. ©2010 Editorial Médica Panamericana.

En roturas extensas en pacientes jóvenes pueden ser necesarias **transferencias tendinosas** para mejorar las rotaciones y la abducción (de dorsal ancho o pectoral mayor). Cuando la enfermedad del manguito rotador es extensa y crónica, la cabeza humeral asciende hasta chocar con el acromion generando una artrosis llamada **artropatía del manguito rotador.** En estos casos el tratamiento indicado es ya una **prótesis parcial** en pacientes jóvenes o una **prótesis invertida** en pacientes mayores, con o sin transferencias tendinosas (Fig. 10-15).

 El tratamiento de las roturas del manguito rotador comienza siempre con tratamiento conservador (AINE, fisioterapia). Las indicaciones de cirugía serían las roturas agudas en pacientes

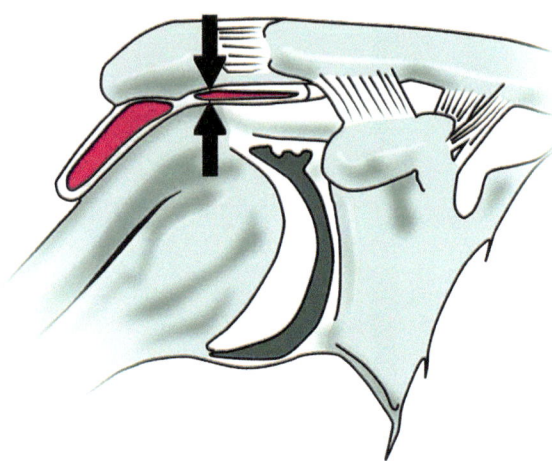

Fig. 10-10 | Síndrome subacromial. Compresión del manguito y bursa subacromial en el espacio subacromial.

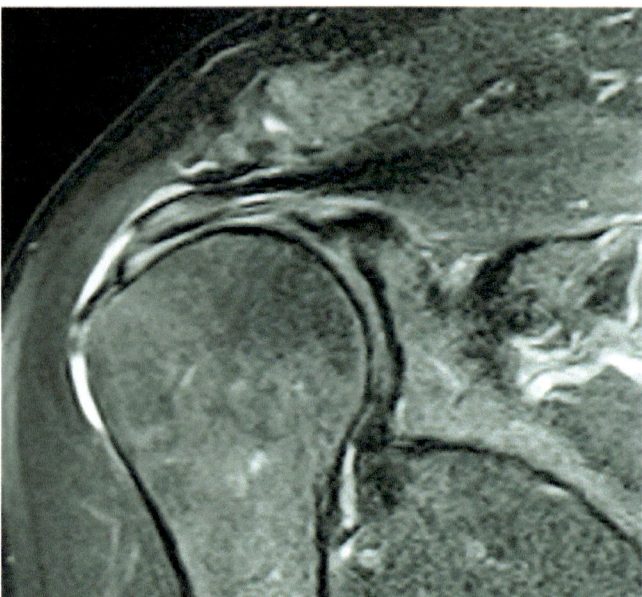

Fig. 10-11 | Rotura parcial de la vertiente bursal del tendón del supraespinoso. Corte de resonancia magnética coronal oblicuo en secuencia FSE T2 con supresión de la grasa. Radiología Esencial. Sociedad Española de Radiología Médica. ©2010 Editorial Médica Panamericana.

jóvenes y cuando el tratamiento conservador fracasa tras 6 meses.

1.2.2. Patología de la porción larga del bíceps

El 95 % de las **tendinitis de la PLB** se producen en el seno de un síndrome subacromial. A veces se producen aisladamente por una sobrecarga, con dolor en la corredera bicipital. Suele haber dolor en supinación y flexión contrarresistencia (maniobra de Yergason, Fig. 10-16) y en antepulsión del brazo supinado (maniobra de Speed, Fig. 10-17). Normalmente se tratan con rehabilitación e infiltraciones. Cuando hay tendinopatía avanzada en pacientes mayores de 40 años, se puede producir la **rotura espontá-**

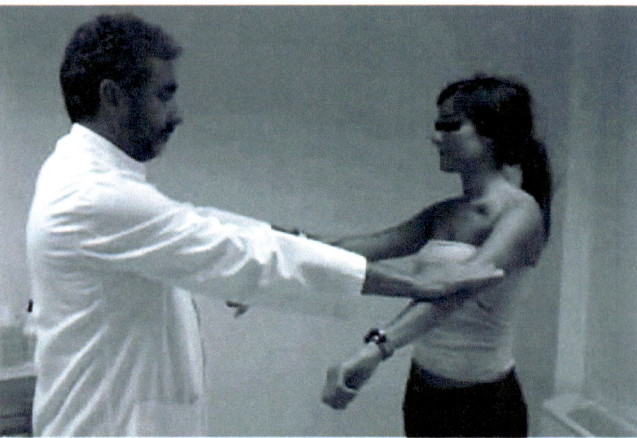

Fig. 10-12 | Prueba de Jobe. Se explora elevando el brazo en el plano de la escápula con el hombro en rotación interna (pulgares hacia abajo), ejerciendo el explorador una resistencia a la elevación. Es positiva si existe dolor o claudicación de la fuerza para realizar el gesto. Implica pinzamiento subacromial del supraespinoso. Manual de Cirugía Ortopédica y Traumatología, 2ª Ed. Sociedad Española de Cirugía Ortopédica y Traumatología ©2010 Editorial Médica Panamericana.

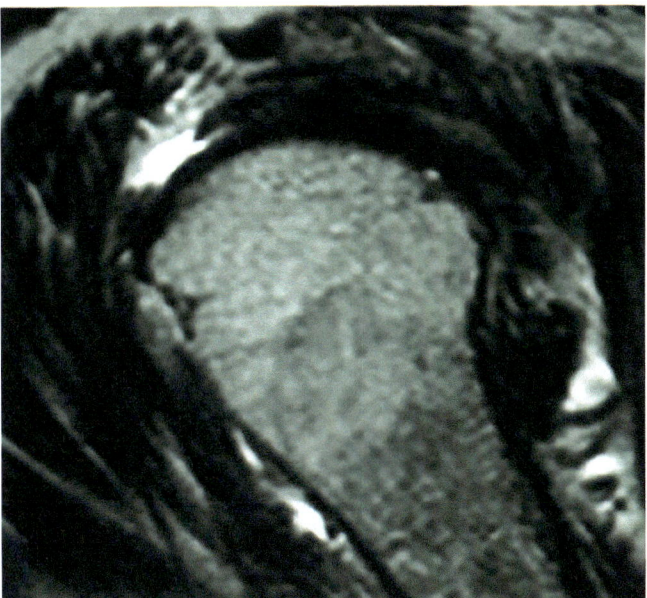

Fig. 10-13 | Rotura completa del supraespinoso valorado en resonancia magnética. Cirugía Ortopédica y Traumatología, 3ª Ed. Delgado Martínez AD. ©2015 Editorial Médica Panamericana.

nea de la PLB, causando el signo de la bola caída o de Popeye (**Fig. 10-18**), que en pacientes mayores no se opera (queda una deformidad estética y una leve pérdida de fuerza) y en jóvenes activos se recomienda cirugía mediante tenodesis (fijación del tendón en la corredera bicipital) o fijación proximal.

Las **lesiones SLAP** (*Superior Labrum from Anterior to Posterior*) son un conjunto de avulsiones de la inserción de la PLB con parte del *labrum* glenoideo, típico de deportistas **lanzadores** (béisbol, balonmano, etc.), con dolor en la región posterior del hombro y chasquidos al lanzar. La artro-RM es la mejor prueba de imagen (con contraste) (**Fig. 10-19**) y el tratamiento debe ser inicialmente conservador pero en algunos subtipos suele acabar siendo artroscópico con reparación y reanclaje de las lesiones.

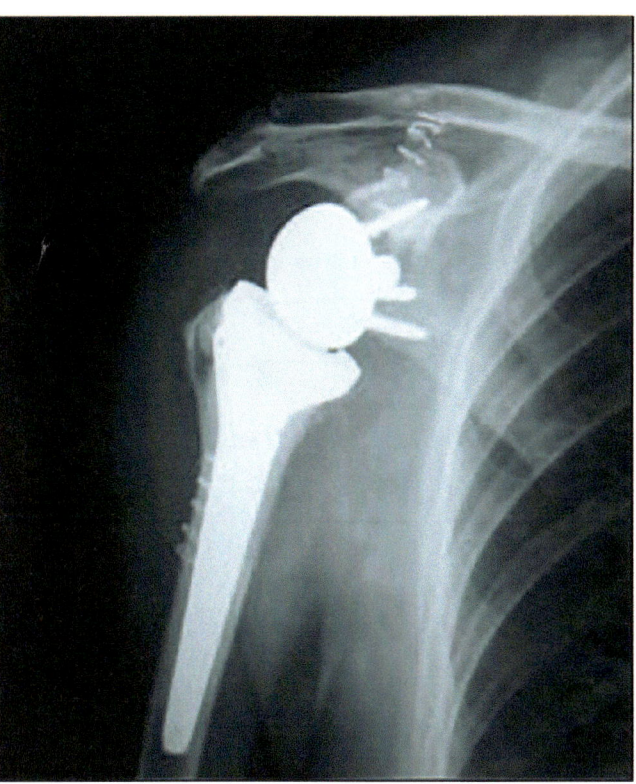

Fig. 10-15 | Artropatía del manguito rotador tratada mediante prótesis invertida de hombro.

 Las tendinitis de la porción larga del bíceps suelen ser secundarias al síndrome subacromial.

1.2.3. Tendinitis calcificante

Es la formación de depósitos de sales cálcicas en los tendones del manguito, sobre todo del supraespinoso. Se ocasiona un cuadro de dolor muy intenso por aumento de la presión al absorberse el depósito. Las calcificaciones se ven en la radiografía (**MIR 2019-**

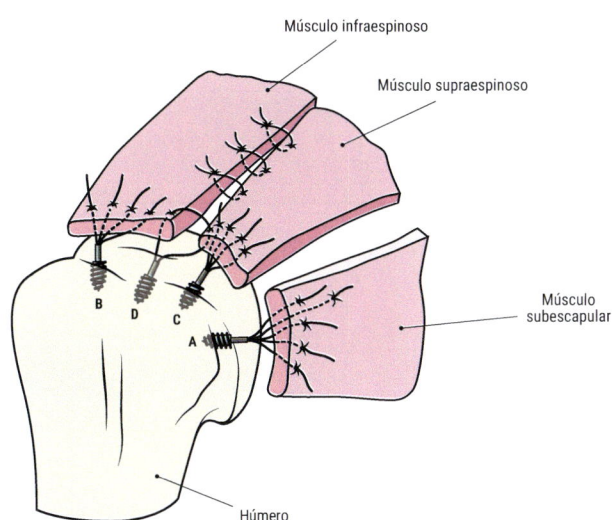

Músculo infraespinoso
Músculo supraespinoso
Músculo subescapular
Húmero

Fig. 10-14 | Esquema del anclaje de los tendones del manguito rotador en una rotura masiva del mismo. Cirugía Ortopédica y Traumatología, 3ª Ed. Delgado Martínez AD. ©2015 Editorial Médica Panamericana.

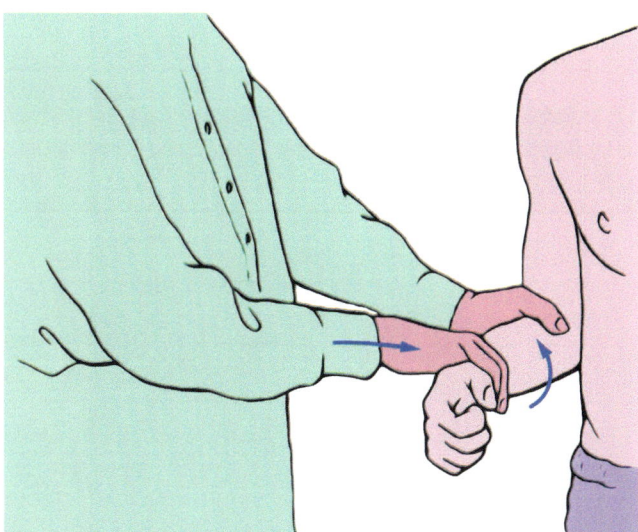

Fig. 10-16 | Maniobra de Yergason. Comprueba la estabilidad del bíceps al realizar la supinación contrarresistencia. Se puede notar un salto en la corredera bicipital o dolor en el mismo al realizar la maniobra.

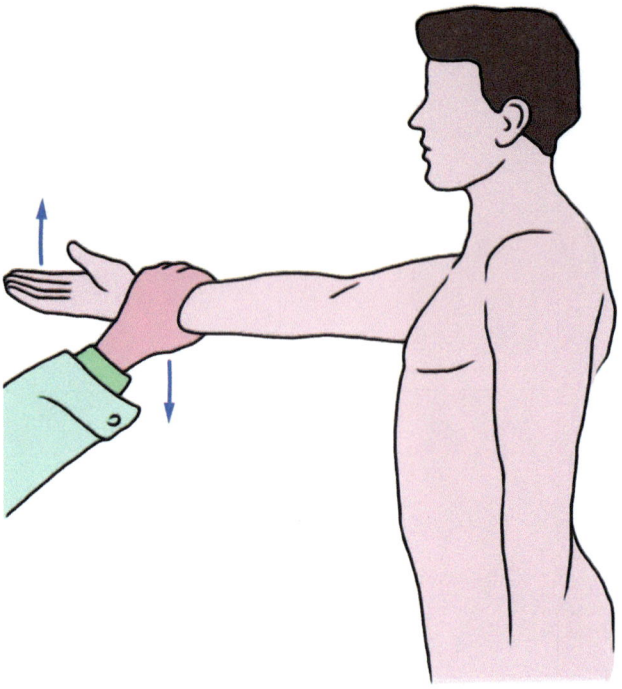

Fig. 10-17 | Maniobra de Speed. Dolor o incapacidad para realizar la anteversión del brazo contrarresistencia.

2020, P017) y en la ecografía (**Fig. 10-20**). El tratamiento es con rehabilitación, ondas de choque y/o infiltraciones de corticoides. También se pueden absorber las calcificaciones con control ecográfico o hacer una limpieza por vía artroscópica.

1.2.4. Hombro rígido. Capsulitis adhesiva

La rigidez del hombro puede ser secundaria a diversos factores (artrosis, fractura, etc.), o surgir de manera espontánea, en cuyo caso se trata del hombro rígido primario o capsulitis adhesiva. Es más frecuente en mujeres de 50 años, sedentarias, asociado a diabetes mellitus y posiblemente a otras condiciones inmunes. Hay un engrosamiento de la cápsula articular con una retracción del ligamento coracohumeral, que limita progresivamente la ab-

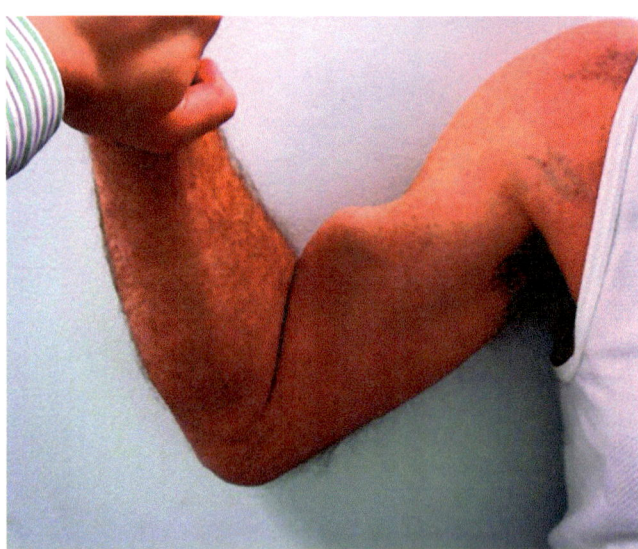

Fig. 10-18 | Signo de Popeye por rotura de la porción larga del bíceps.

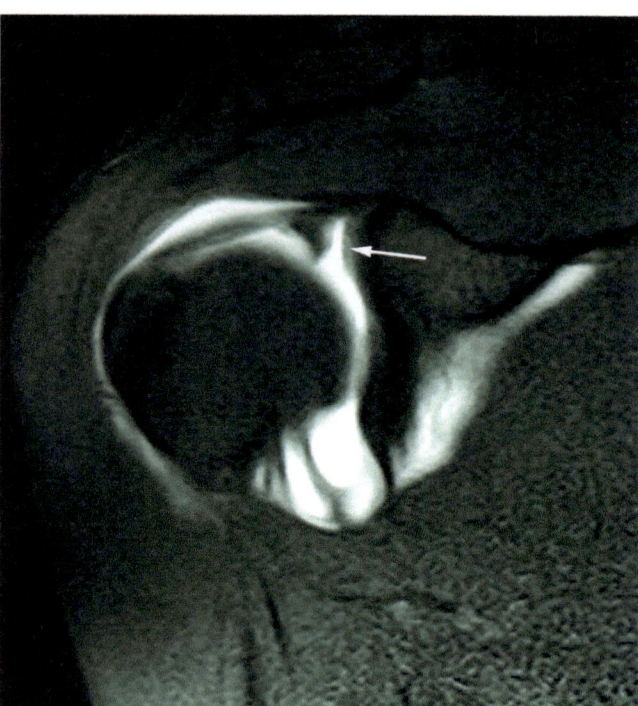

Fig. 10-19 | Lesión SLAP (Superior Labrum from Anterior to Posterior). Artro-RM en secuencia FSE T1 con supresión de la grasa en el plano coronal donde se identifica la separación del labrum superior (flecha). Radiología Esencial. Sociedad Española de Radiología Médica. ©2010 Editorial Médica Panamericana.

ducción y las rotaciones. El curso de los síntomas puede durar más de 1 año y el tratamiento es principalmente rehabilitador con ejercicios y terapia física. En caso de no funcionar se puede combinar una artrólisis artroscópica con la manipulación bajo anestesia.

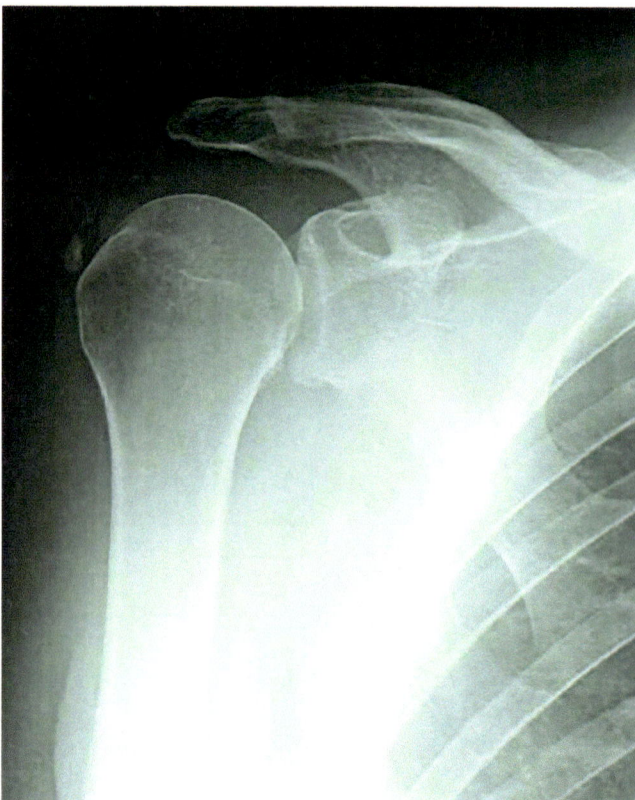

Fig. 10-20 | Tendinitis calcificante del manguito rotador.

1.2.5. Hombro reumático

Tanto la artrosis primaria del hombro, la artritis reumatoide, la osteonecrosis de la cabeza humeral (primaria o secundaria a una fractura) como la artropatía del manguito rotador pueden requerir una reconstrucción del hombro mediante una **prótesis parcial, total o invertida.**

En general, en pacientes mayores con artrosis avanzada y con el manguito dañado la prótesis invertida es la opción indicada (**MIR 2023-2024, P104**). Se trata de una prótesis en donde la esfera pasa a estar en la glena (glenosfera), medializando así el centro de rotación y favoreciendo la abducción en ausencia de manguito (**Fig. 10-15**). Si el manguito está íntegro se ha de poner una prótesis total (**Fig. 10-21**). Y si la glena no está afectada o esta tiene tan mal hueso que no pudiera soportar una prótesis, se colocaría una prótesis parcial (**Fig. 10-22**). La artrodesis del hombro ha caído casi en desuso, salvo casos extremos.

 La causa más común de infección de artroplastias de hombro es el *Propionibacterium acnes,* un germen anaerobio de crecimiento lento.

 Los dos factores críticos a la hora de plantearse el tipo de prótesis de hombro son el estado del manguito rotador y la integridad ósea de la glenoides.

1.3. Fracturas y luxaciones de clavícula y escápula

En los **partos**, sobre todo en los distócicos, **la fractura más frecuente** es la fractura de **clavícula**, y la segunda es la fractura de húmero proximal; ambas se tratan de manera conservadora y hay que realizar el diagnóstico diferencial con lesiones del plexo braquial. En el resto de niños hasta la adolescencia, las fracturas de clavícula se suelen tratar con cabestrillo o vendaje en 8 durante 3 y 4 semanas, siendo el tratamiento quirúrgico excepcional

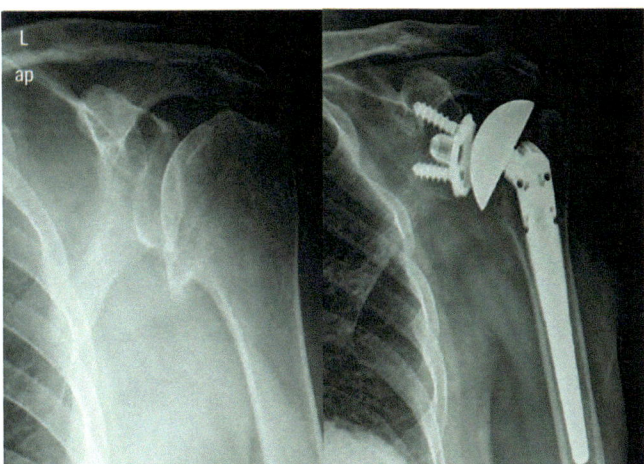

Fig. 10-21 | Artroplastia total de hombro colocada en el seno de una artrosis con manguito rotador íntegro. Cirugía Ortopédica y Traumatología, 3ª Ed. Delgado Martínez AD. ©2015 Editorial Médica Panamericana.

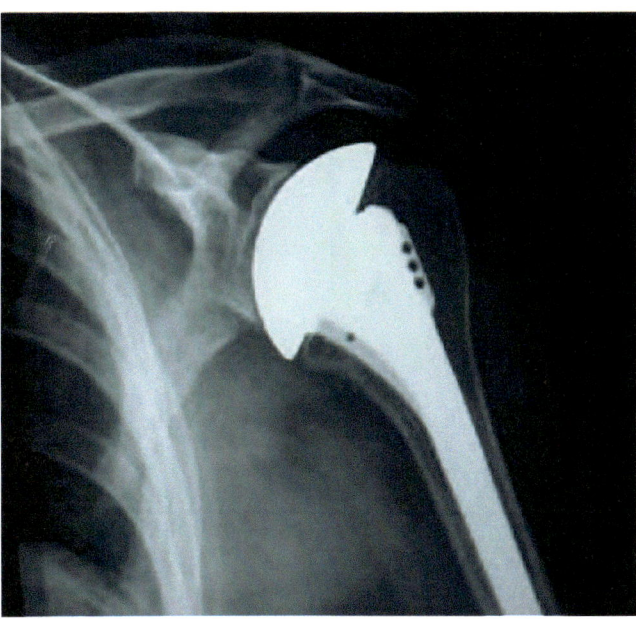

Fig. 10-22 | Artroplastia parcial de hombro. Manual de Cirugía Ortopédica y Traumatología, 2ª Ed. Sociedad Española de Cirugía Ortopédica y Traumatología ©2010 Editorial Médica Panamericana.

(**MIR 2009-2010, P084**). Ya en la adolescencia, en función del crecimiento que le reste al niño, se pueden empezar a aplicar criterios de adulto.

Las **fracturas de clavícula** en el adulto se suelen producir por mecanismos indirectos (caída sobre la mano o el hombro) y son más frecuentes en su tercio medio. El paciente se presentará con el brazo pegado al cuerpo y habrá que diferenciarla de una luxación acromioclavicular y valorar lesiones neurovasculares asociadas. El tratamiento suele ser conservador mediante **cabestrillo o vendaje en 8** durante 4-6 semanas. La cirugía actualmente se considera si hay un acortamiento de más de 2 cm o un desplazamiento vertical de más de 2 cm (100 % de la clavícula) (**Fig. 10-23**), si es una fractura abierta, con compromiso cutáneo o neurovascular, si hay fracturas ipsilaterales en el mismo miembro (hombro colgante), lesiones bilaterales o en las fracturas desplazadas del tercio lateral. La secuela más frecuente es la **consolidación viciosa,** que suele ser asintomática. También se puede producir artrosis acromioclavicular (como secuela de una fractura del tercio distal), la pseudoartrosis de clavícula (más frecuente en fracturas desplazadas, conminutas y en mujeres mayores) (**Fig. 10-24**) y complicaciones neurovasculares, que son raras. Es importante recordar que la pseudoartrosis de clavícula se trata con cirugía, añadiendo injerto estabilizado con placa atornillada con al menos 6 tornillos, 3 a cada lado.

 La mayoría de las fracturas de clavícula se tratan de forma conservadora. Acortamientos de más de 2 cm y desplazamientos de más del 100 % de la clavícula son considerados indicación quirúrgica.

La **luxación esternoclavicular** es una entidad rara. Es mucho **más frecuente la anterior** que la posterior, la anterior suele ser por un traumatismo indirecto y la posterior por uno directo. En la anterior se procede a reducirla, si lo requiere, y se coloca cabestrillo, y es muy raro que precise cirugía. La luxación posterior es

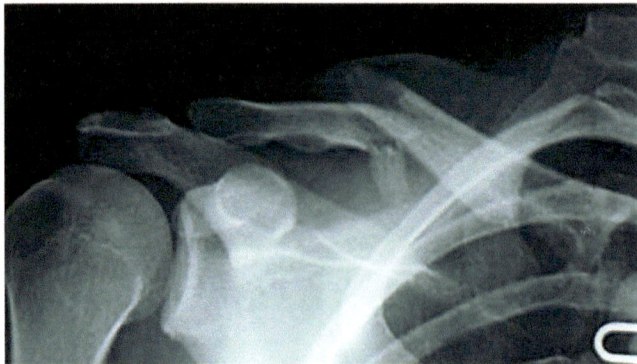

Fig. 10-23 | Fractura desplazada del tercio medio de la clavícula con tercer fragmento. Manual de Cirugía Ortopédica y Traumatología, 2ª Ed. Sociedad Española de Cirugía Ortopédica y Traumatología ©2010 Editorial Médica Panamericana.

más peligrosa y puede comprometer estructuras mediastínicas (grandes vasos, vena yugular, etc.); se recomienda realizar una tomografía computarizada (TC) para su estudio, y si hay que ir a quirófano, que sea en compañía de un cirujano torácico.

Las **luxaciones acromioclaviculares** son lesiones frecuentes del hombro que se pueden producir por un traumatismo directo sobre el hombro (deportes, accidente de tráfico) o por una caída so-

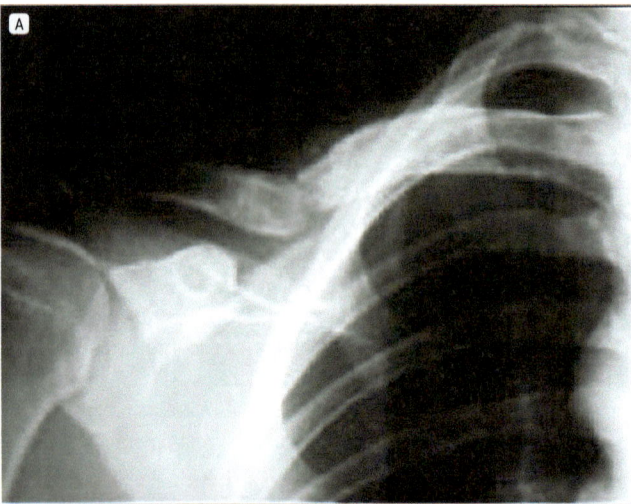

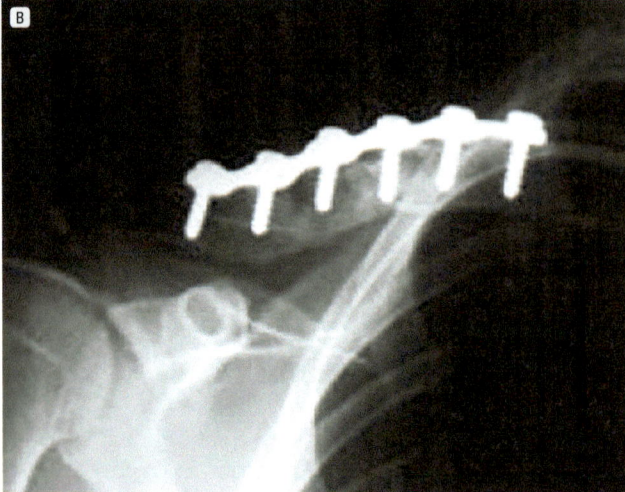

Fig. 10-24 | Pseudoartrosis de clavícula tratada con injerto de cresta ilíaca. Manual de Cirugía Ortopédica y Traumatología, 2ª Ed. Sociedad Española de Cirugía Ortopédica y Traumatología ©2010 Editorial Médica Panamericana.

bre la mano (indirecto). Dicha articulación está estabilizada por los ligamentos acromioclaviculares, que la proveen de estabilidad horizontal, y por los ligamentos coracoclaviculares (conoide y trapezoide), que le otorgan estabilidad vertical (Fig. 10-25). Es una articulación de escasa movilidad. Según la clasificación de Rockwood, hay seis tipos de luxaciones (Fig. 10-26):

✔ **Tipo I:** esguince de los ligamentos acromioclaviculares; tratamiento conservador.
✔ **Tipo II:** rotura de los ligamentos acromioclaviculares, sin rotura completa de los coracoclaviculares; tratamiento conservador.
✔ **Tipo III:** rotura de los ligamentos acromioclaviculares y los coracoclaviculares, la distancia entre la coracoides y la clavícula aumenta un 25-100 % respecto del lado contralateral. Existe controversia en cuanto al tratamiento: en pacientes jóvenes que manejen pesos o deportistas se plantea el tratamiento quirúrgico, mientras que en gente mayor y con poca demanda funcional, el conservador, quedando en estos últimos una deformidad residual de por vida, no dolorosa.
✔ **Tipo IV:** rotura de todos los ligamentos con luxación posterior, puede atravesar el deltoides o trapecio y ser irreductible; rara, precisa cirugía.
✔ **Tipo V:** como la III pero con un desplazamiento de entre un 100-300 % respecto contralateral, rotura de la fascia suprayacente; tratamiento siempre quirúrgico.
✔ **Tipo VI:** muy rara, rotura de todos los ligamentos, la clavícula se luxa a subacromial o subcoracoideo; tratamiento quirúrgico.

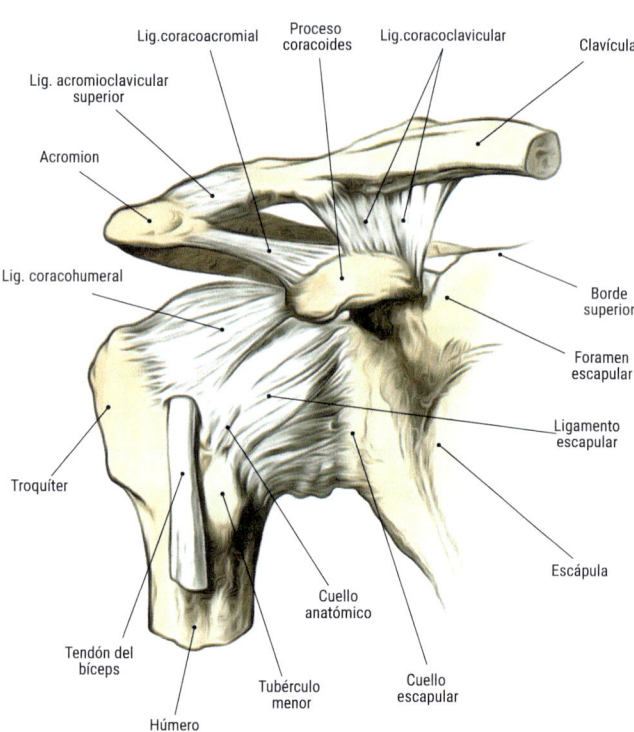

Fig. 10-25 | Ligamentos de la articulación acromioclavicular. Véanse los ligamentos coracoclaviculares (conoide y trapezoide) y los ligamentos acromioclaviculares. También se ven otros ligamentos, como el coracoacromial (que forma parte del techo del espacio subacromial) y los ligamentos y la cápsula de la articulación glenohumeral.

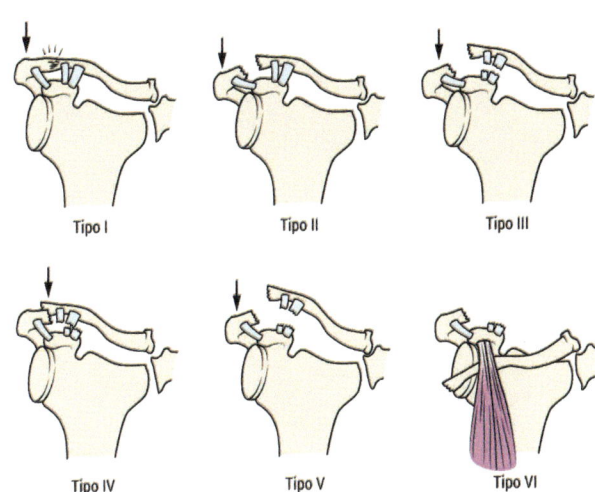

Fig. 10-26 | Clasificación de Rockwood de las articulaciones acromioclaviculares.

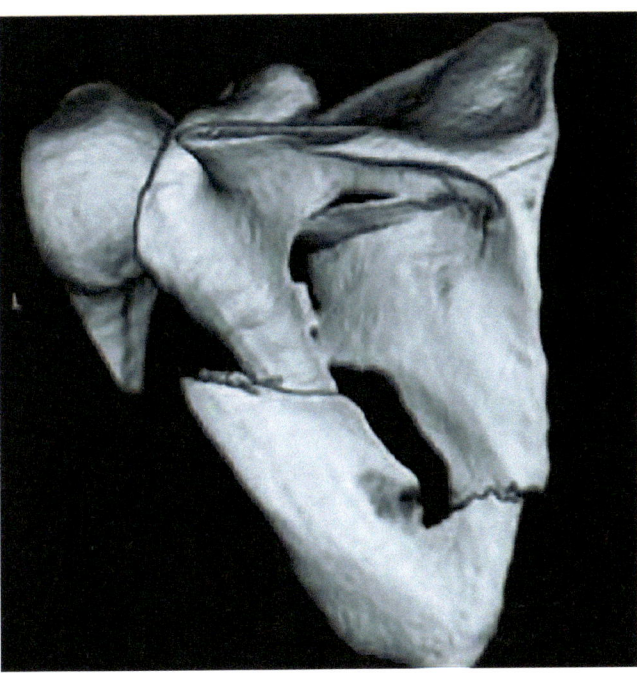

Fig. 10-27 | TC tridimensional de una fractura del cuerpo de la escápula. Manual de Cirugía Ortopédica y Traumatología, 2ª Ed. Sociedad Española de Cirugía Ortopédica y Traumatología ©2010 Editorial Médica Panamericana.

La sintomatología cursa con dolor e impotencia funcional, debiéndose detectar el **signo de la tecla de piano,** que informa de la inestabilidad vertical. Se pueden realizar proyecciones especiales de estrés con 5 kg colgando de los brazos para ver la indemnidad de los ligamentos coracoclaviculares. Las técnicas quirúrgicas son muy variadas, pudiendo mantenerse la reducción con agujas acromioclaviculares, tornillos, plastias ligamentosas, diversos dispositivos de fijación entre la coracoides y la clavícula, o mediante una placa-gancho que mantenga la reducción entre la clavícula y el acromion. Además, se deberían intentar reparar los ligamentos coracoclaviculares.

 La mayoría de las luxaciones acromioclaviculares son de tratamiento conservador (las de tipo I, II y la mayoría de las de tipo III). Sólo las de tipo III en pacientes jóvenes con alta demanda funcional y las menos frecuentes IV, V y VI se consideran de tratamiento quirúrgico.

Las **fracturas de escápula** son poco frecuentes, la mitad de ellas son del cuerpo y espina de la escápula, siendo el resto del cuello de la escápula, glenoides, acromion o coracoides (**Fig. 10-27**). El 95 % se producen por traumatismos directos de alta energía y asocian lesiones costales y pulmonares, entre otras. El resto son avulsiones por traumatismo indirecto. La mayor parte de las fracturas de escápula se tratan de forma conservadora, sobre todo las del cuerpo, con cabestrillo durante 2 semanas y luego comenzar la movilización progresivamente. Las del cuello, glenoides, acromion y coracoides se operan si son inestables y están desplazadas, sintetizándolas con placas y/o tornillos.

 La mayoría de las fracturas de escápula se tratan de manera conservadora.

1.4. Inestabilidad glenohumeral

 La inestabilidad glenohumeral es uno de esos temas que resulta rentable estudiar por su facilidad para ser preguntado en sus diversos aspectos.

El hombro es la articulación más móvil y la que **más se luxa del cuerpo,** sobre todo hacia anterior. Los principales **estabilizadores de la articulación** son la cápsula y ligamentos articulares (en especial el ligamento glenohumeral inferior para la luxación anterior), el *labrum* glenoideo, las estructuras óseas que lo conforman y las musculares que lo rodean (manguito, PLB, etc.). El **mecanismo de lesión** suele ser por un traumatismo indirecto, en la luxación anterior en abducción, extensión y rotación externa. En la luxación posterior es por una sobrecarga axial en aducción, flexión y rotación interna, aunque también puede ser por una contracción muscular intensa durante un ataque epiléptico o una electrocución (típico de la luxación posterior bilateral). También puede ser por un mínimo traumatismo, en pacientes hiperlaxos o en episodios recidivantes.

La **dirección de la luxación** puede ser anterior (la más frecuente, suele ser subcoracoidea), posterior (que suele ser subacromial), inferior (llamada también *luxatio erecta* por cursar con hiperabducción de hasta 160º) o superior (que se suele asociar a fracturas).

Existen igualmente dos extremos del abanico de lesiones que resultan paradigmáticos: las lesiones traumáticas de tipo **TUBS** (*Traumatic Unilateral Bankart Surgery is needed*) y las de tipo **AMBRI** (*Atraumatic Multidireccional Bilateral Rehabilitation Inferior capsular shift*). Las TUBS, mucho más frecuentes, representan el típico ejemplo de luxación anterior con lesión de Bankart asociada (**Fig. 10-28**) y que muchas veces requiere cirugía en caso de recidiva. Las AMBRI son lesiones en gente hiperlaxa, con una cápsula articular holgada, con luxaciones multidireccionales y bilaterales frecuentemente y que incluso son capaces de luxar voluntariamente las articulaciones; normalmente sólo requieren de rehabilitación, siendo la cirugía rara vez indicada.

A la exploración, la fotografía clínica que hay que tener de una luxación anterior es la de un paciente joven que acude a urgencias tras un accidente deportivo. Vendrá con actitud de protección del miembro: brazo ligeramente abducido y rotado externamente, el codo flexionado y el antebrazo en rotación interna sujeto por el otro brazo. El paciente resiste todo movimiento, siendo llamativa la dificultad para realizar la rotación externa. Visualmente desaparece la forma redondeada del hombro y el acromion aparece prominente en individuos delgados (signo de la charretera) (**Fig. 10-29**). En la luxación posterior, mucho más rara, puede pasar desapercibida por la falta de deformidad relevante, por lo que requiere de una cierta experiencia. El paciente sostiene el brazo en aducción y rotación interna. La rotación externa del brazo está bloqueada (es importante fijarse en esto para que no pase desapercibida). En la inestabilidad recurrente habrá una maniobra de aprehensión positiva (el paciente impide que se siga con la rotación externa, extensión y abducción a partir de un determinado punto) (**Fig. 10-30**).

Las **pruebas complementarias** deben incluir al menos una radiografía anteroposterior y lateral en el plano de la escápula. En caso de dudas se podrá realizar una proyección axilar o una TC (para valorar fracturas asociadas) o ecografía/RM (para valorar el manguito).

 Es obligatorio realizar al menos dos proyecciones radiológicas o una TC para certificar la luxación y la no existencia de fracturas asociadas.

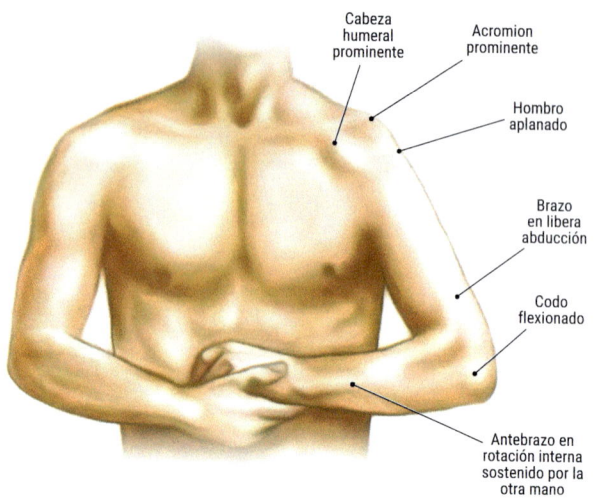

Fig. 10-29 | Hombro en charretera tras la luxación anterior del mismo. Obsérvese la prominencia lateral del acromion y el relieve anterior de la cabeza.

Entre las **complicaciones de la luxación anterior** la más frecuente es la **recidiva** de la lesión, sobre todo en jóvenes y varones. Entre las **lesiones óseas**, las fracturas del troquíter son más frecuentes en pacientes mayores (MIR 2011-2012, P013). La lesión de Hill-Sachs (**Fig. 10-31**) (fractura impactada de la cabeza humeral en el reborde posterior) o la fractura del reborde glenoideo anteroinferior (*bony* Bankart) (**Fig. 10-32**) son muy frecuentes entre las luxaciones recidivantes. Entre las **lesiones capsuloligamentosas** la más frecuente es la lesión de Bankart (avulsión de cápsula y *labrum* anteroinferior) (**Fig. 10-28** y **Fig. 10-33**), aunque hay otras. Las **roturas del manguito rotador** son más frecuentes en luxaciones a partir de los 40 años, y aumentan con la edad. Las lesiones neurovasculares (**arteria y nervio axilar**) son más frecuentes en ancianos, siendo rara la lesión arterial, cuyo tratamiento es urgente, y más frecuente (entre 10-63 % según las se-

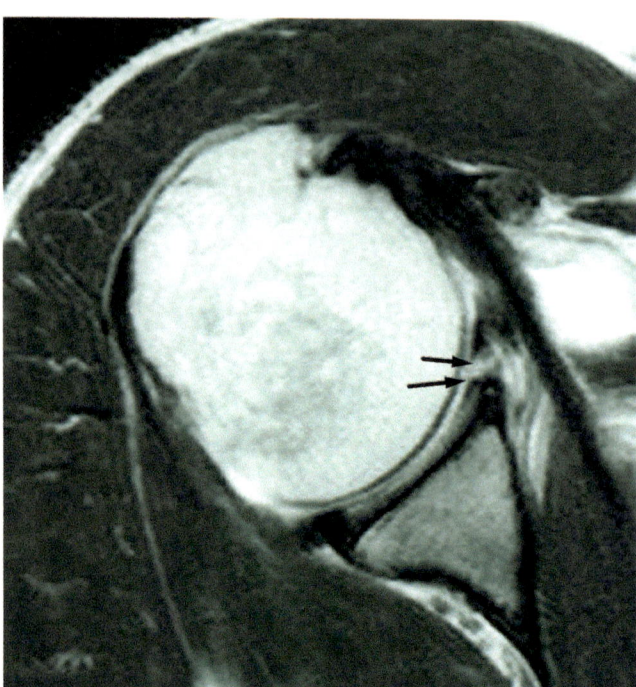

Fig. 10-28 | Lesión de Bankart. Corte de artro-RM en el plano axial potenciada en FSE T1 que muestra la rotura y separación del labrum anterior (flechas), que constituye la lesión de Bankart. Radiología Esencial. Sociedad Española de Radiología Médica. ©2010 Editorial Médica Panamericana.

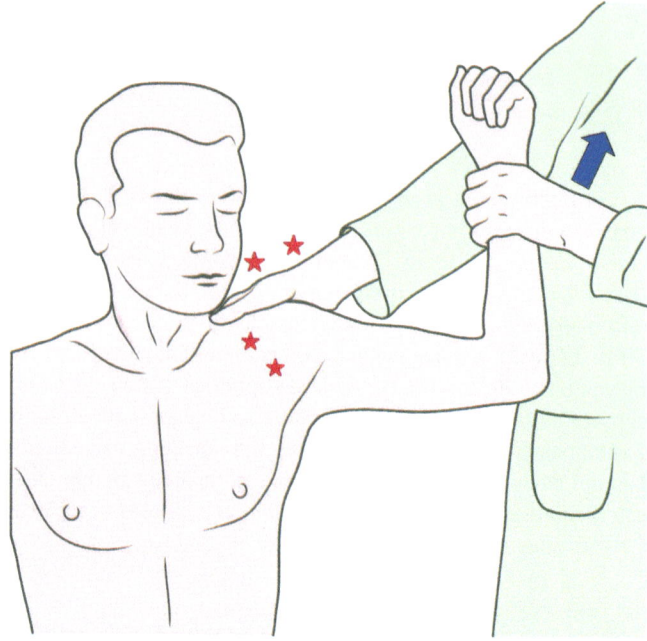

Fig. 10-30 | Maniobra de aprehensión del hombro. El paciente ejerce resistencia a partir de un punto porque siente que se le puede salir el hombro.

ries) la lesión del nervio, que cursará con anestesia en hombro e incapacidad para la abducción; la mayoría serán neuroapraxias que se recuperan espontáneamente (MIR 2020-2021, P106).

En la **luxación posterior** las fracturas serán del troquín y del reborde glenoideo posterior. La fractura impactada será de la zona anterior de la cabeza (Hill-Sachs invertida) y la avulsión del *labrum* será de la zona posteroinferior (lesión de Kim o Bankart posterior) (Fig. 10-34).

El **tratamiento** de la **luxación aguda** consiste en la reducción mediante alguna de las maniobras de tracción del hombro con abducción progresiva (Fig. 10-35) bajo anestesia local, o general si no se consiguiera bajo local. Rara vez es necesaria la reducción abierta. A continuación, en jóvenes se coloca cabestrillo al menos durante 3 semanas, mientras que en ancianos es suficiente con 7-10 días. Seguidamente se realiza rehabilitación. En jóvenes con al menos dos luxaciones se recomienda la reparación de las lesiones abierta o artroscópicamente (actualmente más frecuente) en atletas y jóvenes por debajo de 25 años se considera la cirugía ya tras un primer episodio de luxación con lesión de Bankart en RM (MIR 2003-2004, P090). En caso de fractura aislada de troquíter habrá que valorar el desplazamiento residual tras la reducción para decidir si se sintetiza el fragmento (MIR 2011-2012, P014).

Una **luxación inveterada** es aquella que pasa desapercibida, normalmente luxaciones posteriores (Fig. 10-36). A partir de las 3 semanas la fibrosis ya dificultará su reducción cerrada, por lo que será preciso una reducción abierta y procedimientos de reconstrucción capsular y ósea en función del grado de lesión (porcentaje de cabeza afectada y tiempo que lleva luxada), siendo precisas prótesis en caso de afectación extensa de la articulación.

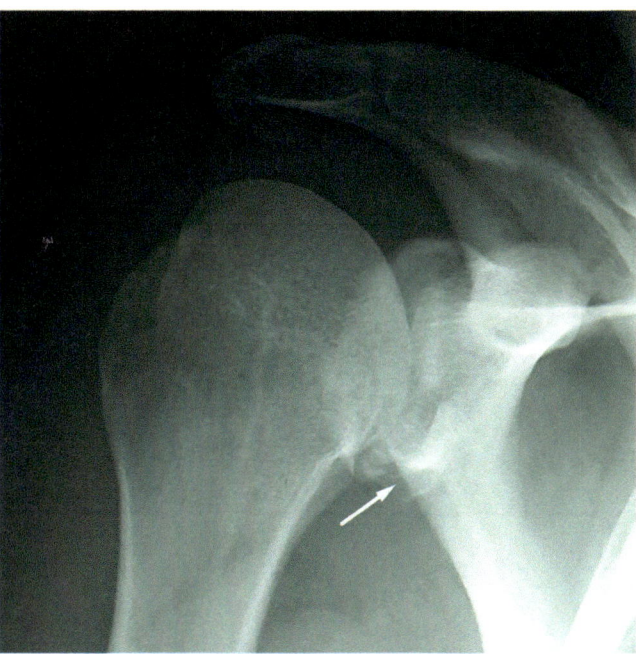

Fig. 10-32 | Lesión de Bankart ósea (bony Bankart). Fractura del margen anteroinferior del reborde glenoideo ligeramente desplazada (flecha), como secuela de una luxación glenohumeral anterior previa. Radiología Esencial. Sociedad Española de Radiología Médica. ©2010 Editorial Médica Panamericana.

💡 La luxación posterior de hombro puede pasar desapercibida. El signo de sospecha es la limitación de la rotación externa del hombro.

1.5. Fracturas de húmero proximales y diafisarias

◇ Sin lugar a duda, este es el tema más preguntado de la extremidad superior en los últimos años. Hay que conocer sobre todo las complicaciones y lesiones asociadas (lesión del nervio radial).

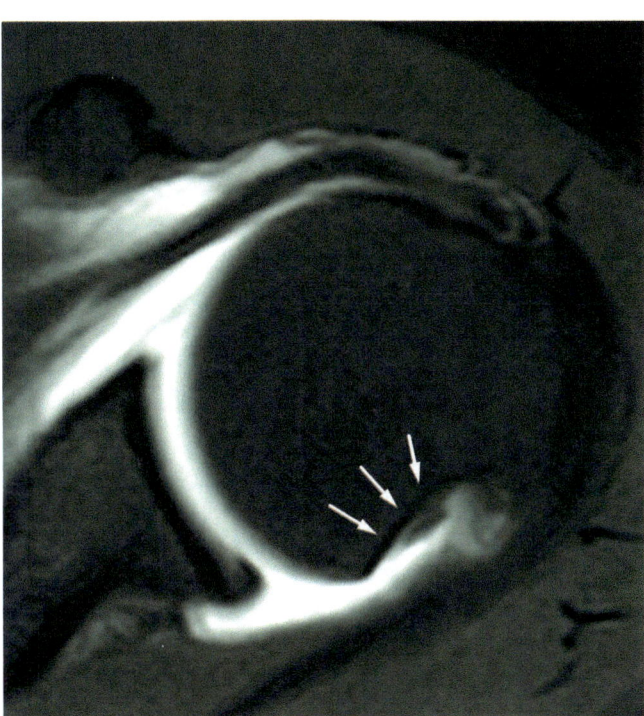

Fig. 10-31 | Lesión de Hill-Sachs. Corte axial de artro-RM, secuencia FSE T1 con supresión de la grasa. Fractura-impactación de la vertiente posterior de la cabeza humeral (flechas). Radiología Esencial. Sociedad Española de Radiología Médica. ©2010 Editorial Médica Panamericana.

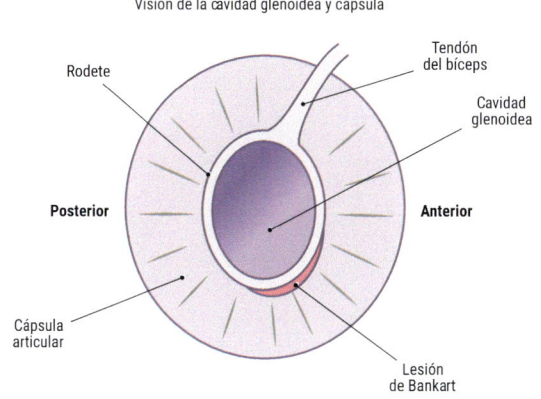

Visión de la cavidad glenoidea y cápsula

Rodete

Tendón del bíceps

Cavidad glenoidea

Posterior

Anterior

Cápsula articular

Lesión de Bankart

Fig. 10-33 | Esquema de la localización de la lesión de Bankart en la glena humeral. Cirugía Ortopédica y Traumatología, 3ª Ed. Delgado Martínez AD. ©2015 Editorial Médica Panamericana.

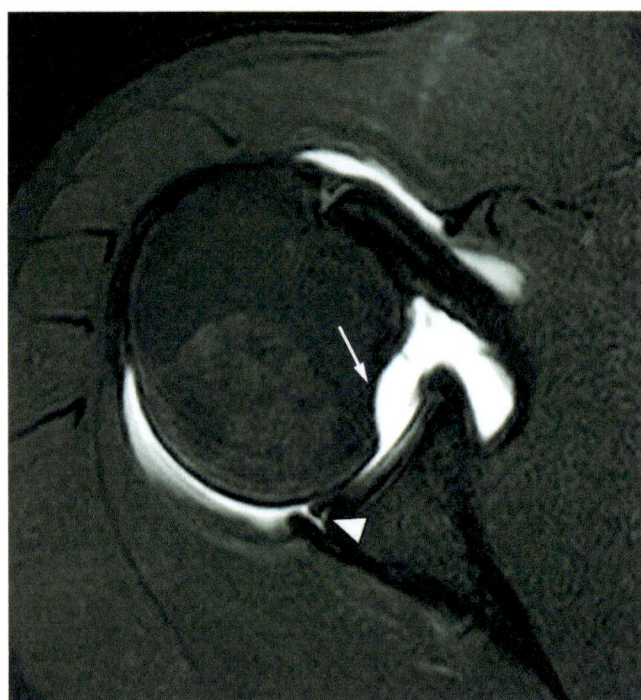

Fig. 10-34 | Inestabilidad posterior. Lesión de Bankart y Hill-Sachs inversas. Artro-RM en secuencia FSE T1 con supresión de la grasa, donde se identifica una lesión del labrum posterior (punta de flecha) y una fractura-impactación de la vertiente anterior de la cabeza humeral, lesión de Hill-Sachs inversa o fractura de McLaughlin (flecha). Radiología Esencial. Sociedad Española de Radiología Médica. ©2010 Editorial Médica Panamericana.

Las **fracturas de húmero proximal** son las más frecuentes del húmero en general. Es una de las fracturas más frecuentes en el anciano, estando muy relacionadas con la osteoporosis, por lo que suelen tener conminución (Fig. 10-37). El mecanismo de producción suele ser indirecto, apareciendo el característico hematoma de Hennequin a las 48 horas en la cara interna del brazo y lateral de tórax (Fig. 10-38), y pudiendo aparecer una neuroapraxia del nervio axilar en bastantes casos, siendo más rara la afectación del nervio supraescapular. Será preciso realizar una radiografía

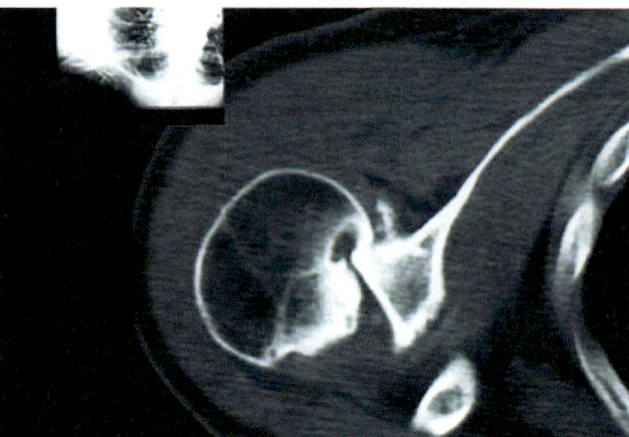

Fig. 10-36 | Luxación inveterada posterior de hombro. Manual de Cirugía Ortopédica y Traumatología, 2ª Ed. Sociedad Española de Cirugía Ortopédica y Traumatología ©2010 Editorial Médica Panamericana.

anteroposterior y lateral en el plano de la escápula (en Y), y si es preciso, una TC para mejor valoración de los fragmentos. La lesión concomitante del manguito rotador es extraña en estas fracturas.

Para el estudio de estas fracturas se utiliza la **clasificación de Neer**, en la que se valoran cuatro fragmentos: cabeza, diáfisis, troquíter y troquín. Para definir a un fragmento como tal, este debe estar desplazado más de 1 cm o estar angulado más de 45°; de lo contrario, aunque esté fracturado, no se considerará fragmento para la clasificación. Según esto, el **tratamiento** de las fracturas no desplazadas será el conservador, iniciando la rehabilitación a los 10-15 días. Las indicaciones quirúrgicas siguen estando debatidas y deben individualizarse en cada paciente (Fig. 10-39):

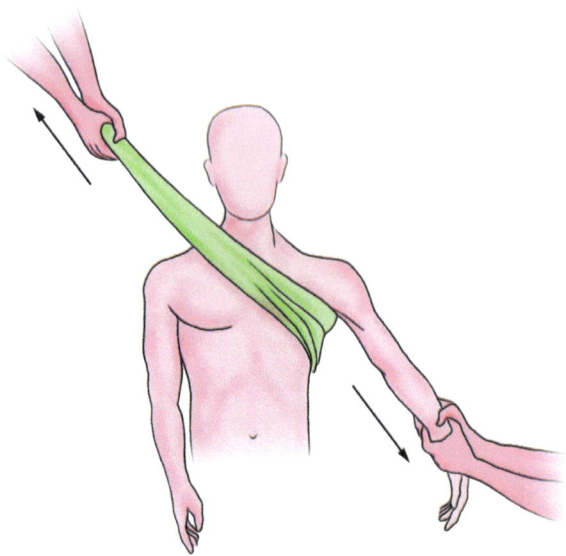

Fig. 10-35 | Reducción de una luxación anterior de hombro mediante técnica de tracción-contratracción. Cirugía Ortopédica y Traumatología, 3ª Ed. Delgado Martínez AD. ©2015 Editorial Médica Panamericana.

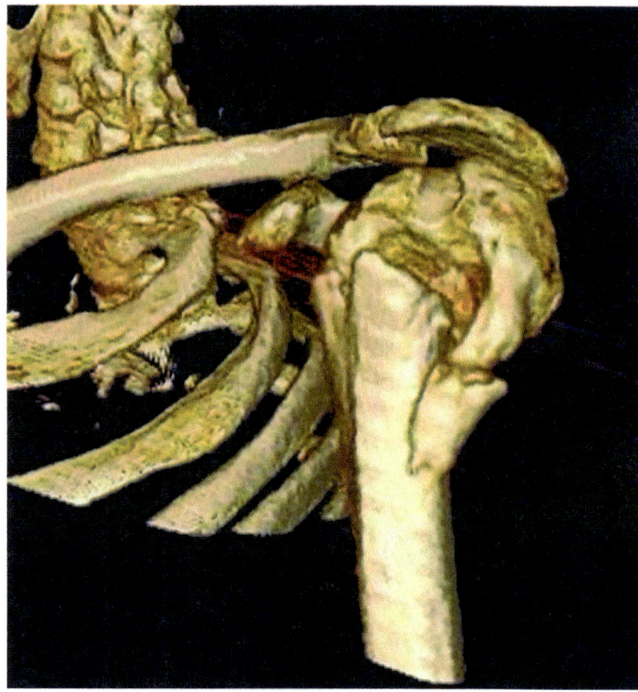

Fig. 10-37 | Fractura multifragmentaria de húmero proximal. TC multicorte con reconstrucción volumétrica que permite valorar el desplazamiento y la angulación de los fragmentos. Radiología Esencial. Sociedad Española de Radiología Médica. ©2010 Editorial Médica Panamericana.

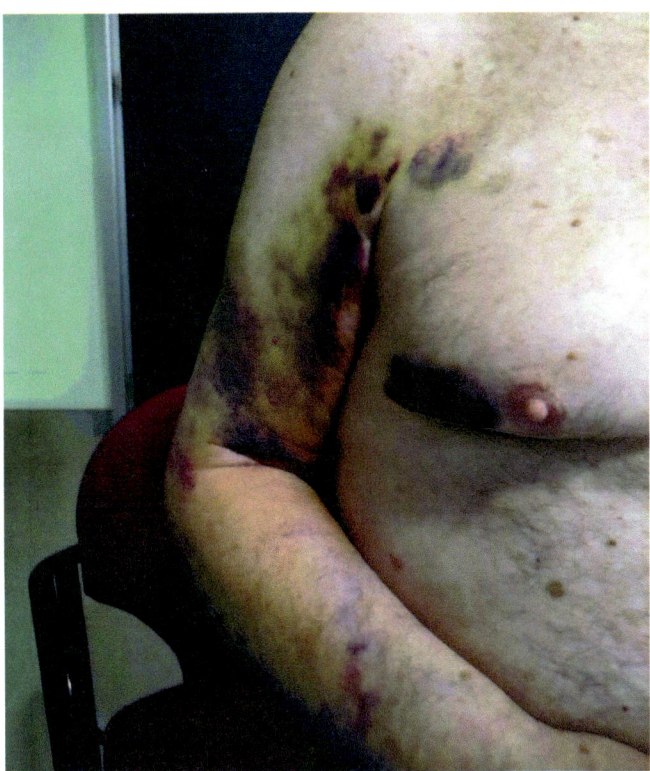

Fig. 10-38 | Hematoma de Hennequin.

✔ **Fracturas en dos fragmentos:**
  ✪ De tuberosidades (troquíter y troquín): osteosíntesis si desplazamiento mayor de 0,5 cm, normalmente con un tornillo a compresión o cerclaje con alambre o sutura.
  ✪ De cuello quirúrgico: osteosíntesis con placa o clavo si el desplazamiento es superior al 50 %, si no, tratamiento conservador. Hay estudios recientes que muestran que en este tipo de fracturas desplazadas, en pacientes mayores de 65 años, a dos años, no hay diferencias entre el tratamiento conservador y el quirúrgico (**Fig. 10-40**, **Fig. 10-41**).
  ✪ De cuello anatómico: si están desplazadas, en jóvenes intentar síntesis; en ancianos prótesis.
✔ **Fracturas en tres fragmentos:**
  ✪ Jóvenes: osteosíntesis (placa, clavos, tornillos o agujas) (**Fig. 10-42**, **Fig. 10-43**).
  ✪ Ancianos: si es posible se puede intentar la síntesis, si no, prótesis.
✔ **Fracturas en cuatro fragmentos:**
  ✪ Jóvenes: intentar síntesis por todos los medios.
  ✪ Ancianos: artroplastia (prótesis de hombro) (**MIR 2022-2023, P003**).

En caso de fractura de la superficie articular (*head-splitting*), plantear también la prótesis, salvo en jóvenes activos, en los que se puede intentar la síntesis. Si la glena está bien, prótesis parcial; si la glena está mal, prótesis total. Fijar bien **las tuberosidades** a la síntesis en buena posición es de vital importancia, ayudándose, con frecuencia, de suturas en tendones. En pacientes de edad muy avanzada, muy dependientes, se puede plantear el tratamiento conservador de las fracturas, mientras que en gente más funcional sería quirúrgico.

Entre las **complicaciones** de las fracturas de húmero proximal la más frecuente es la **rigidez**. También es frecuente la consolidación viciosa, la necrosis avascular o la neuroapraxia del nervio axilar. En **niños** las fracturas de húmero proximal suelen tratarse conservadoramente por su gran potencial de remodelación, y en caso de gran desplazamiento, se sintetizarán con agujas percutáneas. En menores de 2 años, sospechar maltrato.

 El hematoma de Hennequin aparece típicamente a las 48 horas y es característico de las fracturas de la extremidad proximal del húmero.

Las **fracturas diafisarias de húmero** se asocian en un alto porcentaje (hasta un 34 %) a neuroapraxias del nervio radial, sobre todo las fracturas espiroideas de tercio distal (**fracturas de Holstein-Lewis**) (**MIR 2013-2014, P159**; **MIR 2012-2013, P025**; **MIR 2008-2009, P088**; **MIR 2007-2008, P085**; **MIR 2019-2020, P140**) (**Fig. 10-44**). La mayoría se tratan de manera **conservadora** con un cabestrillo con férula en U, que luego se pasa a ortesis funcional o *brace* a las 2 semanas (**Fig. 10-45** y **Fig. 10-46**). Si la fractura es espiroidea con acortamiento, se puede colocar un yeso colgante de Caldwell para que ejerza distracción del foco (**Fig. 10-47**).

Las principales **indicaciones quirúrgicas** son un acortamiento de más de 3 cm, una angulación de más de 30º de varo-valgo y una angulación anterior de más de 20º, fracturas segmentarias

	2 fragmentos	3 fragmentos	4 fragmentos	Articular
Cuello anatómico				
Cuello quirúrgico				
Troquíter				
Troquín				
Fractura luxación Anterior				
Posterior				
Fractura articular				

Fig. 10-39 | Clasificación de Neer de las fracturas de la extremidad proximal del húmero.

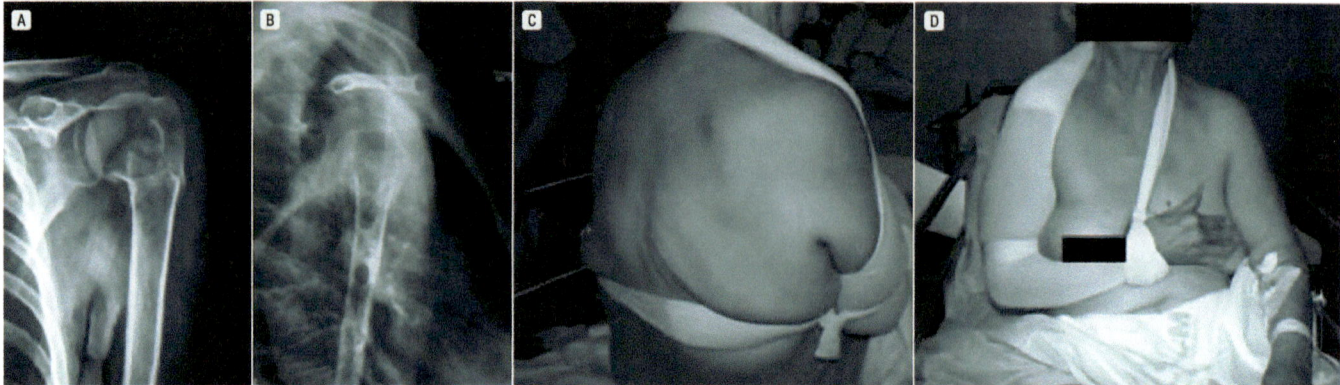

Fig. 10-40 | Imagen radiográfica anteroposterior **A.** y lateral de escápula **B.** de una fractura no desplazada de la extremidad proximal del húmero tratada mediante un vendaje de Gillchrist **C y D.** durante 4 semanas. Manual de Cirugía Ortopédica y Traumatología, 2ª Ed. Sociedad Española de Cirugía Ortopédica y Traumatología ©2010 Editorial Médica Panamericana.

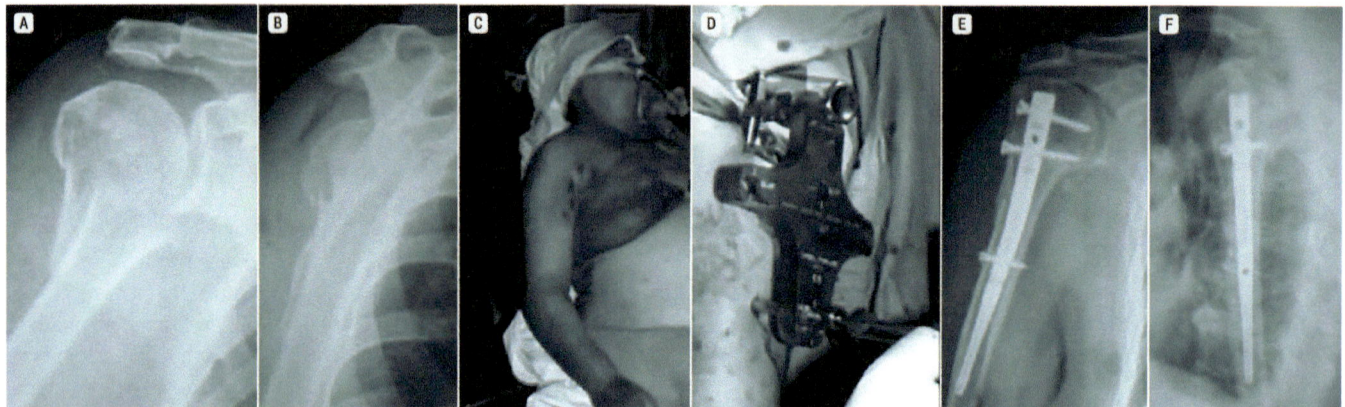

Fig. 10-41 | Fractura de la extremidad proximal del húmero en dos fragmentos: imagen anteroposterior **A.** y lateral de escápula **B.** Posición preoperatoria del paciente **C.** Guía externa del clavo Polarus® corto (Acumed) que permite introducir los tornillos distales **D.** Imagen de consolidación a los 3 meses de la cirugía **E y F.** Manual de Cirugía Ortopédica y Traumatología, 2ª Ed. Sociedad Española de Cirugía Ortopédica y Traumatología ©2010 Editorial Médica Panamericana.

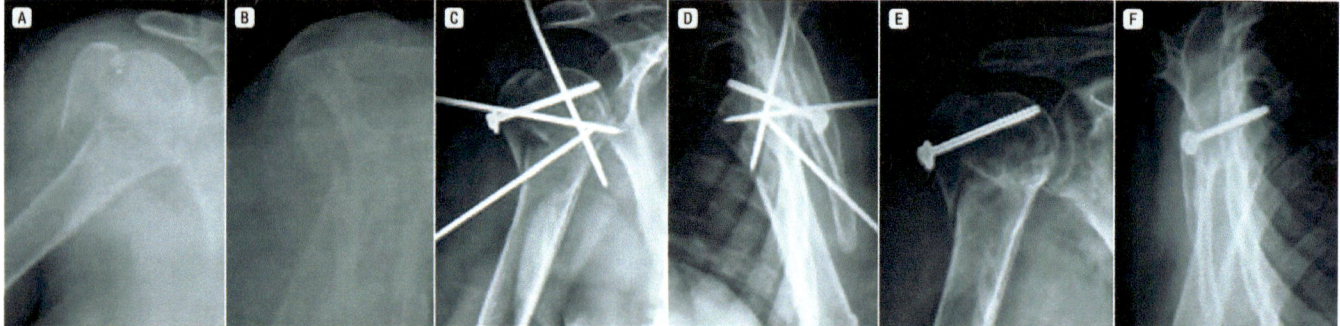

Fig. 10-42 | Proyección anteroposterior **A.** y lateral de escápula **B.** de una fractura de la extremidad proximal del húmero en tres fragmentos. Imágenes postoperatorias **C y D.** tras reducción cerrada y osteosíntesis percutánea con tres agujas de Kirschner y un tornillo canulado. Radiografías anteroposterior **E.** y lateral de escápula **F.** a las 4 semanas tras retirar las agujas de Kirschner. Manual de Cirugía Ortopédica y Traumatología, 2ª Ed. Sociedad Española de Cirugía Ortopédica y Traumatología ©2010 Editorial Médica Panamericana.

(bifocales) o patológicas, con trazo intraarticular, abiertas, en obesos (difícil inmovilización), con lesiones neurovasculares asociadas o con lesiones bilaterales (ambas extremidades rotas) o ipsilaterales concomitantes (fractura de húmero y clavícula, por ejemplo) (MIR 2012-2013, P026). La osteosíntesis con placa sigue siendo el patrón oro de síntesis de estas fracturas (Fig. 10-48). Están en auge las técnicas mínimamente invasivas (placas MIPO) y también es frecuente la indicación de los clavos intramedulares (Fig. 10-49).

Entre las **complicaciones** la principal es la **parálisis del nervio radial,** que no suele requerir tratamiento. Se debe realizar una electromiografía (EMG) a las 3-4 semanas en caso de no recuperación, y se puede esperar hasta 6 meses antes de la exploración quirúrgica del nervio. Si la parálisis se produce tras la manipulación o reducción de la fractura, entonces sí estaría indicada la revisión quirúrgica. A veces se comprime tras varios meses como consecuencia de que el nervio es englobado por el callo de fractura. Existe hasta un 10 % de **pseudoartrosis** tras la osteosíntesis, en cuyo caso el tratamiento ha de ser síntesis con placa más injerto óseo en el foco.

En niños, las fracturas tienen gran capacidad de remodelación, por lo que la mayor parte de ellas son de tratamiento

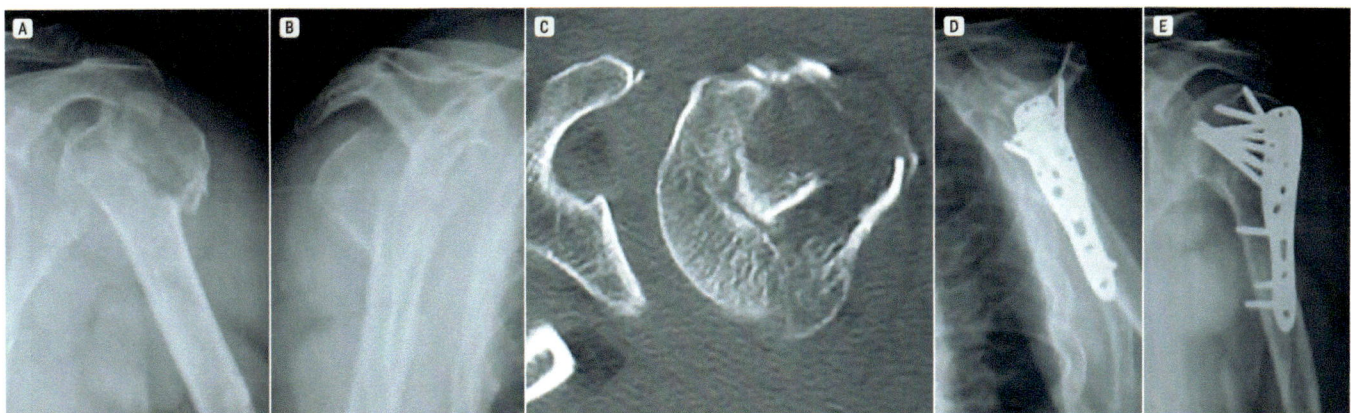

Fig. 10-43 | Radiografía anteroposterior **A.** y lateral de escápula **B.** de una fractura en tres fragmentos de la extremidad proximal del húmero. Corte axial de TC **C.** en el que se aprecia una cabeza humeral congruente con la cavidad glenoidea. Radiografía anteroposterior **D.** y lateral de escápula **E.** tras reducción abierta y osteosíntesis con una placa Philos® (Synthes). Manual de Cirugía Ortopédica y Traumatología, 2ª Ed. Sociedad Española de Cirugía Ortopédica y Traumatología ©2010 Editorial Médica Panamericana.

conservador. En menores de 3 años se debe sospechar maltrato infantil como una opción. En caso de cirugía en la infancia, se recomienda síntesis intramedular con clavos flexibles no fresados de pequeño diámetro.

 La presencia de parálisis radial asociada a fractura de húmero, por sí sola no es criterio de cirugía con osteosíntesis primaria.

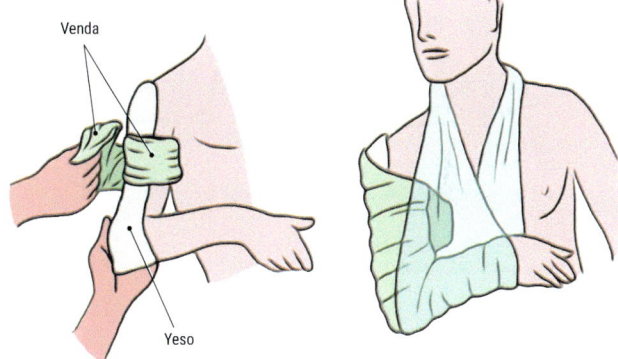

Venda

Yeso

Fig. 10-45 | Colocación de una férula de yeso en U para fractura diafisaria de húmero. Cirugía Ortopédica y Traumatología, 3ª Ed. Delgado Martínez AD. ©2015 Editorial Médica Panamericana.

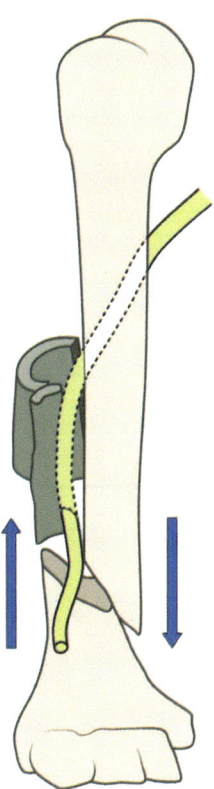

Fig. 10-44 | Fractura de Holstein-Lewis. Cirugía Ortopédica y Traumatología, 3ª Ed. Delgado Martínez AD. ©2015 Editorial Médica Panamericana.

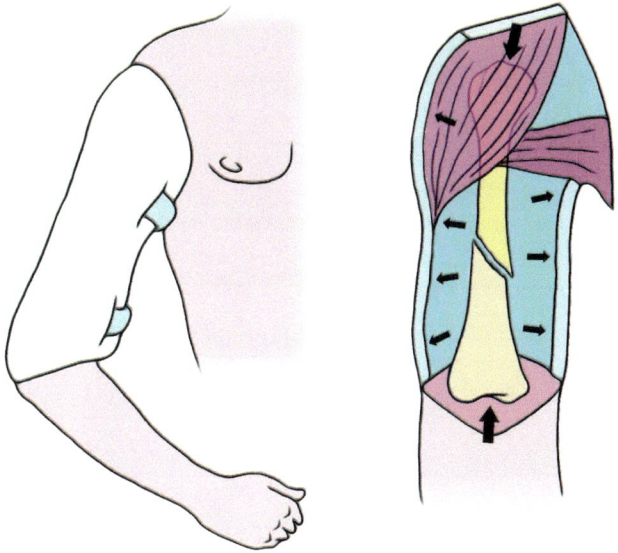

Fig. 10-46 | Ortesis funcional de Sarmiento. Consigue el efecto hidráulico al realizar el brazo la contracción muscular. El paciente debe mover activamente el codo con la ortesis puesta. Cirugía Ortopédica y Traumatología, 3ª Ed. Delgado Martínez AD. ©2015 Editorial Médica Panamericana.

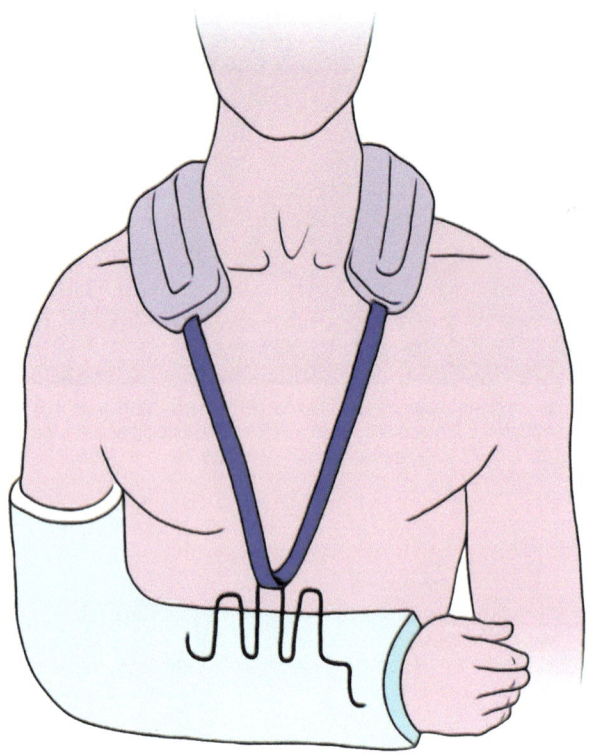

Fig. 10-47 | Yeso colgante de Caldwell. Cirugía Ortopédica y Traumatología, 3ª Ed. Delgado Martínez AD. ©2015 Editorial Médica Panamericana.

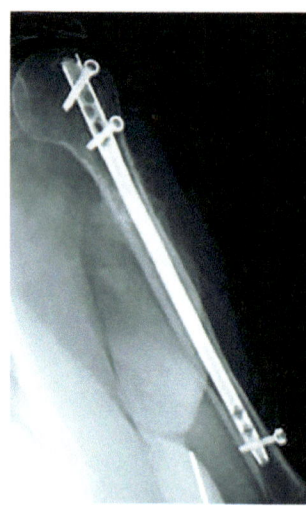

Fig. 10-49 | Enclavado endomedular en una fractura diafisaria de húmero. Se aprecia ya el callo de fractura. Manual de Cirugía Ortopédica y Traumatología, 2ª Ed. Sociedad Española de Cirugía Ortopédica y Traumatología ©2010 Editorial Médica Panamericana.

2. Codo y antebrazo

2.1. Patología no traumática

Entre los síndromes dolorosos del codo destaca la **epicondilitis**, que es un dolor sobre el epicóndilo externo causado por microarrancamientos de la inserción del segundo radial del carpo a ese nivel (*extensor carpi radialis brevis,* ECRB). Es típico de deportistas (tenis, paddle), trabajadores manuales o amas de casa. La mayor parte se tratan de manera conservadora con modificación de las actividades de la vida diaria, reposo, rehabilitación, AINE, ortesis o infiltraciones (**Fig. 10-50**) (**MIR 2007-2008, P089**).

La compresión del nervio interóseo posterior provoca una sintomatología similar, pero con un dolor más distal, aunque ambos cuadros se pueden asociar. La cirugía no suele ser necesaria. Se realiza limpieza de la inserción de la musculatura extensora-supinadora abierta o artroscópica.

En la región medial del codo se puede producir una tendinitis en la musculatura flexora-pronadora llamada **epitrocleítis o codo**

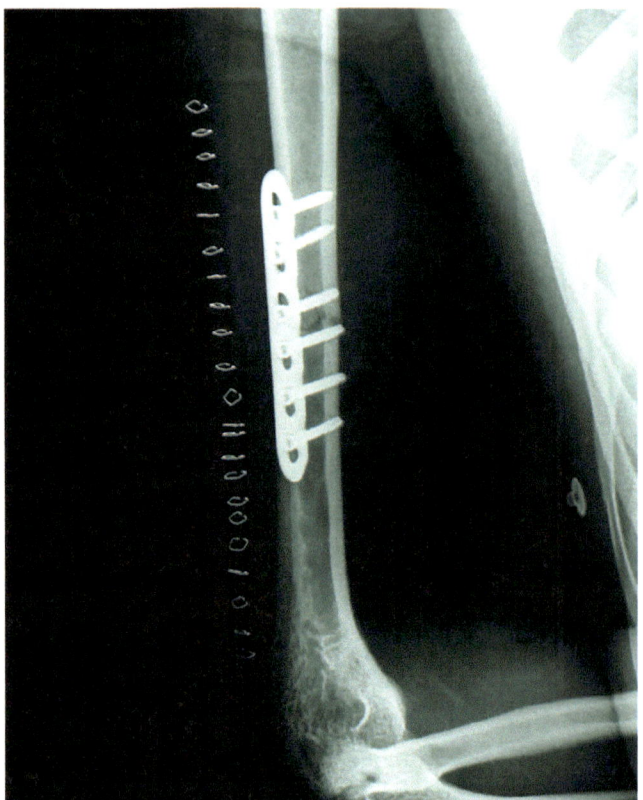

Fig. 10-48 | Fractura transversa tratada con placa. Cirugía Ortopédica y Traumatología, 3ª Ed. Delgado Martínez AD. ©2015 Editorial Médica Panamericana.

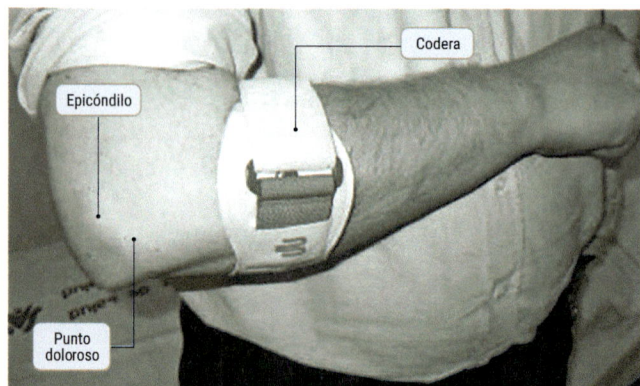

Fig. 10-50 | Punto de dolor en la epicondilitis. Codera colocada correctamente. Cirugía Ortopédica y Traumatología, 3ª Ed. Delgado Martínez AD. ©2015 Editorial Médica Panamericana.

de golfista, que suele responder al mismo tratamiento que la epicondilitis.

 El músculo más frecuentemente afectado por la epicondilitis es el extensor radial corto del carpo o segundo radial.

En la región anterior del codo pueden producirse **tendinitis del bíceps distal** por maniobras de flexión-supinación de repetición y sobreesfuerzo. En caso de **rotura del bíceps distal** está indicada su reinserción quirúrgica en la tuberosidad bicipital por técnicas de miniabordaje anterior o de doble incisión, salvo en pacientes ancianos o con poca demanda funcional.

En la región posterior del codo se puede producir una **bursitis olecraniana** o del estudiante, que se suele tratar con reposo, AINE y codera elástica de protección; si no mejora, se infecta o recidiva, se puede extirpar la bursa.

La **rotura del tríceps braquial** es rara y se suele dar en culturistas o pacientes con tendinopatías. El tratamiento es quirúrgico, salvo en pacientes con baja demanda funcional.

La **artroplastia de codo** está indicada en pacientes mayores con **artrosis** primaria, postraumática o **artritis reumatoide** de larga evolución (**Fig. 10-51**) que no responden a tratamiento conservador ni a cirugías de limpieza previas (sinovectomía, limpieza de osteofitos, capsulectomías para la rigidez) (**Fig. 10-52**). No está exenta de complicaciones, pudiendo aparecer neuropatía cubital asociada, insuficiencia del aparato extensor o infección, entre otras. La artrodesis de codo se tolera muy mal y no suele estar indicada.

 Una **artroplastia** es la reconstrucción de una articulación, normalmente con una prótesis artificial (aunque también se pueden interponer partes blandas del paciente). Una **artrodesis** es la fijación de una articulación para que se fusionen los huesos que se articulaban en ella formando un solo hueso y eliminando el movimiento.

La **enfermedad de Panner** es la osteocondritis disecante del *capitellum* humeral (la región del húmero distal que se articula con la cabeza radial en el codo), se da en sobre todo en niños menores de 10 años y cursa con dolor o bloqueos articulares (si hay ya un fragmento articular suelto). El tratamiento en las primeras fases será conservador y en fases avanzadas será quirúrgico con retirada del fragmento suelto y estimulación medular o reconstrucción con injerto de la superficie articular (mosaicoplastia).

2.2. Fractura del extremo distal del húmero

Se distinguen las que afectan a adultos de las de niños.

2.2.1. Fractura del extremo distal del húmero en adultos

Las fracturas de la extremidad distal del húmero se pueden clasificar en:

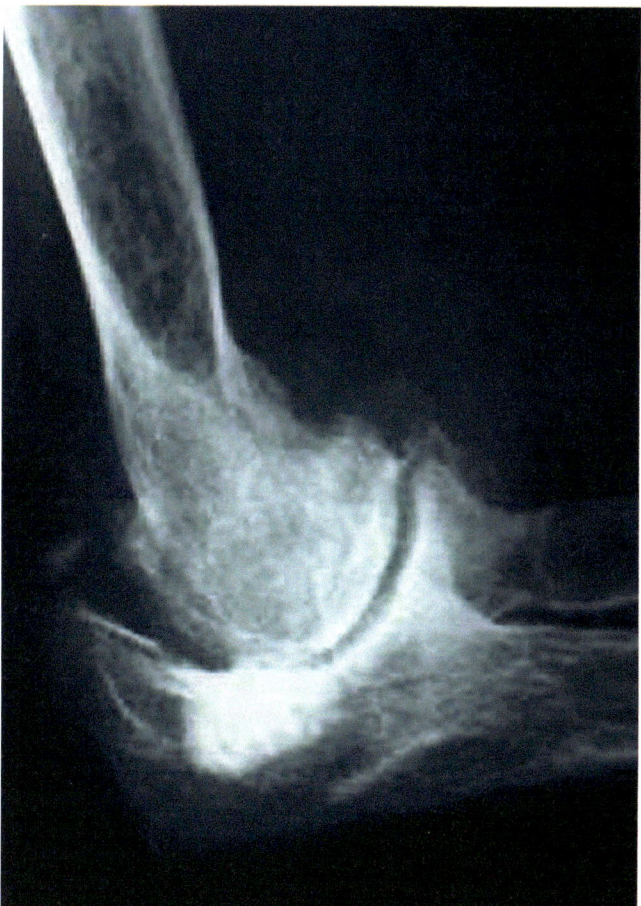

Fig. 10-51 | Radiografía lateral de artritis reumatoide de un codo. Cirugía Ortopédica y Traumatología, 3ª Ed. Delgado Martínez AD. ©2015 Editorial Médica Panamericana.

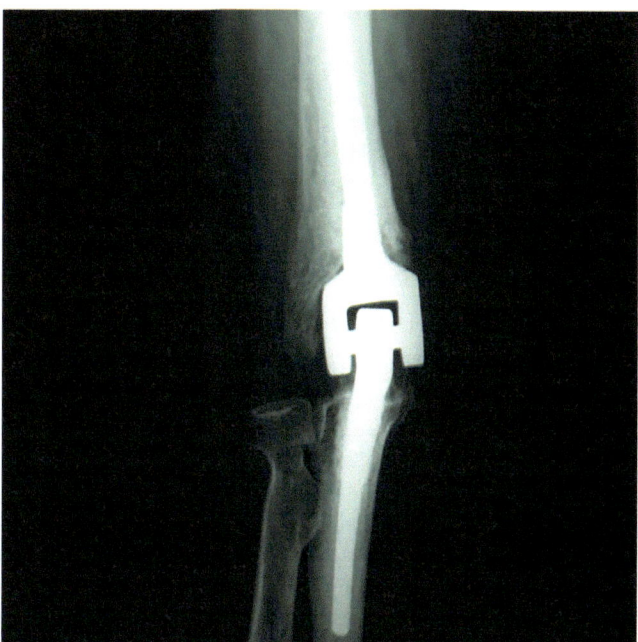

Fig. 10-52 | Artroplastia total de codo. Cirugía Ortopédica y Traumatología, 3ª Ed. Delgado Martínez AD. ©2015 Editorial Médica Panamericana.

✔ **Fracturas de paleta humeral,** que a su vez se pueden dividir en supracondíleas, supraintercondíleas (en Y o T), condilares (**Fig. 10-53**) y fracturas diacondíleas o transcondíleas (con un trazo más bajo) (**Fig. 10-54**). A la exploración habrá que tener en cuenta la valoración neurovascular y vigilar el desarrollo de un posible síndrome compartimental. Deberán realizarse al menos dos proyecciones radiográficas y se recomienda realizar una TC para mejor valoración. El tratamiento debe restaurar la anatomía de la superficie articular y debe proporcionar una fijación estable de los fragmentos para iniciar una rehabilitación precoz que evite rigideces, para lo cual se suele realiza la **síntesis con dos placas** (**Fig. 10-55** y **Fig. 10-56**). En pacientes mayores con fracturas conminutas cuya síntesis fuera complicada, **la prótesis de codo** es una excelente opción. Si no hubiera desplazamiento de la fractura y/o el paciente fuera de muy escasa demanda funcional se podría realizar tratamiento conservador. Las **complicaciones** principales son la rigidez, la osificación heterotópica, la neuropatía cubital, la irritación por el material de osteosíntesis y el retardo de consolidación y pseudoartrosis.

✔ **Fracturas de *capitellum*,** que se dividen en **tipo I o de Hahn-Steinthal** (que afecta a todo el cóndilo humeral) (**Fig. 10-57**), **tipo II o Kocher-Lorenz** (sólo afecta al cartílago con muy poco hueso subcondral) y **tipo III o conminuta** (**Fig. 10-58**). El tratamiento será la osteosíntesis con tornillos de tipo Herbert sin cabeza (tipo I) o la extirpación de los fragmentos no sintetizables (tipos II y III). En ambos casos es deseable una movilización precoz para evitar rigideces.

> 💡 Kocher es Kascarilla.

✔ **Fracturas de epicóndilo o epitróclea,** que son raras en adultos. Las de epicóndilo se tratan normalmente de forma conservadora y las de epitróclea, que se suelen asociar a luxaciones de codo, se operan cuando el desplazamiento es mayor de 1 cm o existe inestabilidad al valgo forzado.

> 💡 La mayor parte de las fracturas de húmero distal en adultos se tratan quirúrgicamente.

2.2.2. Fractura del extremo distal del húmero en niños

Las **fracturas supracondíleas** son más frecuentes en niños varones de entre 4 y 12 años (pico de incidencia 6-7 años), y normalmente son en extensión (el fragmento distal se traslada hacia detrás) (**MIR 2008-2009, P191**). Se catalogan según la clasificación de Gartland por el tipo de desplazamiento (**Fig. 10-59**). A la exploración habrá dolor y hematoma en la región anterior del codo (signo de Kirmisson). Habrá que realizar una exploración neurovascular con especial atención al nervio interóseo anterior (rama del mediano), a los pulsos arteriales y al posible desarrollo de un síndrome compartimental. El tratamiento es conservador

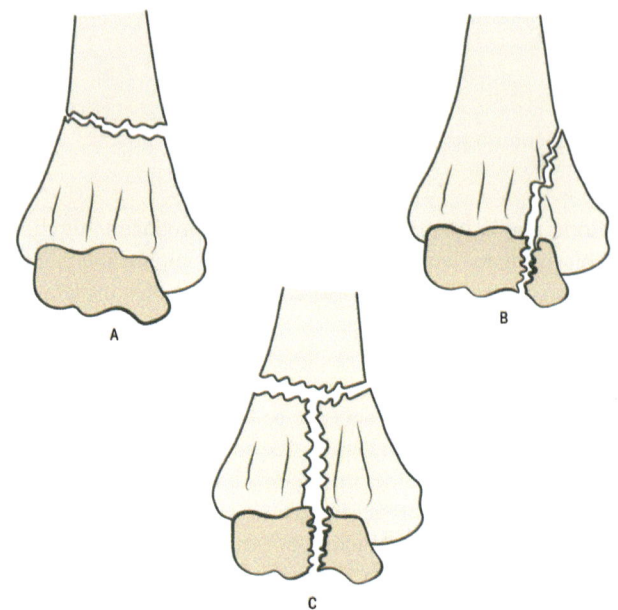

Fig. 10-53 | Fractura supracondílea, unicondílea y supraintercondílea de húmero (forma de T). Cirugía Ortopédica y Traumatología, 3ª Ed. Delgado Martínez AD. ©2015 Editorial Médica Panamericana.

en las de tipo I (no desplazadas). En el resto se realizará la reducción cerrada bajo anestesia introduciendo dos agujas percutáneas por lateral para evitar lesionar el nervio cubital (**Fig. 10-60**). Si hubiera lesión arterial, fractura abierta o no se consiguiera la reducción correcta, habría que realizar la reducción abierta. Entre las **complicaciones,** la más frecuente son las lesiones vasculares, la mayor parte de ellas son por vasoespasmo y se resuelven al reducir la fractura, pero hay que permanecer en observación por si hubiera que avisar a un cirujano vascular (**MIR 2023-2024, P105**). Para evitar el síndrome compartimental no se recomienda inmovilizar el codo más allá de 70º de flexión. Las lesiones nerviosas (sobre todo del interóseo anterior, pero también de radial, mediano o cubital) suelen ser neuroapraxias transitorias. Otras complicaciones son la infección o migración de las agujas (que deben retirarse a las 4 semanas), la rigidez del codo (rara en niños), la miositis osificante, la necrosis avascular o las consolidaciones viciosas, estas últimas producirán cúbito varo/valgo/*recurvatum* en los siguientes años por la mala reducción de la fractura.

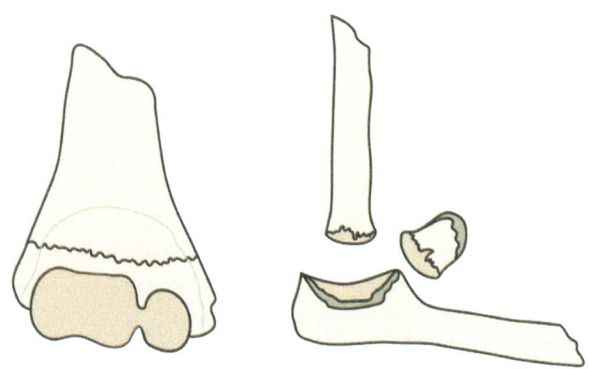

Fig. 10-54 | Fracturas diacondíleas, sin desplazar y desplazada. Cirugía Ortopédica y Traumatología, 3ª Ed. Delgado Martínez AD. ©2015 Editorial Médica Panamericana.

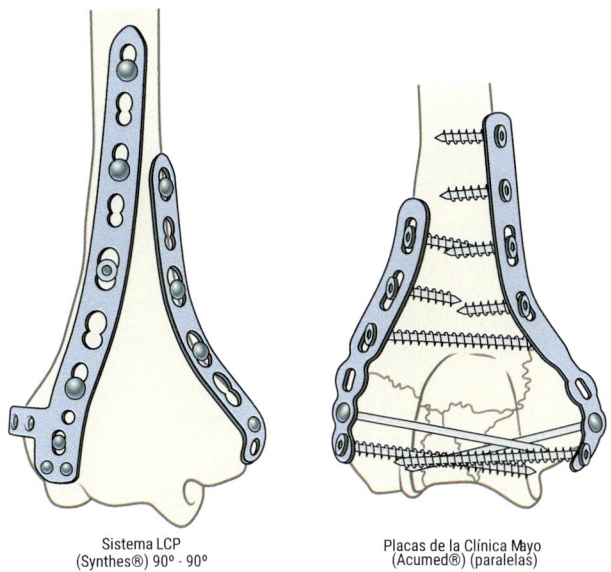

Sistema LCP
(Synthes®) 90º - 90º

Placas de la Clínica Mayo
(Acumed®) (paralelas)

Fig. 10-55 | Diferentes métodos de osteosíntesis de las fracturas del extremo distal del húmero. Cirugía Ortopédica y Traumatología, 3ª Ed. Delgado Martínez AD. ©2015 Editorial Médica Panamericana.

Otras fracturas del codo infantil a tener en cuenta son las **fracturas de cóndilo externo,** en donde será importante realizar una correcta reducción y síntesis si están desplazadas para evitar en el futuro un cúbito valgo con la correspondiente neuropatía cubital. Las **fracturas de epitróclea** en niños se asocian en un 50 % a luxación de codo y se deben operar si hay desplazamiento importante y se han incarcerado en la articulación. Se dan sobre todo en varones de 9 a 12 años y se asocian a posible lesión del nervio cubital y el mecanismo suele cursar en valgo forzado (**MIR 2021-2022, P117**).

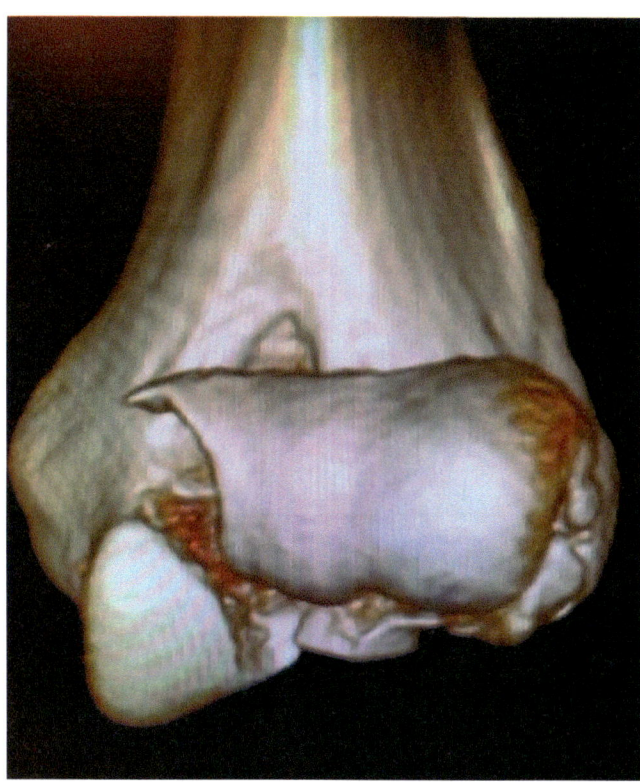

Fig. 10-57 | Fractura de capitellum y parcialmente tróclea humeral.

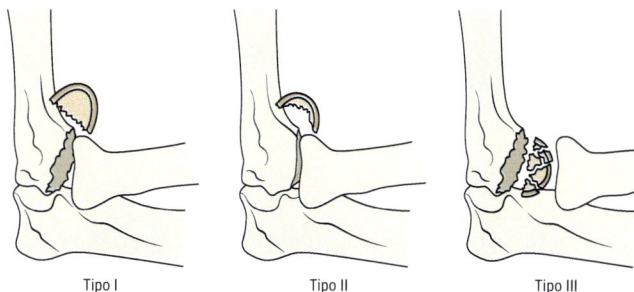

Tipo I

Tipo II

Tipo III

Fig. 10-58 | Fracturas de capitellum: tipo I (Hahn-Steinthal), tipo II (Kocher-Lorenz) y tipo III (conminuta). Cirugía Ortopédica y Traumatología, 3ª Ed. Delgado Martínez AD. ©2015 Editorial Médica Panamericana.

💡 Las fracturas más frecuentes del codo infantil entre los 4 y 12 años son las fracturas supracondíleas. Es vital vigilar el desarrollo de un posible síndrome compartimental.

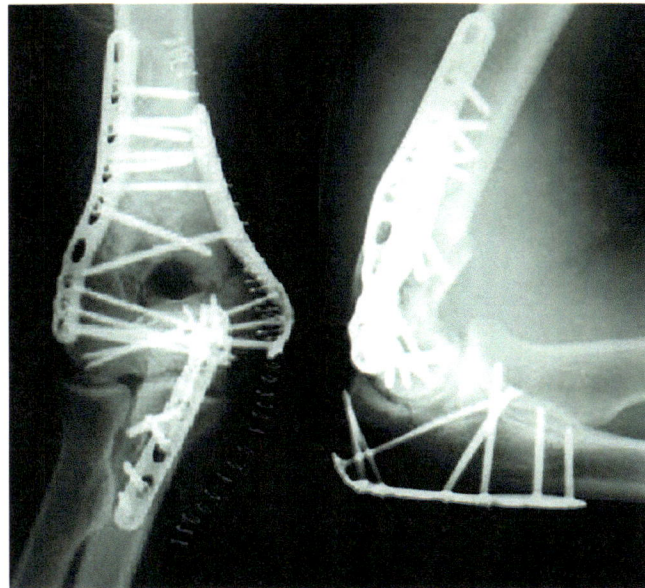

Fig. 10-56 | Osteosíntesis de fractura del extremo distal del húmero con dos placas en húmero y múltiples tornillos. Se suele requerir osteotomía del olécranon para poder acceder a la fractura correctamente. Luego se sintetiza también el olécranon. Cirugía Ortopédica y Traumatología, 3ª Ed. Delgado Martínez AD. ©2015 Editorial Médica Panamericana.

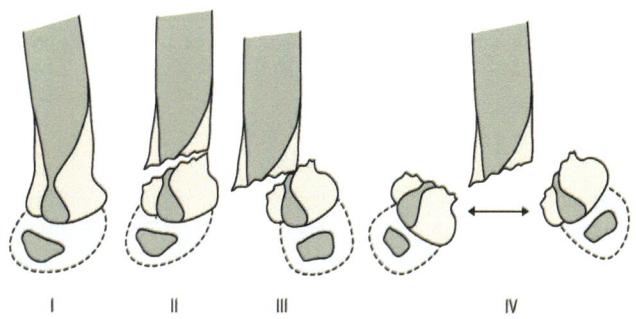

I   II   III   IV

Fig. 10-59 | Clasificación de Gartland con los diferentes grados de fracturas supracondíleas. Cirugía Ortopédica y Traumatología, 3ª Ed. Delgado Martínez AD. ©2015 Editorial Médica Panamericana.

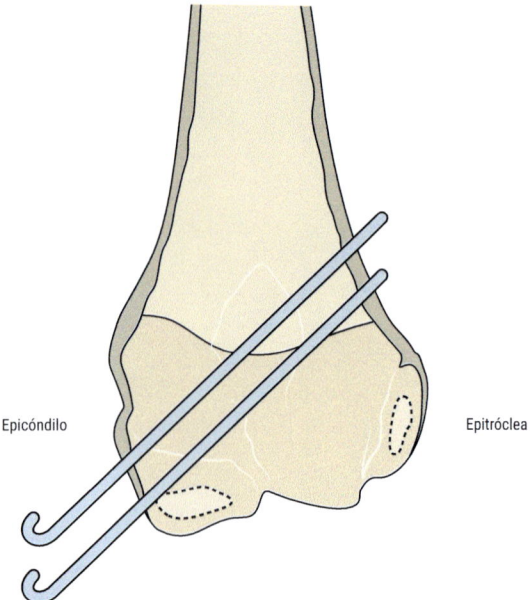

Fig. 10-60 | Fijación de una fractura supracondílea de húmero en niño con dos agujas de Kirschner. Cirugía Ortopédica y Traumatología, 3ª Ed. Delgado Martínez AD. ©2015 Editorial Médica Panamericana.

2.3. Luxación de codo. Fractura de cabeza radial y olécranon

Se revisan a continuación la luxación de codo, las fracturas del cúbito proximal y las fracturas de la cabeza radial.

2.3.1. Luxación de codo

Las luxaciones de codo constituyen la segunda luxación en frecuencia en adultos (las de hombro son las primeras) y la primera en niños. El mecanismo más frecuente es la caída con el codo parcialmente extendido produciéndose normalmente una **luxación posterolateral** (Fig. 10-61) (son mucho más raras las luxaciones anteriores, mediales, laterales o divergentes). Pueden ser **simples,** las que no asocian fractura (más de la mitad de ellas), o **complejas,** que son las que sí asocian fractura, normalmente de coronoides y cabeza radial (Fig. 10-62).

A la **exploración clínica** se observará la alteración del triángulo de Nelaton (triángulo equilátero que forman el olécranon, la epitróclea y el epicóndilo), con dolor y deformidad. Habrá que vigilar las lesiones nerviosas (valorar sobre todo el cubital y el mediano) y el desarrollo de un síndrome compartimental. Dos proyecciones radiográficas son siempre necesarias y en caso de fracturas asociadas se recomienda realizar una TC.

El **tratamiento de la luxación simple** será la reducción bajo anestesia/sedación y posterior comprobación de la estabilidad. Si es estable en todo el rango de movimiento se puede iniciar inmediatamente la rehabilitación sin restricciones. Si en los últimos grados de extensión es inestable se recomienda una ortesis que limite los últimos grados las primeras semanas. Si es francamente inestable o irreductible se recomienda cirugía con reconstrucción de ambos complejos ligamentosos colaterales. En el caso de las **luxaciones complejas** se recomienda la cirugía para síntesis de fractura de coronoides y olécranon y la síntesis de las fracturas de

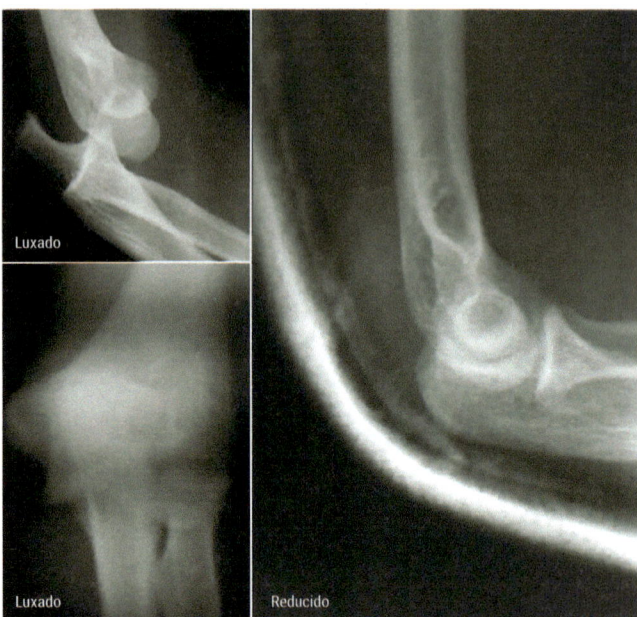

Fig. 10-61 | Luxación traumática aguda simple de codo y su reducción. Cirugía Ortopédica y Traumatología, 3ª Ed. Delgado Martínez AD. ©2015 Editorial Médica Panamericana.

cabeza radial o la sustitución de ésta por una prótesis (si la síntesis no es posible) junto con la reparación de los ligamentos (Fig. 10-63).

La principal **complicación** de las luxaciones de codo es la rigidez, por lo que es de vital importancia la rehabilitación precoz. Otras complicaciones son las neuroapraxias, inestabilidad residual o la osificación heterotópica. En la **inestabilidad posterolateral rotatoria** de codo por insuficiencia del ligamento colateral externo se precisará la realización de una plastia con injerto tendinoso.

Las **luxaciones de codo infantiles** se asocian a fracturas frecuentemente, siendo las más frecuentes las de epitróclea, y luego cabeza de radio, coronoides y olécranon. En las luxaciones simples con 1 semana de inmovilización será suficiente, mientras que las complejas requerirán síntesis con agujas que luego se retirarán en 3-4 semanas para iniciar la rehabilitación.

Otra patología infantil, esta de partes blandas del codo es el **codo de niñera o pronación dolorosa,** que es la subluxación de la cabeza del radio fuera del ligamento anular a consecuencia de una

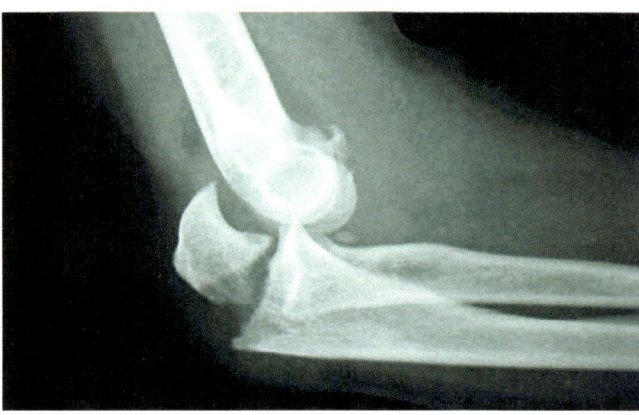

Fig. 10-62 | Fractura-luxación transolecraniana de codo, asociada a fractura marginal de la cabeza radial y fractura de la punta de la apófisis coronoides. Cirugía Ortopédica y Traumatología, 3ª Ed. Delgado Martínez AD. ©2015 Editorial Médica Panamericana.

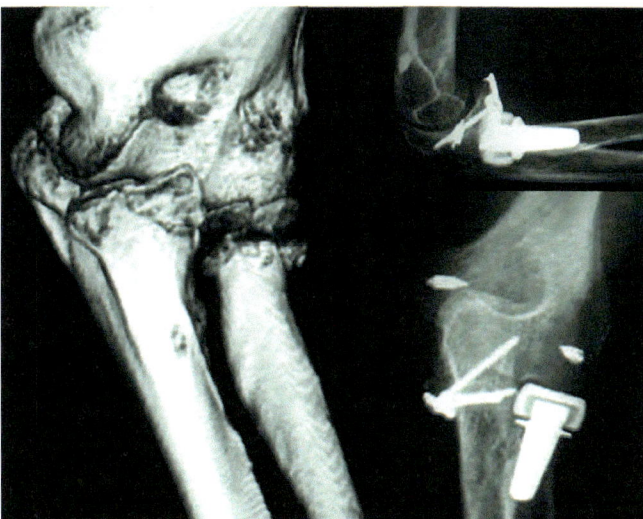

Fig. 10-63 | Tríada terrible de codo. La TC es básica en la planificación preoperatoria. El tratamiento comprende una artroplastia de la cabeza radial (fractura conminuta imposible de sintetizar), la osteosíntesis de la coronoides con una placa específica para ello a través de un abordaje medial adicional y la reparación ligamentosa de ambos complejos con suturas con arpones. Cirugía Ortopédica y Traumatología, 3ª Ed. Delgado Martínez AD. ©2015 Editorial Médica Panamericana.

tracción del codo, típico de niños de entre 1 y 3 años (**Fig. 10-64**). Cursa con dolor en un codo posicionado en pronación y semiflexión. Se reducen fácilmente mediante supinación con flexión forzada o aumentando la pronación.

 La tríada terrible de codo es la luxación de codo, con fractura de la cabeza radial y la coronoides.

2.3.2. Fracturas de cúbito proximal

Las **fracturas de olécranon** en caso de no estar desplazadas se pueden tratar conservadoramente, pero la tracción del tríceps las suele desplazar, en cuyo caso suelen requerir cirugía. Si es de trazo trasverso sencillo se suele utilizar un cerclaje-obenque con dos agujas y alambres. Si la fractura es conminuta se recomienda la síntesis con placa y tornillos para aumentar la estabilidad. En ancianos con pocas demandas se puede extraer el fragmento proximal y avanzar el tríceps o incluso tratarlo conservadoramente. La principal complicación son las molestias por el material de osteosíntesis y la pérdida de los últimos grados de extensión (**MIR 2015-2016, P146**).

Las **fracturas de coronoides** se suelen asociar a inestabilidad de codo, ya que es en esta estructura donde se insertan ambos liga-

mentos colaterales del codo. También se asocian a fracturas de cabeza radial y luxaciones de codo. En función del grado de inestabilidad y lesiones asociadas será preciso la síntesis de las fracturas y/o la reparación ligamentosa (**Fig. 10-65**).

2.3.3. Fracturas de la cabeza radial

Son las fracturas más frecuentes en la región del codo en el adulto y hasta un 30 % de los casos se asocian a otras lesiones, por ello es básico evaluar la articulación radiocubital distal y la estabilidad del codo en estas fracturas. En estas lesiones habrá dolor a la palpación directa y a la pronosupinación. En la **clasificación de Mason** hay un tipo I (< 2 mm de desplazamiento sin bloqueo mecánico) (**Fig. 10-66**), tipo II (desplazada o fracturas del cuello anguladas más de 30º) y tipo III (conminuta). Hay un tipo IV que es aquella añadida a la luxación de codo.

El **tratamiento** de estas fracturas dependerá del bloqueo mecánico que exista y de las lesiones asociadas. Las de tipo I son de tratamiento conservador y movilización en 3 días. Las de tipo II sin bloqueo mecánico (explorado bajo anestesia local) se trata como las de tipo I; cuando el bloqueo existe, se debe realizar la síntesis de la fractura. Las de tipo III y IV son indicaciones quirúrgicas.

La **lesión de Essex-Lopresti** representa una fractura de la cabeza radial con lesión de la membrana interósea hasta la articulación radiocubital distal, causando una inestabilidad longitudinal del antebrazo. En esta lesión, así como cuando se asocia la fractura a inestabilidad del codo, es importante conservar la cabeza del radio para mantener la estabilidad. Si la fractura fuera irreconstruible, habría que colocar una prótesis de la cabeza del radio. Normalmente se colocan 2 agujas en la articulación radiocubital distal bloqueando la pronosupinación en posición neutra 6 semanas, para facilitar la cicatrización de la membrana interósea. Cuando no hay inestabilidad ligamentosa y la cabeza no es sintetizable, se puede realizar la exéresis de la cabeza radial (sobre todo en ancianos) (**Fig. 10-67**).

La **complicación** más frecuente es la rigidez; también se produce dolor en la muñeca, inestabilidad de codo o muñeca (**MIR 2003-2004, P089**), artrosis postraumática y osificación heterotópica.

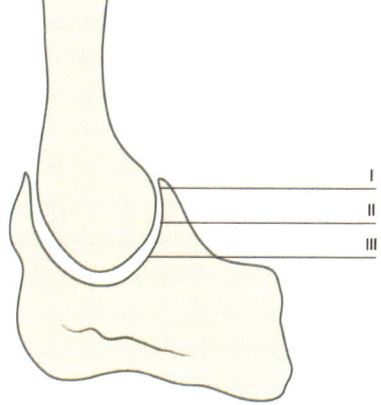

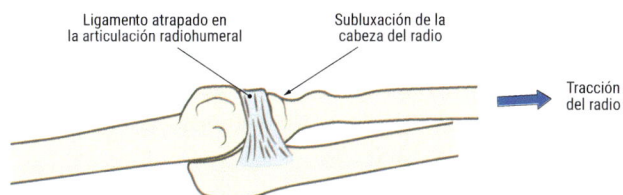

Fig. 10-64 | Mecanismo de producción de la pronación dolorosa en el niño. Cirugía Ortopédica y Traumatología, 3ª Ed. Delgado Martínez AD. ©2015 Editorial Médica Panamericana.

Fig. 10-65 | Clasificación de Morrey de las fracturas de coronoides. A mayor tamaño, más inestabilidad. Cirugía Ortopédica y Traumatología, 3ª Ed. Delgado Martínez AD. ©2015 Editorial Médica Panamericana.

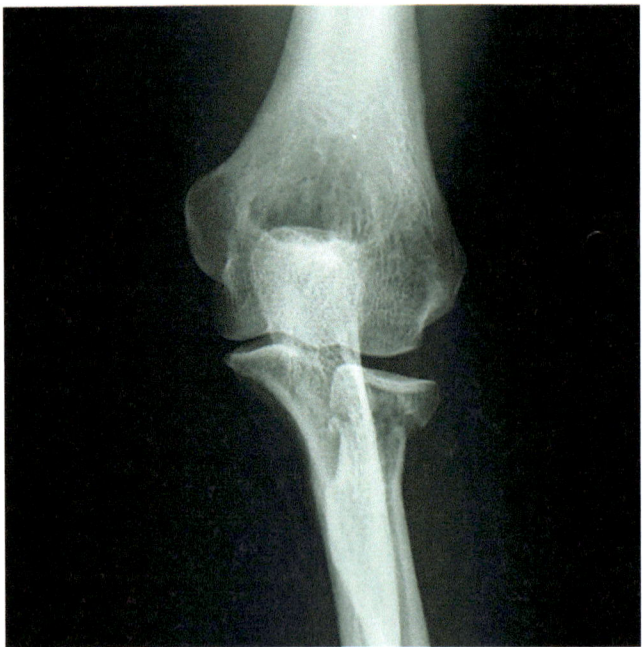

Fig. 10-66 | Fractura de la cabeza del radio con mínimo desplazamiento. Radiología Esencial. Sociedad Española de Radiología Médica. ©2010 Editorial Médica Panamericana.

Las **fracturas de la cabeza radial en niños** se deben intentar reducir hasta obtener una angulación menor de 30° y un contacto mayor del 50 %. Si no se consigue, se puede realizar una síntesis percutánea con agujas o con una aguja intramedular (Metaizeau) (Fig. 10-68).

 La base del tratamiento de las fracturas de la cabeza del radio depende de dos factores: la existencia de bloqueo mecánico a la pronosupinación y la existencia de lesiones asociadas.

2.4. Fracturas diafisarias de cúbito y radio

En el antebrazo, el cúbito y radio forman un **anillo funcional**, y normalmente no se rompe una parte del anillo, sino que se rompe

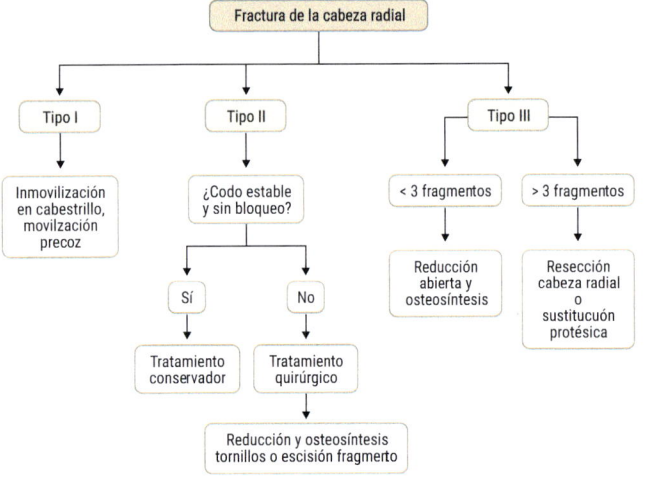

Fig. 10-67 | Algoritmo de manejo de las fracturas de la cabeza radial según la clasificación de Mason. Cirugía Ortopédica y Traumatología, 3ª Ed. Delgado Martínez AD. ©2015 Editorial Médica Panamericana.

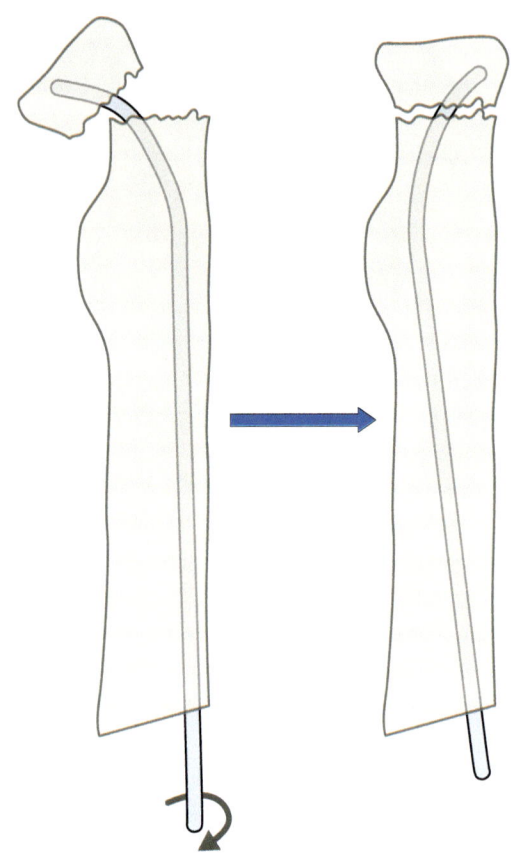

Fig. 10-68 | Reducción percutánea de una fractura del cuello radial en niños mediante técnica de Metaizeau. Cirugía Ortopédica y Traumatología, 3ª Ed. Delgado Martínez AD. ©2015 Editorial Médica Panamericana.

otra zona al mismo tiempo. Las cuatro partes del anillo son el cúbito, el radio y sus dos articulaciones proximal y distal.

Se clasifican en cuatro grupos:

✔ El primero sería la **fractura aislada de cúbito** o del bastonazo, en la que sólo se rompe una parte del anillo y por eso es la única que se trata conservadoramente en el adulto (siempre que sea en los dos tercios distales del mismo, con más del 50 % de contacto y menos de 10° de angulación). Se le coloca un yeso 15 días seguida de una ortesis funcional.

✔ Un segundo grupo son las **fracturas diafisarias de cúbito y radio** en el adulto, que se tratan casi siempre quirúrgicamente mediante dos placas con tornillos en cada hueso, buscando una síntesis estable, anatómica y rígida que permita la movilización precoz (MIR 2004-2005, P089).

✔ El tercer grupo sería la **fractura-luxación de Monteggia**, que es la fractura aislada de cúbito con luxación de radio proximal. Hay cuatro tipos principales según la clasificación de Bado (Fig. 10-69): el más frecuente es el tipo I, con la luxación y la fractura anguladas hacia anterior. El tratamiento es la síntesis del cúbito con placa y tornillos. Si la síntesis es correcta, el radio se reduce con facilidad y permanece estable. Una complicación típica de la fractura-luxación de Monteggia es la lesión del nervio interóseo posterior (rama motora del radial), que suele ser una neuroapraxia transitoria.

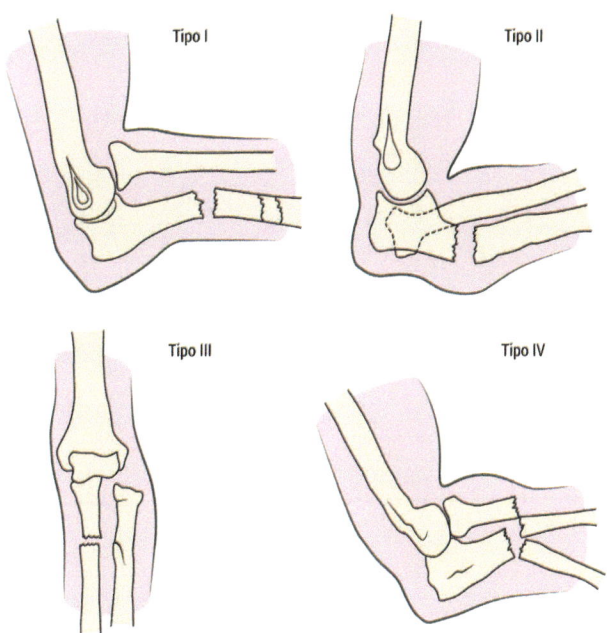

Fig. 10-69 | Clasificación de Bado de las fracturas de Monteggia. Cirugía Ortopédica y Traumatología, 3ª Ed. Delgado Martínez AD. ©2015 Editorial Médica Panamericana.

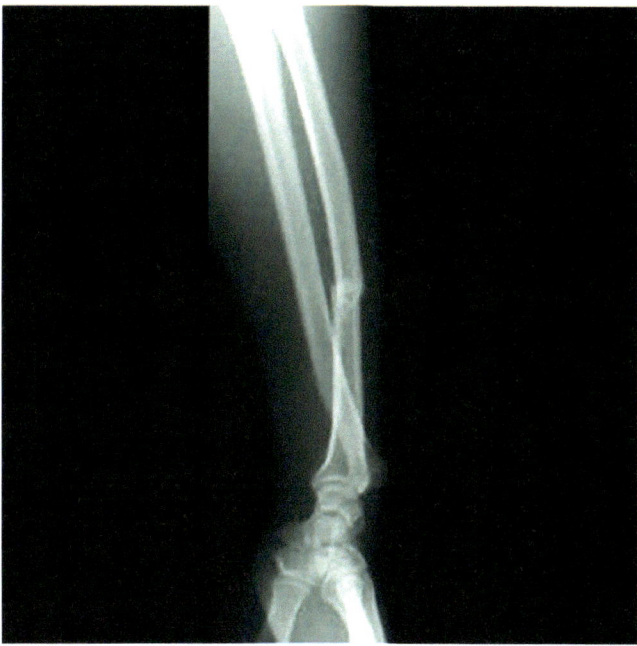

Fig. 10-70 | Fractura-luxación de Galeazzi. Cirugía Ortopédica y Traumatología, 3ª Ed. Delgado Martínez AD. ©2015 Editorial Médica Panamericana.

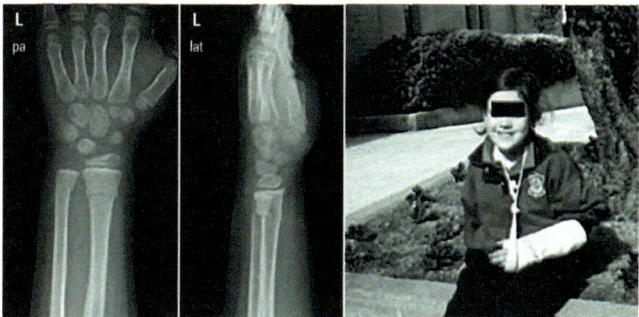

Fig. 10-71 | Fractura en rodete en una niña de 5 años, tratada con un yeso 3-4 semanas. Cirugía Ortopédica y Traumatología. Delgado Martínez AD. ©2015 Editorial Médica Panamericana

 Y el cuarto grupo es la **fractura-luxación de Galeazzi,** tres veces más frecuente que la de Monteggia (**Fig. 10-70**), donde se fractura la diáfisis radial con luxación de la cabeza cubital en la muñeca, que igualmente se sintetiza con placa y tornillos en la fractura diafisaria. Si la síntesis es correcta, el cúbito distal se reducirá con facilidad; si no es así, se puede pasar una aguja en la radiocubital distal, que se mantendrá durante 3 semanas para evitar la luxación.

Entre las **complicaciones** de este tipo de fracturas están la pseudoartrosis (2-6 %), la infección, las lesiones neurovasculares, el síndrome compartimental, la sinostosis radiocubital o la osificación heterotópica.

💡 Las fracturas aisladas de cúbito no desplazadas en el adulto (fractura del bastonazo) pueden tratarse conservadoramente.

La mayoría de las **fracturas infantiles de cúbito y radio** se pueden tratar de forma ortopédica, siendo en rodete (**Fig. 10-71**), tallo verde (**Fig. 10-72**), deformación plástica (**Fig. 10-73**) o completas. Se pueden tolerar angulaciones entre 10-20º, acabalgamientos o leves acortamientos, pero no se pueden tolerar alteraciones rotacionales. Si hubiera que operar (fracturas inestables, abiertas, Galeazzi, Monteggia, etc.) se utilizarán tallos intramedulares flexibles o agujas.

💡 La mayor parte de las fracturas de cúbito y radio en el niño se tratan con reducción cerrada y yeso.

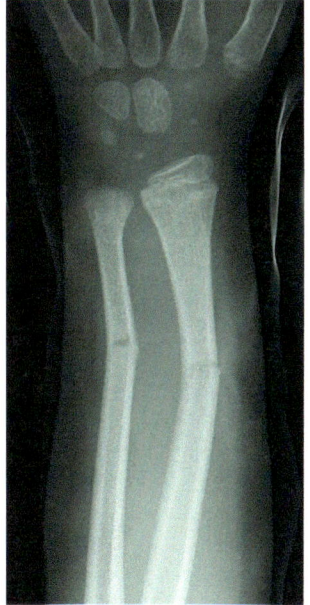

Fig. 10-72 | Fractura en tallo verde, típica en el antebrazo infantil.

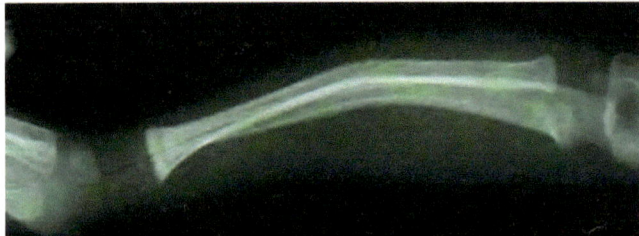

Fig. 10-73 | Deformidad plástica en el antebrazo infantil: el hueso es mucho más flexible que el del adulto.

3. Muñeca y mano

 De este apartado tradicionalmente caen pocas preguntas. Céntrate en un conocimiento anatómico básico y en las fracturas principales y sus complicaciones.

Entre las malformaciones congénitas de la zona de la muñeca destaca la **deformidad de Madelung**, en la que hay una alteración en el crecimiento de la porción cubital y palmar de la fisis radial distal, que suele ser bilateral y se da sobre todo en mujeres. Se suele manifestar en la adolescencia con una prominencia típica de la cabeza cubital en la muñeca y desviación cubital de la misma. El tratamiento se centrará en acortar el cúbito, corregir la angulación radial mediante una osteotomía y estabilizar el carpo si este es inestable.

3.1. Fracturas de radio y cúbito distal

Las **fracturas de la extremidad distal del radio** son muy frecuentes, sobre todo en mujeres por encima de los 40 años por caídas de baja energía sobre la mano. El 90 % de ellas encajan en la descripción clásica de fractura de Colles.

Hay múltiples clasificaciones pero se siguen utilizando los epónimos clásicos (Fig. 10-74):

✔ **Fractura de Colles:** extraarticular con desviación dorsal, radial y leve supinación. Deformidad en dorso de tenedor (MIR 2019-2020, P139) (Fig. 10-75).
✔ **Fractura de Goyrand-Smith:** extraarticular, desviación volar en pala de jardinero.
✔ **Fractura de Rhea-Barton:** fractura-luxación con un fragmento que se luxa a volar o dorsal.
✔ **Fractura de Hutchinson o** *chauffeur*: fractura de la apófisis estiloides del radio.
✔ **Fractura** *die punch*: intraarticular por impactación del semilunar en la superficie del cartílago del radio.

En su estudio se precisan al menos dos proyecciones radiológicas, TC si se sospecha en la radiografía que pueda haber trazos intraarticulares o conminución, o RM si se cree que hay lesiones ligamentosas asociadas (ligamento escafosemilunar, o lesión del complejo del fibrocartílago triangular). También se puede asociar a luxación de la articulación radiocubital distal, compresión del nervio mediano en el túnel del carpo o roturas tendinosas del extensor largo del pulgar.

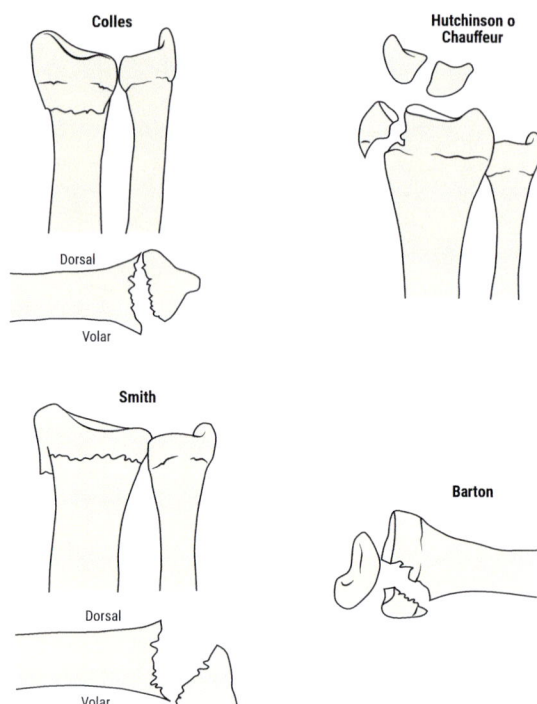

Fig. 10-74 | Nomenclatura clásica de los tipos de fracturas de extremidad distal del radio. Cirugía Ortopédica y Traumatología, 3ª Ed. Delgado Martínez AD. ©2015 Editorial Médica Panamericana.

El **tratamiento** de las fracturas de tipo Colles no desplazadas o poco desplazadas suele ser una escayola y se va controlando semanalmente al paciente durante unas 6 semanas para valorar que no se desvía la fractura en exceso (MIR 2010-2011, P094). También son de tratamiento conservador aquellas fracturas con mayores desplazamientos pero en pacientes con baja demanda funcional (MIR 2022-2023, P110). Se debe plantear **cirugía** si hay más de 10º de angulación dorsal, más de 5 mm de acortamiento radial, más de 15º de pérdida de inclinación radial o más de 2 mm de desplazamiento intraarticular. La síntesis se puede hacer con agujas, fijador externo o **placas de ángulo fijo con tornillos blo-**

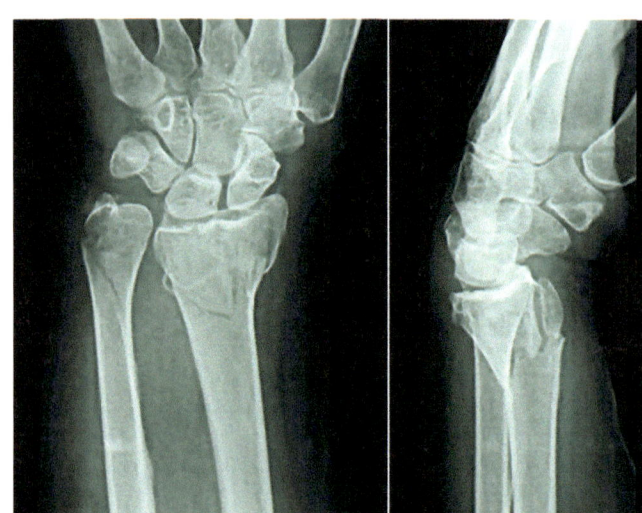

Fig. 10-75 | Fractura de Colles: fractura del extremo distal del radio que se acompaña de desplazamiento dorsal y angulación volar del fragmento distal. Radiología Esencial. Sociedad Española de Radiología Médica. ©2010 Editorial Médica Panamericana.

queados (opción está en auge, Fig. 10-76), pudiendo utilizarse injertos o sustitutivos óseos para rellenar el vacío trabecular que pudiera quedar tras la impactación ósea. En los últimos años están también extendiéndose el apoyo artroscópico de la reducción de la fractura y las técnicas mínimamente invasivas. Casi todas las fracturas con epónimo menos la de Colles (que dependerá del grado de desplazamiento), son indicaciones quirúrgicas (**MIR 2016-2017, P001**).

Entre las **complicaciones** destaca la compresión aguda o crónica del nervio mediano (que necesitará liberación), la distrofia simpaticorrefleja, las roturas del extensor largo del pulgar, la consolidación viciosa (que podrá requerir osteotomía correctora) o la artrosis. La pseudoartrosis es excepcional al ser hueso esponjoso de buena irrigación (**MIR 2008-2009, P086**).

 Las fracturas de radio distal se pueden asociar a roturas diferidas de tendones, sobre todo el extensor largo del pulgar.

Las fracturas del extremo distal del radio son **las más frecuentes en niños.** Pueden ser epifisiólisis (**MIR 2019-2020, P139**), normalmente de tipo II, aceptándose un 50 % de aposición y hasta 20° de angulación mientras les quede al menos 1 año de crecimiento (gran capacidad de remodelación). También se pueden dar fracturas en rodete, tallo verde o fracturas completas. La inmensa mayoría sólo necesitan tratamiento conservador con inmovilización durante 3-4 semanas (**MIR 2003-2004, P093**).

 Las fracturas de Colles me dan **MEDIO SUDOR EXTRAÑO**: **ME**diano, **SU**pinación, **DO**rsal, **R**adial, **EXT**ensor largo del pulgar.

3.2. Fracturas de huesos del carpo. Inestabilidades carpianas

Primero se revisan las fracturas del escafoides y de otros huesos del carpo para abordar después las inestabilidades.

3.2.1. Fracturas de escafoides y otros huesos del carpo

La fractura de escafoides es **la más frecuente de los huesos del carpo** (Fig. 10-77). Es un hueso con una vascularización precaria, sobre todo en su polo proximal. Su fractura se suele producir por una caída con la muñeca en hiperextensión y desviación cubital. Tiene mejor pronóstico cuanto más distal es su trazo, siendo más frecuente en el tercio medio del escafoides.

La **clínica** cursará con dolor en la tabaquera anatómica, a la palpación del tubérculo del escafoides y a la compresión axial del primer metacarpiano. Se precisarán cuatro radiografías (proyecciones de escafoides) para valorar la posible fractura (Fig. 10-78).

El **tratamiento** en caso de sospecha clínica y no observar fractura radiológica consistirá en colocar un yeso, incluyendo el primer dedo, durante 2 semanas y realizar una nueva serie de radiografías (**MIR 2009-2010, P085**). Si persisten los síntomas y las placas son normales, se podrá pedir una TC o una RM. El tratamiento conservador, con yeso no menos de 10-12 semanas, se aplica a fracturas sin desplazamiento. Aquellas desplazadas más de 1 mm o en pacientes deportistas o trabajadores con interés en reincorporarse rápido a sus actividades, se someten a cirugía con tornillo percutáneo por vía volar o dorsal de tipo Herbert o Acutrack®, a veces con asistencia artroscópica, pudiendo iniciar la rehabilitación rápidamente.

Entre las **complicaciones** de la fractura de escafoides se encuentra la **pseudoartrosis** (más frecuente en el tratamiento conservador) (Fig. 10-79) y la **necrosis avascular del polo proximal** (Fig. 10-80). En estos casos está indicado la utilización de injertos

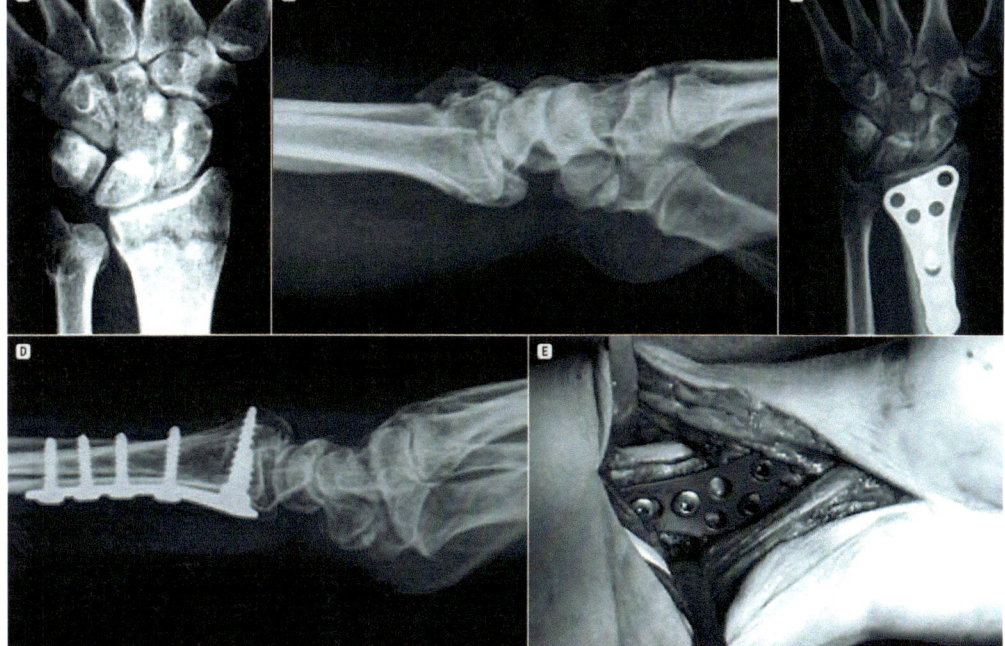

Fig. 10-76 | Fractura intraarticular de radio y fractura de cuello de cúbito. Osteosíntesis del radio con placa volar. **A.** Imagen anteroposterior preoperatoria. **B.** Imagen de perfil preoperatoria. **C.** Control postoperatorio en anteroposterior. **D.** Control postoperatorio en el perfil. **E.** Imagen intraoperatoria. Manual de Cirugía Ortopédica y Traumatología, 2ª Ed. Sociedad Española de Cirugía Ortopédica y Traumatología ©2010 Editorial Médica Panamericana.

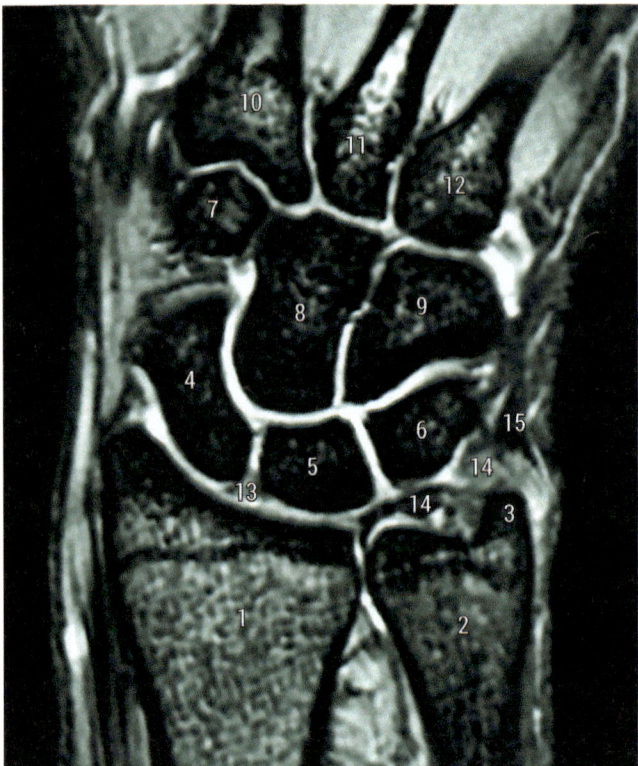

Fig. 10-77 | Imagen coronal eco de gradiente potenciada en T2* de la muñeca. **1.** radio; **2.** cúbito; **3.** apófisis estiloides del cúbito; **4.** escafoides; **5.** semilunar; **6.** piramidal; **7.** trapezoide; **8.** hueso grande; **9.** ganchoso; **10.** segundo metacarpiano; **11.** tercer metacarpiano; **12.** cuarto metacarpiano; **13.** ligamento interóseo escafosemilunar; **14.** complejo del fibrocartílago triangular; **15.** tendón extensor cubital del carpo. Radiología Esencial. Sociedad Española de Radiología Médica. ©2010 Editorial Médica Panamericana.

libres de cresta ilíaca o vascularizados de radio distal, para sintetizar y revitalizar el hueso, o la resección del polo proximal en caso de que este no sea recuperable. La pseudoartrosis de escafoides no tratada muchas veces puede cursar de forma asintomática o poco sintomática, puede provocar un patrón progresivo predecible de artrosis de muñeca llamado **SNAC** (*Scaphoid Nonunion Advanced Collapse*) (Fig. 10-81), que en función del grado de evolución requerirá para su tratamiento la estiloidectomía o diversos grados de artrodesis parciales o totales en la muñeca (**MIR 2022-2023, P112**).

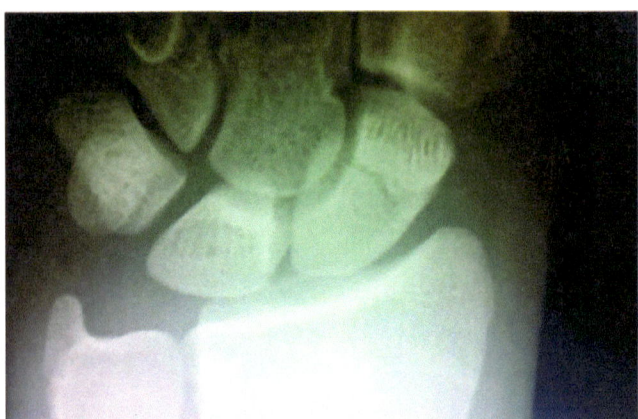

Fig. 10-78 | Fractura del tercio medio del escafoides. Anatomía Humana en Casos Clínicos, 3ª Ed. Guzmán López S, Elizondo Omaña RE. ©2015 Editorial Médica Panamericana.

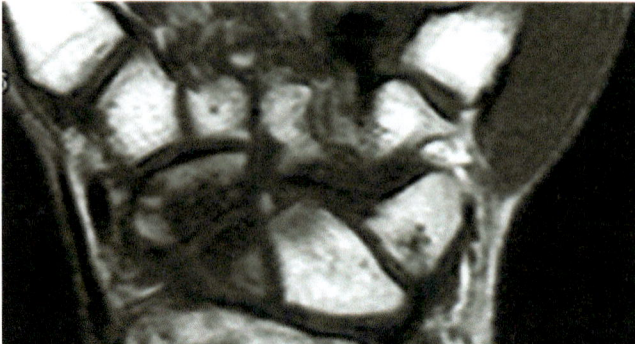

Fig. 10-79 | Resonancia magnética donde se puede observar una pseudoartrosis de escafoides. Radiología Esencial. Sociedad Española de Radiología Médica. ©2010 Editorial Médica Panamericana.

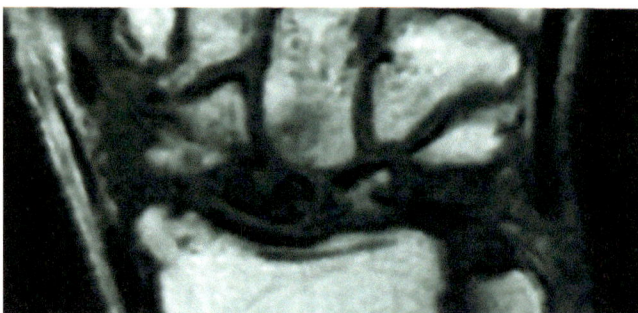

Fig. 10-80 | Resonancia magnética donde se observa una necrosis del polo proximal de escafoides. Radiología Esencial. Sociedad Española de Radiología Médica. ©2010 Editorial Médica Panamericana.

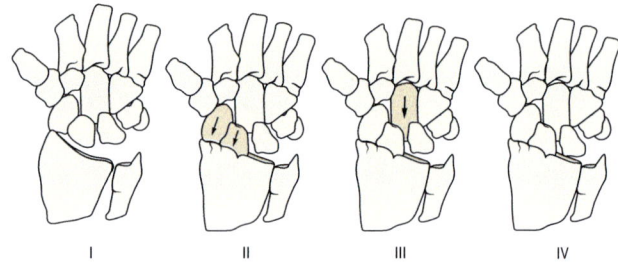

Fig. 10-81 | Esquema de los estadios de SNAC (*Scaphoid Nonunion Advanced Collapse*). El carpo se va colapsando progresivamente con degeneración articular. Cirugía Ortopédica y Traumatología, 3ª Ed. Delgado Martínez AD. ©2015 Editorial Médica Panamericana.

💡 Si hay sospecha clínica de fractura de escafoides se debe inmovilizar 2 semanas con escayola y luego repetir las radiografías.

Otros **huesos del carpo** que se pueden fracturar son el semilunar (por avulsiones ligamentosas o en el seno de una enfermedad de Kiembök), el ganchoso (que se fracturará por golpe directo típico con raqueta o palo de golf sobre la apófisis unciforme, en la región cubital del carpo), el piramidal, el pisiforme, el trapecio y el hueso grande (raro).

3.2.2. Inestabilidades del carpo

La inestabilidad carpiana más frecuente es la **DISI** (*Dorsal Intercalated Segment Instability*), en donde hay rotura del ligamento escafosemilunar que provoca la desviación del escafoides en flexión respecto del semilunar en la radiografía lateral y el aumento del espacio escafosemilunar en la radiografía anteroposterior (Fig. 10-82 y Fig. 10-83). Esta lesión debe ser reparada en agudo, donde cada vez juega un papel más importante la asitencia artroscópica, ya que en caso de cronificarse puede dar lugar a una lesión crónica de la muñeca parecida al SNAC llamada **SLAC** (*Scapho-Lunate Advanced Collapse*), con similares consecuencias y necesidades terapeúticas. La lesión **VISI** (*Volar Intercalated Segmente Instability*) es la lesión del ligamento lunopiramidal, que producirá aumento del espacio entre los huesos afectos y la flexión del semilunar al verse «arrastrado» por el escafoides (Fig. 10-82). Es más rara aunque también debe ser reparada.

De las **luxaciones aisladas de los huesos del carpo** la más frecuente es la del semilunar, que suele ser volar y puede comprometer al nervio mediano. Se pueden dar de manera excepcional también en otros huesos del carpo. También pueden ocurrir **fracturas-luxaciones perilunares,** en las que el semilunar permanece en su sitio respecto del radio luxándose el resto del carpo a su alrededor, muchas veces con fracturas asociadas del escafoides y del hueso grande (luxación transescafocapitate o síndrome de Fenton) (Fig. 10-84). En general todas las luxaciones carpianas, con o sin fracturas asociadas, se deben reducir quirúrgicamente y sintetizar con agujas, reparando los ligamentos y poniendo cuidado en la síntesis del escafoides.

3.3. Muñeca dolorosa. Reumatismos de la muñeca y la mano

La **enfermedad de Preiser** es la osteonecrosis idiopática del escafoides, en donde no hay traumatismo previo y habrá dolor sobre la región escafoidea. Es rara y su edad de aparición es sobre los 45 años. Si se diagnostica a tiempo se puede intentar tratar con un injerto vascularizado; de lo contrario, se extirpará el escafoides y se realizará una artrodesis de muñeca parcial o total en función del daño causado.

Pero la osteonecrosis más frecuente del carpo es la del semilunar, la **enfermedad de Kiemböck,** que es más frecuente en varones. Cursa con dolor en la muñeca en la zona dorsal del carpo y a la extensión, con disminución de la fuerza de prensión. Se relaciona con la sobrecarga mecánica del semilunar por un cúbito corto (*cubitus minus*) o alteraciones de su vascularización. En las fases iniciales sólo se puede diagnosticar por RM, pero en fases más avanzadas se aprecia esclerosis y luego fragmentación y co-

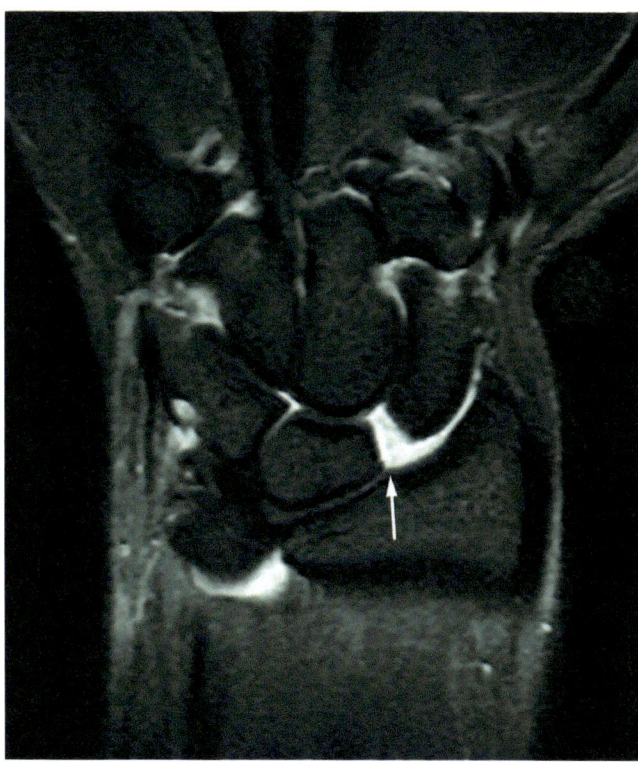

Fig. 10-83 | Rotura del ligamento escafosemilunar. STIR coronal: rotura del ligamento interóseo escafosemilunar, con aumento del espacio articular (> 4 mm) (flecha). Radiología Esencial. Sociedad Española de Radiología Médica. ©2010 Editorial Médica Panamericana.

lapso del semilunar que lleva a una artrosis (Fig. 10-85 y Fig. 10-86). En los estadios iniciales se recomienda realizar técnicas de revascularización o descarga del semilunar (osteotomía de radio o hueso grande) y en fases más avanzadas se realizarán artrodesis parciales.

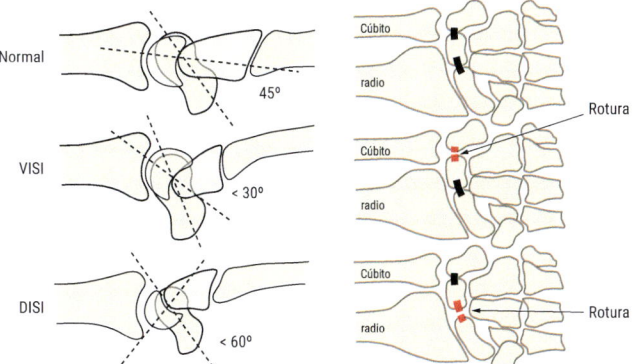

Fig. 10-82 | Esquema de DISI (Dorsal Intercalated Segment Instability) y VISI (Volar Intercalated Segmente Instability). Cirugía Ortopédica y Traumatología, 3ª Ed. Delgado Martínez AD. ©2015 Editorial Médica Panamericana.

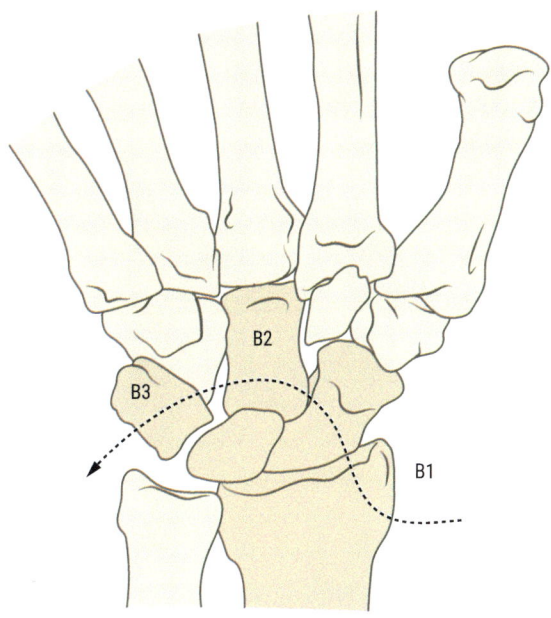

Fig. 10-84 | Esquema lesional en las fracturas-luxaciones perilunares. Cirugía Ortopédica y Traumatología, 3ª Ed. Delgado Martínez AD. ©2015 Editorial Médica Panamericana.

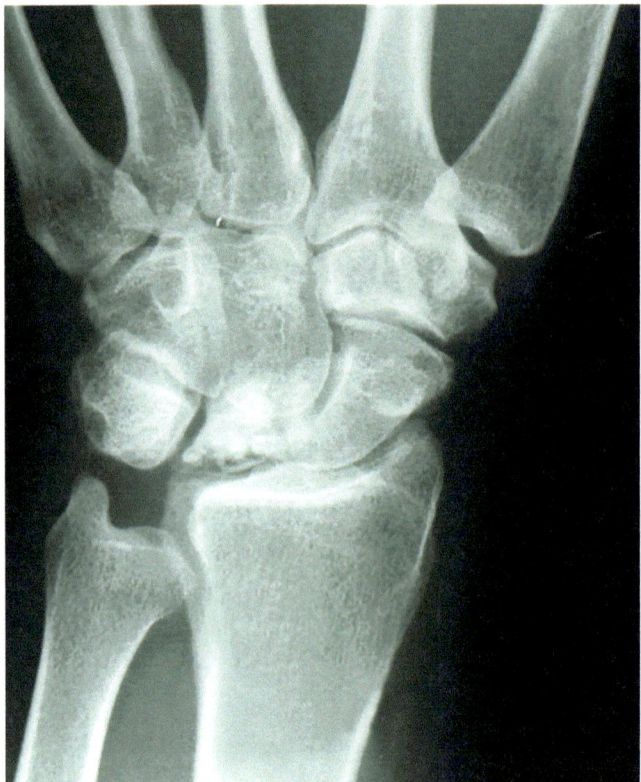

Fig. 10-85 | Enfermedad de Kiembóck (necrosis avascular del semilunar). La radiografía muestra esclerosis, colapso y fragmentación (estado muy avanzado). Variante cubital negativa. Radiología Esencial. Sociedad Española de Radiología Médica. ©2010 Editorial Médica Panamericana.

 Los estadios precoces de toda necrosis avascular, y de la enfermedad de Kiembóck entre ellas, se detectan por RM.

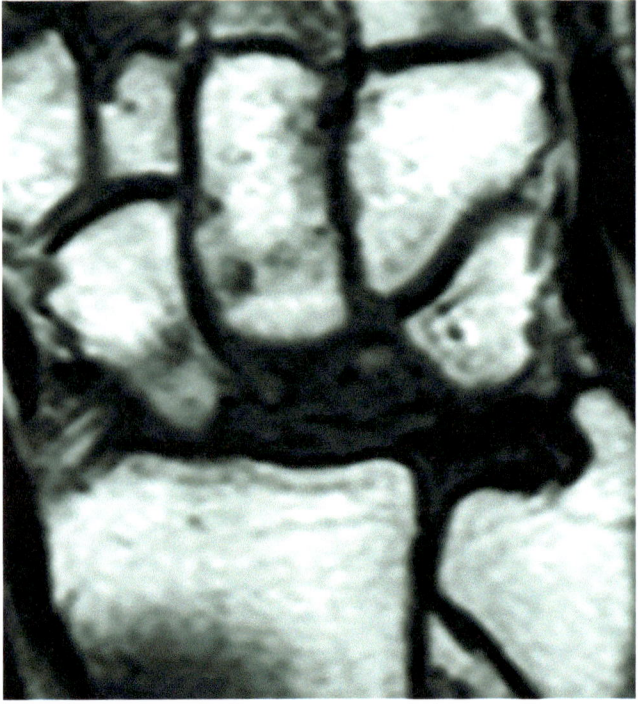

Fig. 10-86 | Enfermedad de Kiembóck en estadio IIIA vista en una resonancia magnética (estado avanzado). Coronal T1. Hiposeñal del semilunar con colapso y fragmentación ósea.

Los **gangliones** son el 70 % de las tumoraciones localizadas en muñeca y mano. Los más frecuentes son los dorsales (70 %), que provienen del ligamento escafosemilunar; los siguientes más frecuentes son los volares (palmares), que provienen del ligamento radioescafoideo y tienen una íntima relación con la arteria radial. Están rellenos de mucina (sustancia gelatinosa) y nunca malignizan. Muchos de ellos son asintomáticos y sólo representan una alteración cosmética. Si crecen mucho pueden molestar por compresión. El tratamiento es la **observación,** ya que el 50 % se reabsorben con el paso de los años. En caso de sintomatología o incomodidad se pueden resecar, no siendo infrecuentes las recidivas (20 %). Pincharlos con agujas o aplastarlos tiene una altísima tasa de recidivas (50-100 %).

La **tenosinovitis estenosante de De Quervain** es la inflamación del primer compartimento dorsal del carpo, donde discurren el abductor largo y el extensor corto del pulgar, a su paso por la estiloides radial. Es frecuente en mujeres entre los 30 y los 50 años de edad. Hay dolor y crepitación a la palpación local y a la desviación cubital del carpo con el pulgar metido en el puño (prueba de Finkelstein positiva) (Fig. 10-87). Si no responde a tratamiento conservador (inmovilización, rehabilitación, AINE, infiltraciones de corticoides) será necesaria la cirugía, realizando una tenólisis del primer compartimento.

Se pueden producir tendinitis en otros compartimentos extensores. En el segundo compartimento se puede dar el **síndrome de intersección tendinosa o de entrecruzamiento,** con un dolor unos 4 cm por encima de la muñeca en el punto donde se cruzan el primer y segundo radial con los tendones del primer compartimento (abductor largo y extensor corto del pulgar). Se produce por un mecanismo de extensión repetida, típico de remeros o jugadores de golf, con el mismo tratamiento que la tenosinovitis de De Quervain. En el tercer compartimento se puede dar una **tendinitis del extensor largo del pulgar** por fricción sobre el tubérculo de Lister. En el cuarto se pueden irritar los extensores de los dedos. En el quinto, el extensor propio del meñique. Y en el sexto, el extensor cubital del carpo, que puede luxarse y causar dolor (Fig. 10-88 y Fig. 10-89). En los tendones flexores también puede haber tendinitis, como la **estiloiditis radial,** con dolor en apófisis estiloides del radio y a la supinación forzada y desviación cubital, por tendinitis del supinador largo, típica de guitarristas. También hay tendinitis del palmar mayor o menor, y las tendinitis del cubital anterior (propia de deportes de raqueta o golf) (Fig. 10-90).

La **artrosis de muñeca** suele ser secundaria a traumatismos, enfermedades reumatológicas o colapsos de la misma tras necrosis óseas o fenómenos SLAC o SNAC. Se pueden realizar diversas artrodesis parciales de salvamento. Una muy popular es la artrodesis de cuatro esquinas (exéresis del escafoides con fusión de semilunar, piramidal, hueso grande y ganchoso). También se puede realizar la artrodesis total de muñeca (de la radiocarpiana y mediocarpiana, para trabajadores manuales o pacientes jóvenes), la carpectomía proximal (extirpar la primera fila del carpo, lo que mantiene más movilidad pero menos fuerza), o la artroplastia de sustitución (en pacientes mayores reumáticos que no precisen muletas).

La **artrosis en la mano** es más frecuente en la interfalángica distal (IFD) de los dedos, luego en la trapeciometacarpiana (TMC) y finalmente en la interfalángica proximal (IFP). En la **IFD** se formarán los típicos nódulos de Heberden (Fig. 10-91), cuyo tratamiento es conservador (AINE, fisioterapia) casi siempre, y solo excepcionalmente se procede a la artrodesis. En la **IFP** son carac-

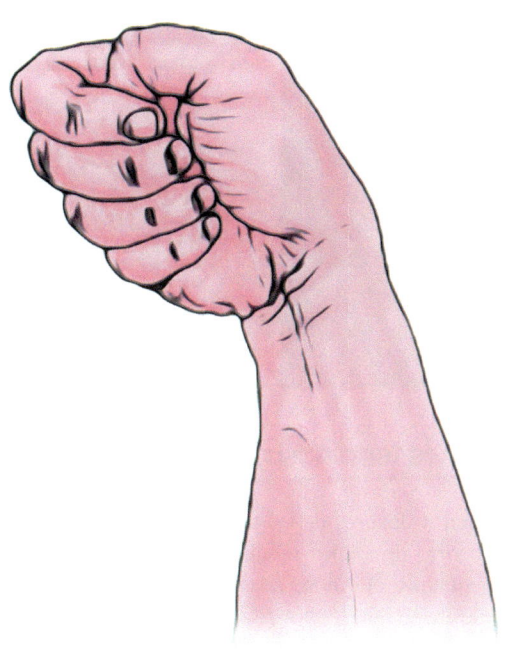

Fig. 10-87 | Maniobra de Finkelstein. Manual de Cirugía Ortopédica y Traumatología, 2ª Ed. Sociedad Española de Cirugía Ortopédica y Traumatología ©2010 Editorial Médica Panamericana.

terísticos los nódulos de Bouchard (**Fig. 10-92**), en los que el tratamiento conservador también es la norma, y sólo excepcionalmente se realiza una artroplastia (prótesis) en dicha articulación. En la **articulación TMC** (de la base del pulgar, conocida también como rizartrosis) la artrosis es mucho más frecuente en mujeres

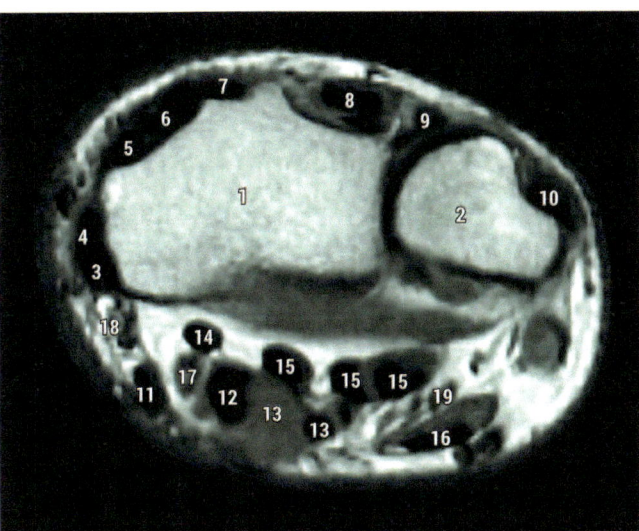

Fig. 10-88 | Imagen axial potenciada en densidad protónica de la muñeca. Obsérvese la distribución de los tendones extensores en correderas y los flexores en el canal carpiano. **1:** radio; **2:** cúbito; **3:** tendón abductor largo del pulgar; **4:** tendón extensor corto del pulgar; **5:** tendón del primer radial externo; **6:** tendón del segundo radial externo; **7:** tendón extensor largo del pulgar; **8:** tendones del extensor común de los dedos; **9:** tendón extensor del meñique; **10:** tendón extensor cubital del carpo; **11:** tendón palmar mayor; **12:** tendón palmar menor; **13:** músculo y tendones del flexor común superficial de los dedos; **14:** tendón flexor largo del pulgar; **15:** tendón flexor común profundo de los dedos; **16:** tendón flexor cubital del carpo; **17:** nervio mediano; **18:** arteria radial; **19:** arteria y nervio cubital. Radiología Esencial. Sociedad Española de Radiología Médica. ©2010 Editorial Médica Panamericana.

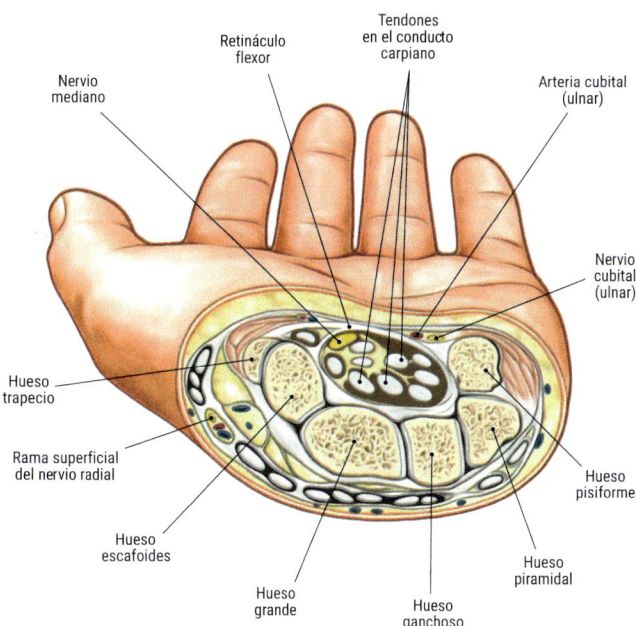

Fig. 10-89 | Contenido del canal carpiano con los tendones flexores y el nervio mediano. Obsérvense las correderas extensoras por la región dorsal de la muñeca. Anatomía clínica, 2ª Ed. Pró E. ©2014 Editorial Médica Panamericana.

(**Fig. 10-93**), y cursará con debilidad y dolor en las actividades relacionadas con el agarre, con dolor a la palpación directa de la articulación y la movilización de la misma. Las radiografías mostrarán pinzamiento e incluso subluxación articular. El tratamiento conservador consistirá en ortesis de inmovilización, fisioterapia o inyecciones de corticoides. En caso de fracasar se suele realizar una artroplastia de resección (se quita el trapecio) con una reconstrucción ligamentosa o una interposición tendinosa. También se puede realizar una artrodesis en pacientes jóvenes o trabajadores manuales. Se están desarrollando artroplastias totales para la articulación TMC (similares a las de cadera) con buenos resultados preliminares (**Fig. 10-94**).

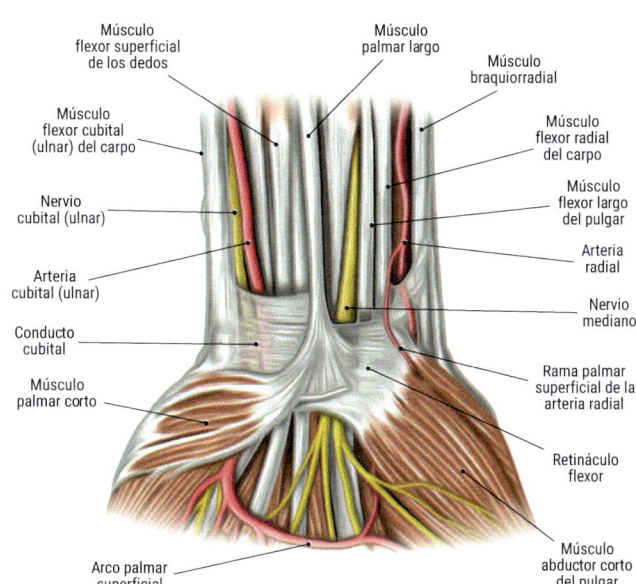

Fig. 10-90 | Anatomía de la región anterior del carpo. Anatomía clínica, 2ª Ed. Pró E. ©2014 Editorial Médica Panamericana.

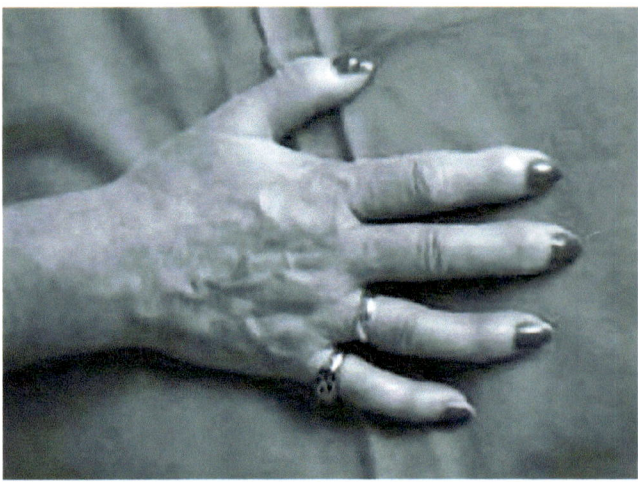

Fig. 10-91 | Nódulos de Heberden de la interfalángica distal.

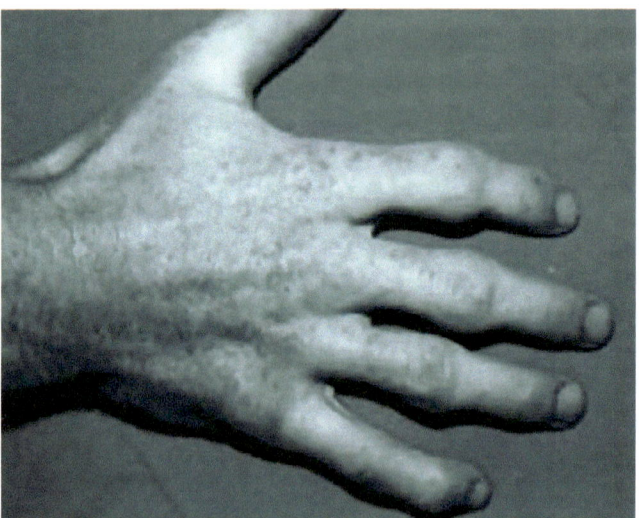

Fig. 10-92 | Nódulos de Bouchard. Manual de Cirugía Ortopédica y Traumatología, 2ª Ed. Sociedad Española de Cirugía Ortopédica y Traumatología ©2010 Editorial Médica Panamericana.

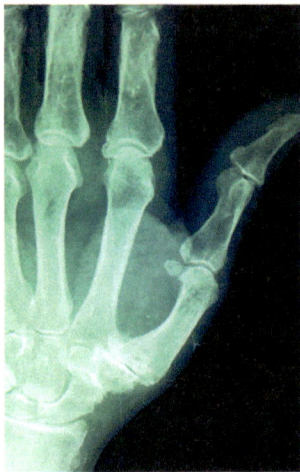

Fig. 10-93 | Rizartrosis, artrosis avanzada de la articulación trapeciometacarpiana.

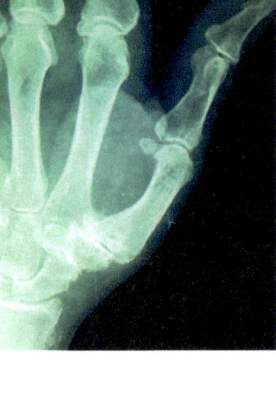

Bouchard va antes que Herberden (la B antes que la H) igual que la IFP va antes que la IFD.

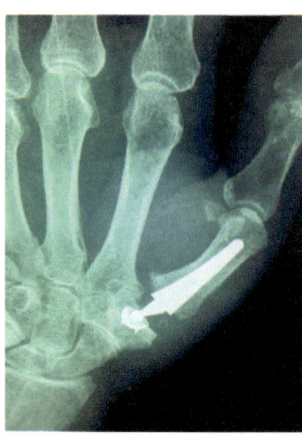

Fig. 10-94 | Prótesis total de la articulación trapeciometacarpiana, tratamiento con indicaciones todavía no aceptadas por todo el mundo.

3.4. Lesiones tendinosas de la mano

Los **tendones flexores de los dedos** van en buena parte de su recorrido dentro de vainas tendinosas (Fig. 10-95). Cada dedo entre el segundo y el quinto tendrá un flexor superficial de los dedos que se inserta en la cara volar de la falange media y un flexor profundo de los dedos que se inserta en la falange distal. Estas vainas tendinosas están reforzadas por poleas que fijan los tendones al hueso (Fig. 10-96). En el caso del pulgar, hay un flexor largo (que se inserta en la falange distal) y uno corto (que se inserta en la falange proximal). En caso de sección tendinosa habrá que tener en cuenta la presencia de uno o los dos tendones en dicha zona, así como la afectación de las poleas que refuerzan la vaina (sobre todo la polea A2 y la A4). En heridas en región de tendones flexores que alcancen profundidad es obligatoria la exploración quirúrgica de la lesión para evaluar los daños. Respecto a las lesiones vasculares asociadas, hay que tener en cuenta que el sangrado venoso suele ser continuo y el arterial pulsátil (MIR 2008-2009, P087).

El **dedo en resorte**, también conocido como tenovaginitis estenosante, es una inflamación que cursa con estenosis de la vaina flexora, típicamente sobre la polea A1 de los dedos, y que provoca un nódulo cicatricial a través del cual se producen los bloqueos dolorosos y chasquidos con la flexoextensión de los dedos. Se trata con AINE, fisioterapia e infiltraciones de corticoides. Si no cede, se realiza la apertura quirúrgica de la polea A1 (polectomía).

En los **tendones extensores** también habrá que ver el nivel en el que se produce la lesión, ya que el aparato extensor de los dedos es complejo. Conviene destacar dos puntos: 1) las secciones sobre la IFP que pasan desapercibidas podrían originar la típica **deformidad en** *boutonnière* (Fig. 10-97) al subluxarse las bandeletas laterales tras la sección de la bandeleta central extensora a ese nivel. Esta deformidad luego tiene una compleja solución quirúrgica cuando se hace crónica. 2) Cuando la lesión es sobre la IFD se puede dar un **dedo en martillo** (que se puede producir por avulsión del tendón en traumatismo sin herida, sección del mismo con herida o fractura-avulsión de la falange distal) (Fig. 10-98). El tratamiento consistirá en la fijación con férula de Stack o aguja en extensión del dedo, durante 6 semanas, hasta que consolide la fractura o se adhiera el tendón a su inserción. Una lesión crónica a ese nivel no reparada puede producir una **deformidad en cuello de cisne** (Fig. 10-99).

La **enfermedad de Dupuytren** es una patología de la mano en la que se produce un tejido nuevo, en forma de nódulos y cuerdas, en la fascia palmar y de los dedos, generando contracturas en fle-

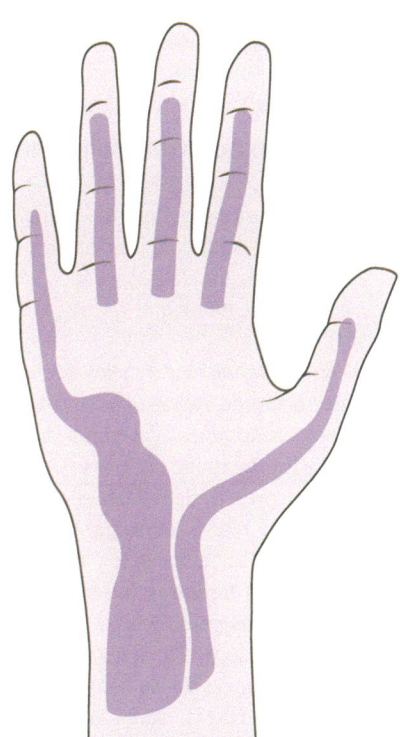

Fig. 10-95 | Vainas sinoviales de los tendones flexores de los dedos. Cirugía Ortopédica y Traumatología, 3ª Ed. Delgado Martínez AD. ©2015 Editorial Médica Panamericana.

xión de las articulaciones digitales, de naturaleza progresiva e irreversible (**Fig. 10-100**). La velocidad de progresión de las lesiones es variable, a veces tarda años para luego evolucionar en semanas. Un 5 % de los pacientes presenta lesiones concomitantes en la fascia plantar de uno o los dos pies (**enfermedad de Ledderhose**), un 3 % presentan una induración plástica del pene (**enfermedad de Peyronie**) y nódulos en la cara dorsal de las articulaciones IFP (**enfermedad de Garrod**). Los pacientes con todo este cuadro se consideran portadores de la **diátesis de Dupuytren**, por lo que la enfermedad tenderá a ser recidivante y progresiva (componente genético y familiar).

En su fisiopatología intervienen en una primera fase los miofibroblastos, que producirán colágeno, el cual permanecerá formando cuerdas y nódulos. El radio (conjunto de metacarpiano y dedo correspondiente) más frecuente en aparecer es el cuarto,

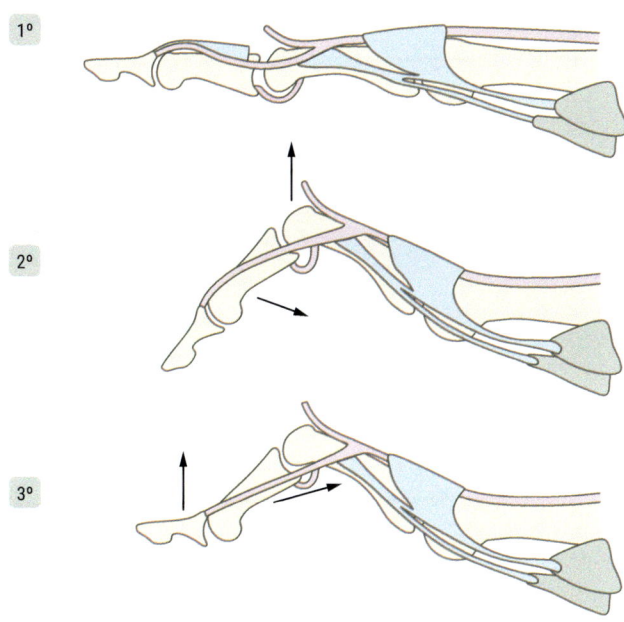

Fig. 10-97 | Mecanismo por el que se produce la deformidad en *boutonnière* tras la rotura del tendón central extensor. Cirugía Ortopédica y Traumatología, 3ª Ed. Delgado Martínez AD. ©2015 Editorial Médica Panamericana.

seguido del quinto, tercero y primero, y el más infrecuente es el segundo radio. Es **diez veces más frecuente en varones**, entre la quinta y séptima década de la vida. Hay más incidencia en diabéticos y en pacientes que toman medicación antiepiléptica. La asociación con alcohol y tabaco es controvertida. Es más frecuente en el Norte de Europa, con casos esporádicos y algunos asociados a herencia autosómica dominante. No se relaciona con ninguna actividad profesional en particular. Nunca se afectan las fibras transversas de la palma y el punto típico de inicio del cuadro es el cuarto radio en el pliegue palmar distal (**MIR 2020-2021, P107**).

Los casos incipientes no requieren tratamiento, se mantendrán en **observación**. Se propone la **prueba de la mesa de Hueston** (cuando el paciente no puede poner toda la mano de plano en la mesa, normalmente a partir de los 30º de contractura) como punto a partir del cual intervenir. Los tratamientos no quirúrgicos no han demostrado ser claramente efectivos (inyecciones de cor-

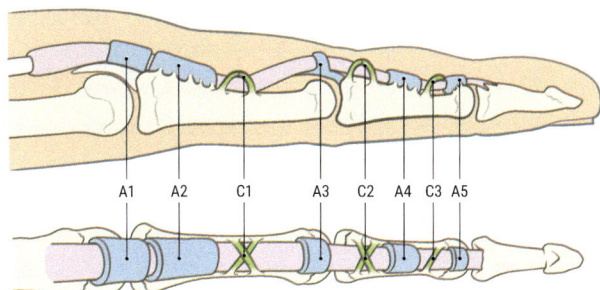

Fig. 10-96 | Poleas de los tendones flexores de los dedos largos de la mano. Cirugía Ortopédica y Traumatología, 3ª Ed. Delgado Martínez AD. ©2015 Editorial Médica Panamericana.

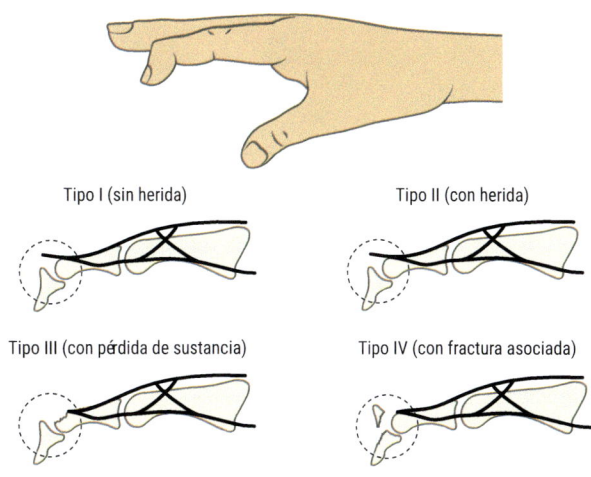

Fig. 10-98 | Esquema de los diferentes dedos en martillo de la mano por lesión tendinosa. Cirugía Ortopédica y Traumatología, 3ª Ed. Delgado Martínez AD. ©2015 Editorial Médica Panamericana.

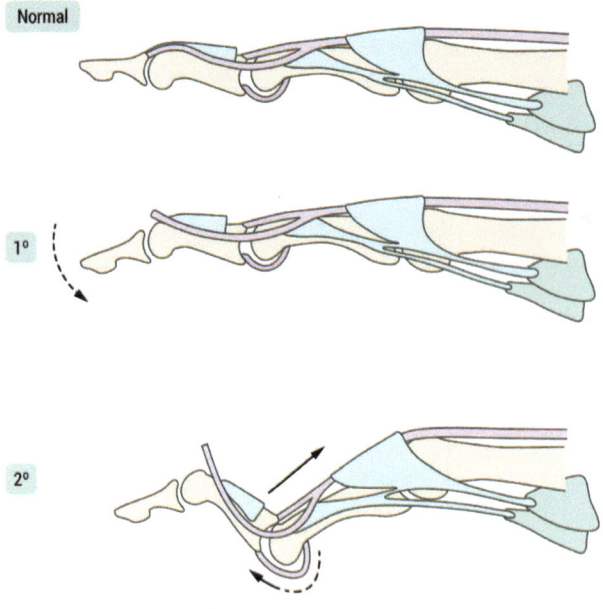

Fig. 10-99 | Mecanismo de producción de la deformidad en cuello de cisne tras una lesión del tendón extensor en la articulación interfalángica discal. Cirugía Ortopédica y Traumatología, 3ª Ed. Delgado Martínez AD. ©2015 Editorial Médica Panamericana.

ticoides, fasciotomía percutánea con aguja), aunque la colagenasa percutánea parece ofrecer resultados esperanzadores en casos leves, no exentos de complicaciones. La **fasciectomía (o aponeurectomía) regional selectiva** es el tratamiento quirúrgico más empleado. Se puede cerrar la piel o dejar la palma abierta para cierre por segunda intención (en casos de gran retracción y para no acumular hematomas, técnica de la mano abierta de McCash). La fasciectomía radical (quitar toda la fascia) o la resección de piel (dermofasciectomía) no parecen ofrecer ventajas. En casos graves puede ser necesario realizar capsulotomía articular e injertos cutáneos. En casos muy graves, con recidiva masiva, con alteraciones vasculares o de sensibilidad, se puede plantear la amputación (sobre todo en el quinto dedo).

La **complicación** principal es la recidiva (por encima del 50 % a largo plazo). Otras son la sección de nervios colaterales, hematomas, lesiones vasculares o distrofia simpaticorrefleja.

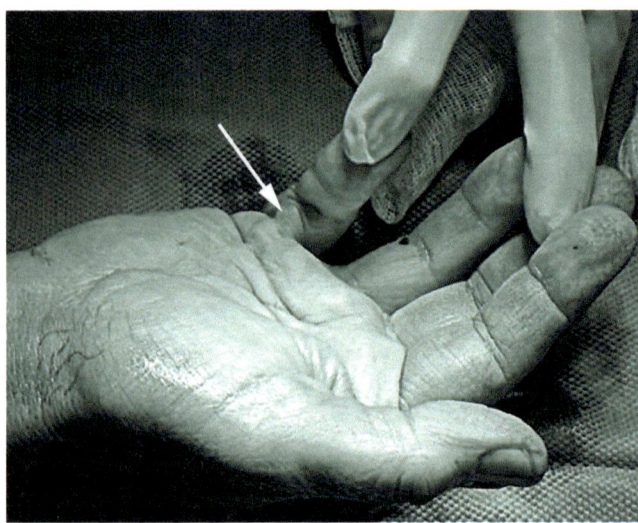

Fig. 10-100 | Enfermedad de Dupuytren en el quinto dedo. Cirugía Ortopédica y Traumatología, 3ª Ed. Delgado Martínez AD. ©2015 Editorial Médica Panamericana.

 La enfermedad de Dupuytren aparece sobre todo en varones de 50-70 años y suele empezar por el cuarto radio.

3.5. Fracturas y luxaciones de la mano

El factor más importante a la hora de evaluar las fracturas de los metacarpianos y las falanges de los dedos es la **rotación** de los mismos: en flexión todos los dedos deben apuntar al tubérculo del escafoides; si no es así, habrá que operar para corregir la rotación (Fig. 10-101).

Las **fracturas de la falange distal** suelen ser lesiones por aplastamiento, con afectación de partes blandas, en la que debe evacuarse el hematoma subungueal y reparar la matriz ungueal si procede. En caso de inestabilidad ósea se puede realizar una síntesis con agujas. Las **fracturas de la falange proximal y media** sin desplazar o reducibles (Fig. 10-102) se pueden tratar con una sindactilia (Fig. 10-103) al dedo adyacente y movilización inmediata para evitar rigideces. Las **fracturas intraarticulares desplazadas** requerirán síntesis (agujas percutáneas, tornillos o placas) y se recomienda la movilización precoz a las 2 semanas o antes para evitar rigideces. Los **esguinces de los ligamentos colaterales de la IFP** se tratan con sindactilia al dedo adyacente y movilización precoz, tardan varios meses en recuperarse y a veces queda una pequeña deformidad residual (engrosamiento articular).

Entre las **fracturas de los metacarpianos** destaca la fractura del cuello del quinto metacarpiano (fractura del boxeador), que se suele tratar con reducción cerrada y férula durante 2-3 semanas. Esta fractura tolera angulaciones de hasta 30-40°, quedando sólo un problema más cosmético que funcional. Si la angulación es superior o la deformidad no es tolerada, se reduce quirúrgicamente y se colocan unas agujas percutáneas. En el resto de metacarpianos se toleran angulaciones de hasta 10-20°, un leve acortamiento (< 5 mm) pero ninguna alteración de rotación. En caso de exceder alguno de estos límites se procederá a la síntesis quirúrgica con agujas percutáneas, tornillos o miniplacas.

Las **fracturas de la base del pulgar** pueden ser **extraarticulares**, que son las más frecuentes y que se suelen tratar de forma ortopédica con un yeso durante 4 semanas. También pueden ser **intraarticulares**, en las que hay dos tipos muy característicos. Uno es la **fractura-luxación de Bennett**, con un trazo oblicuo, en donde un fragmento volar y cubital de la base del primer meta-

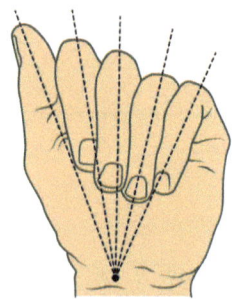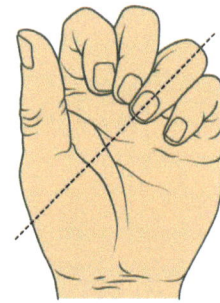

Fig. 10-101 | Rotación de los dedos: deben apuntar al tubérculo del escafoides. Manual de Cirugía Ortopédica y Traumatología, 2ª Ed. Sociedad Española de Cirugía Ortopédica y Traumatología ©2010 Editorial Médica Panamericana.

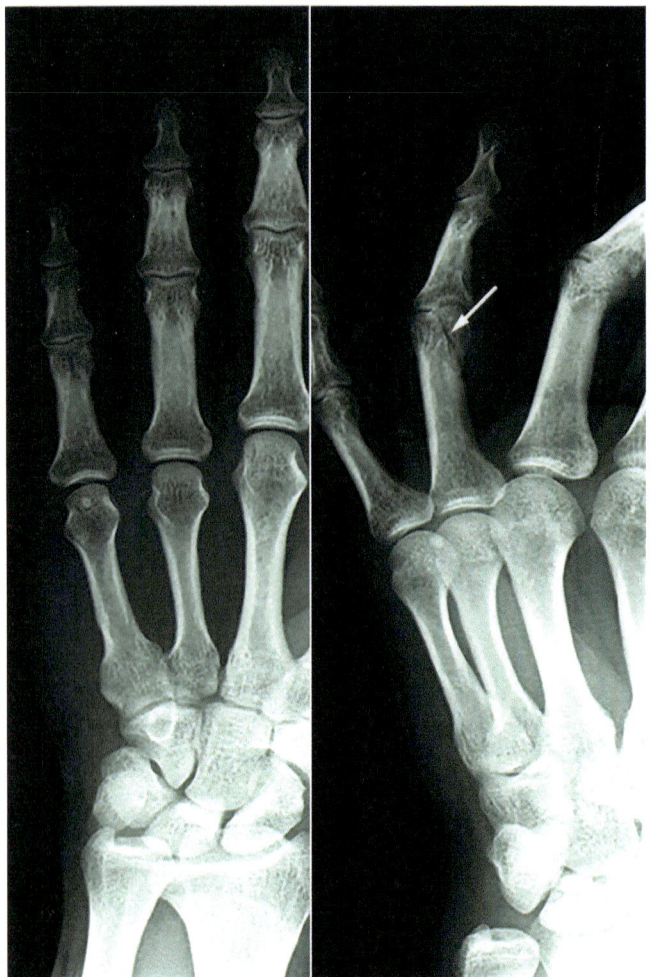

Fig. 10-102 | Importancia de las dos proyecciones: la fractura de la primera falange del cuarto dedo sólo se aprecia en la proyección oblicua (flecha). Radiología Esencial. Sociedad Española de Radiología Médica. ©2010 Editorial Médica Panamericana.

carpiano permanece en su sitio unido a un ligamento, luxándose el resto del hueso a proximal por la tracción del abductor largo. Esta fractura siempre es inestable y requiere tratamiento quirúrgico con agujas o tornillos (Fig. 10-104). El otro tipo es la **fractura de Rolando,** que es una fractura conminuta o en T de la base del pulgar. En este caso, si son 2-3 fragmentos se recomienda la síntesis con placa y tornillos y la movilización precoz (Fig. 10-105); y en caso de ser conminuta, se puede intentar colocar un fijador externo o una síntesis percutánea bajo tracción y movilización precoz. La fractura de Rolando en general tiene peor pronóstico que la fractura de Bennett.

La lesión del ligamento colateral cubital de la articulación metacarpofalángica del pulgar se conoce como **pulgar del esquiador o del guardabosques.** Se produce por una abducción brusca en dicha articulación. Las lesiones parciales del ligamento curan sin problemas con inmovilización durante 3 semanas. El problema aparece cuando la rotura es total y se interpone entre los dos extremos ligamentosos la aponeurosis del músculo aductor del pulgar, impidiendo su curación; esta particular circunstancia se denomina **lesión de Stener** y sólo ocurre en el 50 % de las roturas totales, pero obliga a la exploración quirúrgica para descartar la lesión. El diagnóstico es clínico. Bajo anestesia local se comprueba el valgo en extensión y flexión de la articulación: si tiene bostezo de más de 15º respecto el contralateral, se considera que la ruptura es com-

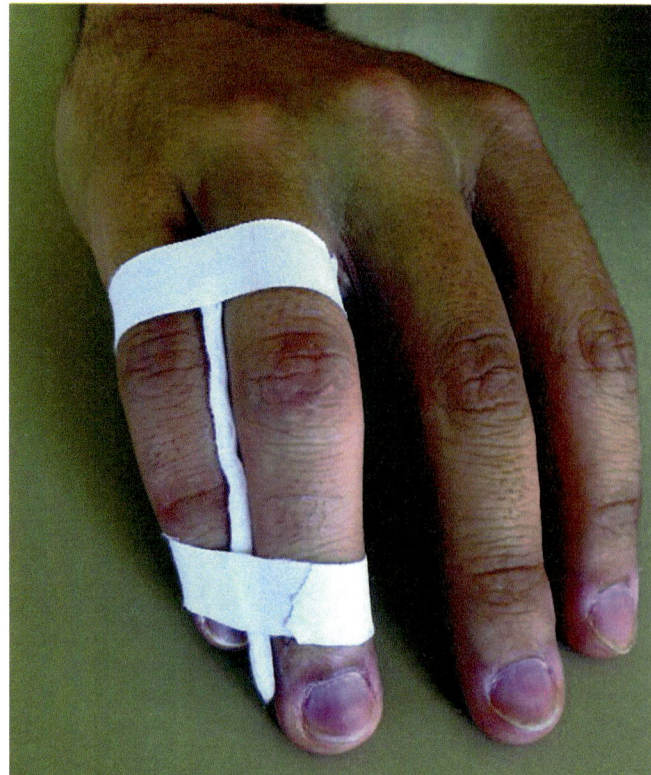

Fig. 10-103 | Sindactilia para inmovilización de los dedos de la mano.

pleta y habrá que realizar una exploración y reparación quirúrgica.

> 💡 La fractura de Bennett siempre es inestable y requiere de tratamiento quirúrgico.

3.6. Infecciones y tumores de la mano

La infección más frecuente de la mano es la **paroniquia o panadizo periungueal,** que normalmente se puede tratar con anti-

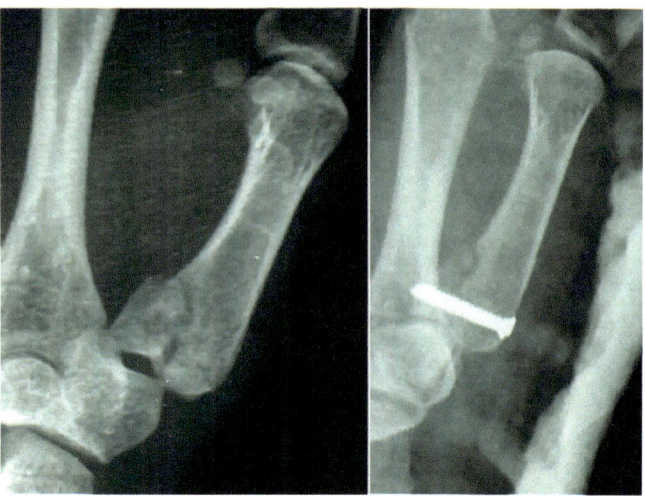

Fig. 10-104 | Fractura-luxación de Bennett tratada mediante reducción abierta y osteosíntesis con tornillos y movilización precoz. Cirugía Ortopédica y Traumatología, 3ª Ed. Delgado Martínez AD. ©2015 Editorial Médica Panamericana.

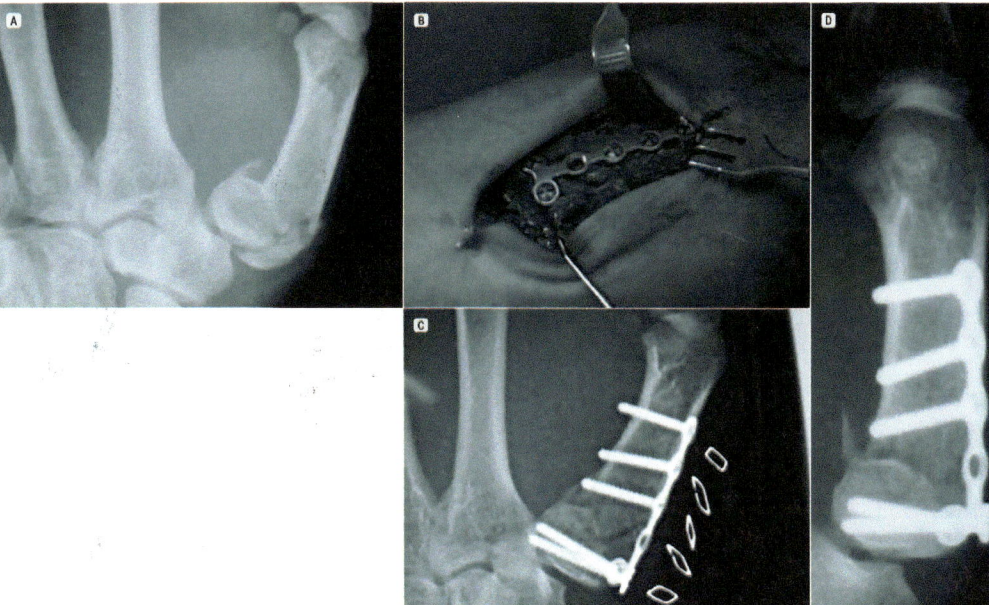

Fig. 10-105 | Fractura de Rolando. A. Fractura con trazo en Y. B. Colocación de placa en T. C. Control postoperatorio. D. Consolidación. Manual de Cirugía Ortopédica y Traumatología, 2ª Ed. Sociedad Española de Cirugía Ortopédica y Traumatología ©2010 Editorial Médica Panamericana.

bióticos, y si está abscesificada, habrá que drenarla. Las infecciones profundas de la mano (tenosinovitis purulenta y otras) requieren del drenaje quirúrgico y antibioterapia que cubra *Staphylococcus*. Aparte de los gangliones de la muñeca, que son los tumores más frecuentes de la mano, también es frecuente encontrar **gangliones en las poleas** de los tendones flexores, que habrá que observar y sólo resecar si molestan. En la vaina tendinosa también se puede encontrar el **tumor de células gigantes de la vaina tendinosa,** que siempre hay que resecar por su tendencia a la agresividad local y recidiva. El tumor óseo más frecuente en la mano es el **encondroma,** que se tratará con curetaje más injerto o cemento óseo para rellenar la cavidad.

Puntos clave

- ✔ Las fracturas desplazadas de húmero proximal se tratan quirúrgicamente (salvo en pacientes con muy mal estado general). En pacientes jóvenes con dos o tres y hasta cuatro fragmentos se intentará la osteosíntesis. En pacientes ancianos con cuatro fragmentos se colocará prótesis.
- ✔ El síndrome subacromial suele comprimir el tendón supraespinoso y su tratamiento siempre se inicia de forma conservadora.
- ✔ Las fracturas de clavícula infantiles suelen ser de tratamiento conservador, las del adulto son quirúrgicas cuando tienen más de 2 cm de acortamiento, desplazamiento importante o lesiones asociadas que las compliquen.
- ✔ La luxación glenohumeral recidivante siempre se debe operar.
- ✔ La fractura diafisaria de tercio distal de húmero se asocia a lesión del nervio radial.
- ✔ Las fracturas de Colles son típicas de mujeres mayores, las fracturas de escafoides son típicas de hombres jóvenes.
- ✔ La fractura de Colles se inmoviliza durante 6 semanas con escayola.
- ✔ Las fracturas diafisarias de cúbito y radio del adulto son siempre quirúrgicas.